ME | TEXTBOOKS NATIONAL PROJECT | 国家级继续医学教育项目教材

乳腺癌临床与转化性研究进展2017

主　　编　　陆劲松　徐兵河

副 主 编　　殷文瑾

编　　委　　（按姓氏笔画排序）

万财凤	马　飞	王　岩	王　砚	王　殊	王文政
王劲松	王明瑶	王佳玉	王树森	王洪斌	王晓稼
王碧芸	王懋莉	王耀辉	巴雅巴尔	史润泽	朱　丽
任延律	华　佳	刘春晓	刘彩刚	刘新兰	许　赪
孙　涛	杜跃耀	李　伟	李　曼	李　懿	李凤华
李兴睿	李志华	李学璐	李南林	李洁静	李赛男
杨　凡	吴子平	吴克瑾	余文熙	汪　洁	汪铁军
沈　赞	宋传贵	张　明	张宏伟	陆劲松	陈　洁
陈占红	陈安玥	陈清霞	林燕苹	金立亭	周　力
庞艳蓉	郑　莹	郝春芳	耿盛凯	耿翠芝	莫　雪
夏　雯	钱　诚	徐兵河	徐君南	徐曙光	殷　凯
殷文瑾	黄　平	黄佳雯	龚益平	鹿楠楠	葛　睿
鲁双双	潘跃银	薛晓红	瞿　晴		

主编助理　　蒋一维　张　捷　杨　毅　殷　凯　　王耀辉

中华医学电子音像出版社
CHINESE MEDICAL MULTIMEDIA PRESS

北　京

图书在版编目（CIP）数据

乳腺癌临床与转化性研究进展. 2017／陆劲松，徐兵河主编. —北京：中华医学电子音像出版社，2017. 7

ISBN 978-7-83005-144-0

Ⅰ. ①乳… Ⅱ. ①陆… ②徐… Ⅲ. ①乳腺癌-诊疗-研究 Ⅳ. ①R737.9

中国版本图书馆 CIP 数据核字（2017）第 158633 号

网址：www.cma-cmc.com.cn（出版物查询、网上书店）

乳腺癌临床与转化性研究进展 2017

RUXIAN'AI LINCHUANG YU ZHUANHUAXING YANJIU JINZHAN 2017

主　　编：陆劲松　徐兵河

策划编辑：冯晓冬　史仲静

责任编辑：史仲静　王翠棉

文字编辑：王翠棉　宋玥

校　　对：刘丹

责任印刷：李振坤

出版发行：中华医学电子音像出版社

通信地址：北京市东城区东四西大街 42 号中华医学会 121 室

邮　　编：100710

E-mail：cma-cmc@cma.org.cn

购书热线：010-85158550

经　　销：新华书店

印　　刷：北京虎彩文化传播有限公司

开　　本：889mm×1194mm　1/16

印　　张：20.75

字　　数：520 千字

版　　次：2017 年 7 月第 1 版　　2017 年 7 月第 1 次印刷

定　　价：80.00 元

内容提要

本书重点介绍了乳腺癌最新临床研究进展，邀请了我国临床一线著名乳腺癌专家全方位、多角度、立体化地阐述了乳腺癌最新研究现状，对乳腺癌新辅助治疗、手术治疗、辅助治疗、晚期解救治疗等相关的重大临床试验进行详细解读。本书内容学术性、权威性强，对临床工作指导意义强。

前 言

在 2016—2017 年度的乳腺癌临床研究中，研究者们继续在临床试验中遵循"精准医疗"的大方针，在细分的患者亚群中进一步探索各种药物的靶向分子亚型及合适治疗阶段的患者。在本年度的临床试验中，值得一提的是，我国以徐兵河教授领衔的研究团队在新药 utidelone 治疗晚期乳腺癌的临床试验中取得了重大突破。对比在美国上市的伊沙匹隆，utidelone 显著延长了蒽环、紫杉类药物治疗失败的晚期乳腺癌患者的无进展生存期，且具有更好的安全性，成为我国乳腺癌临床试验的一大亮点。在基础研究领域中，多个临床试验根据已有的研究结果，对试验药物治疗有效的患者进行了分子标志物的研究，为试验药物的精准临床应用指明了方向。此外，一些既往未能获得预期结果的新药仍在不同分子亚型的患者中进行不懈尝试，力图找到有效的患者亚群。研究者们还针对已有治疗方案的缺点和不足，进行方案调整优化的研究，以期得到疗效更佳、不良反应更少的治疗方案。值得一提的是，2017 年发布了多个针对乳腺癌系统治疗不良反应的研究，其中有部分研究在提高患者生活质量方面作出了有益的尝试，另有研究还发现了不良反应和预后之间存在关联。以上这些临床试验都对我们平日临床中经常遇到而又忽略的问题进行了积极的探索，并得到了有意义的结果，拓宽了我们对于临床试验的认识。

纵览近一年来的临床试验，国际上关注的焦点仍是系统治疗的精准化探索及优化，而关注局部治疗研究及乳腺癌影像诊断筛查方面的研究较少，这反映出系统治疗在乳腺癌治疗中仍有广阔的发展前景，在未来的临床研究中仍然占据了主导地位，为我们设计并进行乳腺癌临床试验提供了指导方向和研究思路。

在当今每天都涌现海量信息的大数据时代，虽然研究者通过互联网能第一时间发布最新的研究进展，但我国医务工作者由于临床工作繁忙，而无暇在第一时间获得前沿知识。医务工作者虽然可以通过网络媒体和会议了解这些进展，但也由于信息不对等和语言障碍等限制，无法获得全面和连续的知识更新。为此，我们力图通过此书的编撰，为广大同道提供一本全面、精练的最新知识进展手册，以便于临床医师能随时利用碎片时间阅读和学习。

随着对乳腺癌治疗的进一步深入研究，我们已经认识到乳腺癌病理和分子亚型的复杂性。当前乳腺癌治疗已经难以依靠单个科室完成整个治疗过程，而必须依靠多学科协作诊疗模式。这种机制使多个专科都参与疑难病例的诊断和治疗，从各自专科的角度进行分析讨论，最后多学科协作做出最合理和统一的临床决策。这个目标的达成尤其需要各个学科的临床医师对疾病的诊断和治疗具有最前沿和最深刻的理解，而其基础就是学习和解读最新的临床试验结果。为了使本书更好地服务于这一目标，本书邀请了全国乳腺癌各个领域的一流专家，全面、系统、细致、深入地阐述了 1 年来乳腺癌基础、临床与转化研究现状，并分析解读一年来重大临床试验结果，以期让国内乳腺癌临床一线工作者快速、准确地掌握乳腺癌研究领域的热点问题与最新进展，尽量缩短研究成果到临床实践的推广时间，从而使我国的临床医师在第一时间掌握和执行国际公认的标准化治疗，并为临床医师提供疑难病例诊治上的一些新思路和新方法。

为了使广大临床医师更深刻地理解这些临床试验和基础转化研究的规律和精髓，我们还在全国范围内收集可深度探讨的典型乳腺癌病例，邀请国内知名专家深入剖析，结合最新的循证医学证据和临床指南规范，编纂《乳腺癌病例集锦 2017》。在学习最新理论和临床试验成果的基础上，通过复杂的病例，锻炼自身的临床思维，提高临床实践中的诊断和治疗能力。

由于编著时间紧迫，仓促付梓，文中疏漏之处在所难免，尚祈各位专家不吝指正。

陆劲松　徐兵河

2017 年 7 月于上海

出版说明

医疗卫生事业发展是提高人民健康水平的必然要求，医药卫生人才建设是推进医疗卫生事业改革发展、维护人民健康的重要保障。国家卫生和计划生育委员会《医药卫生中长期人才发展规划（2011—2020年）》要求全国卫生技术人员继续医学教育覆盖率达到80%，因此，继续医学教育作为全国医药卫生人员毕业后业务再提高的重要方式任重道远。

《国家级继续医学教育项目教材》（以下简称《教材》）在2005年经国家卫生和计划生育委员会科教司、全国继续医学教育委员会批准，由全国继续医学教育委员会和中华医学会共同组织编写。该《教材》具有以下特点：一是权威性，由全国众多在本学科领域内知名的院士和专家撰写；二是具有很强的时效性，反映了经过实践验证的最新研究成果；三是强调实用性、指导性和可操作性，能够直接应用于临床；四是全面、系统，以综述为主，能代表相关学科的学术共识，而非某些专家的个人观点；五是运用现代传媒出版技术图文视听并举。

"十一五"期间，《教材》在最短的时间内启动了策划、编辑制作、学术推广等工作，自2006年以来已出版60余分册，涉及近40个学科，总发行量80余万册。综观《教材》，每一册都是众多知名专家智慧的结晶，其科学、实用的内容得到了广大医务工作者的欢迎和肯定，被全国继续医学教育委员会和中华医学会共同列为国家继续医学教育唯一推荐教材，同时连续被国家新闻出版广电总局定为"十一五""十二五""十三五"国家重点出版物。本套教材的编辑出版得到了国家卫生和计划生育委员会科教司、全国继续医学教育委员会和中华医学会各级领导以及众多专家的支持和关爱，在此一并表示感谢！

限于编写时间紧迫、经验不足，本套系列教材会有很多不足之处，真诚希望广大读者谅解并提出宝贵意见，我们将在再版时加以改正。

《国家级继续医学教育项目教材》编委会

目 录

第一部分　乳腺癌最新研究进展

第二部分　重点临床试验

第一篇　临床试验专家解读篇

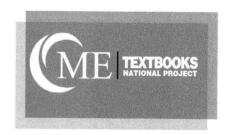

第一部分

乳腺癌最新研究进展

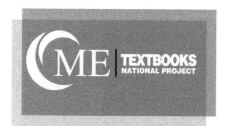

全程、全方位健康管理，为我国乳腺癌防治打开新篇章

第 1 章

一、聚焦我国乳腺癌发病诊疗现状，寻求疾病诊疗的优化与完善

全球范围内，肿瘤一直是影响人类健康和生活质量的主要疾病。但随着诊疗理念的更新、新型药物的研发、治疗手段和策略的优化以及对癌症筛查的重视与普及，肿瘤患者的生存率也在逐步提高。

（一）乳腺癌诊疗呈现慢病化趋势

流行病学数据显示，目前全球乳腺癌的发生率仍在升高，但死亡率已得到一定程度的控制。其中，去年发布的美国癌症生存者分析显示，截至 2016 年初，现仍生存的乳腺癌患者为356.1 万，乳腺癌患者的 5 年、10 年、15 年相对生存率达 70% ~ 90%。我国国家癌症中心发布的肿瘤登记数据报告也显示，乳腺癌发病率不断攀升而死亡率保持稳定。这些都意味着乳腺癌进入了慢病范畴，乳腺癌治疗呈现慢病化管理的趋势。

（二）乳腺癌管理模式仍待优化

随着近 50 年乳腺癌诊疗水平的快速发展，乳腺癌治疗已经形成以疾病为核心的综合治疗模式。治疗过程中，依据患者疾病情况给予局部与全身治疗，从而控制病情、降低疾病复发、延长患者生存。现已极大地改善了乳腺癌患者的预后、较大程度地提高了 5 年生存率。因此，生存的肿瘤患者数量也将势必增加，对疾病和健康管理需求也将日益增加。

同时，乳腺癌患者诊疗中仍面临众多挑战，包括随着生存期延长需要面临更为长期的药物治疗；患者年龄、激素水平等自身因素的变化；治疗相关的不良反应等多方面因素均对我国乳腺癌患者预后存在较大的影响，治疗导致的非癌症相关死亡风险大量增加。

综合以上因素，目前的诊疗模式仍面临新的需求和挑战，需要不断探索优化乳腺癌患者未来的管理模式。

二、更新理念，开启以患者为中心的全程、全方位管理新时代

2017 年 3 月，国内数十位乳腺癌与心血管、骨科、内分泌、妇科、中医和精神等多领域专家汇聚一堂，宣布构建全球首个"乳腺癌健康管理联盟"，提出了乳腺癌"全程、全方位管理"的

跨学科管理新模式。

乳腺癌全程、全方位管理是指覆盖乳腺癌的早期预防及筛查与诊疗（包括手术、化疗、放疗、内分泌治疗等），再到预后恢复的纵贯全过程的治疗模式。同时推行"单病种、跨学科"构建由乳腺癌直接或间接导致的心血管事件管理、骨安全管理、精神健康管理、内分泌管理等横向跨领域的健康管理模式。

三、多领域专家携手乳腺癌诊疗，多管齐下共筑健康未来

（一）以人为本，按不同疾病周期给予相应治疗策略

全程、全方位管理理念的最大特点是将诊疗重点从单一关注"疾病"本身转换为以"人"为本。针对乳腺癌患者，构建急、慢分治的全程、全方位健康管理体系。

对于癌前周期的健康人群，应关注高危人群，展开定期筛查，实现预防与早诊早治；对于急病周期的患癌人群，应以癌症治愈为核心，完善全程管理、多学科规范化综合治疗；对于慢病周期的癌症康复人群，应以患者为中心，进行跨学科的健康综合管理。

未来应面向患者、患者家属乃至乳腺癌发病高危人群开展广泛的宣传和教育，加强患者的治疗依从性管理，并以"治未病"的理念提前预防并管理乳腺癌患者在手术以及其他辅助性治疗过程中可能出现的骨折风险、心血管事件风险以及精神健康状态、心理干预等，从而达到帮助患者预防治疗相关疾病的发生、有效改善预后、提高患者生存质量的最终目的。

（二）多管齐下，将患者生存和生活质量的获益作为最终目标

在乳腺癌全身治疗的基础上，应更加重视其他相关因素带来的影响，集合多个学科的力量，全面展开乳腺癌人群的健康管理。现将几个重要方面的内容简要阐述如下。

1. 重视早期乳腺癌患者的血脂管理 根据美国医疗保险监督、流行病学和最终结果（surveillance，epidemiology，and end results，SEER）数据库的流行病学研究显示，血脂相关的心血管事件是绝经后早期乳腺癌患者的首要死亡原因（占15.9%）。基于血脂异常与心血管病间的紧密关系，乳腺癌诊疗过程中应尤为重视患者的血脂异常管理。进一步研究显示，化疗及内分泌治疗等乳腺癌治疗药物对于雌激素水平的影响可导致血管异常的发生。因此，建议接受长期药物治疗的乳腺癌患者采取改善生活方式或接受他汀类调节血脂的药物使血脂水平保持良好状态。

2. 关注乳腺癌患者的骨健康 随着乳腺癌患者生存期的延长和芳香化酶抑制剂（aromatase inhibitors，AI）等内分泌治疗在乳腺癌中的广泛应用，对于 AI 治疗相关骨风险不断增加。首先，具有乳腺癌病史的患者随访显示其骨折风险增加30%左右。其次，接受 AI 治疗的乳腺癌患者5年骨折发生率也高达近20%。此外，对于绝经前使用卵巢功能抑制+AI 治疗的乳腺癌患者更容易发生骨丢失。基于以上情况，乳腺癌患者的骨管理需引起临床的高度重视。

为了进一步保证患者的骨健康状态，应从以下几个方面着手干预和治疗。①注重监测。在治疗前基线和治疗过程中每年对患者骨密度进行监测。②给予更为合适的内分泌治疗药物。研究显示，接受他莫昔芬治疗的患者骨折风险逐年递减；而对于需要接受 AI 治疗的患者来讲，多项临床研究显示，依西美坦为代表的甾体类 AI 具有较好的骨安全性优势。③加用双膦酸盐类药物，降低骨相关事件发生风险。上述研究也表明，在 AI 基础上加用双膦酸盐能够提高患者骨密度，具有更好的骨安全优势。

3. 重视乳腺癌患者的精神心理健康 除了对于身体健康恢复的重视，面对长期的抗肿瘤治

疗，患者对疾病的认知和心理支持在一定程度上影响其康复，对治疗的依从性、治疗的信心都产生相当的影响。因此，心理调适也是不容忽视的问题。

在临床实践中，应提高对于患者心理状态评估的意识，增加专业的心理状态、生活质量等方面评估量表的使用，关注患者对于躯体改变和疾病的感受。另一方面，应鼓励患者树立战胜疾病的信心，利用家庭、社会支持，调整心态、面对生活。

除了以上几个方面，还应该关注年轻乳腺癌患者的生育、卵巢功能抑制与保护的问题，治疗相关不良反应的处理等。总之，在肿瘤诊疗过程中，关注其他系统出现的相关症状，及时给予对症处理，并建立、健全多学科联合诊疗模式，必将很大程度地加快乳腺癌患者的全方位管理进程。

（三）制定共识，规范乳腺癌全程、全方位管理进程

近几年，随着诊疗理念的不断更新，在中国抗癌协会乳腺癌专业委员会指导下，中国乳腺癌领域专家联合其他领域专家开展了卓有成效的工作，相继颁布多项乳腺癌健康管理相关的共识，包括《中国抗癌协会乳腺癌诊治指南与规范（2015 年）》《中国绝经前女性乳腺癌患者辅助治疗后绝经判断标准及芳香化酶抑制剂临床应用共识》《绝经后早期乳腺癌芳香化酶抑制剂治疗相关的骨安全管理中国专家共识》《绝经后早期乳腺癌患者血脂异常管理的中国专家共识》等。

旨在聚集多领域的力量，有效落实乳腺癌全程、全方位的诊疗理念，完成乳腺癌多学科全程诊疗与跨学科全方位管理的完美融合，为我国乳腺癌患者提供最佳健康管理模式。进一步深化医疗卫生体制改革，进而切合实现国家提出的"健康中国 2030"的目标，达到将癌症 5 年生存提高 15%，为我国癌症患者造福！

（中国医学科学院肿瘤医院/国家癌症中心　马　飞）

参考文献

［1］Torre LA, Bray F, Siegel RL, et al. Global cancer statistics, 2012. CA Cancer J Clin, 2015, 65（2）：87-108.

［2］Miller KD, Siegel RL, Lin CC, et al. Cancer treatment and survivorship statistics, 2016. CA Cancer J Clin, 2016, 66（4）：271-289.

［3］Chen W, Zheng R, Baade PD, et al. Cancer statistics in China, 2015. CA Cancer J Clin, 2016, 66（2）：115-132.

［4］Yancik R, Wesley MN, Ries LA, et al. Effect of age and comorbidity in postmenopausal breast cancer patients aged 55 years and older. JAMA, 2001, 285（7）：885-892.

［5］Patnaik JL, Byers T, DiGuiseppi C, et al. Cardiovascular disease competes with breast cancer as the leading cause of death for older females diagnosed with breast cancer：a retrospective cohort study. Breast Cancer Res, 2011, 13（3）：R64.

［6］Chen Z, Maricic M, Bassford TL, et al. Fracture risk among breast cancer survivors：results from the Women's Health Initiative Observational Study. Arch Intern Med, 2005, 165（5）：552-558.

［7］Schimdt N, Jacob L, Coleman R, et al. The impact of treatment compliance on fracture risk in women with breast cancer treated with aromatase inhibitors in the United Kingdom. Breast Cancer Res Treat, 2016, 155（1）：151-157.

［8］Coombes RC, Hall E, Gibson LJ, et al. A randomized trial of exemestane after two to three years of tamoxifen therapy in postmenopausal women with primary breast cancer. N Engl J Med, 2004, 350（11）：1081-1092.

［9］中国抗癌协会乳腺癌专业委员会. 中国抗癌协会乳腺癌诊治指南与规范（2015 版）. 中国癌症杂志, 2015, 25（9）：692-754.

［10］中国抗癌协会乳腺癌专业委员会. 中国绝经前女性乳腺癌患者辅助治疗后绝经判断标准及芳香化酶抑制剂临床应用共识. 中国癌症杂志, 2011, 21（5）：418-420.

［11］中国乳腺癌内分泌治疗多学科管理骨安全共识专

家组. 绝经后早期乳腺癌芳香化酶抑制剂治疗相关的骨安全管理中国专家共识. 中华肿瘤杂志, 2015, 37 (7)：554-558.

[12] 中国乳腺癌内分泌治疗多学科管理血脂异常管理共识专家组. 绝经后早期乳腺癌患者血脂异常管理的中国专家共识. 中华肿瘤杂志, 2017, 39 (1)：72-77.

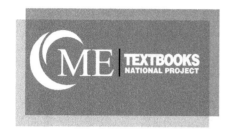

中国乳腺癌患者生活方式指南解读

第 2 章

  乳腺癌患者的生存过程一般可以分为三个阶段，第一阶段是积极的治疗和康复，第二阶段是康复后的无病生存或疾病稳定期，第三阶段是疾病进展和终末期。随着乳腺癌患者的生存改善，第二阶段持续时间越来越长，对于预后的影响也越发重要。

  随着乳腺癌生存期的延长，患者除了渴望了解更多临床诊疗信息以外，还会面临如何安排日常生活，包括饮食、体力活动、营养品和保健品的选择等，面对一些简单的问题常常难以寻找到答案。比如我该吃些什么？有什么需要多吃，有什么需要忌口？原来的饮食习惯需要做哪些调整？我要不要去运动？我得增肥还是减肥？我需要服用保健品吗？等等。对于这些问题的解答，不能仅依靠经验，更应该建立在循证医学证据的基础上。

  欧美发达国家在 30 年前就经历了乳腺癌发病增加、生存改善所致的乳腺癌患者迅速增加的状况，生活方式因素对乳腺癌预后影响成为一个引人关注的新的研究方向。护士健康研究（Nurse's Health Study，NHS），癌后生活流行病学（Life After Cancer Epidemiology，LACE），健康、饮食、运动与生活方式研究（Health，Eating，Activity，and Lifestyle，HEAL）等几个著名的前瞻性观察研究以及妇女干预营养研究（Women's Intervention Nutrition Study，WINS）、妇女健康饮食和生活研究（Women's Healthy Eating and Living，WHEL）两个随机临床试验都给出了具有说服力的证据，证实乳腺癌患者的生活方式影响预后。乳腺癌患者诊断以后的膳食营养状况、体重变化、体力活动状况以及吸烟、饮酒等个人生活方式相关因素与乳腺癌患者的转移复发、无病生存和死亡率相关。这些研究结果也得到了德国、瑞典等欧洲国家研究的证实。以中国乳腺癌患者为研究对象的上海乳腺癌生存队列研究（Shanghai Breast Cancer Survival Study，SBCSS）也得到了一致的结果。

  随着膳食营养、运动等生活方式对癌症患者预后影响证据的不断增多，基于这些证据对患者进行生活方式推荐，可以有效地鼓励和支持他们改善生活习惯，改变与生活方式相关的危险因素，使研究证据更好地转化为临床措施和公共卫生服务，获得患者生活质量改善、生存延长的效果。美国国家综合癌症网络（National Comprehensive Cancer Network，NCCN）、美国癌症研究机构（American Institute for Cancer Research，AICR）先后发布了癌症患者的生活方式指南。美国临床肿瘤学会（American Society of Clinical Oncology，ASCO）发布了供肿瘤临床服务者、患者和家属使用的肥胖与癌症指南，美国癌症学会（American Cancer Society，ACS）发布了癌症患者营养和体力活动指南。世界癌症研究基金会的 CUP 项目还发布了专门针对乳腺癌患者的生活方式推荐。

  中华预防医学会妇女保健分会乳腺学组在 2017 年 2 月发布了《中国乳腺癌患者生活方式指南》（以下简称《指南》）。这是我国第一个针对癌症患者生活方式的指导性文件，对患者及其家属、临床医师以及社区医师具有实际的指导作用。该指南基于全球以及中国的循证证据，提出了对乳腺癌患者日常生活的建议和推荐。临床和卫生服务人员对患者指导时，还需考虑指南中的推荐和建议的具体化和可行性，现就实际应用中的具体问题解读如下。

一、生活方式的范围

《指南》所指的生活方式，包含健康膳食、维持体重、体力活动、吸烟饮酒以及服用保健品五个方面。生活方式泛指与人的衣食住行、工作娱乐相关的各种行为方式，范围非常广泛，其中许多行为方式与健康相关。世界卫生组织一直在倡导健康生活方式，聚焦可以降低疾病和死亡风险的生活方式。预防和控制慢性非传染性疾病主要是提倡四项健康生活方式：戒烟、健康饮食、体力活动和节制饮酒。

全球，特别是欧美国家，对生活方式因素与乳腺癌预后关系的研究概括起来主要集中在食物、营养、体重、体力活动和体育锻炼、吸烟、饮酒和膳食补充剂的使用等。每一部分还有具体的研究因素。食物成分方面包含水果、蔬菜、含纤维的食物、含叶酸的食物、胡萝卜素、茄红素、含大豆的食物、碳水化合物、蛋白质、总脂肪、饱和脂肪酸。营养方面包含血糖指数、血糖负荷、能量摄入、脂肪提供的能量等。食物和营养方面还包含饮食模式，也就是不同食物成分的组合。体重方面包括体重过轻、身体肥胖、成年期身高、体质量指数（body mass index，BMI）、腹型肥胖、腰臀比、观察期体重增加、观察期体重减少等。膳食补充剂相关的研究包括人参、复合维生素补充剂、维生素 E 补充剂、维生素 C 补充剂以及中药。上述因素与乳腺癌生存关系的研究，全球发表的论文合计已经超过 2 万篇，包含观察性研究、随机对照试验等，研究质量也参差不齐，需要科学地归纳、总结和评价。

二、乳腺癌预后的范围

乳腺癌患者与其他癌症患者一样，最重要的预后结局是复发、转移和死亡。除此之外，乳腺癌患者的预后还需要考虑其他疾病的竞争死亡，主要基于两方面的理由。一是乳腺癌患者存活时间长，由于乳腺癌患者的治疗效果比较好，生存时间长于大多数常见癌症，中国患者的 5 年生存率虽然比欧美国家稍低，但也达到 70% 以上，也就是说大部分患者能够顺利活过 5 年；二是我国45 岁以上各个年龄段的乳腺癌患者的发病率迅速增长，使得中老年患者的数量增多，其罹患其他慢性非传染性疾病的风险也增高，随着生存时间延长，风险随之持续增高。因此，除了乳腺癌的死亡以外，其他疾病的死亡也列入乳腺癌预后指标，也就是说，如果某一生活方式相关危险因素与所观察的乳腺癌人群的总死亡率相关，即使与乳腺癌死亡率无关，也被纳入推荐的范围。乳腺癌患者及其家属的关注重点一直在如何通过医疗手段控制癌症本身，往往会忽略生活方式相关危险因素。由于这些危险因素会提高患者罹患其他慢性病或者加剧已有慢性病的进展，最终往往是这些危险因素导致患者生活质量下降、死亡风险增加。

除了复发、转移、死亡以外，还需要考虑发生包括乳腺癌在内的第二原发肿瘤、发生其他并发疾病，比如心脑血管疾病、糖尿病等。生活质量代表了预后的质量，因此，生活质量以及与生活质量相关的一些结局指标也需要考虑在乳腺癌预后中，比如反映精神状况的抑郁和抑郁症状的发生、反映治疗不良反应的认知功能变化等。

三、其他癌症患者生活方式指南的建议

目前为止，正式出版并具有影响力的针对乳腺癌患者的生活方式的推荐，主要是世界癌症研究基金会 CUP 项目在 2014 年发布的乳腺癌生存与膳食营养体力活动的报告以及乳腺健康全球行动组织的《中低收入国家乳腺癌生存照护共识》。

世界癌症研究基金会 CUP 项目的报告，对已有的生活方式相关因素与乳腺癌预后关系的证据进行评估后，认为目前尚没有足够的证据可以得到肯定的结论，但是健康体重、足够的体力活动、摄入富含膳食纤维和大豆的食物、减少摄入脂肪（特别是不饱和脂肪）可能与改善乳腺癌预后相关，据此建议乳腺癌患者在治疗后遵循癌症预防建议，维持健康体重、选择健康膳食、保持活跃的体力活动。

上述生活方式的改善对于发达国家的乳腺癌患者改善预后有益。对于发展中国家，乳腺健康全球行动组织的《中低收入国家乳腺癌生存照护共识》提出了将可预防的生活方式相关因素作为乳腺癌生存的重要方面纳入患者、家属、社区卫生服务人员教育和干预之中，在资源允许条件下，向乳腺癌患者提供体重控制和规律体育锻炼的专业咨询，制订个体化的计划，由专业营养师提供营养改善服务。该共识提出了在不同资源状况下可以实现的各种生活方式教育、咨询、干预措施，供中低收入国家和地区选择。

美国 NCCN 指南针对的是所有癌症患者，生活方式方面的推荐被列为生存照护计划内容之一，目的是让癌症患者尽可能采取健康的生活方式，推荐包括：参加规律的体力活动，采取低脂、少糖、多蔬果、粗粮的健康膳食结构，始终控制体重，尽量减少酒精摄入，避免吸烟，防晒，以及接受社区医师的随访。该指南还细化了规律体力活动、健康膳食和体重控制的推荐，包括基本原则、评估、如何达到规范要求、特殊人群的注意事项等，使得指南更具有操作性。美国 NCCN 指南专家组指出："对许多癌症现患患者来说，要达到指南中的体力活动、体重控制和健康膳食的目标可能是困难的，然而，即使习惯静坐的患者增加了少量的体力活动、超重或肥胖的患者减轻了稍许体重，都会给癌症预后和整体健康带来收益。"

ACS 指南也针对所有的癌症患者，聚焦营养和体力活动，提出了三大建议，一是达到和保持健康体重，二是参加规律性的体力活动，三是让食物结构富含水果、蔬菜和全谷物。该指南还提供了包括乳腺癌、大肠癌、肺癌、子宫内膜癌、卵巢癌、血液肿瘤、前列腺癌、上消化道肿瘤和头颈部肿瘤九大类癌症的生活方式与预后相关研究的概述，并指出虽然尚缺乏更明确的证据，但是预防癌症的营养与体力活动指南也同样适合这些癌症患者。

ASCO 的癌症生存委员会认为肥胖问题是癌症患者生存过程的重要问题，在此期间，肿瘤专科医师应抓住时机，鼓励患者改变行为和生活方式，以此使得患者在减少复发转移、降低其他疾病风险、提高生活质量和延长生存期等方面获益。ASCO 确定了在肥胖与癌症方面的工作重点，包括通过对肿瘤专科医师和患者的教育提高认识，提供临床指南、工具和资源，为加强科学研究提供更多证据，通过宣传和改善政策使更多的肥胖癌症患者获得循证的诊疗服务。

四、指南的推荐意见解读

1. 达到和保持健康的体重　体重过轻或过重都会增加乳腺癌患者死于乳腺癌乃至死于其他疾病的风险。ASCO 指南中还强调了肥胖会影响治疗的效果，接受蒽环类、紫杉类药物和芳香化酶抑制剂的肥胖的乳腺癌患者的预后更差。《指南》推荐乳腺癌患者应该定期评估体重，通过改善膳食营养和体力活动的途径来努力使体重维持在健康范围。

在诊断之后尽快进行体重评估，并按照《指南》依据患者不同情况给予推荐。需要说明的是，对于肥胖和超重的患者，减轻体重应该通过控制饮食和增加体力活动改变。由于缺乏对乳腺癌患者通过药物甚至手术减肥对于预后影响的评估，因此不建议采取药物和手术的方式。控制饮食的目的是减少能量的摄入，控制每餐的进食量，尽量摄入低脂、低能量、低碳水化合物的食物。如果不控制饮食，单独依靠增加体力活动并不能有效地降低体重，两者结合起来才能达到预期效果。减轻体重应是一个持续少量的过程，应避免短时间内体重剧烈变化，《中国成人超重和肥胖症预防控制指南》建议 1 年内减轻体重 5%～10% 可获得健康收益，ACS 建议每周减轻体重控制在 2 磅之内。

对超重的患者提出减轻体重的建议，还需要考虑患者的病情。一般来说，在疾病进展期不做减轻体重的推荐。在患者完成治疗进入疾病稳定期，医师应鼓励患者寻求专业指导，制订并执行体重管理计划。如果患者有其他并发疾病或者发现患者的肥胖与心理原因相关，应及时转诊。

2. 有规律的体力活动　　《指南》推荐乳腺癌患者进行中等强度的有氧运动配合力量型训练。有氧运动就是可以保持人顺畅呼吸的运动，一般强度不高但需要一定的持续时间，一般为 30 分钟以上，可以提高人的耐力和心肺功能。力量型训练可以增加或恢复肌肉力量和肢体活动能力，防止肌肉流失，增加基础代谢。需要指出的是，患者应该尽早开始规律性的运动，避免静坐。《指南》列出的运动时间是一个下限，就是必须达到的最低时间，在身体状况允许的情况下，尽量延长运动的时间。制定《指南》的专家推荐乳腺癌患者可以进行的常见体育运动项目见表 2-1。

表 2-1　推荐乳腺癌患者可以进行的常见体育运动

中等强度运动*	剧烈运动**
交谊舞和集体舞	有氧体操
平地自行车	快速自行车（每小时 15 公里以上）
日常家务（清扫、洗衣、做饭、晾晒等）	较重的家务（搬动家具、除草、挖掘等）
投掷球类	爬山
快步走	跳绳
太极拳、木兰拳	军事训练
网球（双打）	竞走、慢跑、跑步
	足球、篮球
	游泳（快速）
	网球（单打）

注：*. 运动时身体微微出汗，呼吸稍急促，能够与人交谈，但不能唱歌，停止运动后短时间内能恢复正常呼吸；**. 运动时呼吸急促，只能说简短的词语，大量出汗，运动后需一段时间恢复

《指南》列出了 18～64 岁成年患者的体育锻炼推荐。对于超过 65 周岁的老年人应尽量按照以上指南进行锻炼，如果患有使行动受限的慢性病，则根据医师指导适当调整运动时间与运动强度，但应避免长时间处于不运动状态。

按目前的诊疗水平，大多数乳腺癌患者都能够长期生存，她们可能在诊断时已经罹患糖尿病、心脑血管疾病等慢性病，或者在生存期间被诊断了这些慢性病。虽然目前对于在癌症患者中增加体力活动和体育锻炼是否能够预防、控制心脑血管疾病和糖尿病，尚缺乏循证医学证据，但是推测癌症患者与普通人群可以获得同样的收益。

癌症患者增加体力活动和体育锻炼将会获益。对于乳腺癌患者来说，淋巴水肿症状非常常见，也是导致部分患者不愿意参加运动的原因，以往并不建议进行上肢耐力锻炼以及较为剧烈的有氧运动。而现在的证据表明，这些锻炼不仅是安全的，还能减轻淋巴水肿的严重程度。

由于癌症患者本身以及治疗过程中许多因素会影响活动和锻炼的能力，为了避免运动相关的

伤害以及不良反应，乳腺癌患者在选择和进行运动时必须注意以下几点。①贫血患者必须推迟锻炼，直到贫血症状改善。②对于具有免疫功能损害的患者，应避免到公共体育馆和游泳池进行锻炼，直到白细胞计数恢复正常。接受骨髓移植的患者至少在移植后 1 年才能去上述运动场所锻炼。③具有疲劳症状的患者，建议每天从事 10 分钟的低强度锻炼。④正在接受放射治疗的患者，应避免照射区域的皮肤接触氯（比如游泳池水中的氯）。⑤体内放置导尿管和管饲的患者应避免接触游泳池水、湖水和海水或接触其他微生物导致感染，也应避免锻炼导管周围的肌肉，以防导管脱落。⑥患者具有多种并发症或并发症未得到控制，必须咨询专业医师，以制订和调整锻炼方案。⑦具有显著的外周神经共济失调的患者，由于虚弱或平衡感差，其累及肢体的运动能力受限，应咨询医师选择合适的运动项目。

3. 合理营养和膳食 在营养和膳食与癌症生存领域，关注乳腺癌的研究最多。这些研究包含个人营养素摄取、食物的生物活性成分、某些特定的食物，甚至食物的摄入方式等，以及营养和膳食与其他生活方式（体力活动和肥胖等）之间的交互作用对乳腺癌预后的影响。

《指南》推荐根据《中国居民膳食指南》合理安排饮食。《中国居民膳食指南》建议"食物多样，谷类为主，粗细搭配；多吃蔬菜水果和薯类；每天吃奶类、大豆或豆制品；常吃适量的鱼、禽、蛋和瘦肉；减少烹调油用量，吃清淡少盐膳食；食不过量，天天运动，保持健康体重"，也完全适合乳腺癌患者。

《指南》给出了原则，具体操作起来需要对患者选择食物以及进食量进行具体指导。建议可以在起步阶段应用"中国居民平衡膳食宝塔"作为指导工具（图 2-1）。"中国居民平衡膳食宝塔（2016）"共分五层，包含我们每天应吃的主要食物种类。膳食宝塔各层位置和面积不同，反映出各类食物在膳食中的地位和应占的比重。谷类食物位居底层，每人每天应该摄入 250～400 g；蔬菜和水果居第二层，每天应分别摄入 300～500 g 和 200～350 g；鱼、禽、肉、蛋等动物性食物位于第三层，每天应该摄入 120～200 g（水产品 40～75 g，畜、禽肉 40～75 g，蛋类 40～50 g）；奶类和豆类食物合居第四层，每天应吃相当于鲜奶 300 g 的奶类及奶制品和 25～35 g 的大豆及坚果；第五层塔顶是烹调油和食盐，每天烹调油不超过 25 g 或 30 g，食盐不超过 6 g。每天饮水量推荐为 1500～1700 ml。

此外，需要补充的是高糖饮食的推荐。虽然并没有证据证实高糖饮食增加癌症风险或促进癌症进展，但是糖和含糖饮料（软饮料和果汁饮料）会增加膳食中能量的摄入，促使体重增加。而且，大多数含糖食品富含身体所需的营养素，会使人体对其他富含营养的食物摄入减少。因此，应该限制含糖食物的摄取。

食品安全对癌症患者来说是一个比较重要的方面，特别是处于与治疗相关的免疫抑制阶段。这个阶段患者应该尽量避免感染，注意食品卫生，防止摄入含有致病菌的食物。有关食品的处理和使用必须遵循的一般原则如下：①餐前用肥皂彻底洗手；②处理食物时须洗手，保持干净卫生，蔬菜水果食用前先清洗；③肉类食品生熟分开；④与生肉接触过的餐具和厨房用品必须清洗干净；⑤肉类和海鲜必须煮透，饮料（牛奶和果汁）需巴氏消毒；⑥把食物储存在低温中（4 摄氏度以下）以防止细菌滋生；⑦在餐馆用餐，不要选用可能富含细菌的食品，比如色拉、寿司、半生不熟的鱼、肉、禽、蛋；⑧不要生食蜂蜜、牛奶和未经巴氏消毒的果汁；⑨不饮用生水，饮用烧开的水。

4. 谨慎使用保健品 中国和美国的研究都显示乳腺癌患者膳食补充剂的服用比例高于健康人，也高于其他癌症的患者。上海乳腺癌生存队列资料显示，乳腺癌患者最常用的保健品是中草药（76.8%）、灵芝产品（58.4%）、维生素（36.7%）、人参制品（14.4%）等。

由于现有证据显示没有一种保健品或膳食补充剂能够改善乳腺癌预后，有的证据显示它们还

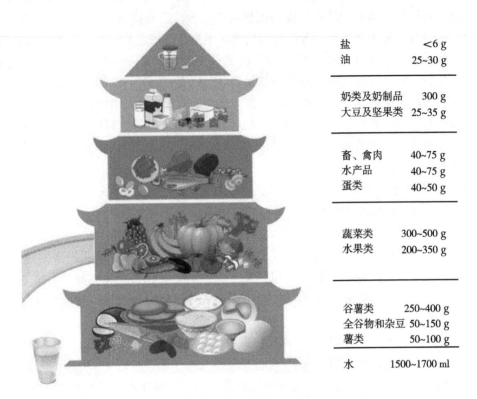

盐	<6 g
油	25~30 g
奶类及奶制品	300 g
大豆及坚果类	25~35 g
畜、禽肉	40~75 g
水产品	40~75 g
蛋类	40~50 g
蔬菜类	300~500 g
水果类	200~350 g
谷薯类	250~400 g
全谷物和杂豆	50~150 g
薯类	50~100 g
水	1500~1700 ml

图2-1　中国居民平衡膳食宝塔（2016）

可能增加乳腺癌死亡风险，因此《指南》推荐尽量从饮食中获得必要的营养素，而无需使用保健品。考虑到中国患者的习惯，建议患者应该与医护人员充分沟通，保证服用的保健品或膳食补充剂不会影响正常的治疗，而且不会产生远期的不良反应。医护人员不仅应该及时了解患者使用的保健品或膳食补充剂的状况，还应跟踪相关研究报道，特别是潜在的与治疗药物的相互作用。最重要的是应该谨慎地作决定，尽量从食物中获取必需的营养素。

5. 戒烟禁酒　由于现有证据可以确认吸烟和饮酒对于增加乳腺癌、其他癌症以及其他疾病的风险的作用，乳腺癌患者本身属于癌症的高危人群，随着生存期的延长，其他慢性非传染性疾病的风险也随之增高，因此《指南》提出了戒烟禁酒的建议。

戒烟包括主动吸烟和被动吸烟，也包括所有烟草制品的使用。中国妇女的主要问题是被动吸烟。《指南》推荐可以提高乳腺癌患者对烟草危害的认识，有意识地避免被动吸烟。

《指南》提出的禁酒也受到一些争议。慢性非传染性疾病预防的建议一般提出"限制饮酒"而不提禁酒。参与《指南》制定的专家认为，考虑到酒精提高多种常见癌症的风险，酒精提高乳腺癌发生风险的证据比较明确，即使少量酒精或一次性偶尔饮酒都会增加乳腺癌的风险，酒精与乳腺癌复发风险增加也可能有关，综合考虑，建议乳腺癌患者尽可能避免酒精摄入。

五、对医护人员的建议

在制定本指南过程中，专家回顾已有的证据发现，通过健康教育的方式，给予乳腺癌患者适当的健康膳食、体育锻炼等生活方式的指导，能够帮助患者改善和保持健康的生活方式，从而降低癌症复发的危险，降低死于乳腺癌和其他疾病的风险，提高生存率。在这个过程中，医疗卫生人员担负着非常重要的职责。美国等国家的研究和实践表明，医疗卫生人员通过针对患者及其家属的健康教育和行为干预，可以让乳腺癌患者改善生活方式，建立有利于健康的膳食结构和锻炼习惯。

医护人员可以通过评估、沟通、患者教育和健康咨询等方式帮助患者及其家属，可以根据现有医疗条件和患者的具体情况选择不同的教育和干预方式，可以参考表 2-2 所列的方法。医护人员在与患者沟通时，应强调健康膳食和锻炼的重要性。按照目前已有的国内外研究证据，已经能够确定健康的膳食结构有助于乳腺癌患者预防和减轻治疗不良反应、预防乳腺癌复发以及第二原发癌症，强调保持健康体重对于乳腺癌患者来说尤为重要。

表 2-2　乳腺癌患者生活方式干预推荐方法

方法类型	生活方式干预推荐方法
基本方法	患者教育：营养和运动，按照指南推荐
普及方法	个体咨询：体重咨询；日常锻炼；限制饮酒和戒烟
推荐方法	制订锻炼计划；营养师参与的个体营养咨询
最优方法	个体化的体重管理计划；戒烟计划

用简单易学的方法教会乳腺癌患者选择和保持健康的膳食和活动习惯。生活方式的改变并不是十分困难的事情，通过改变生活方式而获得的健康获益会更加鼓励患者积极地维持已有的改善。应鼓励乳腺癌患者从日常生活点滴的改变开始做起，以建立健康的膳食结构。

总结《指南》，建议医务人员按照表 2-3 的核心信息给出推荐。在给患者作具体的教育、咨询和干预时，必须按照我国权威专业协会推荐的相关指南，涉及的指南是《中国居民膳食指南》（现已更新到 2016 年版），《中国成人超重和肥胖症预防控制指南》（2006 年版），这些指南的更新也会影响到对患者的建议。

表 2-3　乳腺癌患者的健康生活方式推荐的核心信息

序号	生活方式核心信息
1	尽量选择植物性食物；每天至少吃 5 种以上的蔬菜、水果，尽量吃全谷类（非精制类）的粮食，每餐包含豆类食品
2	限制动物性来源的高脂肪食物，少吃肉类，挑选低脂食品
3	挑选低盐食品，烹调少用油盐
4	不抽烟，不饮酒
5	每天进行运动或体力活动，保持体重不超标
6	注意食品卫生，不吃不洁食品

总之，乳腺癌患者的无病生存期是改善生活方式的有利时机，《指南》的意见和建议有助于乳腺癌患者形成健康膳食习惯、体育锻炼习惯，以达到和保持正常体重，以促进整体健康状态，改善预后，有质量地长期生存。

（复旦大学附属肿瘤医院　郑　莹）

参考文献

[1] Norat T, Chan D, Vieira AR, et al. Systematic review on diet, nutrition, physical activity and survival and second cancers in breast cancer survivors. World Cancer Research Fund International Continuous Update Project Report. 2014. 〔2017/05/23〕. http://www. wcrf. org/sites/default/files/Breast-Cancer-Survivors-SLR-2014.pdf.

[2] National Comprehensive Cancer Network. NCCN clinical practice guidelines in oncology：Survivorship Version I. 2015. 〔2017-05-09〕. http://www.nccn.org/professionals/physician_gls/pdf/survivorship.pdf.

[3] American Institute for Cancer Research. AICR's guidelines for cancer survivors. 2017. 〔2017-05-10〕. http://www. aicr. org/patients-survivors/aicrs-guidelines-for-cancer.html.

[4] American Society of Clinical Oncology. Managing Your Weight After a Cancer Diagnosis：A Guide for Patients and Families. 2014. 〔2017-05-10〕. http://www. asco. org/sites/new-www. asco. org/files/content-files/blog-release/documents/weight-after-cancer-diagnosis.pdf

[5] Rock CL, Doyle C, Demark-Wahnefried W, et al. Nutrition and physical activity guidelines for cancer survivors. CA Cancer J Clin, 2012, 62 （4）：242-274.

[6] World Cancer Research Fund International Continuous Update Project. Di（et, nutrition, physical activity and breast cancer survivors. 2014. 〔2017-05-10〕. http://www. wcrf. org/sites/default/files/Breast-Cancer-Survivors-2014-Report.pdf.

[7] 中华预防医学会妇女保健分会乳腺学组. 中国乳腺癌患者生活方式指南. 中华外科杂志, 2017, 55（2）：81-85.

[8] Huang Z, Wen W, Zheng Y, et al. Breast cancer incidence and mortality：trends over 40 years among women in Shanghai, China. Ann Oncol, 2016, 27（6）：1129-1134.

[9] Ligibel JA, Alfano CM, Courneya KS, et al. American Society of Clinical Oncology position statement on obesity and cancer. J Clin Oncol, 2014, 32（31）：3568-3574.

[10] Schmitz KH, Ahmed RL, Troxel A, et al. Weight lifting in women with breast-cancer-related lymphedema. N Engl J Med, 2009, 361（7）：664-673.

[11] Schmitz KH, Ahmed RL, Troxel AB, et al. Weight lifting for women at risk for breast cancer-related lymphedema：a randomized trial. JAMA, 2010, 304（24）：2699-2705.

[12] 文翠菊, 李晓婷, 于新颖. 不同康复锻炼对术后乳腺癌患者康复结局影响的 Meta 分析. 中国实用护理杂志, 2015, 31（10）：762-768.

[13] 中国营养学会. 中国居民膳食指南. 北京：人民卫生出版社, 2016.

[14] 中华人民共和国卫生部疾病控制司. 中国成人超重和肥胖症预防控制指南. 北京：人民卫生出版社, 2006.

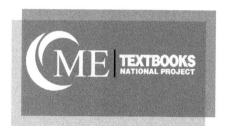

乳腺癌治疗的免疫逃逸和免疫治疗进展

第 3 章

随着我们对肿瘤的分子、基因和生物起源认识的扩展，乳腺癌的免疫治疗成为继传统手术、化疗、放疗、内分泌治疗和靶向治疗之后，又一种潜在的改善乳腺癌患者预后的治疗方案。免疫治疗不仅是目前乳腺癌发展中的热门领域，也是整个肿瘤研究的热点之一。2011 年增加了 4 种与肿瘤细胞生物学多样性及侵袭宿主能力相关的标志，其中之一就是关于肿瘤细胞免疫逃逸的能力。2013 年，*Science* 杂志将免疫治疗选为年度科学的最大进展，2016 年，美国临床肿瘤学会（American Society of Clinical Oncology，ASCO）又把免疫治疗列为年度进展的最大亮点。

肿瘤细胞与机体免疫系统存在 3 种状态：清除、对抗和逃逸。大部分明确诊断的患者处于免疫逃逸阶段。近年来发现，肿瘤免疫逃避机制包括抗原递呈受损［主要组织相容性复合体（major histocompatibility complex，MHC）I 类分子表达异常、肿瘤抗原突变或下调、抗原递呈过程缺陷］、免疫抑制被诱发［肿瘤细胞能诱导机体产生免疫抑制性细胞因子如转化生长因子 β（transforming growth factor β，TGF-β）、白介素 10（interleukin 10，IL-10）、血管内皮生长因子］、免疫耐受（抗原递呈中共刺激因子的缺乏）、局部微环境改变［肿瘤局部微环境降低肿瘤细胞对细胞毒性 T 细胞（cytotoxic T lymphocyte，CTL）的敏感度，使肿瘤耐受 CTL 的杀伤］、凋亡抵抗（抗凋亡分子的表达升高、促凋亡分子表达下调或突变）及凋亡反击（肿瘤细胞表达 Fas 或 FasL，从而促使 CTL 凋亡）等。因此，肿瘤免疫疗法也主要针对这些免疫逃避机制而进行设计和研发，包括主动免疫治疗（乳腺癌疫苗、新型抗肿瘤疫苗佐剂）、被动免疫治疗（单克隆抗体如曲妥珠单抗、抗体偶联药物）、免疫检查点抑制剂［如细胞毒性 T 细胞抗原 4（cytotoxic T lymphocyte antigen 4，CTLA4）、程序性死之受体 1（programmed death 1，PD-1）、程序性死之配体 1（programmed death ligand，PD-L1）单抗过继细胞疗法、溶瘤病毒疗法］及以乳腺癌干细胞为靶点的免疫治疗等。

近年来随着肿瘤免疫参与肿瘤发生发展的分子机制逐渐阐明，一些研究采用乳腺癌免疫治疗策略进行探索并初具成效。乳腺癌的免疫治疗有可能成为毒性较低和更具针对性的治疗方法。现就乳腺癌免疫治疗方面近一年的最新研究进展作一概述。

一、主动免疫治疗

主动免疫治疗是利用肿瘤抗原的免疫原性，采用给荷瘤宿主注射具有免疫原性的瘤苗，如人类表皮生长因子受体 2（human epidermal growth factor receptor 2，HER-2）抗原疫苗、MUC 抗原疫苗、树突细胞（dendritic cell，DC）疫苗、肿瘤细胞的胞外体疫苗、病毒载体疫苗和 DNA 疫苗等，使宿主的免疫系统产生针对肿瘤抗原的抗肿瘤免疫应答的方法。

乳腺癌疫苗的研究已开展近 20 年，大部分研究在 I 期临床试验阶段显示了良好的安全性和诱导免疫应答的有效性，但进一步疗效评估大多疗效不佳。

目前已发表的仅有一项疫苗的Ⅲ期临床研究显示，以 MUC1 中 sTn 抗原为靶向设计的 Theratop 疫苗联合内分泌治疗能延缓乳腺癌进展并延长生存。

2016 年，ASCO 报道了与乳腺癌疫苗相关的两项临床研究。其中之一是 Huang 等报道了 OPT-822/OPT-821 主动免疫疗法治疗转移性乳腺癌的Ⅱ/Ⅲ期随机双盲临床试验。Globo-H 是一种在乳腺癌患者中高表达的糖脂，既往 2 个 I 期临床研究显示，OPT-822（Globo-H-KLH 偶联剂）主动免疫疗法辅以 OPT-821，可以诱发机体产生 Globo-H 特异性抗体，这类抗体可以识别表达 Globo-H 的乳腺癌细胞，并产生杀伤作用。研究显示，OPT-822/OPT-821 治疗并不能改善 ITT 组患者的无进展生存期（progression free survival，PFS），然而单独分析对疫苗产生免疫反应的患者，其 PFS 和总生存期均有显著获益。而且该种疗法临床耐受性好，最常见的药物不良反应是 1、2 级注射反应和发热。另外一项研究是 Pablo Sala Elarre 报道的有关新辅助化疗联合 DC 疫苗在三阴性乳腺癌（triple-negative breast cancer，TNBC）患者治疗中对基质 CD8$^+$肿瘤浸润淋巴细胞（CD8$^+$ tumor infiltrating lymphocytes，CD8$^+$TILs）的影响。抗肿瘤免疫过程中，CD8$^+$T 细胞是主要效应细胞，能对携带有特定免疫原性的靶细胞产生杀伤作用。既往多项研究发现 CD8$^+$TILs 与 TNBC 患者预后相关，高水平 CD8$^+$TILs 患者总生存期和无病生存期均显著延长。此外，TILs 在 TNBC 患者诊断时的水平与新辅助化疗的预后显著相关。DC 是最有效的免疫原性抗原递呈细胞（antigen presenting cell，APC），乳腺癌患者 DC 异常时，可导致其抗肿瘤活性下降，DC 疫苗可以改善 DC 的免疫功能，刺激 T 淋巴细胞产生，发挥肿瘤特异性细胞毒杀伤效能。基于上述研究背景，该临床试验旨在研究新辅助化疗联合 DC 疫苗是否有助于提高新辅助化疗后残余病灶的 CD8$^+$TILs 水平，改善 TNBC 预后，而初步研究成果已显示基质 CD8$^+$TILs 水平在新辅助化疗联合 DC 疫苗治疗后显著增加，病理完全缓解率也明显提高。

疫苗治疗理论上较传统治疗而言特异性更高，毒性更低，更易被执行和操控设计。但是随着疾病的进展，免疫逃避机制愈加复杂，这是限制主动免疫疗效的主要原因。肿瘤疫苗的研究也存在局限性，比如仅仅关注 T 细胞的活化，而对共刺激分子的关注不够，尤其是负调控信号，未考虑 T 细胞内在的信号机制。另外，疫苗在体内的稳定性、疫苗对晚期乳腺癌治疗容易被耐受、靶向抗原变异、患者人类白细胞抗原（human leucocyte antigen，HLA）类型或者肿瘤表达特异性抗原限制、合成过程复杂、大规模合成困难以及如何获得肿瘤抗原的长期免疫能力等都是目前疫苗研究面临的巨大挑战。针对进展期和肿瘤负荷较大的肿瘤患者，疫苗设计的优化（佐剂选择、运送、剂量和给药途径）、肿瘤疫苗联合传统的治疗方案可产生更安全而有效的临床效果，值得进一步探索。

二、被动免疫治疗

被动免疫治疗通过给予机体外源性免疫效应物质，如抗体、细胞因子、免疫效应细胞和溶瘤性病毒等，由其在宿主内发挥抗乳腺癌作用，进而达到治疗肿瘤的目的。

（一）免疫检查点抑制剂

肿瘤微环境，尤其是实体瘤的微环境，整体表现为对免疫的抑制，免疫细胞进入微环境中不能发挥抑制和杀伤肿瘤的作用，反而促进其生长和转移。免疫检查点抑制剂的作用就是逆转这种情况，恢复免疫细胞执行杀伤肿瘤细胞的作用。该方法在临床应用中的不良反应小、耐受性好，最重要的一点是有效期相当长，不容易产生耐药。现阶段研究最多的免疫检查点是 PD-1、PD-L1 以及 CTLA。

PD-1 结合配体 PD-L1 和 PD-L2 影响 T 细胞功能，肿瘤通过高表达 PD-L1 与 PD-1 结合，造成免疫逃逸。靶向 PD-1/PD-L1 免疫检查点的抑制剂治疗转移性乳腺癌显示出一定程度的临床效果，但是 Strauss 等研究发现抗 PD-1/PD-L1 单药治疗在未经选择患者的客观反应率（objective response rate，ORR）获益有限，低于 20%，而且 PD-L1 表达在各实体瘤差异较大，其作为预测抗 PD-1/PD-L1 治疗的疗效有局限性，因此更有效的免疫检查点抑制剂的应用方式和更具有疗效、预后预测性的生物标志物还在进一步探索中。

1. 抗 PD-1/PD-L1 单药治疗对比化疗 2016 年圣安东尼奥大会上公布的更新数据来自一项 I b 期研究（KEYNOTE-012），考虑到了 TNBC 可能具有更高的基因组不稳定性、更高的突变率、易产生免疫原性新抗原、浸润性淋巴细胞水平较高以及治疗的局限性。该研究检测了抗 PD-1 单抗 pembrolizumab（MK-3475）治疗晚期 TNBC 的安全性和有效性，入组条件中有一项是 22C3 抗体检测 PD-L1 的阳性率不低于 1%，筛查证实入组的所有患者中 58% 为 PD-L1 阳性肿瘤。研究数据显示在既往接受多次治疗的 PD-L1 阳性 TNBC 女性患者中，pembrolizumab 的 ORR 较低（18.5%），包括 1 例完全缓解，另有 26% 的患者病情稳定，但缓解持续时间较为持久（中位缓解持续时间未达到）。治疗相关的不良反应绝大多数为中度可控，但有 1 例患者死于治疗引起的弥散性血管内凝血，为典型的免疫治疗相关的不良反应。

基于已有的结果，pembrolizumab 对比单药化疗治疗转移性 TNBC 的 III 期临床随机试验（KEYNOTE-119）正在进行中。该研究旨在评估单药 pembrolizumab 对比化疗在既往接受过 2、3 线治疗的转移性 TNBC 患者中的有效性和安全性。研究者将入组人群随机分为两组，一组为 pembrolizumab 治疗组，每 3 周给药 1 次，给药剂量为 200 mg，对照组为化疗药物（卡培他滨、eribulin、吉西他滨或长春瑞滨）治疗组，治疗持续 35 个疗程，直至发生疾病进展，不可接受的药物毒性或是患者/研究者决定停药。

2. 抗 PD-1/PD-L1 联合化疗 2016 年 ASCO 报道了 atezolizumab 联合化疗治疗转移性 TNBC 的两项临床试验。atezolizumab（atezo：MPDL3280A）是人源化抗 PD-L1 抗体，抑制 PD-L1 与其受体 PD-1 和 B7.1 结合，但不会抑制 PD-L2/PD-1 结合，白蛋白结合型紫杉醇抗肿瘤活性高，能够改变免疫微环境，atezo lizumab 联合白蛋白结合型紫杉醇的疗效和耐受性前景良好。白蛋白结合型紫杉醇联合 atezolizumab 治疗转移性 TNBC 的 I b 期试验中，87% 的入组患者既往接受紫杉醇治疗，并且使用 SP142 免疫组织化学方法检测肿瘤细胞和肿瘤浸润免疫细胞上 PD-L1 的表达，atezolizumab 每 2 周给药 1 次，给药剂量为 800 mg，研究结果显示，其 ORR 达 41.7%，表达 PD-L1 和几乎无 PD-L1 表达的肿瘤均出现疾病缓解，有 2 例患者在初始肿瘤负荷增加或出现新病变之后观察到肿瘤负荷减少，而且白蛋白结合型紫杉醇未影响 atezo lizumab 诱导的活化 CD8$^+$T 淋巴细胞的增殖。治疗相关不良事件主要体现在患者中性粒细胞计数减少，无剂量限制毒性（dose limiting toxicity，DLT）或治疗相关死亡事件发生。

在此试验基础上，目前另外一项旨在评估白蛋白结合型紫杉醇联合 atezolizumab 治疗转移性 TNBC 安全性和有效性的 III 期临床随机试验 IMpassion130 研究正在进行。这是一项多中心、随机、双盲安慰剂对照试验，入组标准是既往未接受系统治疗的局部晚期转移性 TNBC 或转移性 TNBC，治疗组为白蛋白结合型紫杉醇联合 atezo lizumab，atezo lizumab 的给药剂量为 840 mg，白蛋白结合型紫杉醇 100 mg/m^2，对照组为 840 mg 的安慰剂加白蛋白结合型紫杉醇，给药间隔为 1 周，本研究预计在全球招募约 350 例符合入排标准的患者。统计学上将采用分层 log-rank 检验来比较两组的疗效，并采用分层 Cox 比例风险模型评估疾病进展或死亡的风险比，两组的中位 PFS 则用

Kaplan-Meier 法进行评估。研究结果将受到广泛关注。

此外，由美国 Waterhouse 教授牵头的 PD-1 抑制剂 nivolumab 联合白蛋白结合型紫杉醇治疗 HER-2 阴性复发转移乳腺癌的 I 期临床研究也正在开展，该研究的主要终点是 DLT，次要终点包括药物不良反应导致的剂量调整、治疗延迟、中断和终止、PFS、疾病控制率、总体有效率以及有效持续时间。探索性终点包括肿瘤相关的 PD-L1 表达、nivolumab 治疗相关的免疫激活机制、nivolumab 血清浓度水平等。研究结果值得期待。

3. 抗 PD-1/PD-L1 联合 PARP 抑制剂　鉴于 TNBC 和高级别浆液性卵巢癌患者常见同源重组缺陷，niraparib 是一种高选择性多腺苷二磷酸核糖聚合酶［poly（App-ribose）plolymerase，PARP］1/2 抑制剂，pembrolizumab 是一种单克隆抗体可抑制 PD-L1 与其受体 PD-L1/2 结合。临床前肿瘤模型证实，PARP 抑制剂与免疫检查点抑制剂联合具有协同效应，该结果提示两药联合的疗效可能优于单药治疗。一项多中心、开放性、单臂，旨在评估 niraparib 联合 pembrolizumab 治疗转移性 TNBC 或晚期卵巢癌疗效和安全性的 I/II 期试验（KEYNOTE-162）正在进行中。

尽管相关数据还很少，但已经表明 PD-L1 抑制剂在这类患者中具有很好的抗肿瘤活性。未来这些免疫检查点抑制剂联合疗法的临床研究结果将为这一领域提供更多数据，以指导最大获益患者的亚群选择。

4. 抗 CTLA4 单抗免疫检查点　与 PD-1 相比，CTLA4 免疫检查点的独特生物学特点使其对生物标志物的响应和抵抗与其他免疫检查点抑制剂不同。抗 CTLA4 单抗已被美国食品药品管理局批准用于治疗转移黑色素瘤患者，但用于治疗乳腺癌的公开数据很少。2016 年发表的前期研究数据中，抗 CTLA4 抗体与基质金属蛋白酶（matrix metalloproteinase，MMP）抑制剂在乳腺癌小鼠模型中获得了良好的抗肿瘤效果。另外多个临床试验正检测 CTLA4 单抗联用抗 PD-1/PD-L1 单抗治疗。

（二）过继细胞疗法

过继细胞疗法是从患者体内或肿瘤组织中分离 T 淋巴细胞，体外选择性修饰扩增与激活后回输患者体内。常见有肿瘤浸润淋巴细胞疗法、T 淋巴细胞受体-T 淋巴细胞疗法、特异性嵌合抗原受体-T 淋巴细胞疗法。过继 T 淋巴细胞疗法对血液系统肿瘤有卓越的疗效，但针对实体瘤的研究还处于起步阶段。2016 年美国癌症研究协会年会上，Yong Gu Lee 利用基因改造特异性嵌合抗原受体-T 淋巴细胞疗法，使其表面负载多种分子识别器，靶向肿瘤作用增强，不良反应减少。

免疫反应是高度动态变化的，随着治疗干预而发生变化。乳腺癌作为高度异质性疾病与免疫系统的关系受到越来越多的关注，抗肿瘤免疫反应并不像阻断一两个特定突变分子那样简单。虽然肿瘤免疫治疗前景光明，但它还只是处在起步阶段，免疫治疗的最佳时机和最佳联合方式还有待更多研究来证实。未来乳腺癌免疫治疗的方向或许在于将上述免疫疗法联合应用，从而为彻底治愈乳腺癌带来希望。

（华中科技大学同济医学院附属同济医院　李兴睿）

参考文献

［1］Alexandrov LB，Nik-Zainal S，Wedge DC，et al. Signatures of mutational processes in human cancer. Nature，2013，500（7463）：415-421.

［2］Ernst B，Anderson KS. Anderson，Immunotherapy for the treatment of breast cancer. Curr Oncol Rep，2015，17（2）：5.

［3］Zia A，Schildberg FM，Funke I. MHC class I negative phenotype of disseminated tumor cells in bone marrow is associated with poor survival in ROMO breast cancer patients. Int J Cancer，2001，93（4）：566.

［4］Herrnring C，Reimer T，Jeschke U，et al.

Expression of the apoptosis-inducing ligands FasL and TRAIL in malignant and benign human breast tumors. Histochem Cell Biol, 2000, 113 (3)：189.

［5］孙正魁，姚榛祥. 乳腺癌免疫逃逸机理的研究进展. 中国普外基础与临床杂志，2004，11（1）：26-28.

［6］邵志敏，沈镇宙. 乳腺癌：基础与临床的转化. 上海：上海交通大学出版社，2016：401-431.

［7］张欢，吴斌. 乳腺癌免疫治疗的研究进展. 中华乳腺病杂志 . 2015，9（4）：264-270.

［8］Ibrahim NK, Murray JL, Zhou D, et al. Survival advantage in patients with metastatic breast cancer receiving endocrine therapy plus Sialyl Tn-KLH vaccine：Post Hoc Analysis of a large randomized trial. J Cancer, 2013, 4 (7)：577-584.

［9］Sakai Y, Morrison BJ, Burke JD, et al. Vaccination by genetically modified dendritic cells expressing a truncated neu oncogene prevents development of breast cancer in transgenic mice. Cancer Res, 2004, 64 (21)：8022-8028.

［10］Baek S, Kim CS, Kim SB, et al. Combination therapy of renal cell carcinoma or breast cancer patients with dendritic cell vaccine and IL-2：results from a phase Ⅰ/Ⅱ trial. J Transl Med, 2011, 9：178.

［11］García-Teijido, Cabal ML, Fernández IP, et al. Tumor-infiltrating lymphocytes in triple negative breast cancer：The future of immune targeting. clinical medicine insights. Oncology, 2016, 10 (s1)：31-39.

［12］Strauss J, Madan RA, Gulley JL. Considerations for the combination of anticancer vaccines and immune checkpoint inhibitors. Expert Opin Biol Ther, 2016, 16 (7)：895-901.

［13］Nanda R, Chow LQ, Dees EC, et al. Pembrolizumab in patients with advanced triple-negative breast cancer：Phase Ib KEYNOTE-012 study. J Clin Oncol, 2016, pii：JCO648931.

［14］Muenst S, Soysal SD, Gao F, et al. The presence of programmed death 1 (PD-1) -positive tumor-infiltrating lymphocytes is associated with poor prognosis in human breast cancer. Breast Cancer Res Treat, 2013, 139：667-676.

［15］吴一龙，秦叔逵，马军. 中国临床肿瘤学进展. 北京：人民卫生出版社，2016：361-366.

［16］Li M, Xing S, Zhang H, et al. A matrix metalloproteinase inhibitor enhances anti-cytotoxic T lymphocyte antigen-4 antibody immunotherapy in breast cancer by reprogramming the tumor microenvironment. Oncol Rep, 2016, 35 (3)：1329-1339.

［17］邵志敏，余科达. 精准医学时代的乳腺肿瘤学. 上海：复旦大学出版社，2016：346-349.

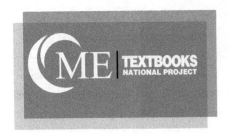

TILs 对乳腺癌临床疗效预测价值的研究进展

第 4 章

　　乳腺癌是女性恶性肿瘤的第二大死因。近年来，免疫系统在乳腺癌临床疗效预测价值中的作用备受关注。对肿瘤细胞及其间质免疫浸润的早期观察是一个新的研究热点，这些区域的淋巴细胞或许能识别并消灭恶性肿瘤细胞。反过来说，可能存在一种免疫逃避机制，能使恶性肿瘤细胞增殖，导致免疫浸润无效。2004 年，Dunn 等首次提出了免疫编辑学说，认为免疫编辑是一个使肿瘤细胞逃避免疫系统识别和消除的多阶段过程。在消除期，免疫监视作用的淋巴细胞如 CD8+T 细胞、CD4+Th1 细胞及自然杀伤（natural killer，NK）细胞能够识别并消除恶性肿瘤细胞，可有效抑制肿瘤细胞的增殖。到均衡期，肿瘤细胞经过"达尔文进化"式演变，其细胞表面抗原减少，肿瘤免疫原性降低，从而逃避免疫系统的识别和消除，肿瘤细胞得以继续增殖。在逃逸期，过表达免疫检查点分子的肿瘤细胞能够直接抑制免疫监视淋巴细胞，亦能够促进免疫抑制细胞如 FOXP3+ 调节性 T 细胞（FOXP3+ regulatory T cells，Tregs）和髓系抑制性细胞（myeloid-derived suppressor cells，MDSCs）的增殖存活。免疫检查点逃避机体免疫应答是一种可形成免疫抑制微环境的有害机制。均衡期后期，肿瘤区域出现大量免疫抑制细胞和无效应的免疫淋巴细胞，最终形成了逃逸期。此期，乳腺癌细胞表面癌抗原表达量极低，甚至缺如。相反，癌细胞表面过表达免疫检查点分子如程序性死亡配体 1/2（programmed death ligand 1/2，PD-L1/PD-L2），最终削弱了免疫效应细胞识别和消除癌细胞的能力。乳腺癌细胞亦可释放白介素（interleukin，IL）-10、IL-35 及转化生长因子 β（transforming growth factor-β，TGF-β），促进 Tregs 和 MDSCs 的不断增殖，从而导致了免疫微环境的形成。在乳腺肿瘤细胞及其间质形成的免疫微环境中存在无效应的肿瘤浸润淋巴细胞（tumor-infiltrating lymphocytes，TILs），证实了免疫监视机制的存在。

一、全新的乳腺癌治疗靶点免疫检查点

　　免疫编辑是一种有害的自适应过程，但在早期，癌灶周边的免疫细胞能够消除恶性肿瘤细胞。因此，我们可修复免疫监视细胞的活性，让其发挥消除恶性肿瘤细胞的作用。生理条件下，免疫检查点可以调节细胞毒性细胞的增殖、存活与活性，从而避免机体的自我损伤。到免疫编辑的中、晚期，癌细胞表面过表达免疫检查点，最终会导致淋巴细胞毫无免疫效应。近年来，一些靶向免疫检查点的药物被研发，如程序性死亡受体 1（programmed death 1，PD-1）和细胞毒性 T 细胞抗原 4（cytotoxic T lymphocyte 4，CTLA4）。目前，PD-1 抑制剂 nivolumab、pembrolizumab 及 CTLA4 抑制剂依匹单抗（ipilimumab）正在临床评估中，且在肾细胞癌、非小细胞肺癌和黑色素瘤等多种实体肿瘤中已有明确的抗肿瘤活性作用。

肿瘤细胞对免疫应答机制的不断变化，使抗肿瘤效应也随之不断变化，这是免疫治疗的关键问题。基于这个问题，最新的实验治疗策略联合化疗和免疫治疗将更有效的消灭肿瘤。另外，临床可靠的替代标志物对于治疗策略的成功实施至关重要。TILs 可以即时反映免疫系统消除恶性肿瘤细胞的情况，因此在临床中可用于乳腺癌疗效评估和预测预后。本文中，我们将着眼于最新研究发现，详细阐述 TILs 在新辅助化疗和辅助化疗中的临床疗效预测价值和预后意义。同时，我们将从分子水平解释 TILs 与乳腺癌临床预后的关系，从而根据最新的免疫治疗研究进展为乳腺癌患者选出更好的治疗方案。

二、TILs 亚群分类

目前，我们对乳腺 TILs 的成分进行了广泛的研究。总体上来说，高水平的 TILs 与乳腺癌的良好预后相关，但不同亚群的 TILs 与乳腺癌临床疗效的具体联系仍是有一定差异的。75% 的 TILs 是 T 淋巴细胞。其中，$CD8^+T$ 细胞在癌灶中的比例最大，且癌灶中 $CD8^+T$ 细胞比例越高，患者总体生存率越高，从而能更好地反映乳腺癌良好的临床预后。NK 细胞在乳腺癌癌灶的浸润淋巴细胞中占比约为 5%，是免疫系统的一线防御屏障，与 $CD8^+T$ 细胞共同发挥免疫作用。近期研究发现，低水平的 NK 细胞和较差的乳腺癌临床预后明显相关。在 175 例福尔马林固定和石蜡包埋的组织切片中，通过研究 NK 细胞浸润和浸润性导管癌患者临床预后的关系，发现癌灶中 NK 细胞比例越低，乳腺癌患者临床预后越差，这种相关性与 NK 细胞是否会影响其他淋巴细胞无关。$CD4^+T$ 细胞尤其是 Th1 细胞是乳腺癌良好的预后因子，与较好的临床预后有关。许多研究发现，免疫抑制性细胞如浸润性 Tregs 与较差的肿瘤分级和激素受体阴性相关，大量的 Tregs 浸润对乳腺癌患者的晚期复发有一定预测意义。然而，对于三阴性乳腺癌（triple-negative breast cancer，TNBC）而言，大量的 Tregs 浸润可以改善其临床预后。另外，乳腺癌癌灶中浸润性 Tregs 比例越高，$CD8^+T$ 细胞比例越高，这表明在免疫编辑过程形成的免疫抑制微环境中，存在免疫监视细胞消除乳腺恶性肿瘤细胞的现象。总之，Tregs 和 $CD8^+T$ 细胞在癌灶中的含量变化对乳腺癌患者有一定的预测和预后意义。浸润性 $CD19^+B$ 细胞也是乳腺癌患者的预后预测因子，约占乳腺 TILs 的 20%。由于 $CD19^+$ B 细胞能在 IL-21 介导下分化为分泌型颗粒酶 B 细胞，因此和乳腺癌的良好预后相关。

三、新辅助化疗中 TILs 的预测价值

2010 年，Denkert 等首次提出乳腺癌患者癌灶中 TILs 数量与临床预后之间存在正相关，并证实了高水平 TILs 尤其是 T 淋巴细胞和蒽环类药物为基础的新辅助化疗方案临床疗效之间的线性关系。也正是基于这项研究，涌现出了许多关于新辅助化疗中 TILs 预测意义的研究，其中大多是关于人类表皮生长因子受体 2（human epidermal growth factor 2，HER-2）阳性乳腺癌或 TNBC 的研究。$CD8^+T$ 细胞和 Tregs 之间的相关性是 TNBC 患者新辅助化疗疗效判断的有效预测指标。$CD8^+T$ 细胞/$FOXP3^+$ 的比值更是一项可靠指标，同时考虑到了瘤床中免疫监视细胞和免疫抑制细胞的关系。$CD8^+T$ 细胞/$FOXP3^+$ 比值升高，则新辅助化疗后 TNBC 患者的病理完全缓解（pathological complete response，pCR）率升高，反之，pCR 率降低。虽然高水平 TILs 和乳腺癌的良好预后密切相关，但其分子水平的原因仍有待研究。目前认为，免疫浸润和新辅助化疗疗效之间的关系可能和以下两种机制有关。①一些化疗药物尤其是蒽环类药物作用于增殖能力强的细胞，使这些细胞表面过表达癌抗原或免疫原性分子如 CCL2/CCR2，从而使肿瘤细胞释放免疫刺激性趋化因子如 IL-2 和干扰素（interferon，IFN）。在趋化因子作用下，抗原提呈细胞（antigen-presenting cell，

APC）被募集和分化，从而增强抗肿瘤的免疫应答效应，使肿瘤细胞易于遭受细胞毒性攻击，最终增加新辅助化疗的疗效反应。②Tregs 和 MDSCs 等靶向免疫抑制细胞对免疫应答有抑制作用。但在环磷酰胺、紫杉类和 5-氟尿嘧啶等化疗方案中，Tregs 和 MDSCs 的凋亡途径上调，抗凋亡途径下调，同时免疫抑制性的细胞因子如 IL-4、IL-10 和 IL-13 释放增加。

新辅助化疗后乳腺癌残留病灶中 TILs 的存在是一个良好的预后因素，和生存率的提高呈正相关，但和 RAS/MAPK 途径的活化呈负相关。通过 RAS/MAPK 途径，肿瘤细胞可以无限增殖，甚至发生免疫逃逸。因此，我们可联合使用 MEK 抑制剂和 PD-L1 抑制剂来为乳腺癌患者制订合适的治疗策略。此外，RAS/MAPK 途径的活性是乳腺癌的疗效预测指标，可以评估免疫检查点的应答反应和主要组织相容性复合体（major histocompatibility complex，MHC）的表达水平。

因此，我们把 PD-1/PD-L1 表达水平的评估联合 TILs 计数与表征作为有效参数，挑选出合适的乳腺癌患者给予免疫检查点抑制剂治疗，从而使患者获得更好疗效。最近，Park 等研究了 333 例早期乳腺癌患者癌灶中 TILs 与 PD-L1 表达情况之间的关系，特别观察了 CD8$^+$T 细胞和 Tregs 这两种细胞亚群，并分析了它们和肿瘤细胞中 PD-L1 表达水平之间的关系。通过研究发现，Tregs 和肿瘤细胞中 PD-L1 表达水平无明显关联，但 CD8$^+$T 细胞和肿瘤细胞中 PD-L1 低表达相关。此外，CD8$^+$T 细胞的含量和浸润性 Tregs 含量密切相关。因此，抗肿瘤活性的 PD-L1 抑制剂需要做进一步的新辅助化疗临床试验研究，尤其针对低水平 TILs 和高表达 PD-L1 肿瘤细胞的乳腺癌患者。一项最新的免疫治疗研究旨在分析免疫检查点阻断是否会直接引起原癌灶中淋巴细胞的激活，亦或募集远处的淋巴细胞到原癌灶，将来的新辅助化疗试验可以针对这个问题进一步探索。

四、辅助化疗中 TILs 的预测价值

TILs 是乳腺癌患者辅助化疗后的疗效预测因子。2013 年，Loi 等证实了 TILs 和 TNBC 患者良好预后之间有显著关系。包含 2009 例乳腺癌患者的 BIG 02-98 Ⅲ期临床辅助化疗研究表明，高水平 TILs 和复发死亡风险的降低之间存在线性正相关，这与蒽环类还是紫杉类为基础的化疗方案无关。在 HER-2 阳性乳腺癌中，TILs 与蒽环类药物辅助化疗后的乳腺癌患者良好预后相关。从曲妥珠单抗（赫赛汀）Ⅲ期临床辅助治疗试验中选取了 778 例 HER-2 阴性和 232 例曲妥珠单抗（赫赛汀）靶向治疗的 HER-2 阳性乳腺癌患者，对这 1010 例早期乳腺癌患者进行研究，发现 HER-2 阳性乳腺癌患者癌灶中 TILs 水平越高，远期无病生存率越高，总体预后越好。此外，最近一项并分析评估了曲妥珠单抗（赫赛汀）治疗前后，2613 例经蒽环类药物辅助化疗的乳腺癌患者癌灶中 TILs 的预测价值。其中 4 项前瞻性研究表明，所有乳腺癌患者癌灶中 TILs 水平越高，其无病生存率越高。HER-2 阳性淋巴细胞为主型乳腺癌（lymphocyte predominant breast cancer，LPBC）患者癌灶中 TILs 高达 50%，因此，相比非 LPBC 患者而言，其 3 年后复发风险较低。LPBC 患者复发风险为 8.10%，无死亡风险，而非 LPBC 患者复发风险为 14.70%，死亡风险为 4.37%。在 TNBC 患者中有相似的结果，LPBC 患者复发风险为 3.70%，无死亡风险，而非 LPBC 患者复发风险为 28.30%，死亡风险为 23.66%。经过临床病理参数和治疗的标准化调整，Kotoula 等发现高水平 TILs 是辅助化疗后乳腺癌患者的一项独立预后指标。

针对 9831 例化疗与化疗联合曲妥珠单抗（赫赛汀）辅助治疗的乳腺癌患者进行对比研究发现，TILs 尤其是间质 TILs 和单独辅助化疗的乳腺癌患者良好预后相关，但与曲妥珠单抗（赫赛汀）疗效不明显的乳腺癌患者良好预后关系更密切。基于此，最近的一篇文章分析了这种差异的根本原因，发现可能是 IL-21 和 IL-21 受体影响了 HER-2 阳性乳腺癌患者对曲妥珠单抗（赫赛汀）的疗效。Mittal 等认为，CD8$^+$T 细胞表面 IL-21 受体的表达和最佳的疗效反应有关，IL-21 联合曲妥

珠单抗（赫赛汀）能对乳腺癌患者原发灶和转移灶产生有效的抗肿瘤效应。

五、TILs 在乳腺癌中的预后意义

很多证据表明，TILs 是乳腺癌尤其 TNBC 的有效预后因子，但指南并未推荐 TILs 作为乳腺癌的有效预后因素。2015 年圣加仑国际乳腺癌会议明确否决了 TILs 作为乳腺癌的有效预后因素这一说法，主要是因为缺乏 TILs 分离鉴定的规范化程序，而且至今没有 TILs 预后价值的临床验证和数据重现。但是，国际肿瘤浸润淋巴细胞工作小组制定出了一套规范化方案来明确 TILs 对乳腺癌患者临床预后的预测意义。该小组还考虑到了 TILs 计数的规范化指导，这样会更利于数据测量的重现，而且数据测量会越来越精准。该小组达成一致共识，认为肿瘤间质 TILs 比瘤内 TILs 具有更好的诊断性评估价值，但瘤内 TILs 有更高的生物学意义，因此更能反映其研究目的。

为了验证以上共识，该小组对 897 例 TNBC 患者进行回顾性研究，证实了高水平 TILs 和较好的临床预后如无病生存、远期无病生存及总生存远期无病生存之间的关系。LPBC 患者无病生存、远期无病生存及总生存的 10 年存活率分别为 71%、84% 和 96%，TILs 和各亚型乳腺癌患者的总生存关系密切，TILs 数量每增加 10%，乳腺癌患者存活率便有所提高，这与患者年龄、Ki-67 指数、淋巴结状态、肿瘤大小及分级无关。

六、TILs 和乳腺癌分子亚型

乳腺癌是具有高度异质性的免疫原性疾病，较少的侵袭性突变并不能体现 TILs 的高效免疫应答，激素受体阴性乳腺癌患者具有高度免疫原性，TNBC 和 HER-2 阳性乳腺癌患者具有更高的免疫原性，因此在这一类免疫原性高的乳腺癌患者中 TILs 含量较高。TNBC 缺乏治疗靶点，因此对 TILs 的评估或许能为新的免疫治疗方略提供依据。浸润性 CD8+ T 淋巴细胞与 TNBC 患者良好的临床预后独立相关，而与激素受体阳性乳腺癌患者之间无明显关联。近期研究表明，TILs 对 TNBC 患者的无病生存、远期无复发间隔（distant recurrence-free interval，DRFI）和总生存而言，均是明确且独立的良好预后指标。该研究共包含 482 例辅助化疗的患者，证实了 TILs 是强有力的预后预测指标。TNBC 患者癌细胞表面高表达 PD-L1，表明了免疫检查点组织表达评估的重要性，也说明了高水平 TILs 和乳腺癌患者的良好预后相关。

乳腺癌患者有针对机体的免疫监视机制。免疫编辑过程中，免疫细胞能够早期识别并消除恶性肿瘤细胞，这种免疫细胞可作为肿瘤标志物指导乳腺癌治疗。TILs 和机体的自然防御机制及肿瘤致癌作用紧密相关，能快速反映肿瘤的状态。TILs 总体上于机体无害，药物所致的 TILs 活性可以恢复自然抗癌防御机制。新型免疫调节性治疗，尤其是免疫检查点抑制剂的使用，可以有效地控制乳腺癌细胞的侵袭性变异。然而，肿瘤细胞总会通过不同机制来获得免疫逃逸，最终使靶向选择性药物失效。联合不同药物来选择不同的治疗途径，或许能为实体肿瘤提供具体有效的治疗方案。本文综述了 TILs 的评估是乳腺癌，尤其是侵袭性强的 TNBC 和 HER-2 阳性乳腺癌的预后因子和疗效预测因子。此外，TILs 检测水平和 PD-L1 表达水平等分子层面的评估能够指导临床医师为乳腺癌患者做出最合适的治疗决策。相信不久的将来，会有验证证据支持的标准规范来更好的定性与定量 TILs。除此之外，新型免疫治疗药物在传统生物标志物治疗方案中的作用有待进一步的研究。

（哈尔滨医科大学附属肿瘤医院　李　伟　钱　诚）

参考文献

[1] Siegel RL, Miller KD, Jemal A. Cancer statistics, 2015. CA. Cancer J Clin, 2015, 65 (1): 5-29.

[2] Ravelli A, Reuben JM, Lanza F, et al. Immune-related strategies driving immunotherapy in breast cancer treatment: a real clinical opportunity. Expert Rev Anticancer Ther, 2015, 15 (6): 689-702.

[3] Qin A, Coffey DG, Warren EH, et al. Mechanisms of immune evasion and current status of checkpoint inhibitors in non-small cell lung cancer. Cancer Med, 2016, 5 (9): 2567-2578.

[4] Ahn SG, Jeong J, Hong S, et al. Current issues and clinical evidence in tumor-infiltrating lymphocytes in breast cancer. J Pathol Transl Med, 2015, 49 (5): 355-363.

[5] Rathore AS, Goel MM, Makker A, et al. Is the tumor infiltrating natural killer cell (NK-TILs) count in infiltrating ductal carcinoma of breast prognostically significant? Asian Pac J Cancer Prev, 2014, 15 (8): 3757-3761.

[6] Liu S, Foulkes WD, Leung S, et al. Prognostic significance of FOXP3 + tumor-infiltrating lymphocytes in breast cancer depends on estrogen receptor and human epidermal growth factor receptor-2 expression status and concurrent cytotoxic T-cell infiltration. Breast Cancer Res, 2014, 16 (5): 432.

[7] Bates GJ, Fox SB, Han C, et al. Quantification of regulatory T cells enables the identification of high-risk breast cancer patients and those at risk of late relapse. J Clin Oncol, 2006, 24 (34): 5373-5380.

[8] Miyashita M, Sasano H, Tamaki K, et al. Prognostic significance of tumor-infiltrating CD8 + and FOXP3 + lymphocytes in residual tumors and alterations in these parameters after neoadjuvant chemotherapy in triple-negative breast cancer: a retrospective multicenter study. Breast Cancer Res, 2015, 17: 124.

[9] Denkert C, Loibl S, Noske A, et al. Tumor-associated lymphocytes as an independent predictor of response to neoadjuvant chemotherapy in breast cancer. J Clin Oncol, 2010, 28 (1): 105-113.

[10] Yu X, Zhang Z, Wang Z, et al. Prognostic and predictive value of tumor-infiltrating lymphocytes in breast cancer: a systematic review and meta-analysis. Clin Transl Oncol, 2016, 18: 497-506.

[11] Miyashita M, Sasano H, Tamaki K, et al. Tumor-infiltrating CD8+and FOXP3+lymphocytes in triple-negative breast cancer: its correlation with pathological complete response to neoadjuvant chemotherapy. Breast Cancer Res Treat, 2014, 148 (3): 525-534.

[12] Ma Y, Mattarollo SR, Adjemian S, et al. CCL2/CCR2 dependent recruitment of functional antigen-presenting cells into tumors upon chemotherapy. Cancer Res, 2014, 74 (2): 436-445.

[13] Zhang Z, Yu X, Wang Z, et al. Anthracyclines potentiate anti-tumor immunity: a new opportunity for chemoimmunotherapy. Cancer Lett, 2015, 369 (2): 331-335.

[14] Loi S, Dushyanthen S, Beavis PA, et al. RAS/MAPK activation is associated with reduced tumor-infiltrating lymphocytes in triple-negative breast cancer: therapeutic cooperation between MEK and PD-1/PD-L1 immune checkpoint inhibitors. Clin Cancer Res, 2016, 22 (6): 1499-1509.

[15] Park IH, Kong SY, Ro JY, et al. Prognostic implications of tumor-infiltrating lymphocytes in association with programmed death Ligand 1 expression in early-stage breast cancer. Clin Breast Cancer, 2016, 16 (1): 51-58.

[16] Loi S, Michiels S, Salgado R, et al. Tumor infiltrating lymphocytes are prognostic in triple negative breast cancer and predictive for trastuzumab benefit in early breast cancer: results from the FinHER trial. Ann Oncol, 2014, 25 (8): 1544-1550.

[17] Kotoula V, Chatzopoulos K, Lakis S, et al. Tumors with high-density tumor infiltrating lymphocytes constitute a favorable entity in breast cancer: a pooled analysis of four prospective adjuvant trials. Oncotarget, 2016, 7 (4):

5074-5087.

[18] Perez EA, Ballman KV, Tenner KS, et al. Association of stromal tumor-infiltrating lymphocytes with recurrence-free survival in the N9831 adjuvant trial in patients with early stage HER2-positive breast cancer. JAMA Oncol, 2016, 2 (1): 56-64.

[19] Mittal D, Caramia F, Michiels S, et al. Improved treatment of breast cancer with anti-HER2 therapy requires Interleukin-21 signaling in CD8 + T cells. Cancer Res, 2016, 76 (2): 264-274.

[20] Coates AS, Winer EP, Goldhirsch A, et al. Tailoring therapies-improving the management of early breast cancer: St Gallen International Expert Consensus on the Primary Therapy of Early Breast Cancer 2015. Ann Oncol, 2015, 26 (8): 1533-1546.

[21] Salgado R, Denkert C, Demaria S, et al. The evaluation of tumor-infiltrating lymphocytes (TILs) in breast cancer: recommendations by an International TILs Working Group 2014. Ann Oncol, 2015, 26 (2): 259-271.

[22] Pruneri G, Vingiani A, Bagnardi V, et al. Clinical validity of tumor-infiltrating lymphocytes analysis in patients with triple-negative breast cancer. Ann Oncol, 2016, 27 (2): 249-256.

[23] Curigliano G and Perez EA. Immunoscoring breast cancer: TILs remember what they target. Ann Oncol, 2014, 25 (8): 1455-1456.

[24] Emens LA, Tuohy VK and Stanton SE. Immunotherapy for breast cancer: is it feasible? Immunotherapy, 2015, 7 (11): 1135-1143.

[25] Mao Y, Qu Q, Zhang Y, et al. The value of tumor infiltrating lymphocytes (TILs) for predicting response to neoadjuvant chemotherapy in breast cancer: a systematic review and meta-analysis. PLoS One, 2014, 9 (12): e115103.

[26] Adams S, Goldstein LJ, Sparano JA, et al. Tumor infiltrating lymphocytes (TILs) improve prognosis in patients with triple negative breast cancer (TNBC). Oncoimmunology, 2015, 4 (9): e985930.

[27] Beckers RK, Selinger CI, Vilain R, et al. PDL1 expression in triple-negative breast cancer is associated with tumour-infiltrating lymphocytes and improved outcome. Histopathology, 2016, 69 (1): 25-34.

[28] Keast D. Immunosurveillance and cancer. Lancet, 1970, 2 (7675): 710-712.

[29] van Rooijen JM, Stutvoet TS, Schröder CP, et al. Immunotherapeutic options on the horizon in breast cancer treatment. Pharmacol Ther, 2015, 156: 90-101.

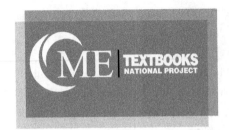

肿瘤浸润淋巴细胞在乳腺癌中的研究现状

第 5 章

2011 年 Douglas Hanahan 和 Robert A. Weinberg 指出，在人类肿瘤发生发展过程中，肿瘤逐渐获得了两个新的标志性特征，即细胞能量代谢的重编程和逃避机体的肿瘤免疫。机体抗肿瘤免疫从识别肿瘤细胞表达的肿瘤抗原开始，经抗原递呈产生活化的淋巴细胞，淋巴细胞浸润至肿瘤区域，免疫清除肿瘤细胞。肿瘤免疫的效应细胞是浸润至肿瘤微环境中的免疫细胞，主要是淋巴细胞。机体抗肿瘤免疫功能的强弱，与肿瘤微环境中肿瘤浸润淋巴细胞（tumor infiltrating lymphocytes，TILs）的数量和功能有关。TILs 已成为肿瘤研究的新热点，其功能状态影响肿瘤的发生发展。乳腺癌中 TILs 具有怎样的临床价值，能否预测疾病预后和疗效；调节淋巴细胞功能的肿瘤免疫治疗正在进行临床研究，TILs 能否作为生物学标志物指导免疫治疗；如何进行规范的 TILs 评估，以下就这三方面对乳腺癌 TILs 的研究现状做一小结。

一、肿瘤浸润淋巴细胞的定义及临床价值

TILs 是指浸润于肿瘤区域的单个核细胞。根据其分布所在的区域可分为肿瘤实质内浸润淋巴细胞（intratumor TILs，iTILs）及肿瘤间质浸润淋巴细胞（stomal TILs，sTILs）。iTILs 数量相对较少；sTILs 数量相对较多。约 75% 的乳腺癌存在 TILs，三阴性乳腺癌（triple negative breast cancer，TNBC）、人类表皮生长因子受体 2（human epidermal growth receptor，HER-2）过表达型乳腺癌 TILs 数量多于激素受体阳性型乳腺癌。根据 HE 染色病理切片中 sTILs 与肿瘤细胞的比例，可将乳腺癌分为淋巴细胞为主型乳腺癌（lymphocyte predominant breast cancer，LPBC）和非淋巴细胞为主型乳腺癌（non-lymphocyte predominant breast cancer，non-LPBC）。LPBC 是指 sTILs 的比例高于肿瘤细胞，即 sTILs 的比例 ≥50% 或 60%，这样定义的 LPBC 占所有乳腺癌的 10%~25%。一项纳入 15 个研究，共 13 914 例乳腺癌患者的系统评价，对不同亚型乳腺癌 TILs 差异性进行分析，显示平均约 11% 的乳腺癌表现为 LPBC，约 20% 的 TNBC 表现为 LPBC，比例最高，约 16%HER-2 过表达乳腺癌表现为 LPBC，激素受体阳性型乳腺癌表现为 LPBC，比例最低，约 6%。TILs 在不同亚型乳腺癌中的重要性存在差异，TNBC、HER-2 过表达型乳腺癌 TILs 数量相对较多，主要针对 TNBC、HER-2 过表达型乳腺癌探讨 TILs 的临床价值。

对于 TNBC，BIG2-98 试验提示 10% 的 sTILs 增加，降低 15% 的复发与死亡。ECOG E2197 与 E1199 的联合分析提示 10% 的 sTILs 增加，降低 14% 的死亡。两个法国临床试验提示高表达 TILs 的乳腺癌能够取得总生存的获益，高表达 TILs 的乳腺癌 10 年总生存率是 89%，低表达 TILs 的乳腺癌 10 年总生存率是 68%，差异具有显著性。TILs 与 TNBC 预后相关。

对于 HER-2 过表达型进展期乳腺癌，CLEOPATRA 研究纳入了 678 例病例，经过 51 个月的随访，10% 的 TILs 增加，总生存能够得到获益（*HR* 0.89），并且这种获益不受限于治疗方式，无论是否接受帕妥珠单抗，这种获益都存在。TILs 与 HER-2 过表达型进展期乳腺癌总生存相关。

对于 HER-2 过表达型早期乳腺癌，NeoALTTO 研究中，1% 的 sTILs 增加，能够减少 3% 的事件数发生，得到无事件生存的获益。GeparQuattro 和 GeparQuintto 试验，无论是单因素分析还是多因素分析，10% 的 sTILs 增加能够得到总生存的获益，LPBC 具有总生存的获益，差异具有显著性。同时分析提示那部分取得病理完全缓解（pathologic complete remission，pCR）同时高表达 TILs 的乳腺癌具有最好的预后，没有取得 pCR 同时没有 TILs 表达的那部分乳腺癌预后最差。TILs 是 HER-2 过表达型早期乳腺癌独立的预后因素。

一项纳入 25 个研究的系统分析显示，TILs 并不是所有类型乳腺癌无病生存、总生存的预测指标。TILs 高表达的 TNBC 可能有较好的无病生存、总生存。

TILs 能否预测曲妥珠单抗治疗疗效？FinHER 试验 Cox 回归模型分析显示，10% 的 TILs 升高，接受曲妥珠单抗治疗较未接受曲妥珠单抗治疗能够减少远处复发，远处无病生存获益增加，差异具有显著性。Kaplan-Miere 生存曲线显示，LPBC 患者曲妥珠单抗治疗生存明显优于未接受曲妥珠单抗治疗者；non-LPBC 患者，曲妥珠单抗治疗生存与未接受曲妥珠单抗治疗差别无显著性。

TILs 能否预测新辅助化疗后的 PCR？GeparQuattro 和 GeparQuinto 试验，总的 pCR 率是 44%，LPBC 亚组的 pCR 率是 57.7%，non-LPBC 亚组的 pCR 率是 40.4%，差异具有显著性；GeparQuattro 或 GeparQuinto 的单独分析也提示 LPBC 亚组的 pCR 率明显高于 non-LPBC 亚组。GeparSixto 试验显示，LPBC 的 pCR 率是 59.9%，non-LPBC 的 pCR 率是 33.8%，差异具有显著性。

综上所述，TILs 是乳腺癌，尤其是 TNBC 的预后指标；TILs 与曲妥珠单抗治疗获益相关；TILs 能够预测新辅助化疗疗效，预测 pCR。

二、肿瘤浸润淋巴细胞与肿瘤免疫治疗

杀伤肿瘤细胞的免疫细胞主要是 T 淋巴细胞。T 淋巴细胞的活化需要双信号激活。一类是主要组织相容性复合体（major histocompatibility complex，MHC）类分子结合，另一类是共刺激分子结合。一类共刺激分子可以传递活化作用，另一类共刺激分子可以传递抑制作用，免疫调节治疗是阻断对 T 淋巴细胞产生抑制作用的抑制性共刺激分子。免疫检查点分子是一类抑制性共刺激分子。肿瘤细胞表面的程序性死亡配体 1（programmed death ligand 1，PD-L1）与 T 淋巴细胞表面的程序性死亡受体 1（programmed death 1，PD-1）结合，抑制 T 淋巴细胞杀伤肿瘤细胞的功能，这种失去杀伤肿瘤细胞功能的 T 淋巴细胞也称之为失能 T 细胞。免疫检查点抑制剂就是针对 PD-L1 或 PD-1 产生抗体与 PD-L1 或 PD-1 结合，从而阻断 PD-L1 与 PD-1 结合，恢复 T 淋巴细胞杀伤肿瘤细胞的功能。免疫检查点抑制剂在乳腺癌中应用的临床试验正在开展。

Keynote-012 临床是针对 PD-1 的抗体，这一临床试验入组 32 例 TNBC 患者，入组标准是间质或肿瘤细胞表达 PD-L1 的比例 ≥ 1%，其客观反应率（objective response rate，ORR）为 18.5%。IMpassion130 是一项将 PD-L1 抗体与白蛋白结合型紫杉醇联合用于晚期 TNBC 治疗的临床试验，是第一个将免疫检查点抑制剂与化疗联合使用的临床试验。入组 24 例 TNBC 患者，入组标准没有 PD-L1 的要求。2015 年圣安东尼奥乳腺癌大会，IMpassion130 发表了中期分析，其 ORR 达到了 41%。从 Keynote-012 试验的 18.5% 到 IMpassion130 试验的 41%，是否缘于免疫的联合治疗，给了临床试验新的启发。

免疫联合治疗可能是肿瘤治疗的方向，目前正在进行的免疫联合治疗包括：免疫检查点抑制剂的联合，例如 PD-1 与 LAG-3 的联合；将小分子抑制剂如 MEKi 与 PD-L1 的联合；将放疗、化疗、靶向治疗等传统肿瘤治疗手段与免疫检查点抑制剂的联合，通过放化疗、靶向治疗杀伤肿瘤细胞，释放新抗原，激活机体免疫系统，同时通过免疫检查点抑制剂恢复 T 淋巴细胞功能，更强的发挥杀伤肿瘤细胞功能。

通过免疫检查点抑制剂治疗，尽可能恢复 T 淋巴细胞杀伤肿瘤细胞的功能，在黑色素瘤、非小细胞肺癌等肿瘤治疗中我们已经看到疗效，乳腺癌患者能否从中获益，哪些患者能够从中获益，TILs 是否是可选的靶标，临床如何优化免疫治疗，值得我们进一步研究。

三、肿瘤浸润淋巴细胞评估

探讨 TILs 的临床价值和对临床治疗的指导，需要标准化、可重复、经济的对 TILs 进行评估。2015 年 TILs 工作组发表了对 TILs 评估方法的推荐，2016 年更名为免疫肿瘤生物标志物工作组的原 TILs 工作组，连发 2 篇推荐，指导 TILs 的临床评估，即便如此，TILs 规范准确的评估还需要更多的讨论以达成共识。

目前推荐通过 HE 染色进行 TILs 的评估。TILs 是一个连续的变量，在肿瘤的不同阶段、不同区域分布可能具有差别，同时 TILs 可分为不同亚型，这些都增加了 TILs 的判读难度。在 2016 年美国临床肿瘤学会关于生物标志物运用于全身辅助治疗决策的指南中不推荐将 TILs 用于包括激素受体阳性型乳腺癌、TNBC、HER-2 过表达型乳腺癌在内的所有类型乳腺癌的全身辅助治疗决策参考。2017 年 St. Gallen 专家投票，在 TNBC、HER-2 过表达型乳腺癌病理报告中不需要评估 TILs。

TILs 可能通过免疫等机制参与乳腺癌的发生发展。TILs 与 TNBC、HER-2 过表达型乳腺癌预后相关，TILs 能够预测曲妥珠单抗治疗获益及新辅助化疗疗效。TILs 可能成为免疫治疗的靶标，部分乳腺癌患者可能从调节淋巴细胞功能的免疫治疗中获益。TILs 具有异质性、连续性等特点，其评估体系正在建立，目前 TILs 仅作为研究手段，尚不足以改变临床实践。

作为临床医生，未来我们是否可以对乳腺癌患者做一基线评估，测定 TILs，利用新辅助化疗平台，对于那部分取得 pCR 并且高表达 TILs 的患者，认为他们具有极佳的预后，仅需要接受目前规范的治疗即可；对于那部分未取得 pCR 但高表达 TILs 的患者，认为他们的预后不一定那么好，TILs 的高表达提示这部分患者可能从目前的免疫检查点抑制剂等免疫治疗中获益，建议这部分患者参与免疫检查点抑制剂的临床试验；对于那部分没有取得 pCR 且低表达 TILs 的患者，认为他们的预后最差，可以考虑更为积极的联合免疫治疗临床试验。

（上海交通大学医学院附属新华医院　王懋莉　吴克瑾）

参考文献

［1］Hanahan D, Weinberg RA. Hallmarks of cancer: the next generation. Cell, 2011, 144（5）: 646-674.

［2］Chen DS1, Mellman I. Oncology meets immunology: the cancer-immunity cycle. Immunity, 2013, 39（1）: 1-10.

［3］Luen S, Virassamy B, Savas P, et al. The genomic landscape of breast cancer and its interaction with host immunity. Breast, 2016, 29: 241-250.

［4］Stanton SE, Adams S, Disis ML. Variation in the incidence and magnitude of tumor-infiltrating lymphocytes in breast cancer subtypes: A systematic review. JAMA Oncol, 2016, 2（10）: 1354-1360.

［5］Loi S, Sirtaine N, Piette F, et al. Prognostic and predictive value of tumor-infiltrating lymphocytes in a phase Ⅲ randomized adjuvant breast cancer trial in node-positive breast cancer comparing the addition of docetaxel to doxorubicin with doxorubicin-based chemotherapy：BIG 02－98. J Clin Oncol, 2013, 31（7）：860-867.

[6] Adams S, Gray RJ, Demaria S, et al. Prognostic value of tumor-infiltrating lymphocytes in triple-negative breast cancers from two phase Ⅲ randomized adjuvant breast cancer trials：ECOG 2197 and ECOG 1199. J Clin Oncol, 2014, 32（27）：2959-2966.

[7] Dieci MV, Mathieu MC, Guarneri V, et al. Prognostic and predictive value of tumor-infiltrating lymphocytes in two phase Ⅲ randomized adjuvant breast cancer trials. Ann Oncol, 2015, 26（8）：1698-1704.

[8] Luen SJ, Salgado R, Fox S, et al. Tumour-infiltrating lymphocytes in advanced HER2-positive breast cancer treated with pertuzumab or placebo in addition to trastuzumab and docetaxel：a retrospective analysis of the CLEOPATRA study. Lancet Oncol, 2017, 18（1）：52-62.

[9] Tumor-Infiltrating Lymphocytes and Associations With Salgado R, Denkert C, Campbell C, et al. Pathological complete response and event-free survival in her2-positive early-stage breast cancer treated with lapatinib and trastuzumab：A secondary analysis of the NeoALTTO Trial. JAMA Oncol, 2015, 1（4）：448-454.

[10] Ingold Heppner B, Untch M, Denkert C, et al. Tumor-infiltrating lymphocytes：a predictive and prognostic biomarker in neoadjuvant-treated HER2-positive breast cancer. Clin Cancer Res, 2016, 22（23）：5747-5754.

[11] Mao Y, Qu Q, Chen X, et al. The prognostic value of tumor-infiltrating lymphocytes in breast cancer：A systematic review and Meta-analysis. PLoS One, 2016, 11（4）：e0152500.

[12] Loi S, Michiels S, Salgado R, et al. Tumor infiltrating lymphocytes are prognostic in triple negative breast cancer and predictive for trastuzumab benefit in early breast cancer：results from the FinHER trial. Ann Oncol, 2014, 25（8）：1544-1550.

[13] Denkert C, von Minckwitz G, Brase JC, et al. Tumor-infiltrating lymphocytes and response to neoadjuvant chemotherapy with or without carboplatin in human epidermal growth factor receptor 2-positive and triple-negative primary breast cancers. J Clin Oncol, 2015, 33（9）：983-991.

[14] Nanda R, Chow LQ, Dees EC, et al. Pembrolizumab in patients with advanced Triple-Negative breast cancer：Phase Ib KEYNOTE－012 study, J Clin Oncol, 2016, 34（21）：2460-2467.

[15] Melero I, Berman DM, Aznar MA, et al. Evolving synergistic combinations of targeted immunotherapies to combat cancer. Nat Rev Cancer, 2015, 15（8）：457-472.

[16] Müller P, Kreuzaler M, Khan T, et al. Trastuzumab emtansine（T-DM1）renders HER2＋breast cancer highly susceptible to CTLA-4/PD-1 blockade. Sci Transl Med, 2015, 7（315）：315ra188.

[17] Salgado R, Denkert C, Demaria S, et al. The evaluation of tumor-infiltrating lymphocytes（TILs）in breast cancer：recommendations by an International TILs Working Group 2014. Ann Oncol, 2015, 26（2）：259-271.

[18] Swisher SK, Wu Y, Castaneda CA, et al. Interobserver Agreement between pathologists assessing tumor-infiltrating lymphocytes（TILs）in breast cancer using methodology proposed by the international TILs Working Group. Ann Surg Oncol, 2016, 23（7）：2242-2248.

[19] Denkert C, Wienert S, Poterie A, et al. Standardized evaluation of tumor-infiltrating lymphocytes in breast cancer：results of the ring studies of the international immuno-oncology biomarker working group. Mod Pathol, 2016, 29（10）：1155-1164.

[20] Harris LN, Ismaila N, McShane LM, Use of Biomarkers to Guide Decisions on Adjuvant Systemic Therapy for Women With Early-Stage Invasive Breast Cancer：American Society of Clinical Oncology Clinical Practice Guideline. J Clin Oncol, 2016, 34（10）：1134-1150.

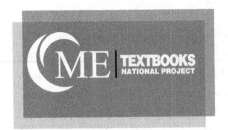

全身弥散成像在乳腺癌骨转移检测中的应用

第 6 章

骨骼是乳腺癌常见的转移部位，超过 50% 的复发患者首发转移为骨转移，7% 死于乳腺癌的患者被证实患有骨转移。许多初诊为乳腺癌的患者死亡时，大部分的肿瘤负荷存在于骨骼。

骨转移一旦发生，不仅会使患者的生存质量受到严重影响，还会导致疼痛、病理性骨折、贫血和脊髓神经压迫等一系列骨相关事件（skeletal-related events，SREs）的发生。为了改善患者的生活质量及延长生存期，临床及早干预及疗效评估至关重要。然而如何更有效、正确地检测骨转移一直是我们关注的问题。在骨转移的诊断及疗效判断上，影像检查目前仍作为一种重要的手段广泛应用于临床。在过去的几十年里虽然我们根据指南要求解决了一部分临床问题，但是仍存在很多问题，如 X 线、计算机体层摄影术（computed tomography，CT）检查虽能比较直观地显示病变的解剖结构，但时效性比较差；放射性核素骨扫描敏感度较高，但特异性较差，且在疗效评估中出现"闪烁"现象，因而可能干扰整个疗效判断。近年来，PET/CT 及磁共振成像（magnetic resonance imaging，MRI）检查越来越受到人们关注，全身 PET/CT 成像具有较高的敏感度、特异度，但其价格昂贵、辐射剂量大，因此在临床应用方面仍存在较大问题。MRI 因其无辐射、多样化的序列及多种功能成像等特点，能较早期反映骨转移病变，并在疗效判断方面凸显优势。

在众多 MRI 功能成像序列中，弥散加权成像（diffusion-weighted imaging，DWI）作为目前唯一一种无创、无辐射、无需注射造影剂、在活体内探测组织水分子运动情况的分子功能成像技术。DWI 现已逐渐成为临床提高诊断准确性的研究热点之一，并广泛应用于全身各系统疾病的检查，在良恶性肿瘤的诊断、鉴别诊断及疗效评估中起到重要作用。肿瘤细胞增殖会阻碍水分子的扩散，在高 b 值 DWI 图像上表现为高信号，而表观扩散系数（apparent diffusion coefficient，ADC）值则会降低。对高 b 值的 DWI 图像进行最大密度投影重建并采用图像翻转技术，可获得与 PET 图像肉眼感官类似的"类 PET"图像，这样能够较清晰地显示出全身病灶的分布情况。因此，MRI 对于恶性肿瘤骨转移灶检测效能的提升，得益于新兴的全身磁共振为弥散加权成像（whole body magnetic resonance DWI，WB-DWI）技术。WB-DWI 可以在相对较短的时间内完成全身扫描（15~25 分钟，具体视仪器性能而定）。在高 b 值的 WB-DWI 图像上，浸润性或溶骨性的骨转移灶呈现的弥漫或局限的高信号与正常骨髓组织的低信号背景形成对比。一项 Meta 分析汇总了将含有 DWI 序列的 WB-MRI 和 ^{18}F-FDG PET 与骨扫描在乳腺癌骨转移灶检出方面进行对比的文献，发现 WB-MRI 具有更高的敏感度（97%、83%、87%）和特异度（97%、95%、88%）。

在有关恶性肿瘤骨转移疗效评估的研究中，针对前列腺癌患者的研究开展较广泛并取得了一定成果。根据一篇前列腺癌骨转移的研究报道，WB-DWI 对比平面骨扫描能在每例患者身上能检测出更多的恶性病灶和更少的良性病灶。另一项针对前列腺癌转移的研究表明：WB-DWI 在检出骨转移灶方面的表现优于骨扫描结合目标部位的 X 线片，在淋巴结评估方面的表现可媲美 CT，从而证明 WB-DWI 在该方面可作为一项重要检测手段。与 ^{18}F-NaF PET/CT 相比，WB-DWI 敏感度略有不足，但是特异度更高，尤其是当结合解剖学 MRI 图像时，可以有效排除假阳性病灶。Barchetti 等纳入 152 例前列腺癌的前瞻性研究表明，包含 WB-DWI 的无增强 WB-MRI 在骨转移灶和淋巴结转移检出方面的表现与 ^{18}F-胆碱 PET/CT 近乎一致，而后者被认定为目前前列腺癌患者重新定级评估最可靠的手段。

同样已有临床前试验和小规模临床试验证明 WB-DWI 可作为评估骨转移疗效的有效手段。一项基于乳腺癌骨转移鼠类模型的研究证实了 ADC 值在化疗疗效评估中的价值。尤文肉瘤的肺、骨转移鼠类模型和前列腺癌的骨转移鼠类模型研究也获得了相似的结果。

近年来，有关乳腺癌骨转移的临床研究方面也有了相关报道，根据一项针对女性乳腺癌患者的前瞻性研究报道，包含 DWI 序列的 MRI 对于可疑乳腺癌骨转移灶的检出率与 ^{18}F-FDG PET/CT 相仿。Ivan Jambor 等的前瞻性研究纳入了 26 例乳腺癌患者和 27 例前列腺癌患者，对 ^{99m}Tc-HDP 平面骨扫描、^{99m}Tc-HDP SPECT、^{99m}Tc-HDP SPECT/CT、^{18}F-NaF PET/CT 和 WB-MRI+DWI 的诊断效能进行对比，发现 WB-MRI+DWI 在敏感度、特异度和曲线下面积等方面都可与 ^{18}F-NaF PET/CT 无统计学差异，优于其余三种检查方式，且判读过程中遇到的不确定病灶数最少。

另一项针对乳腺癌患者的近期研究表明，包含 WB-DWI 序列的 WB-MRI 比同期 CT 发现更多的癌灶，而这些病灶大多分布在骨骼（112/210，53.3%）。在以疗效评估为目的病例中，25% 的患者出现了 WB-MRI 因发现新发病灶而评价为病情进展（progressive disease，PD）但同期 CT 评价确为病情稳定（stable disease，SD），临床因此对治疗方案进行了调整。此外，有学者在应用 MRI 引导下对疼痛性骨转移灶进行超声消融治疗中发现，其消融前后病灶的 ADC 值变化具有作为进行骨转移疗效客观评估的影像学指标的可能性。

当然，WB-DWI 也会出现假阳性或假阴性情况。造成假阳性的原因主要有骨折、骨关节炎、感染、骨梗死、椎体血管瘤、孤立性骨岛和粒细胞集落刺激因子导致的骨髓增生。将高 b 值 DWI 图像与 ADC 图像和解剖学 T_1 加权成像、T_2 加权成像相结合时，许多这类假阳性病灶可以排除。另一方面，造成假阴性的原因包括骨髓浸润水平低或广泛的骨髓增生背景将病灶掩盖。因此，将 WB-DWI 与传统 MRI 序列和其他影像学检查相结合进行综合判断对于骨转移灶的准确诊断至关重要（图 6-11）。值得强调的是，运用 WB-DWI 进行转移灶的检测时，需要与形态学序列图像相结合，以避免误诊。一项 Meta 分析表明，WB-DWI 的高敏感度是通过牺牲其特异度来达到的，WB-MRI 对于骨转移灶的合并敏感度和合并特异度分别为 89.9%（95%CI 84.5%~93.9%）和 91.8%（95%CI 88.2%~94.6%），而不包含 DWI 的亚组合并特异度为 96.1%（95%CI 92.2%~98.4%），且差异具有统计学意义。

综上所述，WB-DWI 在恶性肿瘤骨转移诊断表现方面不亚于甚至优于骨扫描、CT（图 6-2），与形态学 MRI 结合可与 PET/CT 媲美，且 WB-DWI 因其无辐射、费用相对较低的特点，在疗效评估中重复性强、可信度高。在临床工作中，将 DWI 与传统 MRI 序列相结合有助于提高对乳腺癌骨转移灶的敏感度、特异度，而包含 DWI 的 WB-MRI 可作为一种全身病情评估的有效手段。ISMRM 工作组提出的专家共识也肯定了 DWI（包括 WB-DWI）在乳腺、前列腺、脊柱等疾病的病情评估及肿瘤疗效评估方面具有的价值及发展前景。虽然目前针对乳腺癌骨转移疗效评估的研究仍相对较少，WB-MRI 评价乳腺癌骨转移疗效的标准尚未统一，但随着该领域 DWI 技术的不断发展和成熟，包含 DWI 序列的 WB-MRI 与其他影像方式联合有望对乳腺癌骨转移做出更精确、更及时的诊断与疗效评估。

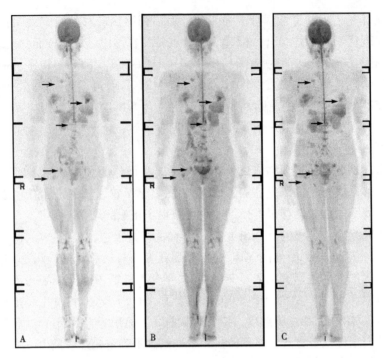

图 6-1　患者，女，41 岁，左侧乳腺浸润性导管癌

注：图 A、B、C 为患者 3 次 WB-DWI 检查 b=1000 的最大密度投影重建图像，检查日期从左至右分别为 2016 年 10 月、2017 年 1 月和 2017 年 5 月。主要病灶分布于左乳（原发灶）、右侧第 2 肋骨（经病理活检证实）、第 1 腰椎椎体、右侧股骨颈及右侧髋臼。3 次 WB-DWI 显示原病灶大小无明显改变，未发现新发病灶，提示病情处于稳定状态

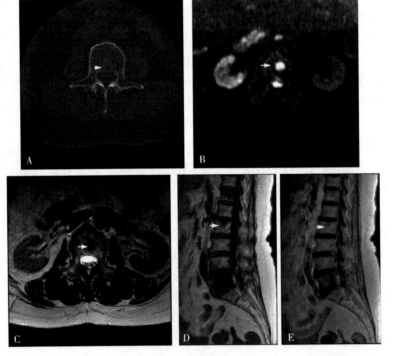

图 6-2　同一患者同一时间第 2 腰椎椎体水平 CT 和 MRI 图像

注：图中箭头所指为在 b=800 DWI 图像（B）、T₂ 加权图像（C）和增强前后 T₁ 加权图像（D、E）上显示为小结节的骨转移灶，而 CT 图像（A）上骨质无明显异常表现

（上海交通大学医学院附属仁济医院　王明瑶　华　佳）

参考文献

［ 1 ］ Ibrahim T, Mercatali L, Amadori D. A new emergency in oncology：Bone metastases in breast cancer patients（Review）. Oncol lett, 2013, 6（2）：306-310.

［ 2 ］ Coleman RE. Clinical features of metastatic bone disease and risk of skeletal morbidity. Clin Can Res, 2006, 12（20）：6243S-6249S.

［ 3 ］ Padhani AR, Makris A, Gall P, et al. Therapy monitoring of skeletal metastases with whole-body diffusion MRI. JMRI, 2014, 39（5）：1049-1078.

［ 4 ］ Hamaoka T, Madewell JE, Podoloff DA, et al. Bone imaging in metastatic breast cancer. J Clin Oncol, 2004, 22（14）：2942-2953.

［ 5 ］ Koh DM, Blackledge M, Padhani AR, et al. Whole-body diffusion-weighted MRI：tips, tricks, and pitfalls. AJR Am J Roentgenol, 2012, 199（2）：252-262.

［ 6 ］ Woolf DK, Padhani AR, Makris A. Assessing response to treatment of bone metastases from breast cancer：what should be the standard of care? Ann Oncol, 2015, 26（6）：1048-1057.

［ 7 ］ Li SP, Padhani AR. Tumor response assessments with diffusion and perfusion MRI. J Magn Reson Imaging, 2012, 35（4）：745-763.

［ 8 ］ Liu T, Cheng T, Xu W, et al. A meta-analysis of 18FDG-PET, MRI and bone scintigraphy for diagnosis of bone metastases in patients with breast cancer. Skeletal Radiol, 2011, 40（5）：523-531.

［ 9 ］ Wu LM, Gu HY, Zheng J, et al. Diagnostic value of whole-body magnetic resonance imaging for bone metastases：a systematic review and meta-analysis. J Magn Reson Imaging, 2011, 34（1）：128-135.

［10］ Gutzeit A, Doert A, Froehlich JM, et al. Comparison of diffusion-weighted whole body MRI and skeletal scintigraphy for the detection of bone metastases in patients with prostate or breast carcinoma. Skeletal Radiol, 2010, 39（4）：333-343.

［11］ Padhani AR, Liu G, Koh DM, et al. Diffusion-weighted magnetic resonance imaging as a cancer biomarker：consensus and recommendations.

Neoplasia, 2009；11（2）：102-125.

［12］ Mosavi F, Johansson S, Sandberg DT, et al. Whole-body diffusion-weighted MRI compared with（18）F-NaF PET/CT for detection of bone metastases in patients with high-risk prostate carcinoma. AJR Am J Roentgenol, 2012, 199（5）：1114-1120.

［13］ Barchetti F, Stagnitti A, Megna V, et al. Unenhanced whole-body MRI versus PET-CT for the detection of prostate cancer metastases after primary treatment. Eur Rev Med Pharmacol Sci, 2016, 20（18）：3770-3776.

［14］ Grankvist J, Fisker R, Iyer V, et al. MRI and PET/CT of patients with bone metastases from breast carcinoma. Eur J Radiol, 2012, 81（1）：e13-e18.

［15］ Kosmin M, Makris A, Joshi PV, et al. The addition of whole-body magnetic resonance imaging to body computerised tomography alters treatment decisions in patients with metastatic breast cancer. Eur J Cancer, 2017, 77：109-116.

［16］ Hoff BA, Chughtai K, Jeon YH, et al. Multimodality imaging of tumor and bone response in a mouse model of bony metastasis. Transl Oncol, 2012, 5（6）：415-421.

［17］ Liebsch L, Kailayangiri S, Beck L, et al. Ewing sarcoma dissemination and response to T-cell therapy in mice assessed by whole-body magnetic resonance imaging. Br J Cancer, 2013, 109（3）：658-666.

［18］ Graham TJ, Box G, Tunariu N, et al. Preclinical evaluation of imaging biomarkers for prostate cancer bone metastasis and response to cabozantinib. J Natl Cancer Inst, 2014, 106（4）：dju033.

［19］ Anzidei M, Napoli A, Sacconi B, et al. Magnetic resonance-guided focused ultrasound for the treatment of painful bone metastases：role of apparent diffusion coefficient（ADC）and dynamic contrast enhanced（DCE）MRI in the assessment of clinical outcome. Radiol Med, 2016, 121（12）：905-915.

［20］ Blackledge MD, Collins DJ, Tunariu N, et al. Assessment of treatment response by total tumor volume and global apparent diffusion coefficient using diffusion-weighted MRI in patients with metastatic bone disease：a feasibility study. PLoS One, 2014, 9 (4)：e91779.

[21] Taouli B, Beer AJ, Chenevert T, et al. Diffusion-weighted imaging outside the brain：consensus statement from an ISMRM-sponsored workshop. J Magn Reson Imaging, 2016, 44 (3)：521-540.

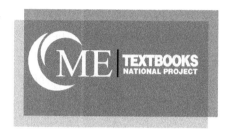

超声剪切波弹性成像技术在乳腺中的应用

第 7 章

一、弹性成像基本原理

生物组织的弹性与病灶的生物学特性紧密相关，对于疾病的诊断具有重要的参考价值。乳腺恶性肿瘤间质有较密集的纤维组织增生，癌细胞在纤维间质中呈浸润性生长，而纤维腺瘤间质富含黏多糖，通常较疏松。乳腺内不同组织的弹性系数各不相同，弹性系数从大到小排列为：浸润性导管癌>非浸润性导管癌>乳腺纤维化>乳腺>脂肪组织。弹性系数越大表示组织的硬度越大，恶性程度越高。临床可通过对乳腺结节软硬度以及活动性的触摸来辨别其良、恶性，但触诊主观性强，对于一些小病灶及较深的病灶易漏诊，对于一些张力较高的囊性肿物易误诊为恶性，同时对于一些活动度较好的恶性病灶易误诊为良性。超声弹性成像是近年来发展起来的新技术，不同于以往的超声检查方法，它所反映的是病灶的硬度，通过分析病灶软硬度的不同来判断其性质。

弹性成像的概念最早是在 1991 年由 Ophir 等提出的，以生物体固有特性"弹性"为理论基础。其基本原理是对组织施加一个外部或内部（如心脏收缩及舒张、血压的变化及呼吸等）的激励，组织将会产生一种响应，比如在应变、位移、速度方面，不同组织将有不同的变化，所反映出来的应变图像是运用复合自相关分析法，分析检查组织被施加外力前后所产生的回波信号，估算检查组织内部不同位置的移位，计算出检查组织的应变程度，结合数字信号处理或数字图像处理技术，再以灰阶或伪彩色编码成像。弹性成像可为医师提供更多的组织硬度、形变等信息，能更生动地显示、定位病变及鉴别病变性质。作为一种新的超声成像技术在实性肿瘤的鉴别诊断中具有独特的优势和广阔的应用前景。

二、弹性成像在乳腺中的应用

目前在临床上广泛应用的弹性成像技术主要包括：实时组织弹性成像、声脉冲辐射力弹性成像及剪切波弹性成像。其中，剪切波弹性成像（shear-wave elastography，SWE）是近几年新兴起的，应用较为广泛的弹性成像技术。SWE 是利用探头晶片产生连续聚集的辐射脉冲声波，通过系统内的定量分析系统测量组织的弹性模量，可获得组织弹性硬度的绝对值。不同于之前仅能进行定性、半定量的弹性成像技术，SWE 技术具有客观、定量诊断的优势，在乳腺方面主要用于疾病的诊断及鉴别诊断，近年来也用于评估局部晚期乳腺癌新辅助化疗的疗效。

1. 乳腺病变的诊断及鉴别诊断 剪切波弹性成像仪可以直接显示出乳腺各组织的弹性值，

Ahanasiou 等应用 SWE 对乳腺病变的组织硬度进行比较，研究表明恶性病变的平均弹性值是（146.60±40.05）kPa，良性病变平均弹性值为（45.3±41.1）kPa，而囊性病变弹性值为 0 kPa（图7-1）。并得出在乳腺病变的鉴别诊断方面 SWE 的敏感度明显高于常规超声。Lee 等研究发现，以82.3 kPa 为病灶内弹性最大值的临界值，可得到高于其他 SWE 参数的 AUC 值，具有最佳诊断效能。Berg 和 Barr 等的研究均认为联合应用 SWE 参数与常规超声，在不降低乳腺肿块鉴别诊断敏感度的同时可以提高其特异度和准确率。

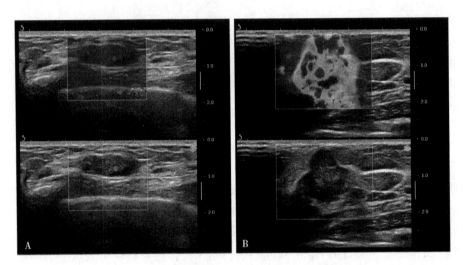

图 7-1　乳腺 SWE 图像上良、恶性乳腺病灶示例

注：A. 患者，女性，41 岁，常规超声示病灶边界清，形态规则（BI-RADS 3 级），SWE 图像示病灶表现为均匀的低硬度，病灶内最高模量值为 26 kPa，术后病理示纤维腺瘤；B. 患者，女性，67 岁，常规超声示病灶边界欠清，形态呈分叶状（BI-RADS 4C 级），SWE 图像示病灶表现为不均匀的高硬度，病灶内最高模量值为 192 kPa；术后病理示混合型浸润性癌（浸润性微乳头状癌 70%+非特殊型浸润性癌 II 级 30%）

部分恶性病灶在 SWE 图像上表现为较低的硬度，而边缘区域可出现硬度异常增高的现象，称为"硬环征"。既往研究中"硬环征"对乳腺疾病进行鉴别诊断的敏感度不是很高，Zhou 等针对每一病灶设置个性化的显示阈值，将 SWE 的"硬环征"和常规超声相结合，可使其对乳腺恶性病灶检出的准确率提高至 98.2%（图 7-2）。

近几年，多项研究认为可以将 SWE 和常规超声 BI-RADS 分级联合应用以得到更加准确的良、恶性分级标准。Berg 等的研究详细阐述了应用 SWE 辅助常规超声诊断为 BI-RADS 3 级和 BI-RADS 4A 级病变重新分级的诊断标准。如果常规超声诊断为 BI-RADS 4A 级的病变内最硬处为不均匀的深蓝色或亮蓝色，或者 Emax≤80 kPa，则该病变应降级为 BI-RADS 3 级；常规超声诊断为 BI-RADS 3 级的病变内最硬处为红色（阈值 0~180 kPa）或 Emax>160 kPa，则该病变应升级并进行活检。研究认为运用此标准可以减少恶性可能性低的 BI-RADS 4A 级病变的活检率，增加误判为 BI-RADS 3 级的恶性病变的发现率（图 7-3）。Lee 等的研究表明，以 Emax 等于 108.5 kPa 为临界值，将 Emax≤108.5 kPa 的 BI-RADS 4A 级病变降级为 BI-RADS 3 级，可使良性病变的活检率由 78.6%降为 18.9%。目前多项研究均认为不应主张根据 SWE 参数改变明显良性（BI-RADS 2 级）及中高度可疑恶性（BI-RADS 4B、4C 或 5 级）病变的分级及治疗。

有研究表明 SWE 参数与组织病理学因素相关，Evans 等研究认为浸润性乳腺癌的组织学级别、浸润范围及病理类型均与弹性平均值呈显著正相关，病灶内弹性平均值越高，组织病理分级越高；

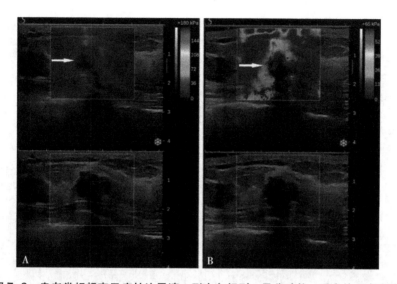

图 7-2　患者常规超声示病灶边界清，形态欠规则，呈分叶状，后方伴回声衰减

注：患者，女，48 岁，常规超声诊断为 BI-RADS 4A 级，A. SWE 的阈值为 0~180 kPa；B. SWE 的阈值为 0~65 kPa，病灶表现出明显的"硬环征"。术后病理示浸润性导管癌Ⅲ级

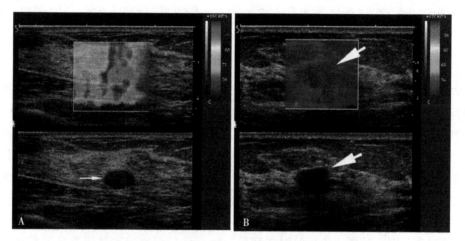

图 7-3　BI-RADS 3 级与 BI-RADS 4A 级 SWE 图像

注：A. 常规超声图像上病灶表现为边界清，形态规则（BI-RADS 3 级），SWE 图像上表现为不均匀的高硬度，病灶内最高模量值大于 180 kPa，病理结果示浸润性导管癌Ⅲ级；B. 常规超声图像上病灶表现为边界尚清，局部呈小分叶（BI-RADS 4A 级）；SWE 图像上表现为均匀低硬度，病灶内最高模量值为 51 kPa，根据弹性图像可以降为 BI-RADS 3 级，病理结果为纤维腺瘤

浸润范围越大，病理类型恶性程度越高（图 7-4）。Youk 等也认为对于浸润性乳腺癌，预后不良的高级别组织病理学类型对应较高的弹性平均值。Vinnicombe 等研究认为在 SWE 图像上为良性表现，实际为病理学级别较低的恶性病灶，常预后较好。

SWE 技术对肿瘤内部成分软硬度的直接量化及客观显示，有助于医师更好地了解组织特征和病理形态，实现组织定性的研究。

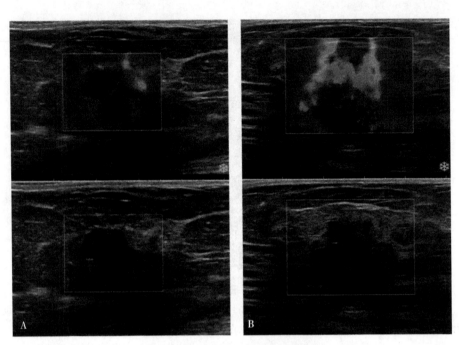

图 7-4　SWE 和常规超声检查示例

注：A. 患者，女，52 岁，SWE 和常规超声示病灶大小为 12 mm，病灶内部及周边未见明显硬度增高（病灶平均硬度 62 kPa），病理为非特殊型导管癌Ⅰ级；B. 患者，女，47 岁，SWE 和常规超声示病灶大小为 23 mm，病灶周边部可见明显硬度增高（病灶平均硬度 232 kPa），病理为非特殊型导管癌Ⅲ级

2. 评估局部晚期乳腺癌新辅助化疗疗效　肿瘤治疗是通过诱导肿瘤细胞的死亡来完成的，化疗后数小时至数天后就会发生肿瘤细胞的死亡和细胞密度的改变。研究表明在乳腺癌化疗的早期，如存在肿瘤细胞的不断死亡，常提示化疗效果。通过评估肿瘤细胞微结构的改变即细胞密度就可在肿瘤体积发生明显改变前早期评估肿瘤的化疗疗效。目前可用于评估肿瘤组织微结构改变的方法多为有创性，常需要组织活检进行组织学分析。MRI 弥散加权成像可用于早期评估肿瘤细胞的死亡，研究显示随着肿瘤细胞密度的不断减低，弥散系数不断升高。但其检查费用高、时间长，限制了其在临床上的广泛使用。

癌性相关间质是实性肿瘤中重要的组成部分，Dekker 等研究发现从乳腺癌术前活检提取的乳腺癌瘤内基质构成变异较大，部分基质构成不规整的乳腺癌对化疗的反应性较差，因此认为乳腺癌间质的特征也是预测化疗疗效的重要因素。间质内胶原含量决定了肿瘤硬度，同时也与乳腺癌的进展及侵袭密切相关。SWE 技术可以通过对肿物硬度的评估间接了解癌组织中胶原等间质的组成情况。

Hayashi 等研究表明化疗前弹性成像评分较低的乳腺癌组要比评分较高的乳腺癌组具有更高的临床完全缓解率和病理完全缓解率，弹性成像技术可用于早期预测肿瘤化疗疗效。Evans 等应用 SWE 成像评估浸润性乳腺癌化疗前肿瘤的硬度，并与化疗后病理所示的残余细胞密度及残瘤病灶负荷评分进行相关性分析，多重线性回归分析表明，肿瘤的硬度与残余细胞密度呈显著相关，硬度越高的乳腺癌其残余细胞的密度越高。Lee 等将 SWE 成像和常规超声联合应用，检测化疗后残余病灶的准确率显著高于单独运用常规超声（准确率分别为 87.7% 和 70.2%）（图 7-5）。周洁莹等的研究表明通过 SWE 技术定量测量乳腺癌硬度值可以较准确评价新辅助化疗病理反应，敏感度可达 88.6%。

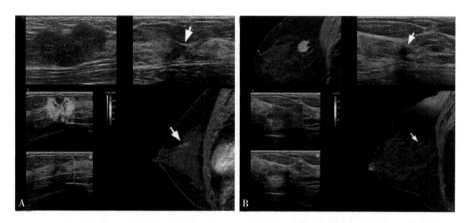

图 7-5　SWE 成像与常规超声联合应用

注：A. 术前常规超声示原浸润性导管癌病灶较治疗前明显缩小，认为符合化疗后纤维化改变，残瘤病灶可能较低；SWE 图像显示术前病灶硬度较高，怀疑残瘤病灶；术前 MRI 显示有强化灶，残瘤病灶可能性大；术后病理结果为浸润性癌伴导管内癌成分。B. 术前常规超声示原浸润性导管癌病灶中度可能残瘤；SWE 图像显示术前病灶均匀低硬度，无残瘤病灶；术前 MRI 无强化灶，残瘤病灶可能性小；术后病理结果为未见肿瘤细胞残留

以往常规超声通过测量病灶最大直径来评价新辅助化疗疗效存在一定程度的高估或低估，超声 SWE 技术可以通过定量测量残留病灶弹性值的变化，为乳腺癌新辅助化疗提供准确、简便、无创的评价方法。

常规超声仍然是超声检查的基础，SWE 技术不能取代常规超声诊断乳腺肿瘤的地位，但它是一种有效的补充手段，对于常规超声图像上无法明确诊断的肿块以及乳腺恶性肿瘤化疗疗效的评估都有一定的帮助，可在一定程度上减少乳腺癌的漏诊和误诊率，并拓展了超声在乳腺疾病中的应用领域。我们有理由相信随着超声成像技术的不断完善和科研工作者及临床医师的不断努力，超声在乳腺疾病中的应用将会发挥更大的作用。

（上海交通大学医学院附属仁济医院　王　砚　万财凤　李凤华）

参考文献

［1］Ophir J, Cespedes I, Ponnekanti H, et al. Elastography：a quantitative method for imaging the elasticity of biological tissues. Ultrason Imaging, 1991, 13 (2)：111-134.

［2］Athanasiou A, Tardivon A, Tanter M, et al. Breast lesions：quantitative elastography with supersonic shear imaging-preliminary results. Radiology, 2010, 256 (1)：297-303.

［3］Lee EJ, Jung HK, Ko KH, et al. Diagnostic performances of shear wave elastography：which parameter to use in differential diagnosis of solid breast masses? Eur Radiol, 2013, 23 (7)：1803-1811.

［4］Berg WA, Cosgrove DO, Dore CJ, et al. Shear-wave elastography improves the specificity of breast US：the BE1 multinational study of 939 masses. Radiology, 2012, 262 (2)：435-449.

［5］Barr RG, Zhang Z. Shear-wave elastography of the breast：value of a quality measure and comparison with strain elastography. Radiology, 2015, 275 (1)：45-53.

［6］Zhou J, Zhan W, Chang C, et al. Breast lesions：

evaluation with shear wave elastography, with special emphasis on the " stiff rim " sign. Radiology, 2014, 272 (1): 63-72.

[7] Lee BE, Chung J, Cha ES, et al. Role of shear-wave elastography (SWE) in complex cystic and solid breast lesions in comparison with conventional ultrasound. Eur J Radiol, 2015, 84 (7): 1236-1241.

[8] Lee SH, Chang JM, Kim WH, et al. Added value of shear-wave elastography for evaluation of breast masses detected with screening US imaging. Radiology, 2014, 273 (1): 61-69.

[9] Evans A, Whelehan P, Thomson K, et al. Invasive breast cancer: relationship between shear-wave elastographic findings and histologic prognostic factors. Radiology, 2012, 263 (3): 673-677.

[10] Youk JH, Gweon HM, Son EJ, et al. Shear-wave elastography of invasive breast cancer: correlation between quantitative mean elasticity value and immunohistochemical profile. Breast Cancer Res Treat, 2013, 138 (1): 119-126.

[11] Vinnicombe SJ, Whelehan P, Thomson K, et al. What are the characteristics of breast cancers misclassified as benign by quantitative ultrasound shear wave elastography? Eur Radiol, 2014, 24 (4): 921-926.

[12] Chang J, Ormerod M, Powles TJ, et al. Apoptosis and proliferation as predictors of chemotherapy response in patients with breast carcinoma. Cancer, 2000, 9: 2145-2152.

[13] Brindle K. New approaches for imaging tumour responses to treatment. Nat Rev Cancer, 2008, 8: 94-107.

[14] Kyriazi S, Collins DJ, Messiou C, et al. Metastatic ovarian and primary peritoneal cancer: assessing chemotherapy response with diffusion-weighted MR imaging-value of histogram analysis of apparent diffusion coefficients. Radiology, 2011, 261 (1): 182-192.

[15] Dekker TJ, Charehbili A, Smit VT, et al. Disorganised stroma determined on pre-treatment breast cancer biopsies is associated with poor response to neoadjuvant chemotherapy: Results from the NEOZOTAC trial. Molecular Oncol, 2015, 9 (6): 1120-1128.

[16] Hayashi M, Yamamoto Y, Ibusuki M, et al. Evaluation of tumor stiffness by elastography is predictive for pathologic complete response to neoadjuvant chemotherapy in patients with breast cancer. Ann Surg Oncol, 2012, 19 (9): 3042-3049.

[17] Evans A, Armstrong S, Whelehan P, et al. Can shear-wave elastography predict response to neoadjuvant chemotherapy in women with invasive breast cancer? B J C, 2013, 109 (11): 2798-2802.

[18] Lee SH, Chang JM, Han W, et al. Shear-Wave elastography for the detection of residual breast cancer after neoadjuvant chemotherapy. Ann Surg Oncol, 2015, 22 (3): S376-S384.

[19] 周洁莹, 史宪全, 王知力, 等. 剪切波弹性成像技术定量评价乳腺癌新辅助化疗疗效的价值. 中华医学超声杂志 (电子版), 2015, 9: 723-727.

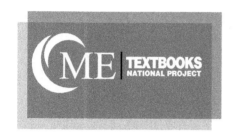

TNBC 病理特征的研究进展

第 8 章

三阴性乳腺癌（triple-negative breast cancer，TNBC）是乳腺癌分子分型中较为特殊的一类亚型，其特征为雌激素受体、孕激素受体以及人类表皮生长因子受体 1 表达阴性。TNBC 好发于绝经前女性，其组织病理分级高、浸润性导管癌为著、淋巴结分级高等特点。在临床上易于复发、转移，预后差。本文着重从 TNBC 的病理特征为切入点阐述一下其最新进展，以期对 TNBC 的研究及临床工作提供帮助。

在世界范围内乳腺癌已是女性常见的恶性肿瘤。2013 年我国女性乳腺癌发病率为 42.02/10 万，死亡率为 9.74/10 万，现已成为我国女性发病率最高的恶性肿瘤，严重威胁着我国女性的健康。而其中有 10%~20% 的患者被诊断为雌激素受体、孕激素受体及人类表皮生长因子受体 2 表达阴性。这类三阴性乳腺癌突出表现出异质性，其生物学特性亦表现出较高的复发风险以及较低的存活率和总生存率。故而发现 TNBC 的病理特征，并积极采取干预措施，对 TNBC 的防治具有重要的作用。

2011 年 Lehmann 等根据 mRNA 表达谱聚类及免疫组织化学染色技术分析将 TNBC 进一步分为 6 个亚型：基底细胞样 1 型、基底细胞样 2 型、间质型、间质干细胞型、雄激素通路型以及免疫调节型。基底细胞样 1 型的肿瘤增殖活性基因（Ki-67）的表达明显高于其他亚型；基底细胞样 2 型与多种生长因子信号通路等相关基因有关；间质型和间质干细胞型的生长因子转导和上皮间质转化、细胞分化等多种基因表达上调，其中间质干细胞型低表达增殖基因而高表达间质干细胞相关基因；雄激素通路型高表达雄激素受体等生物标志物；免疫调节型与免疫细胞浸润信号通路有关。值得注意的是，乳腺癌的全外基因测序显示除了肿瘤抑制基因 *p53* 基因突变（80%），所有其他基因组突变率在 5%，低于基底样肿瘤分析，而其中 TNBC 占据大多数。这个结果反映了 TNBC 药物开发的障碍。

一、肿瘤增殖活性基因

Ki-67 是一种非组蛋白性核蛋白，其表达可准确反映恶性肿瘤细胞的增殖比率，与多种肿瘤的发展及浸润转移相关，是体内细胞增殖的标志之一。Ki-67 在细胞周期各个阶段均有表达，G1 期开始表达，并于 S 期和 G2 期表达增加，M 期表达达到峰值，在细胞分裂晚期逐渐消失。研究发现 Ki-67 的表达与肿瘤的良恶性呈现正相关。在 TNBC 中 Ki-67 的表达与年龄显著相关，年龄小于 50 岁的 TNBC 患者 Ki-67 表达明显高于大于 50 岁的 TNBC 患者。在淋巴结转移的 TNBC 患者中，其 Ki-67 表达要高于未发生淋巴结转移的 TNBC 患者，而淋巴结转移分级越高，肿瘤的恶性程度越差，预后也越差。TNBC 病理分期越晚，Ki-67 的阳性表达率越高，故而 Ki-67 表达与临床分期在一定程度上呈现出负相关，随肿瘤恶性程度越高其表达亦高。

二、生长因子受体

表皮生长因子受体（epidermal growth factor receptor，EGFR）属于 I 型跨膜酪氨酸激酶生长因子受体，在细胞膜上表达，参与肿瘤血管的生成及肿瘤细胞的增殖，与肿瘤的侵袭转移相关。研究发现 EGFR 的表达与肿瘤组织学分级及淋巴结转移度呈正相关，在 TNBC 中的阳性表达明显高于非 TNBC。血管内皮生长因子（vascular endothelial growth factor，VEGF）家族在调控肿瘤血管生成方面发挥重要作用，尤其是 VEGF 受体 2 促进血管生成和 VEGF 受体 3 促进淋巴管生成中起着不可忽视的作用。研究发现 VEGF 在 TNBC 患者中与淋巴结转移、组织学分级密切相关，临床分期越晚，VEGF 表达含量愈高，其侵袭性愈强，恶性程度也越高。生长因子受体可能成为判断 TNBC 不良预后的独立指标。

三、雄激素受体

雄激素受体是近来研究较为火热的研究方向。雄激素受体是核受体超家族成员，主要存在于靶细胞的核内，其调节转录活化主要通过氨基端和羧基端两个结构域来完成。研究表明，雄激素受体在肿瘤体积小、淋巴结转移度低及组织学分级低的乳腺癌中表达阳性率高。Traina 等在其第二阶段研究中，在恩杂鲁胺治疗过程中，通过免疫组织化学技术发现雄激素受体表达阳性患者（47%）比雄激素受体表达阴性患者在临床受益及无进展生存期方面表现出更好的结果。故把雄激素受体信号通路作为靶向可能会是 TNBC 治疗的又一方向。

四、免疫调节

肿瘤微环境中的免疫细胞对肿瘤细胞的生长、转移及侵袭起到调节作用。研究发现巨噬细胞可通过旁分泌信号通路分泌集落刺激因子等促进肿瘤的侵袭。调节性 T 细胞在维持机体免疫耐受及免疫应答稳态等过程中发挥重要作用。研究发现，在 TNBC 和非 TNBC 中 CD3、CD4、CD17T 细胞亚群表达水平无明显差异（$P > 0.05$），CD8、CD69 水平存在统计学差异（$P < 0.05$）。说明肿瘤患者外周血 T 淋巴细胞 CD69 表达水平较低，机体免疫监视功能降低。

综上所述，TNBC 具有明显的异质性，病理学特征相较于其他分子分型较为特殊，因其侵袭性强，并有着较高的复发率和转移率，故而为临床工作带来了一定的困难。目前，对于 TNBC 的治疗水平多年来一直未变，更多的临床试验应予以鼓励进行。对于 TNBC 病理学特征的熟识和研究有助于患者的治疗及预后，同时有望产生新的治疗靶点，为临床及患者带来更大的益处。

（哈尔滨医科大学附属肿瘤医院　刘春晓　任延律）

参考文献

[1] 陈万青,郑荣寿,赫捷,等.2013 年中国恶性肿瘤发病和死亡率分析.中国肿瘤,2017,26（1）:1-7.

[2] Diaz LK, Cryns VL, Symmans WF, et al. Triple negative breast carcinoma and the basal phenotype: From expression profiling to clinical practice. Adv

Anat Pathol, 2007, 14：419-430.

[3] Li X, Yang J, Peng L, et al. Triple-negative breast cancer has worse overall survival and cause-specific survival than non-triple-negative breast cancer. Breast Cancer Res Treat, 2017, 161（2）：279-287.

[4] Lehmann BD, Bauer JA, Chen X, et al. Identification of human triple-negative breast cancer subtypes and reclinical models for selection of targeted therapies. J Clin Invest, 2011, 121（7）：2750-2767.

[5] Prat A, Adamo B, Cheang MC, et al. Molecular characterization of basal-like and non-basal-like triple-negative breast cancer. Oncologist, 2013, 18（2）：123-133

[6] Gerdes J, Lemke H, Baisch H, et al. Cell cycle analysis of a cell proliferation-associated human unclear antigen defined by the monoclonal antibody Ki-67. J Immunol, 1984, 133（4）：1710-1715.

[7] 吴朔, 姜翠, 孙涛, 等. TNBC 中 Ki67 的表达及其临床病理意义. 现代生物医学发展, 2016,

16（28）：5455-5459.

[8] Perez EA, Awada A, O'Shaughnessy J, et al. Etirinotecan pegol（NKTR-102）versus treatment of physician's choice in women with advanced breast cancer previously treated with an anthracycline, a taxane, and capecitabine（BEACON）：a randomised, open-label, multicentre, phase 3 trial. Lancet Oncol, 2015, 16（15）：1556-1568.

[9] Schneider BP, Gray RJ, Radovich M, et al. Prognostic and predictive value of tumor vascular endothelial growth factor gene amplification in metastatic breast cancer treated with paclitaxel with and without bevacizumab；results from ECOG 2100 trial. Clin Cancer Res, 2013, 19（5）：1281-1289.

[10] Gucalp A, Traina TA. Androgen receptor-positive, triple-negative breast cancer. Cancer, 2017, 123（10）：1686-1688.

[11] 刘超, 刘宇宏, 李小勇, 等. TNBC 细胞免疫状态和 Th1/Th2 细胞因子的变化. 现代肿瘤医学, 2016, 24（02）：234-236.

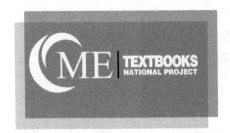

双膦酸盐类药物在乳腺癌中的作用和研究现状

第 9 章

目前，乳腺癌是危害女性健康最常见的恶性肿瘤。鉴于乳腺癌的恶性生物学特征，最终多会出现局部复发以及远处转移。在针对乳腺癌细胞的持续研究中发现，该病症癌细胞较其他病症癌细胞更容易扩散到人体骨髓中，乳腺癌患者约70%会发生骨转移。

乳腺癌发生骨转移是乳腺癌晚期较常见症状，乳腺癌骨转移的发生发展取决于乳腺癌细胞与骨局部微环境之间的互相作用，最后导致骨的结构破坏和功能受损。双膦酸盐类药物已被广泛应用于骨质疏松症、多发性骨髓瘤以及由恶性肿瘤引起的相关骨疾病，已有临床前研究证明双膦酸盐类药物具有抗肿瘤作用。有研究表明，在晚期乳腺癌、前列腺癌、肺癌治疗中，早期应用双膦酸盐，可以延长无进展生存期及总生存期，推迟并减少骨转移发生，还可以明显减轻疼痛、改善生活质量，且并未增加不良反应。

一、恶性肿瘤骨转移的机制及影响

正常成人骨骼在生理状况下，骨的形成与吸收保持动态平衡，该稳态由成骨细胞介导的骨形成因素与破骨细胞所介导的骨吸收因素共同维持着。一旦骨稳态失衡，骨的结构和功能会受到严重损伤，将导致骨骼相关性疾病患病率升高。恶性肿瘤的骨转移过程主要如下：癌细胞浸润周围组织进入周围血管或淋巴管，进入循环血内，在血管内停留，逸出血管，在血管外增殖；转移灶内微血管生成，最终形成转移病灶。

恶性肿瘤骨转移的具体作用机制尚不明确，目前主要有 3 种假说：一是"种子-土壤"假说——虽然癌细胞可以向全身器官组织转移，但由于骨局部微环境中特异性细胞因子的表达，大大增加了对肿瘤细胞趋化和黏附能力，使之更容易形成骨转移灶。该学说突出了肿瘤细胞与转移靶器官微环境之间的相互作用，很好地解释了肿瘤骨转移的器官选择性。随着分子生物学理论及技术的进步，近年来出现的"克隆进展"假说和"肿瘤干细胞"假说越来越被人们所接受。"克隆进展"假说强调肿瘤细胞在侵袭转移过程中其基因表达、蛋白分泌及生物学行为特征都是处在动态变化的进程中，每一个转移步骤都需要特定的条件支持。而"肿瘤干细胞"学说则强调肿瘤干细胞具有维持肿瘤特征及赋予不同肿瘤细胞不同特性的功能。

二、乳腺癌骨转移的机制研究

乳腺癌骨转移的过程是一个复杂而又精细的过程，最终在骨中生长，引起骨质的破坏。癌细胞和骨有着密切的关系，涉及各种细胞因子、生长因子及信号通路。

黄曼等在靶向治疗乳腺癌骨转移的研究进展中提出，人体内含有一定的趋化因子，该因子是从细胞中分离出来的低相对分子质量的细胞因子，其在人体中起到了促进骨质中骨蛋白等其他细胞靶向转移的作用，尤其是在乳腺癌细胞扩散中，起到了促进其癌细胞向相近骨组织中转移的作用。从正常人体乳腺上看，患有乳腺癌的患者其体内的趋化因子较多，在常见的转移部位中含有数量比胃部等罕见部位含有数量多。肖丹等在抑制 CXCR4 活性对乳腺癌骨转移影响的体内外研究中提到，有效抑制趋化因子及其衍生因子的作用，可以减缓乳腺癌细胞转移。

整合素中所含有的物质对于细胞之间进行结合反应具有重要作用。破骨细胞中含有较多的整合素，其在细胞导向过程中起到溶骨性骨转移的作用，整合素 av3β 可以参与乳腺癌细胞与其他细胞的结合，引导其与骨小梁黏附。当前相关专家学者已研制出整合素 av3β 抗体，可以有效预防癌细胞骨转移。

三、骨髓微环境对癌细胞转移的作用

人体骨髓中含有较多的骨质细胞，各种细胞在工作之时会使得人体骨环境发生一定程度的改变，且骨髓中同样具有趋化因子以及细胞因子。在成骨细胞以及破骨细胞正常运作时，会产生生长因子，转移到人体骨髓中的癌细胞会"接住"生长因子中所含有的营养进行生长，从而使得癌细胞在骨髓中"扎根"。

任留梅在骨质疏松与乳腺癌骨转移中提到，女性 45 岁之后发生骨质疏松症状较多，而根据相关研究证明，骨质疏松可能会使得人体骨质之间的破骨细胞增加，从而使得乳腺癌细胞得以进一步转移到人体骨质中，起到抑制成骨细胞增长的作用，破坏人体骨质正常生长。

陈明霞在 PTHrP 在乳腺癌及其骨转移中的表达及意义一文中提到，乳腺癌细胞会分泌出一种物质，叫作甲状旁腺激素相关肽，此种物质使得人体骨质正常的运作受到破坏，该蛋白质会直接影响到人体骨骼生长，使得骨骼中的成骨细胞受到刺激，进一步分化生长，并与其他细胞进行融合，从而影响破骨细胞使得其加速成长，使得癌细胞发生溶骨性转移，在人体内形成恶性循环。相关研究证明，PTHrP 在癌细胞骨转移中较为常见，但可以利用该蛋白质自身的特性，对乳腺肿瘤细胞转移进行抑制。

四、双膦酸盐类药物在乳腺癌中的功能与应用

乳腺癌的化疗药物、内分泌治疗药物等均会对骨质代谢产生影响，导致骨质丢失。乳腺癌生存者骨质疏松的患病率高，特别是晚期乳腺癌患者，往往经过较长时期的化疗和内分泌治疗，乳腺癌治疗引起的骨丢失发生率更高。乳腺癌骨转移主要表现为破骨细胞异常活跃，形成的转移灶多为溶骨性改变。双膦酸盐是焦磷酸盐化合物的类似物，具有调节骨代谢和抑制肿瘤的作用。

2006 年美国食品药品管理局批准伊班膦酸钠用于治疗妇女绝经后的骨质疏松症（每 3 个月 1 次，每次 3 mg，静脉注射），这是美国食品药品管理局批准的第 1 个用于治疗妇女绝经后骨质疏松症的静脉注射用药。而伊班膦酸钠已于 2009 年 1 月批准用于治疗绝经后骨质疏松症。

中国乳腺癌诊疗规范 2011 版中明确指出，双膦酸盐在乳腺癌骨转移中的应用指征为：骨转移引起的高钙血症；骨转移引起的骨痛；发射型计算机体层成像（emission computed tomography, ECT）异常同时有 X 线、计算机体层摄影术（computed tomography, CT）或磁共振成像（magnetic resonance imaging, MRI）证实的骨转移；如果 ECT 异常，虽然 X 线正常，但 CT 或 MRI 显示骨破

坏，即使没有骨痛也需要应用。对于未出现骨转移影像学证据及出现骨外转移但无骨转移证据的患者，目前不推荐使用双膦酸盐。

乳腺癌患者早期应用双膦酸盐类药物的大规模临床试验，大多数显示了较好的结果。如2011年公布的奥地利乳腺癌和结直肠癌研究组试验结果显示，辅助性应用唑来膦酸能够显著改善乳腺癌患者的无进展生存期和总生存期。2010年欧洲肿瘤内科学会指南指出：接受辅助内分泌治疗的绝经前妇女及接受芳香化酶抑制剂的绝经后妇女，可应用唑来膦酸进行辅助治疗。美国临床肿瘤学会（ASCO）指南建议正在接受芳香化酶抑制剂治疗的绝经后妇女及正在接受可能导致早绝经（化疗、卵巢去势等）的绝经前妇女，骨密度评分低于−2.5即可开始使用双膦酸盐治疗。

五、双膦酸盐类药物在乳腺癌治疗中的研究现状

双膦酸盐是乳腺癌骨转移的标准治疗方案，能够降低骨相关事件（skeletal-related events，SREs）的发生风险，减轻骨转移性疼痛，纠正骨转移引起的高钙血症。第三代含氮双膦酸盐化合物唑来膦酸已广泛用于乳腺癌骨转移的治疗。临床上主要用于治疗实体瘤的骨转移、恶性肿瘤所致的高钙血症和多发性骨髓瘤。近期研究表明，该药对乳腺癌、前列腺癌、肺癌本身也有一定的治疗作用。

唑来膦酸与化疗药物进行联合应用以治疗乳腺癌骨转移的疗效在研究中。Hasegawa等研究显示，唑来膦酸联合新辅助化疗对绝经后及三阴性乳腺癌患者有抗肿瘤作用。Coleman等发现辅助使用唑来膦酸虽不能延长总生存期，但能够降低乳腺癌骨转移的发生率，改善患者预后。还有研究表明，唑来膦酸联合姑息性放疗可减少乳腺癌骨转移所导致的SREs。何玉峰等研究表明，唑来膦酸组治疗雌激素受体、孕激素受体ER/PR阳性的绝经后乳腺癌骨转移患者能够促进骨转移病灶修复、减轻疼痛，且唑来膦酸与来曲唑联用可进一步使骨转移灶缩小、消失，提高疼痛缓解率。朱燊等研究表明唑来膦酸联合NP化疗对乳腺癌骨转移干预效果显著，可显著改善患者生活质量，两者联合应用的毒副作用患者可耐受，是一种安全、可靠的治疗方案。

综上，第三代双膦酸盐类药物唑来膦酸是治疗乳腺癌骨转移公认的标准药物之一，但其在乳腺癌辅助治疗中的地位尚存争议。目前结果表明，唑来膦酸辅助治疗不仅可以提高骨密度，而且可以降低乳腺癌的复发和转移。在低雌激素水平环境下，唑来膦酸可使早期乳腺癌患者得到生存获益，而且早期应用的益处优于延迟应用。唑来膦酸通过抑制肿瘤转移过程中的多条途径而发挥抗肿瘤作用。但唑来膦酸的最佳剂量、治疗周期、持续时间及配伍使用尚有待进一步的研究予以确认。

（哈尔滨医科大学附属肿瘤医院　王文政　王洪斌）

参考文献

[1] Torre LA, Bray F, Siegel Rl, et al. Global cancer statistics, 2012. Cancer J Clin, 2015, 65（2）：87-108.

[2] Abdulrahman GO Jr, Rahman GA. Epidemiology of breast cancer in Europe and Africa. J Cancer Epidemiol, 2012, 2012：915610.

[3] Rucci N, Sanita P, Delle Monache S. et al. Molecular pathogenesis of bone metastases in breast cancer：Proven and emerging therapeutic targets. World J Clin Oncol, 2014, 5（3）：335-347.

[4] 王帅兵, 杜宝昌, 刘军, 等. 早期应用双膦酸盐防治恶性肿瘤骨转移的临床研究. 医学综述, 2014, 20（22）：4194-4196.

[5] Boyle WJ, Simonet WS, Lacey DL. Osteoclast differentiation and activation. Nature, 2003, 423（6937）：337-342.

［ 6 ］Ren G, Esposito M, Kang Y. Bone metastasis and the metastatic niche. J Mol（Berl）, 2015, 93（11）: 1203-1212.

［ 7 ］Paget S. The distribution of secondary growths in cancer of the breast 1889. Cancer Metastasis Rev, 189, 8（2）: 98-101.

［ 8 ］Massague J, Obenauf AC. Metastasis colonization by circulation by circulating tumour cells. Nature, 2016, 529（7586）: 298-306.

［ 9 ］Pece S, Tosoni D, Confalonieri S, et al. Biological and molecular heterogeneity of breast cancers correlates with their cancer stem cell content. Cell, 2010, 140（1）: 62-73.

［10］Suva LJ, Washam C, Nicholas RW, et al. Bone metastasis: Mechanisms and therapeutic opportunities. Nat Rev Endocrinol, 2011, 7（4）: 208-218.

［11］黄曼, 郭保凤, 吴金娜, 等. 靶向治疗乳腺癌骨转移的研究进展. 现代生物医学进展, 2013, 3（1）: 184-186.

［12］肖丹, 刘寿贵, 刘磊, 等. 抑制 CXCR4 活性对乳腺癌骨转移影响的体内外研究. 中国肿瘤生物治疗杂志, 2012, 3（6）: 609-614.

［13］阮君山, 严令耕, 张蕾, 等. 整合素在肿瘤转移中的作用机制研究进展. 中国药理学通报, 2011, 5（11）: 1484-1486.

［14］任留梅, 卫红艳, 翟琼莉. 骨质疏松与乳腺癌骨转移. 中华乳腺病杂志（电子版）, 2011, 3（4）: 486-492.

［15］陈明霞, 李蕾. PTHrP 在乳腺癌及其骨转移中的表达及意义. 现代肿瘤医学, 2013, 3（2）: 285-287.

［16］Coleman RE, Rathbone E, Brown JE, Management of cancer treatment-induced bone loss. Nat Rev Rheumatol, 2013, 9（6）: 365-374.

［17］Candelaria-Quintana D, Dayao ZR, Royce ME. The role of antire-sorptive therapies in improving patient care in early and metastatic breast cance. Breast Cancer Res Treat, 2012, 132（2）: 355-363.

［18］Aft R, Perez JR, Raje N, et al. Could targeting bone delay cancer progression? Potential mechanisms of action of bisphosphonates. Crit Rev Oncol Hematol, 2012, 82（2）: 233-248.

［19］Coleman R, Gnant M, Morgan G, et al. Effects of bone-targeted agents on cancer progression and mortality. J Natl Cancer Inst, 2012, 104（14）: 1059-1067.

［20］Gnant M, Dubsky P, Hadji P. Bisphosphonates: prevention of bone metastases in breast cancer. Recent Results Cancer Res, 2012, 192（1）: 65-91.

［21］Lee BL, Higgins MJ, Goss PE. Denosumab and the current status of bone-modifying drugs in breast cancer. Acta Oncol, 2012, 51（2）: 157-167.

［22］Van Poznak CH, Temin S, Yee GC, et al. American Society of Clinical Oncology executive summary of the clinical practice guideline update on the role of bone-modifying agents in metastatic breast cancer. J Clin Oncol, 2011, 29（9）: 1221-1227.

［23］车宁. 唑来膦酸的作用机制及临床应用. 首都食品与医药, 2016, 18: 75-76.

［24］Hasegawa Y, Tanino H, Horiguchi J, et al. Randomized controlled trial of zoledronic acid plus chemotherapy versus chemotherapy alone as neoadjuvant treatment of HER2-negative primary breast cancer（JONIE Study）. PLoS One, 2015, 10（12）: e0143643.

［25］Coleman R, Cameron D, Dodwell D, et al. Adjuvant zoledronic acid in patients with early breast cancer: final efficacy analysis ofthe AZURE（BIG01/04）randomised open-label phase 3 trial. Lancet Oncol, 2014, 15（9）: 997-1006.

［26］Barrett-Lee P, Casbard A, Abraham J, et al. Oral ibandronic acid versus intravenous zoledronic acid in treatment of bone metastases from breast cancer: a randomised, open label, non-inferiority phase 3 trial. Lancet Oncol, 2014, 15（1）: 114-122.

［27］何玉峰, 陈进, 鲁光平, 等. 来曲唑联合唑来膦酸治疗 ER/PR 阳性的绝经后乳腺癌骨转移疗效分析. 山东医药, 2016, 56（35）: 65-67.

［28］朱桑. 唑来膦酸联合 NP 化疗对乳腺癌骨转移的干预效果及安全性观察. 医药论坛杂志, 2017, 38（1）: 174-175.

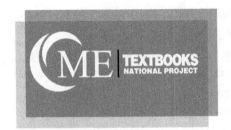

高选择性 CDK4/6 抑制剂
在乳腺癌中的研究进展

第 10 章

乳腺癌是女性最常见的肿瘤类型，占全世界女性癌症死亡率的首位。尽管在诊断和治疗方面取得了巨大成就，在全球乳腺癌仍然是一个显著的负担。乳腺癌基因组和转录组测序证实乳腺癌是一种异质性巨大的恶性疾病，分为五个不同的分子亚型，包括：Luminal A、Luminal B、人类表皮生长因子受体（human epidermal growth receptor，HER）-2 过表达型、basal-like 型、低 claudin 型。其中，Luminal 型占乳腺癌最多的一部分，其特征在于雌激素受体（estrogen receptor ER）和（或）孕激素受体（progesterone receptor，PR）的典型表达，可通过有效的激素靶向治疗。然而，有些患者对激素或内分泌治疗有先天的抵抗力或后天获得的耐药性，使这些患者无法获得长期生存。basal-like 型乳腺癌是以侵袭性强为特征的表型，其 ER、PR 和 HER-2 均为阴性，目前仍缺乏有效的治疗措施。因此，对于乳腺癌患者来说，迫切需要新的有效的治疗方法。

细胞周期调控的失衡由复杂的机制引起，包括癌基因和抑癌基因的功能失衡，并导致细胞增殖失控进而导致癌的形成。过去几十年，发展新的有效疗法有了巨大进步，特别是通过将肿瘤细胞从增殖表型向非分裂状态转移。新兴的疗法中，细胞周期蛋白依赖性激酶 4/6（cyclin-dependent kinase 4/6，CDK4/6）抑制剂是最吸引人的发现。CDK4/6 通过可逆性结合细胞周期蛋白 D 来调节细胞周期进程，这些由两部分复合体构成的成分使关键的肿瘤抑制基因和转录因子磷酸化，从而促进细胞周期进程。口服的 CDK4/6 高选择性抑制剂目前正在研究中，包括 palbociclib（PD 0332991）、ribociclib（LEE011）和 abemaciclib（LY2835219）。其中，palbociclib 和 ribociclib 与来曲唑联合应用能显著延长 ER 阳性/HER-2 阴性晚期乳腺癌患者的无进展生存期（progression free survival，PFS），并且已经获得了美国食品药品管理局加速认证，作为这些患者以激素为基础的初始治疗方案。

在这篇综述中，我们会首先阐述 CDK4/6 抑制剂的抗肿瘤机制，然后追踪这三种高选择性 CDK4/6 抑制剂在临床前期和临床进展期的证据。最后，我们将讨论在这一领域未来可能的发展方向。

一、CDK 在细胞周期的调控

癌症来源于不受控制的细胞分裂，进而导致细胞周期进程失调，包括四个阶段：G1 期、S 期、G2 期、M 期。细胞周期是由广泛的途径监测，包括视网膜母细胞瘤（RB）-E2F 信号。RB 和 E2F 的结合使 E2F 转录模块处于被抑制状态，通过诱导补充染色质重塑蛋白、组蛋白修饰物和抑制染色质标记，最终导致细胞周期阻滞。CDK4/6 与细胞周期蛋白 D 结合，磷酸化和失活 RB，然后释放 E2F，导致转录激活因子的募集和细胞周期过程以及随后 G1-S 的阻滞中基因的转录改变。此外，CDK4/6 和细胞周期蛋白 D 的活性组合也参与细胞增殖的特异性转录因子又头蛋白 M1（FOXM1）的磷酸化，通过 FOXM1 依赖的方式，诱导细胞分裂和抑制细胞衰老基因的表达。然而，CDK4/6 的激酶活性可被 p16^{INK4A} 抑制。

考虑到在细胞周期进程中 CDK4/6 举足轻重的作用，在过去的几十年中，已进行大量研究，通过靶定 CDK4/6 信号以抑制癌细胞增殖是有效的癌症治疗。许多临床试验正在评价这几个 CDK 抑制剂作为潜在肿瘤治疗方案的疗效，药代动力学以及安全性。

flavopiridol，又名 alvocidib，由 Sanofiaventis 发现，在第一代泛-CDK 抑制剂中是研究最广泛的，显示对 CDK1、CDK2、CDK4、CDK6、CDK7 以及 CDK9 有抑制作用。除了细胞周期抑制，flavopiridol 的影响还包括细胞凋亡、转录抑制、自噬和内质网应激，导致几种难以耐受的高剂量限制性毒性，包括中性粒细胞减少、高血糖、心脏及肺功能不全。由于其特异性低、治疗窗窄，这种复合物的研发被终止。

随后，对高选择性的 CDK4/6 抑制剂进行了研究和开发。最主要的是 palbociclib、ribociclib 和 abemaciclib，这些均为口服抑制剂，并且在临床可接受的剂量范围内表现出很少或根本没有抑制其他 CDK 活性。这些选择性抑制剂中，palbociclib 是研究最广泛的，最近已在体外和体内进行评价。它强效诱导 G1-S 期细胞周期阻滞，通过阻断 RB 和相关蛋白的磷酸化，再下调 S 期细胞周期蛋白和有丝分裂调控基因以及抑制核苷酸的生物合成和 DNA 复制。但其生物学功能是有限的，palbciclib 抗肿瘤作用依赖于活跃的 RB 蛋白。礼来公司和诺华公司的科学家已经分别开发出 ribociclib 和 abemaciclib。

高选择性的抑制剂在结构上是类似于泛-CDK 抑制剂 flavopiridol 的，但在化学功能上是不同的。

二、临床前期及临床进展期证据

1. palbociclib　palbociclib 阻滞 RB 蛋白的磷酸化，随后下调 E2F 靶基因，导致细胞周期阻滞。此外，palbociclib 的化学功能也与抑制转录因子 FOXM1 及诱导细胞增殖的转录靶点有关。除了众所周知的抗增殖作用，palbociclib 也对上皮间质细胞转化和肿瘤细胞侵袭有巨大促进作用。

在乳腺癌中 palbociclib 是研究最广泛的。作为一个单一疗法，这种化合物能在敏感的乳腺癌细胞中，通过抑制 RB 蛋白的过磷酸化，有效阻断细胞周期进程。此外，与他莫昔芬或曲妥珠单抗合用后，在 ER 阳性细胞和 HER-2 扩增细胞中均表现出明显的协同效应。McClendon 报道称，palbociclib 和多柔比星联合化疗增强了对富含 RB 的三阴性乳腺癌细胞的生长抑制作用。palbociclib 通过靶定 RB 信号促进 G1 期阻滞延长，而多柔比星导致细胞在 G2/M 期的积累是由于 DNA 损伤效应。然而，palbociclibin 联合多柔比星最终出现复发性亚群，这可能由 palbociclib 可拮抗多柔比星诱导的细胞死亡来解释。不过，这个问题也许可以通过间歇性给药方案解决。

palbociclib 的疗效已在多种动物模型中进行评价，并在不同种类的癌症治疗中得以表现。这种化合物导致异种移植肿瘤的生长停滞并延长治疗动物的生存期。ERBB2 过表达的乳腺癌小鼠模型表明，CDK4/6 是治疗疾病的关键。palbociclib 的应用通过强烈抑制 RB 蛋白磷酸化，以及随后下调 E2F 靶基因来刺激癌细胞衰老，进而延迟转移瘤的进展，但对细胞凋亡没有任何效果。

Finn 的一个 II 期临床研究，比较来曲唑联合或不联合 CDK4/6 抑制剂 palbociclib 在 ER 阳性/HER-2 阴性绝经后未经任何治疗的乳腺癌患者一线治疗中的作用。研究纳入了 165 例患者，结果显示，与来曲唑单药相比，palbociclib 联合来曲唑治疗将中位 PFS 从 10.2 个月延长到 20.2 个月。为了进一步确认和推广 palbococlib 与来曲唑联合应用在Ⅱ期研究中的疗效和安全数据，Finn 开展了一个双盲的临床Ⅲ期研究，比较 palbococlib 联合来曲唑和安慰剂联合来曲唑在 ER 阳性/HER-2 阴性绝经后未经任何治疗的乳腺癌患者治疗中的作用。该研究纳入了 666 例患者，结果显示，与安慰剂联合来曲唑相比，palbococlib 联合来曲唑将 PFS 从 14.5 个月延长到 24.8 个月。除了 palbococlib 联合来曲唑外，palbociclib 联合氟维司群对乳腺癌的治疗作用也在研究。Turner 的一个Ⅲ期临床研究纳入了 521 例 ER 阳性/HER-2 阴性晚期经内分泌治疗失败的乳腺癌患者，比较 palbociclib 联合氟维司群和氟维司群联合安慰剂的治疗效果，结果显示，与氟维司群联合安慰剂相比，palbociclib 联合氟维司群将 PFS 从 3.8 个月延长到 9.2 个月。

2. ribociclib　ribociclib 和 3-磷酸肌醇依赖蛋白激酶 1（PDK1）抑制剂 GSK2334470 结合能强效抑制细胞增殖并增加 ER 阳性乳腺癌细胞株凋亡。

ribociclib 的疗效也在动物模型中进行了评价，并在不同种类的癌症中得到验证。考虑到 PI3K/Akt/mTOR 信号参与了细胞周期蛋白 D 的调节，并且这种通路在大多数乳腺癌中被激活，因此，在乳腺癌中研究 ribociclib 和 PI3K/mTOR 抑制剂 alpelisib（BYL719）的联用疗效。在小鼠模型中与单用 alpelisib 对比，这两种药物的协同作用使得乳腺癌细胞的增殖和肿瘤的生长受损，并且这个组合在乳腺癌的 alpelisib 耐药模型中也有效。Jansen 也注意到此类现象，ribociclib 与 alpelisib 联用强效抑制 MCF7 小鼠移植肿瘤的进展。此外，也有对 ribociclib 在 HER-2 阳性乳腺癌中的作用展开研究。Goel 的研究结果表明，细胞周期蛋白 D1 和 CDK4 复合体在 HER-2 阳性乳腺癌细胞的抗 HER-2 治疗中起着重要的作用。在这样的背景下，CDK4/6 抑制使得获得耐药小鼠移植瘤模型对 HER-2 靶向治疗敏感，并在体内抑制肿瘤复发。

Hortobagyi 的一个Ⅲ期临床研究，纳入了 668 例之前未接受过系统性治疗的激素受体阳性/HER-2 阴性绝经后期伴复发或转移的乳腺癌患者，比较 ribociclib 联合来曲唑和安慰剂联合来曲唑的治疗效果，应用 18 个月后的结果显示，ribociclib 联合来曲唑的无进展生存率为 63%，总体反应率为 52.7%，安慰剂联合来曲唑的无进展生存率为 42.2%，总体反应率为 37.1%。考虑到在体外和体内 ribociclib 与 alpelisib 联合的协同抗肿瘤作用，对此也做了临床研究。Bardia 展开了一个Ⅰb/Ⅱ期研究来评估 ribociclib 与依西美坦以及依维莫司三种药物联合应用的安全性及疗效，研究纳入了 70 例经来曲唑或阿那曲唑治疗失败的 ER 阳性/HER-2 阴性绝经后期乳腺癌患者，结果显示，55 例可评价疗效，1 例达到了完全缓解，5 例达到了部分缓解，26 例获得了病情稳定。另一个Ⅰb/Ⅱ期研究是评估 ribociclib 与来曲唑以及 alpelisib 三种药物联合应用对 ER 阳性/HER-2 阴性乳腺癌患者的疗效，结果显示 27 例患者可评价疗效，其中可观察到部分缓解的 6 例中有 2 例是可确认的部分缓解，4 例是待确认的部分缓解，6 例患者为病情稳定。

3. abemaciclib　abemaciclib 是第三个类似的 CDK4/6 抑制剂，到目前为止已经在多种肿瘤中进行了评价。ABCB1 和 ABCG2 是重要的 ATP 结合盒转运蛋白，通过向肿瘤细胞外转移抗肿瘤药物引起多药耐药。abemaciclib 能逆转 ABCB1 或 ABCG2 在一定程度上诱导的多药耐药。

abemaciclib 的疗效也在动物模型中进行了评价，并在不同种类的癌症中得到验证。abemaciclib 单药治疗对 ER 阳性/HER-2 阴性的典型乳腺癌代表的 T47D 移植模型表现出明显的抗肿瘤作用。

Patnaik 的Ⅰ期临床研究，不仅评估了 abemaciclib 单药疗效，也评估了 abemaciclib 与氟维司群联用的疗效。该研究纳入了 19 例激素受体阳性乳腺癌患者，其中，4 例（21%）达到了部分缓解，临床获益率为 63%，这与单药疗效相似。一个Ⅰb 期研究表明，在 36 例经 abemaciclib 与来曲唑或阿那曲唑联用治疗的乳腺癌患者中，完全缓解、部分缓解及病情稳定的疾病控制率为 67%，在 16 例经 abemaciclib 与他莫昔芬联用的乳腺癌患者中，完全缓解、部分缓解及病情稳定的疾病控制率为 75%。

三、治 疗 抵 抗

1. palbociclib 靶向治疗的耐药性是疗效限制的主要原因。根据对代表不同分子亚型的乳腺癌细胞株的研究显示，ER 阳性亚型是 palbociclib 处理乳腺癌细胞株后增殖抑制的主要原因，其次是 HER-2 丰富型。

充分了解 CDK4/6-RB-E2F 途径是指导应用 palbociclib 治疗的关键。Dean 的结论反映出抑制 RB 仅能促进一部分对 CDK4/6 抑制诱导的细胞周期阻滞的抵抗，而过表达的 E2F 能够完全地抑制 CDK4/6，不论 RB 状态和 palbociclib 暴露。此外，CDK4/6 抑制剂 $p16^{INK4A}$ 和 *CDKN2A* 基因也与耐药有关。Rb 缺陷的肿瘤往往会表现出极高的 $p16^{INK4A}$ 表达。$p16^{INK4A}$ 富集的乳腺癌模型对 palbociclib 治疗表现出无反应状态，因为 CDK4/6 已经很大程度上被内源性 $p16^{INK4A}$ 抑制。$p16^{INK4A}$ 水平加上 RB 的状态可以一起被用来预测乳腺癌患者对 palbociclib 治疗的反应。此外，*CDKN2A* 基因的缺失或失活也可以预测 palbociclib 治疗的敏感度。

2. ribociclib ER 阳性乳腺癌细胞株是已确认的对 CDK4/6 抑制剂最敏感的种类。然而，在 ribociclib 长期治疗后出现了耐药亚群，与亲本细胞相比较，没有细胞周期 G1 的阻滞，以及 pCDK2、细胞周期蛋白 A、细胞周期蛋白 D1 和细胞周期蛋白 E 的上调。PDK1 被确定能够敏化 ER 阳性 MCF7 细胞。PDK1 抑制剂 GSK2334470 的应用能消除对 ribociclib 耐药的乳腺癌细胞的耐药性，并伴有 pRB、pCDK2、细胞周期蛋白 A、细胞周期蛋白 D1、细胞周期蛋白 E、pS6 和 pRSK2 的显著减少。这些结果表明，PDK1 可能与 ER 阳性乳腺癌对 ribociclib 治疗产生的获得性耐药有关。

Rader 报道发现，MYCN 丰富的细胞株和敏感细胞大多重叠，而 MYCN 非扩增细胞和耐药细胞部分重叠，这表明 MYCN 水平与神经母细胞瘤细胞对 ribociclib 治疗的敏感度呈正相关。

在细胞周期进程中，随着 RB 的过度磷酸化在 S780 和 S807/811 位点的恢复，以及细胞周期蛋白 D1、D2 和 D3 的上调，ribociclib 的慢性持续性治疗的确立提示存在一个促进细胞周期进程的代偿作用。

总而言之，口服高效 CDK4/6 抑制剂，包括 palbociclib、ribociclib 和 abemaciclib，代表了乳腺肿瘤的重要治疗进展。除了 palbociclib 和 ribociclib 的临床成功外 abemaciclib 也正在被积极研究，并且已经在临床试验中观察到该剂对 ER 阳性/HER-2 阴性晚期乳腺癌 PFS 的有利影响。然而，CDK 抑制剂在临床实践中的优化方面，仍然面临一些挑战。首先，仍然缺乏预测性生物标志物来筛选合适的可以从这些药物中获益的患者。敏感患者的选择可以提高这些药物的成本效益比。虽然一些研究暗示了一些潜在的候选患者，通过敏感度预测，如 RB 和 p16 蛋白水平，在临床应用前进一步展开广泛的临床试验是迫切需要的，例如筛选临床上有用的生物标志物。考虑到体液活检是监测肿瘤进展和治疗反应的新技术，那么可以通过分析循环肿瘤细胞或游离 DNA 来识别并预测 CDK 4/6 抑制剂反应的潜在生物标志物吗？其次，除了已经研究的组合方案，CDK4/6 抑制剂与其他治疗方案结合，包括化疗、放疗和免疫检查点抑制剂，这些方案是否优于单药治疗是迫切需要解决的问题。例如，palbociclib 是否通过在细胞周期杀死癌细胞来拮抗细胞毒性化疗和放疗的抗肿瘤作用。第三，以较强的侵袭性表型以及 ER、PR、HER-2 缺乏为特征的三阴性乳腺癌，仍然缺少有效的治疗策略。Asghar 以往的研究表明，三阴性乳腺癌细胞雄激素受体表达和细胞周期蛋白 E1 缺失的一个子集，可以对 CDK4/6 抑制有反应。针对这些问题的临床试验正在或计划展开。

（哈尔滨医科大学附属肿瘤医院　陈安玥　张　明）

参考文献

［1］ Siegel RL, Miller KD, Jemal A. Cancer Statistics, 2017. CA Cancer J Clin, 2017, 67 (1): 7-30.

［2］ Xu H, Wu K, Tian Y, et al. CD44 correlates with clinicopathological characteristics and is upregulated by EGFR in breast cancer. Int J Oncol, 2016, 49 (4): 1343-1350.

［3］ Xu HX, Wu KJ, Tian YJ, et al. Expression profile of SIX family members correlates with clinic-pathological features and prognosis of breast cancer: A systematic review and meta-analysis. Medicine, 2016, 95 (27): e4085.

［4］ Perurena N, Zandueta C, Martínez-Canarias S, et al. EPCR promotes breast cancer progression by altering SPOCK1/testican 1-mediated 3D growth. J Hematol Oncol, 2017, 10 (1): 23.

［5］ Knutson TP, Truong TH, Ma S, et al. Posttranslationally modified progesterone receptors direct ligand-specific expression of breastcancer stem cell-associated gene programs. J Hematol Oncol, 2017, 10 (1): 89.

［6］ Zhang P, Tong Z, Tian F, et al. Phase II trial of utidelone as monotherapy or in combination with capecitabine in heavily pretreated metastatic breast cancer patients. J Hematol Oncol, 2016, 9 (1): 68.

［7］ Song DG, Ye Q, Poussin M, et al. Effective adoptive immunotherapy of triple-negative breast cancer by folate receptor-alpha redirected CAR T cells is influenced by surface antigen expression level. J Hematol Oncol, 2016, 9 (1): 56.

［8］ Yu S, Li A, Liu Q, et al. Chimeric antigen receptor T cells: a novel therapy for solid tumors. J Hematol Oncol, 2017, 10 (1): 78.

［9］ Johnson J, Thijssen B, McDermott U. Targeting the RB-E2F pathway in breast cancer. Oncogene, 2016, 35 (37): 4829-4835.

［10］ VanArsdale T, Boshoff C, Arndt KT. Molecular pathways: Targeting the Cyclin D-CDK4/6 axis for cancer treatment. Clin Cancer Res, 2015, 21 (13): 2905-2910.

［11］ Shapiro GI. Cyclin-dependent kinase pathways as targets for cancer treatment. J Clin Oncol, 2006,

24 (11): 1770-1783.

［12］ Mahoney E, Byrd JC, Johnson AJ. Autophagy and ER stress play an essentialrole in the mechanism of action and drug resistance of the cyclindependent kinase inhibitor flavopiridol. Autophagy, 2013, 9 (3): 434-435.

［13］ Bose P, Simmons GL, Grant S. Cyclin-dependent kinase inhibitor therapy for hematologic malignancies. Expert Opin Investig Drugs, 2013, 22 (6): 723-738.

［14］ Toogood PL, Harvey PJ, Repine JT, et al. Discovery of a potent and selective inhibitor of cyclin-dependent kinase 4/6. J Med Chem, 2005, 48 (7): 2388-2406.

［15］ Rader J, Russell MR, Hart LS, et al. Dual CDK4/CDK6 inhibitior induces cell-cycle arrest and senescence in neuroblastoma. Clin Cancer Res, 2013, 19 (22): 6173-6182.

［16］ Gelbert LM, Cai S, Lin X, et al. Preclinical characterization of the CDK4/6 inhibitor LY2835219: in-vivo cell cycle-dependent/independent anti-tumor activities alone/in combination with gemcitabine. Invest New Drugs, 2014, 32 (5): 825-837.

［17］ Choi YJ, Li X, Hydbring P, et al. The requirement for cyclin D function in tumor maintenance. Cancer Cell, 2012, 22 (4): 438-451.

［18］ Vora SR, Juric D, Kim N, et al. CDK 4/6 inhibitors sensitize PIK3CA mutant breast cancer to PI3K inhibitors. Cancer Cell, 2014, 26 (1): 136-149.

［19］ Young RJ, Waldeck K, Martin C, et al. Loss of CDKN2A expression is a frequent event in primary invasive melanoma and correlates with sensitivity to the CDK4/6 inhibitor PD0332991 in melanoma cell lines. Pigment Cell Melanoma Res, 2014, 27 (4): 590-600.

［20］ Zhang YX, Sicinska E, Czaplinski JT, et al. Antiproliferative effects of CDK4/6 inhibition in CDK4-amplified human liposarcoma in vitro and in vivo. Mol Cancer Ther. 2014. 13 (9): 2184-2193.

［21］Jansen VM, Bhola NE, Bauer JA, et al. Kinome-wide RNA interference screen reveals a role for PDK1 in acquired resistance to CDK4/6 inhibition in ER-positive breast cancer. Cancer Res, 2017, 77 (9): 2488.

［22］Goel S, Wang Q, Watt AC, et al. Overcoming therapeutic resistance in HER2-Positive breast cancers with CDK4/6 inhibitors. Cancer Cell, 2016, 29 (3): 255-269.

［23］Wu T, Chen Z, To KK, et al. Effect of abemaciclib (LY2835219) on enhancement of chemotherapeutic agents in ABCB1 and ABCG2 overexpressing cells in vitro and in vivo. Biochem Pharmacol, 2017, 124: 29-42.

［24］Patnaik A, Rosen LS, Tolaney SM, et al. Efficacy and safety of abemaciclib, an inhibitor of CDK4 and CDK6, for patients with breast cancer, non-small cell lung cancer, and other solid tumors. Cancer Discov, 2016, 6 (7): 740-753.

［25］Witkiewicz AK, Knudsen KE, Dicker AP. The meaning of p16 (ink4a) expression in tumors: functional significance, clinical associations and future developments. Cell Cycle, 2011, 10 (15): 2497-2503.

［26］Barroso-Sousa R, Shapiro GI, Tolaney SM. Clinical development of the CDK4/6 inhibitors ribociclib and abemaciclib in breast cancer. Breast Care, 2016, 11 (3): 167-173.

［27］Finn RS, Crown JP, Lang I, et al. The cyclin-dependent kinase 4/6 inhibitor palbociclib in combination with letrozole versus letrozole alone as first-line treatment of oestrogen receptorpositive, HER2-negative, advanced breast cancer (PALOMA-1/TRIO-18): a randomised phase 2 study. Lancet Oncol, 2015, 16 (1): 25-35.

［28］Finn RS, Martin M, Rugo HS, et al. Palbociclib and letrozole in advanced breast cancer. N Engl J Med, 2016, 375 (20): 1925-1936.

［29］Turner NC, Ro J, Andre F, et al. Palbociclib in hormone-receptor-positive advanced breast cancer. N Engl J Med, 2015, 373 (3): 209-219.

［30］Wang S, Su X, Bai H, et al. Identification of plasma microRNA profiles for primary resistance to EGFR-TKIs in advanced nonsmall cell lung cancer (NSCLC) patients with EGFR activating mutation. J Hematol Oncol, 2015, 8: 127.

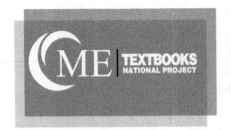

乳腺癌新辅助化疗的早期疗效预测

第11章

乳腺癌的发病率及死亡率在全球范围内均居女性恶性肿瘤的首位。2016年，美国癌症协会统计，美国约24万人被诊断为晚期乳腺癌，有超过4万人死于晚期乳腺癌。根据全球肿瘤流行病统计数据显示，中国女性乳腺癌的发病率为21.6/10万，2015年中国新发乳腺癌27万例，至2021年中国乳腺癌患者数量将上升至250万。因此，早期诊断、疗效预测及改善预后仍然是临床科研工作者的研究重点。乳腺癌是一种高度异质性的恶性肿瘤，随着蛋白质组学、分子病理学及基因组学的发展，乳腺癌已进入个体化诊疗时代。研究水平已从蛋白质水平深入到基因水平，相应的检测指标从传统的肿瘤标志物扩展到新一代测序技术（next generation sequencing，NGS）、循环肿瘤DNA（circulating tumor DNA，ctDNA）等。

乳腺癌新辅助化疗又称为术前化疗或初始化疗，可以降低肿瘤分期及术后复发率，增加手术切除率及保乳率；检测新药在体内的敏感度，指导术后辅助化疗患者的临床用药；为乳房重建手术或肿瘤组织基因检测等预留时间。病理完全缓解（pathologic complete response，pCR）是评价新辅助化疗疗效较为客观的指标之一。研究表明在早期乳腺癌患者中，新辅助化疗获得PCR与患者无进展生存期及总生存期密切相关。2014年，*Lancet*杂志的一项研究分析了12个国际乳腺癌新辅助化疗相关的临床试验，共有11 955例晚期乳腺癌患者纳入分析。研究表明接受新辅助化疗后部分亚型的乳腺癌患者与长期预后具有明显的相关性，这些亚型包括三阴性乳腺癌、人类表皮生长因子受体2（human epidermal growth receptor 2，HER-2）阳性乳腺癌及激素受体阴性并接受曲妥珠单抗治疗的患者。进一步研究发现定义为ypT_0ypN_0及$ypT_{0/is}ypN_0$的乳腺癌患者的生存期明显延长，在侵袭性肿瘤亚型中预后价值最高。

目前国内外相关指南，如2017版美国国家综合癌症网络（National Comprehensive Cancer Network，NCCN）指南、2017年中国临床肿瘤学会（Chinese Society of Clinical Oncology，CSCO）乳腺癌诊疗规范、2017年St. Gallen共识等均未对乳腺癌辅助化疗的方案及疗程做明确规定，提出乳腺癌新辅助化疗的方案及疗程可以参照术后辅助化疗方案选择。临床工作中发现，只有部分接受新辅助化疗的乳腺癌患者在手术后可以达到pCR，仍有部分患者新辅助化疗后疗效不佳，肿块缩小不明显。针对这部分对新辅助化疗没有应答或化疗耐药的患者，缺乏新辅助化疗相关的疗效及毒副作用的预测指标，从而导致很多患者接受了无效的或不必要的细胞毒药物化疗。如何早期预测新辅助化疗疗效，提高手术切除率是目前迫切需要解决的问题。

2012年，英国肿瘤研究所的Charles Swanton在对肾脏肿瘤进行DNA测序时发现，单个肿瘤中存在着惊人的遗传多样性，只有1/3的突变是整体共有的，肿瘤的转移灶与原发肿瘤的异质性明显。肿瘤组织存在着相当的异质性，这是由肿瘤克隆进化过程导致的，其基本模式分为4种：瘤内异质性、转移灶间异质性、转移灶内异质性、患者间异质性。基于组织活检技术的现有遗传或表观遗传学分析技术存在一定的局限性，难以克服肿瘤内部或不同病灶异质性及肿瘤遗传变异可能随时间发生改变的局限。在精准医学背景下，新技术的不断出现使得寻找有效疗效及毒副作用的预测指标成为可能，寻找新的生物标志来弥补传统活检的不足之处，不仅能够全面反映肿瘤基因频谱，而且能够早期预测化疗的疗效，指导临床实践中有效地进行后续化疗剂量及方案的调整，能够进一步推动乳腺癌精准医疗的发展。

一、NGS 在乳腺癌新辅助化疗疗效预测中的价值

自从 DNA 的双螺旋结构被发现并解析后，研究者一直在探究疾病相关的基因复杂性及差异性。常规的基因检测技术只能测量单个基因指定突变位点的附近序列，存在通量低且不能定量检测、敏感度差、难以检测样本中低丰度突变等问题。随着人类基因组计划在 2003 年顺利完成，基因组测序技术取得了明显进展。2000 年之后推出的高通量测序平台使得人类基因组测序的成本直接下降 50 000 倍，测序的数据量增加了 100~1000 倍，这种高通量的测序平台被称为 NGS。2016 年，发表在 *Nature Reviews Genetics* 上的一篇综述对高通量测序的技术原理及各平台的优势及实践应用进行了深入浅出的分析。NGS 优势在于其具有高通量、高敏感度及良好稳定性等特点，能够一次检测多个基因多个位点附近的序列，肿瘤样本 DNA 用量较少，检测性价比高。

近几年，NGS 技术在全基因组测序（whole genome sequencing，WGS）、全外显子测序（whole exome sequencing，WES）、基因的调控、对转录水平的调控等方面应用广泛，在肿瘤病因、诊断及治疗领域的应用更是取得了突破性进展。2012 年，*Nature* 杂志连续刊登了三篇文章，研究人员通过应用 NGS 技术对乳腺癌致病相关的目的基因进行了测序，并发现了新的治疗靶点。Stephens 等利用 NGS 技术对 100 例乳腺癌患者肿瘤标本的蛋白编码基因外显子的突变位点进行测序，研究发现了 9 个肿瘤相关的驱动基因突变。2016 年，发表在 *Nature* 及 *Nature Communications* 上的两项研究中，Zainal 等应用 NGS 二代测序技术对 560 例乳腺癌患者的肿瘤和正常组织的全基因组进行测序，并对部分患者进行了转录组测序、microRNA 表达分析、基于阵列的拷贝数分析和甲基化数据分析。研究人员在 93 个基因中鉴定出 1628 个可能的驱动基因突变，95% 的基因组至少有一个驱动基因，10 个常见的突变基因是 *TP53*、*PIK3CA*、*MYC*、*CCND1*、*PTEN*、*ERBB2*、*ZNF703/FGFR1*、*GATA3*、*RB1* 和 *MAP3K1*，该项研究是目前较为全面的乳腺癌基因组分析，是 NGS 技术在鉴定肿瘤致病相关基因研究领域较为充分的应用。Niravath 等通过 NSG 技术对 10 个常见的突变基因与乳腺癌患者化疗疗效相关关系进行了探讨，研究发现部分基因的突变或功能缺失与常见化疗药物的疗效相关，如研究表明 *TP53* 突变的缺失提示与 MDM2 抑制剂的耐药相关；*PIK3CA* 基因突变提示可能对 PI3K 抑制剂有获益；*ESR1* 基因突变与芳香化酶抑制剂的疗效呈负相关关系；*RB1* 基因功能的缺失提示可能存在 CDK4/6 抑制剂的耐药。

二代测序技术可以一次并行检测几十万到上百万条核酸分子序列，在展现丰富的肿瘤分子生物信息的同时，也大大减少了样品耗费总量（ng 级）。与传统基于聚合酶链式反应的检测方法相比，NGS 技术不再是简单地对基因突变进行定性分析，DNA 片段测序可以提供突变的 DNA 拷贝数和突变频率信息，突变类型涵盖了点突变、小片段插入缺失、拷贝数变化和其他重要的染色体结构变异，从而实现了突变的精确定量，成为了肿瘤突变检测的重要方法。在今后的研究中，可以利用 NGS 技术对乳腺癌新辅助化疗药物相关基因、疗效预测相关基因、驱动基因等进行测序，并分析其与化疗药物的相关性，寻找化疗疗效及预后相关的基因种类及突变类型，探讨其在乳腺癌新辅助化疗疗效中的早期预测价值。

二、ctDNA 与乳腺癌新辅助化疗疗效及预后的相关性研究

1947 年，Mandel 和 Metais 首次发现血浆中存在游离的核酸分子。1977 年，Leon 等首先观察到乳腺癌患者血清中伴随不同分期、不同治疗反应后的游离循环 DNA（circulating cell-free DNA，cfDNA）水平变化。cfDNA 是血液循环中存在的小片段 DNA，主要由组织中坏死或凋亡的细胞释放。ctDNA 是 cfDNA 中的一种，是原发肿瘤组织、循环肿瘤细胞、其他器官组织的微转移灶通过坏死、凋亡或直接分泌的方式向血液中释放的游离 DNA。

ctDNA 片段大小波动范围较大，从 70~200 bp 的小片段至 21 000 bp 的大片段不等，通常大于非肿瘤性 cf DNA。血液中 ctDNA 数量和性质受到多种因素影响，例如肿瘤负荷、肿瘤状态、DNA 的清除及降解机制等。循环中的 DNA 酶可不断降解大分子 DNA 片段，并通过肝、肾的生理清除过程排出，据估计 cfDNA 的半衰期从 15 分钟至几小时不等。ctDNA 水平也受非肿瘤特异性的生理或病理机制影响，组织损伤或炎症反应等疾病可造成游离 DNA 总量的上升。

近几年，ctDNA 在肿瘤基因型、肿瘤特异突变及基因拷贝数变异、肿瘤微卫星不稳定及杂合性缺失、肿瘤相关的 DNA 甲基化的检测方面应用较广泛，且研究提示其具有较好的特异性及准确性。2013 年，Arruda 等在 *Nature Reviews Clinical Onwlogy* 杂志上发表综述性文章，将 ctDNA 与乳腺癌的诊断、生物学特性、基因与临床异质性、预后、治疗疗效与耐药等研究作了分析与总结，并指出 ctDNA 可以监测肿瘤负荷变化、微小残留病灶，监测药物治疗反应及靶向药物耐药，提示其与肿瘤患者治疗疗效及预后具有相关性。

2013 年，*the New England Journal of Medicine* 发表了一项研究，其目的是探讨晚期转移性乳腺癌患者 ctDNA 能否监测化疗疗效，并将其特异度及敏感度与临床常用的蛋白类肿瘤标志物 CA153 及循环肿瘤细胞（circulating tumor cell，CTC）作了比较。研究表明，乳腺癌患者外周血中 ct DNA 水平是一个动态的变化过程，与肿瘤负荷密切相关，其相关性高于 CA153 或 CTC，提示 ctDNA 可以作为乳腺癌患者敏感度、特异度的肿瘤标志物。2015 年，Murillas 进行了一项研究，探讨 ctDNA 在乳腺癌新辅助化疗疗效预测及复发中的作用，相关研究结果发表在 *Science Translation Medicine* 杂志。研究共入组了 55 例患者，接受标准的新辅助化疗（并依据 HER-2 状态决定是否使用曲妥珠单抗），患者在乳腺癌手术后接受标准的术后辅助治疗或辅助内分泌治疗，并定期进行随访。在基线（化疗前）、手术后及复发时三个时间点进行原发灶的活检，并在基线、手术后 2~4 周、每隔 6 个月的随访或肿瘤复发等不同时间点检测血浆中 ctDNA 水平。研究表明血浆中 ctDNA 是预测肿瘤复发的敏感指标，ctDNA 的升高较临床影像学监测到肿瘤复发早 7.9 个月。接受术后辅助化疗后，乳腺癌患者血浆中 ctDNA 呈阳性者较呈阴性者复发概率高 12 倍。

以聚合酶链式反应或 NGS 为基础的高敏感、高通量检测技术的进步促使在血液大量的 cfDNA 中辨别出少量的携带肿瘤相关单核苷酸变异（single nucleotide variation，SNV）、拷贝数改变（copy number alteration，CNA）及结构变异等遗传学改变（structural variations，SV），实现 ctDNA 的定量和定性检测。大量临床研究基于 ctDNA 检测而发现乳腺癌患者携带的 SNV、CNA 等遗传学改变，为乳腺癌诊断、检测肿瘤负荷及治疗疗效、探索耐药机制、预测疾病复发、判断预后等方面提供依据。

三、磁共振成像技术在乳腺癌新辅助化疗疗效评估中的优势

研究表明，患者接受有效的新辅助化疗后，早期肿瘤组织在瘤径及体积发生变化前，已经在

血管长度、粗细、微血管密度、渗透性、血流速度等方面发生了变化，而通过瘤径及体积测量肿瘤大小的传统化疗疗效评估方法如 X 线、超声、普通磁共振成像（magnetic resonance imaging，MRI）不能准确及时地反映细胞密度、血管长度等微观结构的变化，在早期疗效预测方面往往存在滞后性，因此，需要优化 MRI 的技术参数，通过多功能序列早期反映肿瘤组织微观形态学的变化。

弥散加权成像（diffusion-weighted imaging，DWI）技术是利用水分子弥散运动的特性对其进行弥散测量和成像的方法。与常规的 MRI 序列不同，DWI 反映了在人体组织的病理生理状态下各组织成分水分子交换的功能状态，并常常用表观弥散系数（apparent diffusion coefficient，ADC）表示。ADC 越高，分子扩散速度越快。乳腺恶性肿瘤的 ADC 值常常低于良性肿块，这是因为恶性肿瘤微环境的细胞外间隙较小，肿瘤组织的细胞密度较高，限制了水分子的运动。化疗药物的毒性反应常常表现为细胞溶解及凋亡，细胞坏死引起的细胞膜通透性的改变可引起细胞外间隙的增加，并进一步引起水分子流动性增加，可使肿瘤病灶的 ADC 值明显升高，因此，在肿瘤进展早期，早于肿瘤形态及血供变化之前，ADC 值可以升高，提示其能够早期预测治疗的疗效。

DWI 技术在显示及评估微小病灶血供及增殖能力、血管长度、细胞密度等方面的优势，使其在小结节的诊断与鉴别诊断、疗效评估与复发监测等领域的应用广泛，尤其在乳腺癌新辅助化疗早期疗效预测方面，研究者也进行了深入的探讨。多项研究表明，对接受新辅助化疗的局部晚期乳腺癌患者，接受 1 个疗程化疗后，化疗有反应治疗组与无反应治疗组比较，ADC 值具有明显的差异。Galban 等进行了三个不同的前瞻性多中心临床研究，对入组的 39 例局限期乳腺癌患者在新辅助化疗前后进行 DWI 影像学检查，目的为评估磁共振加权技术是否能早期评估乳腺癌新辅助化疗的治疗疗效及 ADC 测量方法的稳定性。入组的患者接受 DWI 影像学检查分别在 4 个时间点进行，即治疗前、治疗后 3~7 天、治疗后 8~11 天及治疗后 35 天，并应用温敏可控扩散模型评估 ADC 各项参数的可重复性及通过使用参数响应图（PRM）反应水分子弥散程度。结果表明，PRM 参数可以在治疗后 8~11 天及 35 天等不同时间点预测治疗疗效，平均 ADC 值具有可重复性，整个肿瘤组织 ADC 值在治疗后 35 天发生了明显改变，结果具有统计学意义。

磁共振波谱（magnetic resonance spectroscopy，MRS）是检测活体内代谢和生化信息的无创性技术，能从分子水平上反映组织的病理生理变化，在肿瘤细胞形态学改变之前提供细胞代谢改变信息，显示良、恶性肿瘤之间代谢的不同。目前常用 1H、31P 原子核对乳腺进行波谱测定，由于 1H-MRS 磁敏感度较高，所以常用于磁共振波谱分析。在乳腺组织中，1H-MRS 主要检测胆碱及代谢物含量（total choline，tCho）。乳腺组织中胆碱水平及代谢产物的含量主要取决于乳腺上皮细胞的代谢水平，由于肿瘤细胞的生长及增殖速度较正常组织迅速，故胆碱水平较正常组织高出 10 余倍，故胆碱复合物信号常常被认为是乳腺恶性病变特异性较高的标志物。对于大多数正常的乳腺组织，MRS 表现在 0~2 ppm 处可见一高而宽的脂峰/乳酸峰，而在 3.2 ppm 处无 tCho 峰，而乳腺癌的 tCho 峰值常常在 3.2 ppm 处。研究发现 1H-MRS 对鉴别乳腺良恶性病变具有较高价值。

目前多项国内外研究发现，定量测定胆碱水平可作为乳腺癌治疗疗效的动态观察指标。由于肿瘤细胞在增殖过程中，细胞内胆碱（choline，Cho）含量明显增高，在治疗后肿瘤细胞增殖活性减低，生长代谢明显减弱，肿瘤细胞逐渐凋亡，Cho 含量随之降低，1H-MRS 谱线上的 tCho 峰出现降低或消失。Danishad 等在一项局部晚期乳腺癌患者新辅助化疗的临床研究中发现，tCho 峰的变化早于肿瘤形态学改变之前，Cho 量的减少比肿瘤体积的减小更敏感，提示其能够预测乳腺癌新辅助化疗的疗效。Baek 等研究发现 MRS 波谱分析中 Cho 值可以预测乳腺癌新辅助化疗的 pCR，且其与 pCR 的相关性高于肿瘤体积的减少与 pCR 的相关性。

动态增强磁共振成像（dynamic contrast enhanced MR2，DCE-MRI）是使用顺磁性对比剂钆喷酸葡甲胺通过静脉注射后连续快速采集成像，分析处理图像可对肿瘤大小、形态、增强模式及程度进行判断。DCE-MRI 在监测肿瘤体积的大小、肿瘤强化模式的变化等方面应用广泛。乳腺病变对比增强的时间-信号强度曲线（time-intensity curve，TIC）是反映组织微血管密度和血管通透性的指标，对乳腺病变的良恶性判断具有重要价值。近几年研究发现，DCE-MRI 中 TIC 的变化与乳腺癌新辅助化疗的疗效及预后具有相关性。Uematsu 等研究发现，乳腺癌患者在接受新辅助化疗过程中，患者对化疗药物的敏感度与 TIC 的表现类型具有相关性。对化疗敏感的乳腺癌患者，其 TIC 呈流出型；对化疗不敏感的乳腺癌患者，其 TIC 无固定表现类型。Loo 等应用 MRI 动态对比成像对 54 例接受乳腺癌新辅助化疗的患者进行相关研究，提示其中 13 例患者乳腺病灶的 TIC 由原来的平台型或流出型变为流入型，其中 9 例患者病灶达到完全缓解。研究结果提示乳腺癌患者在接受有效的新辅助化疗后，肿瘤组织的血流动力学发生变化，动态对比增强的强化速度减低，信号强度幅度下降，其 TIC 向 I 型转变。

　　综上所述，以 NGS 为基础的检测技术的发展与进步，提高了 ctDNA 检测的敏感度和信息量，提供了更全面、精确的肿瘤遗传基因组学信息。磁共振多功能参数的应用为乳腺癌新辅助化疗的早期疗效预测提供了的重要参数。但是 NGS、ctDNA 等相关技术仍处于起步阶段，因此仍需大样本、前瞻性临床研究进一步证实其在乳腺癌新辅助化疗中的临床价值，探索敏感、实用的靶向标志物，从而真正实现乳腺癌的个体化治疗。

（安徽省立医院　潘跃银　鹿楠楠）

参考文献

[1] von Minckwitz G, Untch M, Blohmer JU, et al. Definition and impact of pathologic complete response on prognosis after neoadjuvant chemotherapy in various intrinsic breast cancer subtypes. J Clin Oncol, 2012, 30（15）：1796-1804.

[2] Liedtke C, Mazouni C, Hess KR, et al. Response to neoadjuvant therapy and long-term survival in patients with triple-negative breast cancer. J Clin Oncol, 2008, 26（8）：1275-1281.

[3] Cortazar P, Zhang L, Untch M, et al. Pathological complete response and long-term clinical benefit in breast cancer：the CTNeoBC pooled analysis. Lancet, 2014, 384（9938）：164-172.

[4] Swanton C. Intratumor heterogeneity and branched evolution revealed by multiregion sequencing. N Engl J Med, 2012, 366（10）：883-892.

[5] Goodwin S, McPherson JD, McCombie WR. Coming of age：ten years of next-generation sequencing technologies. Nat Rev Genet, 2016, 17（6）：333-351.

[6] Stephens° PJ, Tarpey PS, Davies H, et al. The landscape of cancer genes and mutational processes in breast cancer. Nature, 2012, 486（7403）：400-404.

[7] Shah SP, Roth A, Goya R, et al. The clonal and mutational evolution spectrum of primary triple-negative breast cancers. Nature, 2012, 486（7403）：395-399.

[8] Cancer Genome Atlas Network. Comprehensive molecular portraits of human breast tumours. Nature, 2012, 490（7418）：61-70.

[9] Nik-Zainal S, Davies H, Staaf J, et al. Landscape of somatic mutations in 560 breast cancer whole-genome sequences. Nature, 2016, 534（7605）：47-54.

[10] Morganella S, Alexandrov LB, Glodzik D, et al. The topography of mutational processes in breast cancer genomes. Nat Commun, 2016, 7：11383.

[11] Niravath P, Cakar B, Ellis M. The role of genetic testing in the selection of therapy for breast cancer：A review. JAMA Oncol, 2017, 3（2）：262-268.

[12] Mandel P, Metais P. Les acides nucléiques du plasma sanguin chez l'homme. C R Seances Soc Biol Fil, 1948, 142（3-4）：241-243.

[13] Qin Z, Ljubimov VA, Zhou C, et al. Cell-free

circulating tumor DNA in cancer. Chin J Cancer, 2016, 35: 36.

[14] De Mattos-Arruda L, Cortes J, Santarpia L, et al. Circulating tumour cells and cell-free DNA as tools for managing breast cancer. Nat Rev Clin Oncol, 2013, 10 (7): 377-389.

[15] Dawson SJ, Tsui DW, Murtaza M, et al. Analysis of circulating tumor DNA to monitor metastatic breast cancer. N Engl J Med, 2013, 368 (13): 1199-1209.

[16] Garcia-Murillas I, Schiavon G, Weigelt B, et al. Mutation tracking in circulating tumor DNA predicts relapse in early breast cancer. Sci Transl Med, 2015, 7 (302): 302ra133.

[17] Wang Q, Guo Y, Zhang J, et al. Contribution of IVIM to conventional dynamic contrast-enhanced and diffusion-weighted MRI in differentiating benign from malignant breast masses. Breast Care (Basel), 2016, 11 (4): 254-258.

[18] Shao G, Fan L, Zhang J, et al. Association of DW/DCE-MRI features with prognostic factors in breast cancer. Int J Biol Markers, 2017, 32 (1): 118-125.

[19] Partridge SC, Nissan N, Rahbar H, et al. Diffusion-weighted breast MRI: Clinical applications and emerging techniques. J Magn Reson Imaging, 2017, 45 (2): 337-355.

[20] Yuan J, Wong OL, Lo GG, et al. Statistical assessment of bi-exponential diffusion weighted imaging signal characteristics induced by intravoxel incoherent motion in malignant breast tumors. Quant Imaging Med Surg, 2016, 6 (4): 418-429.

[21] Liu S, Ren R, Chen Z, et al. Diffusion-weighted imaging in assessing pathological response of tumor in breast cancer subtype to neoadjuvant chemotherapy. J Magn Reson Imaging, 2015, 42 (3): 779-787.

[22] Li XR, Cheng LQ, Liu M, et al. DW-MRI ADC values can predict treatment response in patients with locally advanced breast cancer undergoing neoadjuvant chemotherapy. Med Oncol, 2012, 29 (2): 425-431.

[23] Partridge SC, Nissan N, Rahbar H, et al. Diffusion-weighted breast MRI: Clinical applications and emerging techniques. J Magn Reson Imaging, 2017, 45 (2): 337-355.

[24] Galbán CJ, Ma B, Malyarenko D, et al. Multi-site clinical evaluation of DW-MRI as a treatment response metric for breast cancer patients undergoing neoadjuvant chemotherapy. PLoS One, 2015, 10 (3): e0122151.

[25] Baltzer PA, Dietzel M. Breast lesions: diagnosis by using proton MR spectroscopy at 1.5 and T-systematic review and meta-analysis. Radiology, 2013, 267 (3): 735-746.

[26] Shin HJ, Baek HM, Cha JH, et al. Evaluation of breast cancer using proton MR spectroscopy: total choline peak integral and signal-to-noise ratio as prognostic indicators. Am J Roentgenol, 2012, 198 (5): W488-W497.

[27] Danishad KK, Sharma U, Sah RG, et al. Assessment of therapeutic response of locally advanced breast cancer (LABC) patients undergoing neoadjuvant chemotherapy (NACT) monitored using sequential magnetic resonance spectroscopic imaging (MRSI). NMR Biomed, 2010, 23 (3): 233-241.

[28] Tozaki M, Sakamoto M, Oyama Y, et al. Predicting pathological response to neoadjuvant chemotherapy in breast cancer with quantitative 1H MR spectroscopy using the external standard method. J Magn Reson Imaging, 2010, 31 (4): 895-902.

[29] Baek HM, Chen JH, Nie K, et al. Predicting pathologic response to neoadjuvant chemotherapy in breast cancer by using MR imaging and quantitative 1H MR spectroscopy. Radiology, 2009, 251 (3): 653-662.

[30] Uematsu T, Kasami M, Yuen S. Neoadjuvant chemotherapy for breast cancer: correlation between the baseline MR imaging findings and responses to therapy. Eur Radiol, 2010, 20 (10): 2315-2322.

[31] Loo CE, Teertstra HJ, Rodenhuis S, et al. Dynamic contrast-enhanced MRI for prediction of breast cancer response to neoadjuvant chemotherapy: initial results. Am J Roentgenol, 2008, 191 (5): 1331-1338.

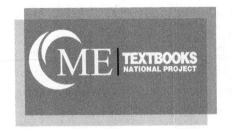

理性看待新辅助和辅助化疗和靶向药物治疗的"加减法"

第 12 章

半个世纪以来，早期乳腺癌（early mammary cancer，EBC）治疗的巨大变化显著改善了患者的预后。随着综合治疗的开展、治疗手段的强化，越来越多的早期乳腺癌术后患者接受了更长疗程、更强方案的辅助治疗。但是，不断升级的治疗必然带来治疗成本的增加、不良反应的加重，患者也因此需要额外负担心理、社会和经济等方面的困难。因此，EBC 术后辅助治疗面临"减法"的挑战。与此同时，在乳腺癌发病初期的强有力控制和精准治疗，为术前新辅助化疗的"加法"创造了机遇。

一、辅助治疗的"减法"

目前，辅助治疗做"减法"的尝试主要聚焦在通过多基因检测避免化疗，缩短治疗时间，减少联合化疗药物种类，以及在预后好的群体中避免过多治疗等。

1. 对低危 HER-2 阳性 EBC 简化辅助治疗方案 曲妥珠单抗+紫杉醇单药。APT 研究旨在低危人类表皮生长因子受体 2（human epidermal growth receptor 2，HER-2）阳性 EBC 中应用紫杉醇联合曲妥珠单抗，尝试在预后较好的患者中减少细胞毒药物。3 年随访无病生存率达到 98.7%。APT 研究对于激素受体阳性、T_1 期、HER-2 阳性的低危 EBC 实现了"减法"治疗，进一步随访结果将于 2017 年发布。

2. HER-2 阳性 EBC，曲妥珠单抗标准治疗时间仍为 1 年 基于 HERA 研究，延长曲妥珠单抗至 2 年，较 1 年治疗未获得更多无病生存优势。

3. 部分中危 EBC 的辅助化疗疗程数可从 6 个疗程减至 4 个疗程 CALGB 40101 研究纳入 3173 例可手术以及 0~3 个淋巴结阳性 EBC，旨在评估 6 个疗程多柔比星+环磷酰胺和 4 个疗程多柔比星+环磷酰胺治疗 EBC 疗效，结果发现两组 4 年无复发生存率（分别为 90.9% 和 91.8%）和 4 年总生存率（分别为 95.3% 和 96.3%）几乎无差别。

4. 辅助化疗方案中氟尿嘧啶可以剔除 GIM2 研究提示，包含氟尿嘧啶的 FEC→P（5-氟尿嘧啶+表柔比星环磷酰胺序贯紫杉醇）的化疗方案和不含氟尿嘧啶的 EC→PC 表柔比星+环磷酰胺序贯紫杉醇方案相比，辅助化疗可手术、淋巴结阳性 EBC，无病生存率和总生存率无显著差异。

5. 辅助化疗相对适应证的缩小 St. Gallen 专家团对于年龄、脉管瘤栓、任一淋巴结等作为独立因素评价辅助化疗必要性的认可度均较以往下降。对组织学分级高、Ki-67 高表达、激素受体低表达等因素作为辅助化疗相对适应证的认可度更高；认为对于淋巴结阳性且 Oncotype DX 低评分者，三阴性乳腺癌且 $T_{1a}N_0M_0$ 者可避免化疗。

当然，2017 年 St. Gallen 专家团队仍强调依据以免疫组织化学法为主的检测方式对 EBC 进行病理分型，同时结合患者年龄、淋巴结状态、组织学分级、分期等因素判断患者是否适合辅助化疗。对于分期较早的 EBC 可以结合各种形式的基因检测协助判断预后。

二、新辅助化疗的"加法"

新辅助化疗的"加法"主要体现在：新辅助化疗适应证扩大、对特殊病理亚型的 EBC 新辅助化疗方案的多种选择，以及新辅助化疗后术后辅助治疗的强化。

1. 新辅助化疗适应证的扩大　既往新辅助化疗的适应证主要针对不能行理想手术切除的乳腺癌。本次共识就"拟行保乳手术，肿瘤 II ~ III 级，HER-2 阳性的 EBC 患者"行新辅助化疗+曲妥珠单抗治疗的认可度达 94%。

2. 新辅助化疗方案的扩大　对于 II ~ III 级 HER-2 阳性的 EBC，以往推荐新辅助化疗方案含紫杉类方案联合曲妥珠单抗。依据 NeoSphere 研究：多西他赛联合曲妥珠单抗和帕妥珠单抗的双靶向新辅助化疗方案（P+H+T）病理完全缓解率达到 45% 以上，较化疗联合单靶向治疗明显提高。2017 年（ASCO）的 TRAIN-2 研究，虽然没有取得阳性的结果，但足以证实抗 HER-2 双靶向方案卓越疗效（P+H 方案联合紫杉类或蒽环类方案化疗的病理完全缓解率可达到 67% ~ 68%）。继2016 年 ASCO 指南后，2017 年 St. Gallen 专家团对双靶向药联合紫杉类（P+H+T）方案用于HER-2 阳性乳腺癌新辅助化疗的认可度高达 84.3%。

3. 对于三阴性乳腺癌新辅助治疗方案的选择多样化　由于多个含铂方案在三阴性乳腺癌新辅助化疗研究中的成功（如 Geparsixto 研究），这一特殊类型乳腺癌的新辅助化疗方案的共识推荐已经先于其他亚型乳腺癌，由以往仅推荐蒽环联合紫杉方案，扩大到蒽环类或铂类联合紫杉类方案。但仍应注意到，在另一些研究中（如 CALGB40603），T/（+/-CBP）-AC（Bev）新辅助化疗，无事件生存无显著差异，三阴性乳腺癌新辅助化疗中"加"卡铂的优势，仍需要更多研究证实。

4. 对于经新辅助化疗后缓解不尽理想的三阴性乳腺癌（未达病理完全缓解）　在可靠的分子生物标志物指导下，选择合适的人群进行辅助治疗阶段的强化治疗可改善预后。CREATE-X 研究，HER-2 阴性EBC 新辅助化疗后未达病理完全缓解者，后续给予卡培他滨辅助治疗，无病生存和总生存均明显改善。说明新辅助化疗后基于常规病理，可为特殊高危人群制订更强化的"加法"治疗方案。

诚然，新辅助"加法"治疗需要明确的疗效预测或预后判断，随着诸如肿瘤浸润淋巴细胞、基因测序等新标志物或检测手段的发展，将在升级治疗的选择中发挥更多的作用。

三、我们应该扩大基因检测在乳腺癌患者中的应用吗?

多基因检测是否可以避免化疗相关研究——MINDACT 研究重点探讨了临床风险和基因检测风险存在矛盾的情况。对于激素受体阳性、淋巴结阴性和淋巴结阳性（1~3）患者，临床高风险而基因检测低风险的未化疗患者，5 年无远处转移生存率达到 94.7%。尽管还不能根据该结果认定此类患者无需化疗，但化疗的获益率低是可以肯定的（≤2%）。研究提示 Mammaprint 检测在辅助治疗的选择上具有一定的指导意义。但是，也应该考虑到目前的临床工作现状，基因检测技术并未普及，免疫组织化学法分型和肿瘤病理分期仍是临床医师判断患者预后以及是否需行辅助化疗的重要手段。基因检测技术对 EBC 预后及辅助化疗必要性的判断价值仍需更多研究证据支持，但不失为未来肿瘤治疗的发展方向。

（中国医学科学院肿瘤医院/国家癌症中心　王佳玉　徐兵河）

参考文献

［1］Tolaney SM, Barry WT, Dang CT, et al. Adjuvant paclitaxel and trastuzumab for node-negative, HER2-positive breast cancer. N Engl J Med, 2015, 372 (2): 134-141.

［2］Cameron D, Piccart-Gebhart MJ, Gelber RD, et al. 11 years´ follow-up of trastuzumab after adjuvant chemotherapy in HER2-positive early breast cancer: final analysis of the HERceptin Adjuvant (HERA) trial. Lancet, 2017, 389 (10075): 1195-1205.

［3］Shulman LN, Berry DA, Cirrincione CT, et al. Comparison of doxorubicin and cyclophosphamide versus single-agent paclitaxel as adjuvant therapy for breast cancer in women with 0 to 3 positive axillary nodes: CALGB 40101 (Alliance). J Clin Oncol, 2014, 32 (22): 2311-2317.

［4］Lambertini M, Ceppi M, Cognetti F, et al. MIG and GIM study groups. Dose-dense adjuvant chemotherapy in premenopausal breast cancer patients: A pooled analysis of the MIG1 and GIM2 phase III studies. Eur J Cancer, 2017, 71: 34-42.

［5］Bianchini G, Kiermaier A, Bianchi GV et al. Biomarker analysis of the NeoSphere study: pertuzumab, trastuzumab, and docetaxel versus trastuzumab plus docetaxel, pertuzumab plus trastuzumab, or pertuzumab plus docetaxel for the neoadjuvant treatment of HER2-positive breast cancer. Breast Cancer Res, 2017, 19 (1): 16.

［6］van Ramshorst MS, Werkhoven E, Honkoop AH, et al. Toxicity of dual HER2-blockade with pertuzumab added to anthracycline versus non-anthracycline containing chemotherapy as neoadjuvant treatment in HER2-positive breast cancer: The TRAIN-2 study. Breast, 2016, 29: 153-159.

［7］von Minckwitz G, Schneeweiss A, Loibl S, et al. Neoadjuvant carboplatin in patients with triple-negative and HER2-positive early breast cancer (GeparSixto; GBG 66): a randomised phase 2 trial. Lancet Oncol, 2014, 15 (7): 747-756.

［8］Golshan M, Cirrincione CT, Sikov WM, et al. Impact of neoadjuvant chemotherapy in stage II-III triple negative breast cancer on eligibility for breast-conserving surgery and breast conservation rates: surgical results from CALGB 40603 (Alliance). Ann Surg, 2015, 262 (3): 434-439.

［9］Aalders KC, Kuijer A, Straver ME, et al. Characterisation of multifocal breast cancer using the 70-gene signature in clinical low-risk patients enrolled in the EORTC 10041/BIG 03-04 MINDACT trial. Eur J Cancer, 2017, 79: 98-105.

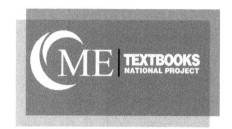

早期乳腺癌系统治疗的升级与降级

第13章

乳腺癌作为女性中最常见的恶性肿瘤，在2012年全球范围内约有170万人被确诊为乳腺癌，其中约有50万人死于乳腺癌。在我国，乳腺癌的年龄标准化发病率和死亡率都有增高的趋势。其中，早期乳腺癌因为无远处转移而被视为可能治愈或预后良好，早期乳腺癌治疗的巨大变化显著改善了患者的预后。在2017年的St. Gallen会议中早期乳腺癌的"加减法"治疗被热议，我们在此称其为早期乳腺癌的升级和降级治疗。随着综合治疗的开展、治疗手段的强化，越来越多的早期乳腺癌患者接受了更长疗程、更强方案的系统治疗。然而，不断升级的治疗必然带来治疗成本的增加和不良反应的增多，因此，早期乳腺癌的系统治疗面临降级的挑战。在肿瘤进入了个体化治疗和精准治疗的时代后，如何在避免过度治疗的情况下让患者最大程度的获益，哪些系统治疗应该升级，哪些应该降级，升级与降级治疗的程度及如何选择合适的患者都是急需解决的问题。为此，本文结合了2017年St. Gallen会议讨论的热点，就近2年的新进展，对早期乳腺癌系统治疗的升级与降级做以下综述。

一、内分泌治疗

（一）内分泌治疗持续时间

对于激素受体阳性乳腺癌患者的辅助内分泌治疗，5年是标准的治疗年限。然而，研究结果提示激素受体阳性乳腺癌有延迟复发的风险，可能存在术后2~3年和7~8年两个复发高峰，因此，延长辅助内分泌治疗时长能够带来进一步获益成为我们关注的焦点。

ATLAS试验比较了5年他莫昔芬（tamoxifen，TAM）与10年TAM治疗对于（ER）阳性乳腺癌患者复发率和乳腺癌相关死亡率的影响。中位随访15年的结果显示，10年TAM治疗不仅可以降低乳腺癌的复发风险（$P=0.002$）、乳腺癌死亡率（$P=0.01$）和总死亡率（$P=0.01$），而且在完成总共10年TAM治疗后的至少5年内，治疗后预估的复发风险减少30%（$P=0.01$），乳腺癌死亡率减少48%（$P<0.0001$）。该试验同时还表明，10年TAM治疗的获益远超不良反应。另外一个相似的试验aTTom结果同样显示10年TAM治疗能显著降低乳腺癌复发风险（$RR\ 0.85$，$P=0.003$），和ATLAS试验一样，复发风险的减少具有时间依赖性。ATLAS试验与aTTom试验的结果强烈支持10年TAM治疗的优越性。根据以上研究和一些相关临床试验的支持，2016年美国国家综合癌症网络（National Comprehensive Cancer Network，NCCN）指南将10年内分泌治疗推荐为内分泌治疗方案之一。

MA17临床试验证实5年TAM治疗后继续接受5年来曲唑治疗可以显著延长绝经后早期乳腺

癌患者的 5 年无病生存（*HR* 0.52，*P*<0.001）、无远处转移生存（*HR* 0.51，*P*<0.001）和总生存（*HR* 0.61，*P*<0.001）。随后的探索性亚组分析对患者在诊断时的绝经状态进行了探讨，结果显示诊断时尚未绝经的患者在无病生存方面的获益相较诊断时已处于绝经状态的患者更为明显（*HR* 0.26，*P*=0.003；*HR* 0.67，*P*=0.006）。而关于使用芳香化酶抑制剂（aromatase inhibitor，AI）类延长辅助内分泌治疗年限的类似研究 NSABP B-33 和 ABSCG 6a 也证实了其有效性。美国 NCCN 指南也推荐绝经前激素受体阳性患者 TAM 治疗 5 年后，如果仍处于绝经前状态，可以选择继续行 TAM 治疗至 10 年；如果已处于绝经后状态，可以选择 AI 继续治疗 5 年。

对于绝经后激素受体阳性乳腺癌患者，TAM 治疗 10 年或 TAM 治疗 5 年后继续 AI 治疗至 10 年的长程内分泌治疗的优越性已经得到公认，对于初始就使用 AI 治疗的患者，是否需要延长 AI 治疗至 10 年？MA17R 试验将 5 年左右 AI 治疗后的 1918 例患者随机分为继续 5 年的来曲唑组和安慰剂组，均允许先前接受过 TAM 治疗。结果显示，来曲唑组相比安慰剂组，能进一步显著改善 5 年无病生存率（95%与91%比较，*P*=0.01），降低对侧乳腺癌发病率（0.21%与0.49%比较，*P*=0.007），但 5 年总生存率未发现显著差异。AI 组在治疗期间没有出现新的毒性反应且对生活质量没有明显负面影响。NRG Oncology/NSABP B-42 研究在 2016 年圣安东尼奥乳腺癌会议（San Antonio Breast Cancer Symposium，SABCS）报告了中位随访 6.9 年的结果：在完成初始 5 年 AI 或初始 3 年内 TAM 后续 AI 共 5 年的治疗后，继续来曲唑治疗至 10 年，相比安慰剂组未带来无病生存率的提高（84.7%与81.3%比较，*P*=0.048；该研究中 *P* 值未达到 0.041 8，无统计学意义），但探索性亚组分析显示应用过 TAM 的、T≤2.0 的患者能够获益。来曲唑组和安慰剂组的总生存率也无差异（91.8%与92.3%比较，*P*=0.22），但来曲唑组能显著降低远处复发率（3.9%与5.8%比较，*P*=0.03）及延长无乳腺癌间期（BCFI 事件发生率：6.7%与10.0%比较，*P*=0.003）。

而关于延长 AI 治疗最佳持续时间的问题，IDEAL 和 DATA 研究在 2016 年 SABCS 上的报告或许能给予我们一些启示。IDEAL 研究探索了在 5 年辅助内分泌治疗后延长来曲唑治疗的最佳持续时间，2016 年 SABCS 报告了其中位随访 6.5 年的结果：来曲唑 2.5 年组和 5 年组的无病生存率（88.4%与87.9%比较，*P*=0.70）和总生存率（93.5%与92.6%比较，*P*=0.59）无显著差异。不过，5 年组的第二原发性乳腺癌累计发生率明显低于 2.5 年组（*HR* 0.37，*P*=0.008）且不良事件数增加了 16%。与之相似的 DATA 研究探索的是在绝经后患者 2~3 年 TAM 治疗后应用阿那曲唑 3 年或 6 年的疗效分析，也于 2016 年的 SABCS 公布了首次研究结果：中位随访 4.1 年，3 年组和 6 年组患者的 5 年校正无病生存率（83.1%与79.4%比较，*P*=0.07）及总生存率（90.8%与90.4%比较，*P*=0.60）均无显著差异，但探索性亚组分析显示在特定（ER 阳性和 PR 阳性、HER-2 阴性、大肿瘤负荷和既往接受化疗等）患者群中延长 AI 治疗仍有获益。

目前，关于 5 年 AI 辅助治疗后是否需延长 AI 治疗至 10 年的问题，各研究设计不太一致，对临床的指导价值得我们讨论。2017 年 St. Gallen 的投票结果有超过半数专家认为可以在中高危复发风险的患者中继续延长 3~5 年，但仍有部分专家认为尚不明确。

因此，对既往 AI 起始治疗的患者，在考虑延长 AI 治疗前应综合评估潜在的获益和风险。既往耐受性良好、骨密度状况较好且较年轻，同时伴临床病理高危风险、淋巴结阳性、ER 阳性和 PR 阳性或基因组测试为较高风险者，可考虑延长 AI 治疗；对于既往不能耐受 AI 不良反应、发生骨质减少或骨质疏松、年龄较大、临床病理低风险、淋巴结阴性、基因组测试为低风险者，应谨慎选择延长内分泌治疗时间。

（二）卵巢功能抑制

进一步降低年轻乳腺癌患者体内的雌激素水平能否转变为生存获益一直是绝经前患者内分泌

治疗的研究热点。SOFT 和 TEXT 试验联合分析入组了绝经前激素受体阳性早期乳腺癌患者，比较了卵巢功能抑制（ovarian function suppression，OFS）+AI 与 OFS 联合 TAM 的疗效。共纳入 5738 例绝经前激素受体阳性的早期乳腺癌患者，其中 TEXT 试验纳入 2672 例患者，1∶1 分别给予 OFS+依西美坦 5 年或 OFS+TAM 5 年；SOFT 试验纳入 3066 例患者，1∶1∶1 分别给予 OFS+依西美坦 5 年、OFS+TAM 5 年或单药 TAM 5 年。联合分析结果显示：OFS+依西美坦较 OFS+TAM 可以显著提高 5 年无病生存率（91.1% 与 87.3% 比较，HR 0.72，$P<0.001$），OFS+依西美坦可降低 28% 的复发风险（HR 0.72，$P=0.000\ 2$），但两组的 5 年总生存率并无显著差异。在 SOFT 试验的单独分析中，主要研究终点 TAM+OFS 对比 TAM 的 5 年无病生存并无统计学差异（$P=0.10$）。但对于经化疗的患者，相比 TAM 单药，OFS 联合 TAM 或 AI 的 5 年无乳腺癌间期绝对获益分别为 4.5% 和 7.7%。另外，对于 <35 岁的患者，OFS 获益尤为显著，OFS+AI 的 5 年复发率仅为 1/6，低于 TAM 单药组（1/3）和 OFS+TAM 组（1/5）。因此，大多专家认为对于绝经前 <35 岁及需要化疗的患者，均能从 OFS 中获益。基于 SOFT 和 TEXT 试验的结果，2016 年 NCCN 指南指出：对于绝经前激素受体阳性乳腺癌患者，辅助内分泌治疗中 5 年 TAM 联合或不联合 OFS 和 5 年 AI 联合 OFS 均为 I 级证据，其中 OFS 联合 TAM/AI 可以用于复发风险较高者。

二、化　　疗

（一）化疗药物

1. 蒽环类药物　早期乳腺癌的临床试验证实了 4 个疗程的 TC 方案（多西他赛+环磷酰胺）与 4 个疗程的 AC 方案（多柔比星+环磷酰胺）在无病生存率（81% 与 75% 比较，$P=0.033$）和总生存率（87% 与 82% 比较，$P=0.032$）方面的优越性。使 TC 方案成为较适合的非蒽环类化疗方案。为了进一步比较蒽环类联合或序贯紫杉类方案（TaxAC）和 TC 方案在早期 HER-2 阴性高危乳腺癌患者中的疗效与安全性，ABC 研究对三项临床试验：USOR 06-090、NSABP B-46-I/USOR 07132 和 NSABP B-49 进行了联合分析。共有 2125 例患者进行了 TC 方案×6 个疗程的辅助化疗，2117 例患者进行了 TaxAC 的辅助化疗，试验的主要临床终点为无侵袭性疾病生存率，联合分析结果显示，TaxAC 方案的 4 年无侵袭性疾病生存率显著优于 TC 方案×6 个疗程（90.7% 与 88.2% 比较，$P=0.04$），但 4 年总生存率无显著差异（94.7% 与 95% 比较，$P=0.60$）。在探索性亚组分析中，ER/PR+且淋巴结阴性的患者，TC 组与 TaxAC 组 4 年无侵袭性疾病生存率分别为 94.2% 和 91.5%（Δ=-2.7%），TC 组为优。ABC 研究的结果表明，对比 TC 方案，TaxAC 方案在整个人群的无侵袭性疾病生存中仍具有显著的优势，蒽环类药物不可或缺。

作为蒽环类药物的分子靶点，$TOP2A$ 基因表达异常（基因扩增或缺失）和蒽环类药物的获益息息相关。DBCG89D 研究发现乳腺癌中 $TOP2A$ 异常表达的患者应用 CEF 方案化疗后可显著降低其复发风险（HR 0.42），但在 $TOP2A$ 表达正常的患者中辅助化疗应用 CEF 方案并未带来明显获益。在 DBCG89D 研究的基础上，DBCG07-READ 研究高选择性入组了 $TOP2A$ 表达正常的早期乳腺癌患者 4325 例，比较 TC 方案×6 个疗程化疗和 EC×3 个疗程序贯 T×3 个疗程方案辅助化疗的预后差异。2016 年的 SABCS 上公布了其 5.4 年的中位随访结果：EC→T 方案并未比 TC 方案在无病生存及总生存方面带来更多获益（无病生存：HR 1.03，$P=0.84$；总生存：HR 1.15，$P=0.4$），亚组分析提示 EC→T 方案可能使浸润癌 I ~ II 级、绝经后早期性腺癌患者获益，而 TC 方案可能使浸润癌 III 级、绝经前患者获益。由此，DBCG07-READ 研究认为在 $TOP2A$ 表达正常的早期乳腺癌患者应用蒽环类化疗药物并无获益。从 DBCG07-READ 研究中我们可以发现，蒽环类药物的适宜人群迎来了分子靶向时代的挑战，HER-2 阳性与否已经不足以作为选择蒽环类辅助化疗的依据，对 HER-2 下游基因（*TOP2A* 等）的检测、对病理危险因素的综合判断才是我们未来精确选择辅助化疗方案的方向。

蒽环类药物作为乳腺癌化疗的基石，其作用经过 30 年来的研究和临床应用，已获得充分肯定，但蒽环类药物的心脏毒性一直以来都是令人关注的因素。在辅助化疗的研究中，与蒽环类方案比较疗效或是对含蒽环类方案优势人群的精准探索，都是希望这一传统化疗药能以最小的代价获得最优化的疗效。随着时代的发展，对患者生活质量的关注以及对蒽环类药物不良反应认识的提高，如何筛选出可以不用蒽环类药物的人群，学者们在尝试探索可能的降级治疗。这不只依靠免疫组织化学病理分型等简单的参考因素，超越 HER-2 层面病理分析，甚至经过临床研究验证的多基因检测等，都是未来应对挑战的手段。

2. 氟尿嘧啶　自 CMF 方案问世以来，氟尿嘧啶一直是辅助化疗的重要组成部分。但是，近年来一些研究表明，它并不是辅助治疗的必须药物。GIM-2 Ⅲ期临床试验入组了 2091 例淋巴结阳性可手术的早期乳腺癌患者，随机分为 EC→P（表柔比星+环磷酰胺序贯紫杉醇）或 FEC→P（氟尿嘧啶+表柔比星+环磷酰胺序贯紫杉醇）3 周或 2 周的辅助治疗，化疗疗程及剂量均相同。中位随访 7 年的结果显示，FEC→P 方案与 EC→P 方案的无病生存率（78% 与 79% 比较，$P = 0.561$）和总生存率（91% 与 92% 比较，$P = 0.234$）相似，氟尿嘧啶的加入还带来了更多相关的 3、4 级不良事件如中性粒细胞减少、发热、呕吐等。GIM-2 研究结果提示在早期淋巴结阳性乳腺癌的标准化疗中添加氟尿嘧啶无生存获益且毒性增加。

3. 卡培他滨　卡培他滨在早期乳腺癌系统治疗中的地位一直颇受争议。FinXX 试验纳入了 1500 例淋巴结阳性或淋巴结阴性的高危乳腺癌患者，旨在比较 T→CEF（多西他赛序贯环磷酰胺+表柔比星+5-氟尿嘧啶）方案与 TX→CEX（卡培他滨+多西他赛序贯环磷酰胺+表柔比星+卡培他滨）方案的临床疗效。中位随访 59 个月发现，两组的无复发生存（$HR\ 0.79$，$P = 0.087$）及总生存（$HR\ 0.73$，$P = 0.080$）无显著差异，但在亚组分析中发现，TX→CEF 组在三阴性乳腺癌（triple negative breast cancer，TNBC）和初治时淋巴结转移大于 3 的人群中能显著提高乳腺癌无复发生存（$HR\ 0.48$，$P = 0.018$）及乳腺癌特异生存（breast cancer specific survival，BCSS）（$HR\ 0.64$，$P = 0.027$）。近期，FinXX 试验公布了 10 年随访的研究结果。结果显示卡培他滨在辅助治疗中的加入未能改善患者预后（无复发生存：$HR\ 0.88$，$95\%\,CI\ 0.71 \sim 1.08$，$P = 0.23$；总生存：$HR\ 0.84$，$95\%\,CI\ 0.66 \sim 1.07$，$P = 0.15$）。但亚组分析发现，含卡培他滨组在 TNBC 患者中的无复发生存及总生存均有显著改善（无复发生存：$HR\ 0.53$，$P = 0.02$；总生存：$HR\ 0.55$，$P = 0.03$）。最终结果提示卡培他滨加入辅助化疗不延长生存，但是 TNBC 患者能从卡培他滨治疗中获益。

Ⅲ期临床试验 CREATE-X 和 JBCRG-04 研究则探索了在全身治疗的基础上联合卡培他滨可否为新辅助化疗后残留病理浸润病灶的患者带来远期生存获益。该试验共纳入了 910 例经蒽环类和（或）紫杉类新辅助化疗后有残留浸润性病灶的 HER-2 阴性乳腺癌患者，结果显示卡培他滨组与对照组相比，两年无病生存率分别为 82.8% 和 74.0%，估算 5 年无病生存率分别为 74.1% 和 67.7%（$HR\ 0.7$，$P = 0.005$），两年总生存率分别为 94.0% 和 89.2%；估算 5 年总生存率分别为 89.2% 和 83.9%（$HR\ 0.6$，$P < 0.01$），即 HER-2 阴性的早期乳腺癌新辅助化疗后未达病理完全缓解（pathological complete response，pCR）者，后续给予卡培他滨辅助治疗，无病生存率及总生存率均有明显改善。这说明新辅助化疗后基于常规病理，可为特殊高危人群制订更强化的升级治疗方案。

Gepar Quattro 研究比较了 EC→T、TX（多西他赛+卡培他滨）或 T→X（多西他赛序贯卡培他滨）在新辅助化疗中的疗效，结果显示 3 组的 pCR 率（22.3%、19.5%、22.3%）与保乳手术率（70.1%、68.4%、65.3%）无显著差别，但卡培他滨的加入会增加不良事件的发生率。Ohno等进行的一项随机多中心的临床研究则比较了 FEC 序贯 T（多西他赛）或 TX（多西他赛+卡培他滨）在新辅助化疗中的疗效，结果显示两组的 pCR 率（24% 与 23% 比较，$P = 0.748$）、无病生存（$P = 0.711\ 6$）及总生存（$P = 0.326\ 7$）均无显著差异。一篇发表于 2013 年的 Meta 分析纳入了 5 个乳腺癌新辅助化疗的临床研究，一共 3257 例无转移的早期或可手术的乳腺癌患者。分析发现在以蒽环/紫杉类为基础的新辅助化疗中，卡培他滨的加入并未改善临床结果：pCR 率（$RR\ 1.10$，$P = 0.43$）、总缓解率（$RR\ 1.00$，$P = 0.93$）、保乳手术率（$RR\ 0.98$，$95\%\ CI\ 0.93 \sim 1.04$，$P = 0.49$），提示我们在新辅助化疗中卡培他滨并未带来疗效的改善，反而会增加不良事件的发生。

4. 吉西他滨　吉西他滨在晚期乳腺癌的一线治疗中有着重要的作用和地位，无论单药还是联合紫杉类及铂类等药物，均显示出良好的疗效和安全性，但吉西他滨在早期乳腺癌中的地位仍尚不明确。NSABP B-38 研究探讨了在蒽环和紫杉为基础的辅助化疗方案中加入吉西他滨能否带来临床获益。该试验共纳入 4894 例淋巴结阳性早期乳腺癌患者，随机分为 TAC（多西他赛+多柔比星+环磷酰胺）组、剂量密集型 AC→P（剂量密集型多柔比星+环磷酰胺序贯紫杉醇）组或剂量密集型 AC→PG（剂量密集型多柔比星+环磷酰胺序贯紫杉醇+吉西他滨）组。结果显示吉西他滨的加入未提高 5 年无病生存率（$HR\ 1.07$，$P = 0.41$）和总生存率（$HR\ 0.85$，$P = 0.13$）。tAnGo 研究同样探讨了这一问题，该研究共纳入 3152 例 ER 阴性早期乳腺癌患者，随机分入 EC→P 组或 EC→PG 组。该研究最新 10 年的随访结果显示，EC→PG 组较 EC→P 组 10 年无病生存率（65% 与 65% 比较）和总生存率（71% 与 70% 比较，$P = 0.81$）并未有显著提高，且吉西他滨的加入带来了更多的 3 级不良事件如骨髓抑制、疲劳和感染等。上述临床试验均提示我们吉西他滨未能在早期乳腺癌的治疗中发挥更多优势。

5. 铂类　近期两项大型随机 Ⅱ 期临床试验的结果为铂类在 TNBC 新辅助化疗中的应用提供了重要证据。GeparSixto 试验中 315 例 TNBC 患者使用紫杉醇、非聚乙二醇化脂质体多柔比星及贝伐珠单抗作为新辅助化疗方案，其中同时接受卡铂的患者较对照组展现出了明显的 pCR 优势（pCR：$ypT_0\ ypN_0$ 53.2% 与 36.9% 比较，$P = 0.005$）。该试验最新数据分析显示，卡铂组患者无病生存率为 84.7%，对照组为 81.0%（$P = 0.311\ 5$）；在 HER-2 阳性组中，卡铂组与对照组无病生存无显著性差异（83.4% 与 86.7% 比较，$P = 0.371\ 9$）；而相反的，在 TNBC 组中，卡铂组与对照组有显著差异（85.8% 与 76.1% 比较，$HR\ 0.56$，$P = 0.035\ 0$）。

CALGB 40603 试验采用 2×2 的设计，评价在标准新辅助化疗方案 T→剂量密集型 AC（紫杉醇序贯剂量密集型多柔比星+环磷酰胺）中加入卡铂和（或）贝伐珠单抗在 Ⅱ ~ Ⅲ 级 TNBC 中的疗效。该试验的结果显示，在紫杉、蒽环为基础的新辅助化疗中加入卡铂能提高治疗疗效（pCR：ypT_0 60% 与 46% 比较，$P = 0.001\ 8$）。该试验最新数据分析显示，含卡铂的新辅助化疗方案未能为 TNBC 患者带来生存获益，两组 3 年无事件生存率分别为 76.5% 和 71.6%（$P = 0.36$），3 年总生存率分别为 81.9% 和 84.6%（$P = 0.53$），均无显著差异。

2014 年在 *Lancet* 发表的 CTNeoBC 荟萃分析也显示，pCR 率的提高并不能预示无事件和总生存的获益。由于 GeparSixto 研究在 TNBC 新辅助化疗研究的成功，这一特殊类型乳腺癌的新辅助化疗方案由以往仅推荐蒽环联合紫杉方案，扩大到蒽环类或铂类联合紫杉类方案。但仍应注意到，在 CALGB 40603 研究中，含铂类的新辅助化疗方案无事件生存无显著差异，TNBC 新辅助化疗中"加"卡铂的优势，仍需要更多研究证实。

（二）辅助化疗疗程、剂量和间隔

1. 辅助化疗疗程　低风险的早期乳腺癌患者辅助化疗的持续时间仍不明确。为了确定 6 个疗程的辅助化疗方案是否优于 4 个疗程，CALGB 40101 研究纳入了 3171 例可手术以及 0~3 个淋巴结的早期乳腺癌患者，其中 94% 淋巴结阴性，随机分入 4 个疗程或 6 个疗程的 AC（多柔比星+环磷酰胺）或 T（紫杉醇）组。结果显示，与 4 个疗程相比，6 个疗程的辅助化疗并未提高 4 年无复发生存率及总生存率（无复发生存率：90.9% 与 91.8% 比较，HR 1.03，$P = 0.77$；总生存率：95.3% 与 96.3% 比较，HR 1.12，$P = 0.44$），亚组分析也显示没有任何亚组能从 6 个疗程的辅助化疗中获益更多，且 6 个疗程的不良事件发生率更高。该研究提示我们对于 0~3 个淋巴结阳性的早期乳腺癌患者，延长辅助化疗的疗程并不能带来更多的临床获益。

2. 辅助化疗剂量和间隔　关于剂量强化或密集型化疗方案相较标准化疗方案是否能带来疗效的提高，一些临床试验给我们做出了解答。GIM-2Ⅲ期临床试验比较了密集型化疗与标准间隔化疗疗效的差别。中位随访 7 年的结果显示，2 周密集方案的无病生存率和总生存率均优于 3 周方案（81% 与 76% 比较，$P < 0.002$；94% 与 89% 比较，$P = 0.000\,1$），表明密集型化疗相比标准间隔化疗带来了疗效的提高。在淋巴结转移大于 4 的患者中，剂量密集型和强化型（intense dose-dense，IDD）的 ETC（表柔比星+紫杉醇+环磷酰胺）2 周和 EC→P 3 周方案相比，复发风险降低 28%（$P < 0.001$），死亡风险降低 24%（$P = 0.028\,5$），但不良事件相应增多，急性髓性白血病和骨髓增生异常综合征在 IDD-ETC 组中被报道。Lambertini 等对两项大型随机临床试验 MIG1 和 GIM-2 进行荟萃分析，纳入了 1549 例患者，结果显示与标准间隔化疗相比，密集化疗显著改善患者总生存率（HR 0.71，$P = 0.021$）。上述临床试验均提示我们剂量强化或密集型化疗方案在带来疗效提高的同时，不良事件的发生也会增多，还需权衡利弊。

（三）多基因检测

多基因检测应用于临床后，许多患者避免了术后的辅助化疗。TAILORx 是一项大型的前瞻性临床试验，该试验主要探索利用 Oncotype DX 结果评价激素受体阳性、HER-2 阴性、淋巴结阴性乳腺癌患者辅助化疗的价值。这项试验共纳入 10 253 例激素受体阳性、HER-2 阴性、无淋巴结受累的乳腺癌患者进行 Oncotype DX 复发风险评分，越高的得分提示越高的复发风险。Oncotype DX 复发风险评分 0~10 分者仅接受辅助内分泌治疗，≥26 分者还需接受辅助化疗，11~25 分者随机分组进行单纯辅助内分泌或辅助内分泌+辅助化疗。该试验结果显示，评分在 0~10 分的患者仅接受辅助内分泌治疗，其 5 年的无侵袭性疾病生存率高达 93.8%，无远处复发生存率达 99.3%，总生存率为 98%。提示我们 Oncotype DX 评分可能成为乳腺癌治疗的指导方式之一，评分在 0~10 分的 Luminal A 型乳腺癌患者不需接受化疗。

与之相似的 MammaPrint 70 基因检测的随机Ⅲ期研究同样探讨了基因检测对早期乳腺癌患者的预后作用。该研究纳入了 6693 例早期乳腺癌患者，进行为期 5 年的随访，在被 70 基因检测认为复发风险较低但临床风险较高的 1550 例（23.2%）患者中（48% 淋巴结阳性，93% 为Ⅱ~Ⅲ级，34% 小于或等于 50 岁），接受了化疗的患者与未接受化疗的患者相比，5 年远期无病生存率并未见统计学意义的显著提高（95.9% 与 94.4% 比较，HR 0.78，$P = 0.27$），在 ER 阳性/HER-2 阴性且淋巴结阴性亚组或不同淋巴结状态亚组中，依然有这样的结果。该结果提示我们通过 70 基因检测可以用于鉴别不需要化疗的高临床风险的早期乳腺癌患者。在所有 3356 例高临床风险患者中，采用 70 基因检测指导化疗，将减少 46.2%（$n = 1550$）的化疗使用率。

但基于目前的临床工作现状，基因检测技术并未普及，免疫组织化学分型和肿瘤病理分期仍是临床医师判断患者预后及是否须行辅助化疗的重要手段。基因检测技术对早期乳腺癌预后及辅助化疗必要性的判断价值仍须更多研究证据支持，但不失为未来肿瘤治疗的发展方向

三、抗 HER-2 靶向治疗

（一）辅助治疗

1. 曲妥珠单抗辅助治疗时间　关于曲妥珠单抗辅助治疗的时间，需要仔细均衡获益风险比，既希望在延长曲妥珠单抗使用时间长度中增加获益，又要注意长时间使用曲妥珠单抗时引起的心脏毒性。HERA 试验比较了辅助治疗使用 1 年或 2 年曲妥珠单抗的疗效以及安全性，中位随访 8 年之后严重充血性心力衰竭的发生率在两个治疗组都为 0.8%，但左心室射血功能障碍在曲妥珠单抗 1 年组为 4.1%，而 2 年组为 7.2%（$P<0.001$），80% 存在左心室射血分数下降的患者都能在短期内得到恢复。两组的无病生存并未有显著差异（$HR\ 0.99$，$P=0.86$）。在 BCIRG006、NCCTG N9831 以及 NSABP B-31 研究中位随访 4 年的数据中，与不加曲妥珠单抗的单纯辅助化疗组相比，曲妥珠单抗治疗 1 年并未显著增加充血性心力衰竭以及相关心脏不良事件的发生。

一些临床研究则尝试了更短的曲妥珠单抗治疗疗程。FinHer 试验发现 HER-2 阳性患者的亚组中，与仅接受化疗的患者相比，联合曲妥珠单抗治疗 9 周的患者的无病生存率相对较高，但无统计学差异（83.3% 与 73.0% 比较，$HR\ 0.65$，$P=0.12$）。PHARE 研究显示，标准 1 年的曲妥珠单抗治疗对比 6 个月的曲妥珠单抗治疗，2 年无病生存率无显著差异（93.8% 与 91.1% 比较，$HR\ 1.28$，$P=0.29$），在安全性方面，辅助曲妥珠单抗治疗 1 年的患者的心脏不良反应发生率明显高于 6 个月组（5.7% 与 1.9% 比较，$P<0.000\ 1$）。PHARE 研究未能证明 6 个月的辅助靶向治疗与标准 1 年方案相比的非劣效性，尽管 1 年方案有着更高的心脏毒性，但仍为目前的标准时长。

2. HER-2 阳性小肿瘤治疗的降级　随着乳腺癌诊断技术的提高，<1 cm 的乳腺肿瘤的检出率显著增加。但对于肿瘤直径<1 cm 且淋巴结阴性的 HER-2 阳性乳腺癌也具有较高的复发危险。但各大临床试验均未纳入这类患者，关于这类患者治疗方案的循证医学证据有限。因此，为了探讨这类"小肿瘤"能否在辅助靶向治疗中获益，是否能用非蒽环类的简单化疗方案，研究者们进行了 APT 研究。APT 研究对于 HER-2 阳性乳腺癌中的"小肿瘤"患者能否从辅助靶向治疗中获益以及能否使用非蒽环类简单化疗方案的问题进行了探讨。在 APT 研究中，HER-2 阳性且肿瘤直径<3 cm 的患者接受了每周紫杉醇联合曲妥珠单抗 12 周的治疗，后曲妥珠单抗治疗至 1 年。结果显示，在随访了 3.6 年后，3 年的无病生存率为 98.7%。亚组分析发现，≤1 cm 的肿瘤的无病生存率为 99.5%，>1 cm 为 98%；激素受体阴性和阳性患者的激素受体率分别为 99.2% 及 98.5%。可以认为紫杉醇加曲妥珠单抗的治疗为大多数 Ⅰ 期的 HER-2 阳性乳腺癌患者提供了一个合理的有吸引力的治疗方法。

3. 双靶向治疗　拉帕替尼与曲妥珠单抗的联合治疗在转移性 HER-2 阳性乳腺癌中疗效肯定，在新辅助化疗也能增加 pCR 率，但在辅助治疗中的疗效仍不明确。ALLTO 研究探讨了这一问题，该研究从 2007—2011 年入组了 8381 例 HER-2 阳性乳腺癌患者，随机分入拉帕替尼组（L）、曲妥珠单抗组（T）、曲妥珠单抗序贯拉帕替尼组（T→L）或曲妥珠单抗联合拉帕替尼组（T+L），靶向治疗均持续了 1 年，研究中大多数患者（4613 例）在化疗结束后才序贯抗 HER-2 治疗，而 3768 例患者是抗 HER-2 治疗与化疗联合使用。第一次中期分析的结果显示 L 组的疗效不可能非劣效于 T 组，而且腹泻、皮疹等不良反应发生率较高，L 组被关闭。T+L 组及 T→L 组与 T 组相比，均未能显著改善患者的无病生存（$HR\ 0.84$，$P=0.048$；$HR\ 0.96$，$P=0.610$）和总生存（$HR\ 0.80$，$P=0.078$；$HR\ 0.91$，$P=0.433$）（$P≤0.025$ 才有统计学意义）；且含拉帕替尼的治疗组腹泻、肝毒性和皮疹发生率均较 T 组更高，≥3 级不良事件的发生率较 T 组也均更高。因此，在 1 年曲妥珠单抗辅助治疗的基础上拉帕替尼的加入（无论序贯还是联合），均未能显著改善 HER-2 阳性早期乳腺癌的无病生存和总生存，且不良反应发生率更高；曲妥珠单抗治疗的患者依从性也明显优于拉帕替尼，再次证实 1 年曲妥珠单抗辅助治疗是安全有效的标准治疗。

帕妥珠单抗与曲妥珠单抗联合的双靶向抗 HER-2 治疗在晚期乳腺癌和乳腺癌的新辅助化疗中的疗效已经得到肯定，APHINITY 研究则在标准化疗联合曲妥珠单抗治疗 1 年的基础上，探索了增加帕妥珠单抗治疗后患者预后的改善情况。该研究入组了 4805 例淋巴结阳性或高危的淋巴结阴性的 HER-2 阳性乳腺癌患者，1∶1 随机分配至帕妥珠单抗或安慰剂组，联合曲妥珠单抗+化疗治疗，其中入组的患者 63% 为淋巴结阳性，36% 为激素受体阴性。该研究结果显示，在对意向性治疗人群进行了 45.4 个月的中位随访期后，帕妥珠单抗治疗组和安慰剂组患者的复发例数分别为 171 例（7.1%）和 210 例（8.7%）（HR 0.81，$P=0.045$）；3 年的无侵袭性疾病生存率分别为 94.1% 和 93.2%，优于安慰剂组其中淋巴结阳性的乳腺癌患者获益更为显著，在淋巴结阳性患者中，帕妥珠单抗治疗组和安慰剂组的 3 年无侵袭性疾病生存率分别为 92.0% 和 90.2%（HR 0.77，$P=0.02$），而在淋巴结阴性的患者中 3 年无侵袭性疾病生存率则分别为 97.5 和 98.4（HR 1.13，$P=0.64$）。而在安全性方面，两组心力衰竭、心源性死亡和心功能不全均不常见，3 级以上的腹泻几乎只在化疗期间发生，帕妥珠单抗组发生率要更高（9.8% 与 3.7% 比较）。该研究结果表明辅助治疗中帕妥珠单抗与曲妥珠单抗的联合能改善患者的预后，双靶向治疗的理念仍然很重要。目前随访时间较短，在更长的随访时间后结果可能会更好，未来的数据值得期待。

（二）新辅助化疗

在新辅助靶向治疗的领域中，抗 HER-2 靶向治疗的加入使得 HER-2 过表达患者的 pCR 进一步提高。NOAH 试验表明了 HER-2 阳性乳腺癌患者接受新辅助化疗联合曲妥珠单抗的治疗（联合靶向组）较单纯的新辅助化疗（单纯化疗组）中无事件生存风险降低（HR 0.58，$P=0.0126$），联合靶向组的 pCR 率较单纯化疗组的 pCR 率（pCR：ypT_0）显著提高（43% 与 23% 比较，$P<0.01$），提示曲妥珠单抗的加入新辅助化疗极大改善了 HER-2 阳性患者的疗效和预后。

为了探索双靶向的联合治疗能否带来更大的临床获益，NeoSphere 研究纳入了 417 例患者，随机分为多西他赛联合曲妥珠单抗组（A 组）、多西他赛联合曲妥珠单抗、帕妥珠单抗双靶向组（B 组）、曲妥珠单抗联合帕妥珠单抗双靶向药物组（C 组）或多西他赛联合帕妥珠单抗组（D 组），结果显示，4 组 pCR 率分别为 29.0%、45.8%、16.8%、24.0%。A 组和 B 组及 C 组 pCR 率的差异均有统计学意义（$P=0.0141$；$P=0.0198$）；B 组和 D 组 pCR 率差异亦有统计学意义（$P=0.003$），提示曲妥珠单抗与帕妥珠单抗联合的双靶向治疗和标准化疗联用时能进一步提高 pCR 率。TRYPHAENA 研究表明了曲妥珠单抗与帕妥珠单抗和标准化疗联用时并不明显增加心脏毒性。根据以上证据使得帕妥珠单抗被批准为 HER-2 阳性乳腺癌患者新辅助化疗的适应证，成为 NCCN 推荐药物。

由于曲妥珠单抗与拉帕替尼的作用靶点不同，研究者考虑在新辅助化疗中两者的联合对于 HER-2 通路更彻底的抑制是否能进一步提高疗效。NeoALTTO 研究探讨了双靶向治疗联合化疗在新辅助治疗中是否能进一步提高疗效，结果显示，pCR 率在曲妥珠单抗组与拉帕替尼组并无显著差异（29.5% 与 24.7% 比较），但双靶向治疗组的 pCR 率达到了 51.3%，曲妥珠单抗组与双靶向治疗组 pCR 率差异有统计学意义（$P=0.0001$）。但后续的 3 年随访发现，双靶向治疗后的无病生存及总生存的风险比与单药组相比，差异无统计学意义。Ⅱ 期临床研究 CHER-LOB 同样探讨了这一问题，其结果显示双靶向治疗较其中任一单靶向新辅助化疗的 pCR 率高，双靶向联合化疗的新辅助化疗能将 pCR 率提高 80%。NSABP B-41 研究以及 CALGB 40601 研究中曲妥珠单抗联合拉帕替尼的双靶向治疗仅观察到阴性结果。在远期疗效数据尚不充分的情况下，不建议将拉帕替尼联合曲妥珠单抗的双靶向治疗联合化疗作为新辅助化疗方案。

阿法替尼是不可逆的泛-HER 家族受体抑制剂，不可逆地抑制酪氨酸激酶自身磷酸化，致使表皮生长因子受体信号下调。DAFNE 研究探讨了阿法替尼联合曲妥珠单抗新辅助化疗方案在 Ⅱ ~ Ⅲ 期 HER-2 阳性乳腺癌中的疗效，明确这两种靶向药物的联合是否能更充分地抑制 HER-2 信号通路从而提高 pCR。结果显示，pCR 率为 49.2%，与既往双靶向新辅助化疗研究的 pCR 率相近，未表现出优越性。

T-DM1 是新型的抗体-药物偶联物，将微管蛋白抑制剂连接至曲妥珠单抗上，特异性地将微管蛋白抑制剂释放至 HER-2 阳性的肿瘤细胞中，T-DM1 在 HER-2 阳性晚期乳腺癌中疗效明确，NCCN 指南已将其推荐为既往接受过曲妥珠单抗治疗的 HER-2 阳性乳腺癌患者的标准方案。KRISTINE 研究是首个评价单纯双靶向药物新辅助化疗局部晚期乳腺癌疗效和安全性的 Ⅲ 期临床试验，研究纳入 444 例 Ⅱ ~ ⅢC 期、HER-2 阳性的早期乳腺癌患者，随机给予 6 个疗程 KP（T-DM1+帕妥珠单抗）或 TCHP（多西他赛+卡铂+曲妥珠单抗+帕妥珠单抗）方案治疗后评价 pCR 率（$ypT_{0/is}ypN_0$）。2016 年 ASCO 的报告显示，TCHP 的 pCR 率更高（55.7% 与 44.4% 比较，$P = 0.0155$）、保乳手术率更高（52.6% 与 41.7% 比较，$P = 0.0228$）；分层分析显示，ER 阴性患者接受 TCHP 方案能获得更高的 pCR 率（73.2% 与 54.2% 比较），这一优势在 ER 阳性患者中同样存在（43.8% 与 35.1% 比较）。但 KP 方案的安全性更好：患者自诉的健康相关生存质量和躯体功能状态维持更长，有更低的 ≥3 级不良事件发生率、更低的不良事件导致的治疗终止率。提示我们安全性良好，不含化疗的双靶向新辅助化疗仍有不错的 pCR。近期在全美癌症研究协会 2016 年年会公布的 I-SPY2 研究显示，T-DM1 与帕妥珠单抗联合的单纯双靶向治疗用于新辅助化疗 HER-2 阳性乳腺癌的 pCR 率高于紫杉醇与曲妥珠单抗的联合方案，目前 Ⅲ 期临床试验正在进行中。

综上所述，在标准治疗的基础上，究竟哪些患者需要加强，哪些需要减弱，需要具体分析。越来越多的研究结果为我们治疗策略的制定提供帮助。升级、降级治疗的提出是基于我们对乳腺癌治疗的更深层次认识，旨在达到治疗精准化、个体化的目的。

（复旦大学附属肿瘤医院　李　懿　王碧芸）

参考文献

[1] Ferlay J, Soerjomataram I, Dikshit R, et al. Cancer incidence and mortality worldwide: sources, methods and major patterns in GLOBOCAN 2012. Int J Cancer, 2015, 136（5）: E359-E386.

[2] Torre LA, Bray F, Siegel RL, et al. Global cancer statistics, 2012. CA Cancer J Clin, 2015, 65（2）: 87-108.

[3] Chen W, Zheng R, Baade PD, et al. Cancer statistics in China, 2015. CA Cancer J Clin, 2016, 66（2）: 115-132.

[4] Jatoi I, Anderson WF, Jeong JH, et al. Breast cancer adjuvant therapy: time to consider its time-dependent effects. J Clin Oncol, 2011, 29（17）: 2301-2304.

[5] Davies C, Pan H, Godwin J, et al. Long-term effects of continuing adjuvant tamoxifen to 10 years versus stopping at 5 years after diagnosis of oestrogen receptor-positive breast cancer: ATLAS, a randomised trial. Lancet, 2013, 381（9869）: 805-816.

[6] Davies C, Pan H, Godwin J, et al. Long-term effects of continuing adjuvant tamoxifen to 10 years versus stopping at 5 years after diagnosis of oestrogen receptor-positive breast cancer: ATLAS, a randomised trial. Lancet, 2013, 381（9869）: 805-816.

[7] Goss PE, Ingle JN, Martino S, et al. Impact of premenopausal status at breast cancer diagnosis in women entered on the placebo-controlled NCIC CTG MA17 trial of extended adjuvant letrozole. Ann

Oncol, 2013, 24 (2): 355-361.

[8] Mamounas EP, Jeong JH, Wickerham DL, et al. Benefit from exemestane as extended adjuvant therapy after 5 years of adjuvant tamoxifen: intention-to-treat analysis of the National Surgical Adjuvant Breast And Bowel Project B-33 trial. J Clin Oncol, 2008, 26 (12): 1965-1971.

[9] Jakesz R, Greil R, Gnant M, et al. Extended adjuvant therapy with anastrozole among postmenopausal breast cancer patients: results from the randomized Austrian Breast and Colorectal Cancer Study Group Trial 6a. J Natl Cancer Inst, 2007, 99 (24): 1845-1853.

[10] Goss PE, Ingle JN, Pritchard KI, et al. Extending Aromatase-Inhibitor Adjuvant Therapy to 10 Years. N Engl J Med, 2016, 375 (3): 209-219.

[11] Mamounas EP, Bandos H, Lembersky BC, et al. A randomized, double-blinded, placebo-controlled clinical trial of extended adjuvant endocrine therapy (tx) with letrozole (L) in postmenopausal women with hormone-receptor (+) breast cancer (BC) who have completed previous adjuvant tx with an aromatase inhibitor (AI): Results from NRG Oncology/NSABP B-42. Cancer res, 2017, 774: 712-721.

[12] Blok EJ, van de Velde CJH, Kranenbarg EMM, et al. Optimal duration of extended letrozole treatment after 5 years of adjuvant endocrine therapy; results of the randomized phase III IDEAL trial (BOOG 2006-05). Cancer Res, 2017, 774.

[13] Tjan-Heijnen VC, Van Hellemond IE, Peer PG, et al. First results from the multicenter phase III DATA study comparing 3 versus 6 years of anastrozole after 2-3 years of tamoxifen in postmenopausal women with hormone receptor-positive early breast cancer. Cancer Res, 2017, 774.

[14] Pagani O, Regan M M, Walley B A, et al. Adjuvant exemestane with ovarian suppression in premenopausal breast cancer. N Engl J Med, 2014, 371 (2): 107-118.

[15] Francis P A, Regan M M, Fleming G F, et al. Adjuvant ovarian suppression in premenopausal breast cancer. N Engl J Med, 2015, 372 (5): 436-446.

[16] Jones S, Holmes FA, O'Shaughnessy J, et al.

Docetaxel with cyclophosphamide is associated with an overall survival benefit compared with doxorubicin and cyclophosphamide: 7-year follow-up of US oncology research trial 9735. J Clin Oncol, 2009, 27 (8): 1177-1183.

[17] Blum JL, Flynn PJ, Yothers G, et al. Anthracyclines in early breast cancer: the ABC Trials-USOR 06-090, NSABP B-46-I/USOR 07132, and NSABP B-49 (NRG Oncology). J Clin Oncol, 2017: O2016714147.

[18] Knoop A, Knudsen H, Balslev E, et al. Topoisomerase II alpha (TOP2A) alterations as a predictive marker for epirubicin sensitivity in 805 high-risk breast cancer patients. A randomised DBCG Trial (DBCG89D). EJC Supplements, 2003, 1 (5): S202-S203.

[19] Ejlertsen B, Tuxen MK, Jakobsen EH, et al. DBCG 07-READ: A randomized phase III trial comparing six cycles of docetaxel and cyclophosphamide (DC) to three cycles of epirubicin and cyclophosphamide followed by three cycles of docetaxel (EC-D) in patients with early breast cancer. Cancer Res, 2017, 774.

[20] Del ML, De Placido S, Bruzzi P, et al. Fluorouracil and dose-dense chemotherapy in adjuvant treatment of patients with early-stage breast cancer: an open-label, 2 x 2 factorial, randomised phase 3 trial. Lancet, 2015, 385 (9980): 1863-1872.

[21] Joensuu H, Kellokumpu-Lehtinen PL, Huovinen R, et al. Adjuvant capecitabine, docetaxel, cyclophosphamide, and epirubicin for early breast cancer: final analysis of the randomized FinXX trial. J Clin Oncol, 2012, 30 (1): 11-18.

[22] Joensuu H, Kellokumpu-Lehtinen PL, Huovinen R, et al. Adjuvant capecitabine in combination with docetaxel, epirubicin, and cyclophosphamide for early breast cancer: The randomized clinical FinXX trial. JAMA Oncol, 2017.

[23] Toi M, Lee S, Lee E S, et al. A phase III trial of adjuvant capecitabine in breast cancer patients with HER-2-negative pathologic residual invasive disease after neoadjuvant chemotherapy (CREATE-X, JBCRG-04). Cancer Res, 2016, 764.

[24] von Minckwitz G, Rezai M, Loibl S, et al. Capecitabine in addition to anthracycline-and

taxane-based neoadjuvant treatment in patients with primary breast cancer：phase Ⅲ GeparQuattro study. J Clin Oncol, 2010, 28 (12)：2015-2023.

［25］Ohno S, Chow LW, Sato N, et al. Randomized trial of preoperative docetaxel with or without capecitabine after 4 cycles of 5-fluorouracil-epirubicin-cyclophosphamide (FEC) in early-stage breast cancer：exploratory analyses identify Ki67 as a predictive biomarker for response to neoadjuvant chemotherapy. Breast Cancer Res Treat, 2013, 142 (1)：69-80.

［26］Li Q, Jiang Y, Wei W, et al. Clinical efficacy of including capecitabine in neoadjuvant chemotherapy for breast cancer：a systematic review and meta-analysis of randomized controlled trials. PLoS One, 2013, 8 (1)：e53403.

［27］Swain SM, Tang G, Geyer CJ, et al. Definitive results of a phase Ⅲ adjuvant trial comparing three chemotherapy regimens in women with operable, node-positive breast cancer：the NSABP B-38 trial. J Clin Oncol, 2013, 31 (26)：3197-3204.

［28］Earl HM, Hiller L, Howard HC, et al. Addition of gemcitabine to paclitaxel, epirubicin, and cyclophosphamide adjuvant chemotherapy for women with early-stage breast cancer (tAnGo)：final 10-year follow-up of an open-label, randomised, phase 3 trial. Lancet Oncol, 2017.

［29］von Minckwitz G, Schneeweiss A, Loibl S, et al. Neoadjuvant carboplatin in patients with triple-negative and HER-2-positive early breast cancer (GeparSixto；GBG 66)：a randomised phase 2 trial. Lancet Oncol, 2014, 15 (7)：747-756.

［30］von Minckwitz G, Loibl S, Schneeweiss A, et al. Early survival analysis of the randomized phase II trial investigating the addition of carboplatin to neoadjuvant therapy for triple-negative and HER-2-positive early breast cancer (GeparSixto). Cancer Research, 2016, 764.

［31］Sikov WM, Berry DA, Perou CM, et al. Impact of the addition of carboplatin and/or bevacizumab to neoadjuvant once-per-week paclitaxel followed by dose-dense doxorubicin and cyclophosphamide on pathologic complete response rates in stage II to Ⅲ triple-negative breast cancer：CALGB 40603 (Alliance). J Clin Oncol, 2015, 33 (1)：13-21.

［32］Cortazar P, Zhang L, Untch M, et al. Pathological complete response and long-term clinical benefit in breast cancer：the CTNeoBC pooled analysis. Lancet, 2014, 384 (9938)：164-172.

［33］Shulman LN, Cirrincione CT, Berry DA, et al. Six cycles of doxorubicin and cyclophosphamide or paclitaxel are not superior to four cycles as adjuvant chemotherapy for breast cancer in women with zero to three positive axillary nodes：Cancer and leukemia group B 40101. Clin Oncol, 2012, 30 (33)：4071-4076.

［34］Moebus V, Jackisch C, Lueck HJ, et al. Intense dose-dense sequential chemotherapy with epirubicin, paclitaxel, and cyclophosphamide compared with conventionally scheduled chemotherapy in high-risk primary breast cancer：mature results of an AGO phase Ⅲ study. J Clin Oncol, 2010, 28 (17)：2874-2880.

［35］Lambertini M, Ceppi M, Cognetti F, et al. Dose-dense adjuvant chemotherapy in premenopausal breast cancer patients：A pooled analysis of the MIG1 and GIM2 phase Ⅲ studies. Eur J Cancer, 2017, 71：34-42.

［36］Swain SM, Tang G, Geyer CJ, et al. Definitive results of a phase Ⅲ adjuvant trial comparing three chemotherapy regimens in women with operable, node-positive breast cancer：the NSABP B-38 trial. J Clin Oncol, 2013, 31 (26)：3197-3204.

［37］Cardoso F, Van'T VL, Bogaerts J, et al. 70-Gene Signature as an Aid to Treatment Decisions in Early-Stage Breast Cancer. N Engl J Med, 2016, 375 (8)：717-729.

［38］Goldhirsch A, Gelber RD, Piccart-Gebhart MJ, et al. 2 years versus 1 year of adjuvant trastuzumab for HER-2-positive breast cancer (HERA)：an open-label, randomised controlled trial. Lancet, 2013, 382 (9897)：1021-1028.

［39］Perez EA, Romond EH, Suman VJ, et al. Four-year follow-up of trastuzumab plus adjuvant chemotherapy for operable human epidermal growth factor receptor 2-positive breast cancer：joint analysis of data from NCCTG N9831 and NSABP B-31. J Clin Oncol, 2011, 29 (25)：3366-3373.

［40］Slamon D, Eiermann W, Robert N, et al. Adjuvant trastuzumab in HER-2-positive breast cancer. N Engl J Med, 2011, 365 (14)：

1273-1283.

[41] Joensuu H, Bono P, Kataja V, et al. Fluorouracil, epirubicin, and cyclophosphamide with either docetaxel or vinorelbine, with or without trastuzumab, as adjuvant treatments of breast cancer: final results of the FinHer Trial. J Clin Oncol, 2009, 27 (34): 5685-5692.

[42] Pivot X, Romieu G, Debled M, et al. 6 months versus 12 months of adjuvant trastuzumab for patients with HER-2-positive early breast cancer (PHARE): a randomised phase 3 trial. Lancet Oncol, 2013, 14 (8): 741-748.

[43] Tolaney SM, Barry WT, Dang CT, et al. A phase II study of adjuvant paclitaxel (T) and trastuzumab (H) (APT trial) for node-negative, HER-2-positive breast cancer (BC). Cancer Res, 2013, 7324.

[44] Piccart-Gebhart M, Holmes E, Baselga J, et al. Adjuvant lapatinib and trastuzumab for early human epidermal growth factor receptor 2-positive breast cancer: Results from the randomized phase III adjuvant lapatinib and/or trastuzumab treatment optimization trial. J Clin Oncol, 2016, 34 (10): 1034.

[45] von Minckwitz G, Procter M, de Azambuja E, et al. Adjuvant pertuzumab and trastuzumab in early HER-2-positive breast cancer. N Engl J Med, 2017.

[46] Gianni L, Eiermann W, Semiglazov V, et al. Neoadjuvant chemotherapy with trastuzumab followed by adjuvant trastuzumab versus neoadjuvant chemotherapy alone, in patients with HER-2-positive locally advanced breast cancer (the NOAH trial): a randomised controlled superiority trial with a parallel HER-2-negative cohort. Lancet, 2010, 375 (9712): 377-384.

[47] Gianni L, Pienkowski T, Im YH, et al. Efficacy and safety of neoadjuvant pertuzumab and trastuzumab in women with locally advanced, inflammatory, or early HER-2-positive breast cancer (NeoSphere): a randomised multicentre, open-label, phase 2 trial. Lancet Oncol, 2012, 13 (1): 25-32.

[48] Schneeweiss A, Chia S, Hickish T, et al. Pertuzumab plus trastuzumab in combination with standard neoadjuvant anthracycline-containing and anthracycline-free chemotherapy regimens in patients with HER-2-positive early breast cancer: a randomized phase II cardiac safety study (TRYPHAENA). Ann Oncol, 2013, 24 (9): 2278-2284.

[49] Baselga J, Bradbury I, Eidtmann H, et al. Lapatinib with trastuzumab for HER-2-positive early breast cancer (NeoALTTO): a randomised, open-label, multicentre, phase 3 trial. Lancet, 2012, 379 (9816): 633-640.

[50] Guarneri V, Frassoldati A, Bottini A, et al. Preoperative chemotherapy plus trastuzumab, lapatinib, or both in human epidermal growth factor receptor 2-positive operable breast cancer: results of the randomized phase II CHER-LOB study. J Clin Oncol, 2012, 30 (16): 1989-1995.

[51] Robidoux A, Tang G, Rastogi P, et al. Lapatinib as a component of neoadjuvant therapy for HER-2-positive operable breast cancer (NSABP protocol B-41): an open-label, randomised phase 3 trial. Lancet Oncol, 2013, 14 (12): 1183-1192.

[52] Carey LA, Berry DA, Cirrincione CT, et al. Molecular heterogeneity and response to neoadjuvant human epidermal growth factor receptor 2 targeting in CALGB 40601, a randomized phase III trial of paclitaxel plus trastuzumab with or without lapatinib. J Clin Oncol, 2016, 34 (6): 542-549.

[53] Hanusch C, Schneeweiss A, Loibl S, et al. Dual blockade with afatinib and trastuzumab as neoadjuvant treatment for patients with locally advanced or operable breast cancer receiving taxane-anthracycline containing chemotherapy-DAFNE (GBG-70) (vol 21, pg 2924, 2015). Clin Canc Res, 2016, 22 (17): 4536.

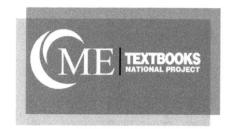

早期乳腺癌辅助化疗决策的优选

第 14 章

对于早期乳腺癌的定义，不同临床试验与指南共识的定义不尽相同，综合定义为除外局部晚期、炎性乳腺癌的非转移性乳腺癌。有学者认为肿瘤小于 2 cm，腋窝未触及转移淋巴结，无远处转移的乳腺癌为早期乳腺癌 [I A 期 $(T_1N_0M_0)$]。随着保乳手术的开展与普及，有些学者结合病理组织学所见，把早期乳腺癌扩大到肿瘤直径小于 3 cm，同侧腋窝淋巴结没有转移或仅有微小转移，无远处转移的患者。根据第八版美国癌症分期手册，早期乳腺癌包括：I A 期 $(T_1N_0M_0)$，I B 期 $(T_0N_{1mi}M_0$、$T_1N_{1mi}M_0)$，II A 期 $(T_0N_1M_0$、$T_1N_1M_0$、$T_2N_0M_0)$，II B 期 $(T_2N_1M_0$、$T_3N_0M_0)$。而对于 III 期乳腺癌，目前临床决策多选择应用新辅助治疗进行降期，以达到保乳或减少腋窝手术的目标，其化疗选择需另做讨论。

2007 年 St. Gallen 国际乳腺癌大会共识根据腋窝淋巴结、激素受体、肿瘤大小、病理组织学分级、年龄、人类表皮生长因子受体 2（human epidermal growth factor receptor 2，HER-2）状态和肿瘤周边脉管是否浸润等因素，把乳腺癌患者分为低危、中危和高危三个等级。对于低危患者，当时指南不推荐辅助化疗；对于中危患者，根据激素受体情况可考虑化疗；而对于高危患者，应常规给予化疗。对患者制订治疗方案时需要考虑患者风险/获益比。伴随着人类基因组研究逐渐深入，乳腺癌治疗决策不再是仅考虑肿瘤大体病理分期和免疫组织化学表型，而是更强调肿瘤的病理分类与分子分型的指导价值。在 2015 年的 St. Gallen 会议上专家团队制定的以雌激素受体（estrogen receptor，ER）、孕激素受体（progesterone receptor，PR）、Ki-67 以及 HER-2 的状态作为乳腺癌临床替代亚型区分方法，并定义激素受体阳性为 ER 和（或）PR 表达>1%；HER-2 阳性为 HER-2 免疫组织化学 "+++" 或荧光原位杂交（fluorescence in situ hybridization，FISH）检查 *HER-2* 高扩增；多基因检测结果引入帮助区分 Luminal A 和 B 型，但基因检测价格昂贵，一时难以普及。临床上常将乳腺癌分成四种亚型，分别是：①Luminal A 型指 ER 阳性、PR>20%、HER-2 阴性、Ki-67<14%，多基因检测结果提示预后好；②Luminal B 型指 ER 阳性、PR≤20%、HER-2 阳性、Ki-67≥14%，或 ER 和（或）PR 阳性、HER-2 阳性、不论 Ki-67 的数值是多少，多基因检测结果提示预后差；③HER-2 过表达型指 ER 和 PR 阴性，HER-2 阳性；④三阴性乳腺癌（triple negative breast cancer，TNBC）指 ER、PR 和 HER-2 均阴性。

关于辅助化疗方案的决策，应做多因素的考虑，例如复发风险、药物毒性、风险效益比和宿主因素（如合并症）等。针对不同亚型的早期乳腺癌采取个体化的治疗方案，以下就此逐型展开分析讨论。

一、Luminal A 型乳腺癌

早期 Luminal A 型乳腺癌对内分泌治疗敏感，且发展相对缓慢，根据很多相关的回顾性研究及随机对照临床试验的结果，可知对于此类乳腺癌患者并不能从术后辅助化疗中获益，因此部分预后良好的患者进行化疗提出了质疑。因此，无论是美国临床肿瘤学会（American Society of Clinical Oncology，ASCO）指南，还是 St. Gallen 共识，均推荐对于激素受体高表达的淋巴结阴性早期 Luminal A 型乳腺癌患者单用内分泌药物治疗。但是，对于部分肿瘤较大或是多个淋巴结阳性患者，在部分临床研究中，提示在内分泌治疗基础上加用化疗取得了一定获益。美国国家综合癌症网络（National Comprehensive Cancer Network，NCCN）指南建议对于 21 基因检测高风险及淋巴结阳性的患者给予辅助化疗联合内分泌治疗。对于此类患者，化疗的取舍可结合 Oncotype Dx、MamoPrint、Epclin 等多基因风险评估，做进一步考虑。化疗方案的选择建议选择包含蒽环或紫杉类药物的 4 个疗程化疗。

二、Luminal B 型乳腺癌

该型患者可以根据 *HER-2* 基因的状态分为两大类，而对于大多数 Luminal B 型乳腺癌被认为具有较高 Oncotype Dx 复发分数（recurrence score，RS）。NSABP B-20 研究评估了淋巴结阴性、ER 阳性乳腺癌患者，随机分配至他莫昔芬组或者他莫昔芬联合化疗组。研究提示高 RS 的患者从化疗中获益较多，远处复发率绝对降低 27.6%。在 SWOG 8814 试验中，评价了他莫昔芬联合化疗的疗效，对于淋巴结阳性、ER 阳性患者随机接受他莫昔芬或者他莫昔芬联合化疗［CAF 方案（环磷酰胺+多柔比星+氟尿嘧啶）］，从高 RS 患者中观察到化疗联合内分泌治疗有更高的获益（*P* = 0.033），而在低 RS 患者中未看到获益。从亚组分析中可以看到那些 ER 高表达的患者不管 RS 如何都不能从添加化疗中获益。根据 2017 年的 St. Gallen 国际乳腺癌大会上专家团队投票结果，大多数专家赞同对于淋巴结阳性、Oncotype Dx 中高评分、PAM50 ROR 低评分、EndoPredict 低危的 Luminal B 型乳腺癌患者给予包含蒽环类和紫杉类药物的联合辅助化疗，但不建议进行高强度的剂量密集型方案。对于此型患者辅助化疗临床选用较多的两药联合方案［TC 方案（多西他赛+环磷酰胺）或 AC 方案（多柔比星+环磷酰胺）或 TC 方案（多西他赛+环磷酰胺）］，CALGB 40101 研究进行了疗程上的探索，发现疗程的延长（4 个疗程延长至 6 个疗程）并没有增加无复发生存率和总生存率的获益。因此，对于早期 Luminal B 型乳腺癌患者，可结合 RS 结果判定危险度，一般考虑化疗联合内分泌治疗，化疗方案推荐包含蒽环类和（或）紫杉类药物，疗程可相对减少。而此型中的 HER-2 阳性患者，需在辅助化疗基础上加用抗 HER-2 药物治疗。

三、HER-2 过表达型乳腺癌

大约有 20% 的乳腺癌患者中 HER-2 过表达，*HER-2* 是表皮生长因子酪氨酸激酶受体家族的原癌基因，HER-2 过表达型乳腺癌患者，尤其是 ER、PR 均为阴性的患者，肿瘤具有更强的侵袭性，更易复发和转移，预后相对更差。

（一）抗 HER-2 靶向治疗

目前国内外较常用的抗 HER-2 靶向药物为曲妥珠单抗，即赫赛汀。用于评估抗 HER-2 治疗在早期 HER-2 过表达型乳腺癌患者中的治疗作用的大型临床试验有 4 个，分别是：HERA、N9831/B31、BCIRG006、FinHER。HERA 试验于 2001 年 12 月至 2005 年 6 月期间纳入接受标准化疗后的 HER-2 阳性早期乳腺癌患者，将其随机分入观察组、1 年治疗组或 2 年治疗组。治疗组接受曲妥珠单抗治疗，初始负荷剂量为 8 mg/kg，维持剂量为 6 mg/kg，每 3 周 1 次。2012 年 10 月公布了最终结果，与观察组相比，接受曲妥珠单抗 1 年治疗组，在疾病无进展生存期（HR 0.76）方面差异具有统计学意义，复发风险和死亡风险均降低 24%，1 年治疗组与 2 年治疗组相比，在疾病无进展生存期方面没有差异，达到了研究的次要终点，观察组中后续交叉入组用曲妥珠单抗治疗的患者，疗效不及接受曲妥珠单抗组，但仍显著优于未用曲妥珠单抗组的患者。这些数据表明为期 1 年的曲妥珠单抗治疗，仍然是早期 HER-2 阳性乳腺癌的标准选择。接下来的其他已公布的结果进一步证明了上述观点。2017 年的 St. Gallen 会议上专家团对于 HER-2 阳性、淋巴结阴性、T_{1a} 的患者是否应进行抗 HER-2 治疗，投票结果显示 85.7% 的专家认为需行抗 HER-2 治疗。故目前多数临床治疗指南推荐，对 HER-2 过表达或阳性的早期乳腺癌患者，应尽可能早期使用包含抗 HER-2 治疗的联合治疗方案。而对于部分高复发风险的患者，强化抗 HER-2 的辅助双靶向治疗在部分临床研究中取得了阳性结果，如 2017 年 ASCO 大会公布的帕妥珠单抗联合曲妥珠单抗的 APHINITY 研究以及曲妥珠单抗序贯来那替尼的 ExteNET 研究。

（二）靶向联合化疗方案选择

对于 $T_1N_0M_0$、$T_0N_{1mi}M_0$、$T_1N_{1mi}M_0$ 的早期 HER-2 过表达型乳腺癌患者的化疗策略在不断被完善。APT 是一项针对 HER-2 阳性小肿瘤的单臂 Ⅱ 期研究，方案为多西他赛+环磷酰胺。入组淋巴结阴性且肿瘤<3 cm 的 HER-2 阳性激素受体阳性［免疫组织化学++++和（或）FISH 比>2.0］乳腺癌患者。2017 年 ASCO 大会公布的 7 年无病生存率为 93.3%（95%CI 90.4%~96.2%）；激素受体阳性患者 7 年无病生存率为 94.6%（95%CI 91.8%~97.5%），激素受体阴性患者 7 年无病生存率为 90.7%（95%CI 84.6%~97.2%）。提供了传统方案外的化疗联合靶向新选择。结合 2017 年 St. Gallen 会议专家团投票结果及 2017 年 NCCN 指南推荐，对于这部分相对低危但又存在一定复发风险的早期 HER-2 过表达乳腺癌患者，可选择在抗 HER-2 靶向治疗的基础上联合紫杉醇（单周 1 次，共 6 次）治疗方案，对于有淋巴结转移的更倾向于选用 TC（每 3 周 1 次，共 4 次）联合抗 HER-2 方案。

那么对于 $T_2N_0M_0$ 的早期乳腺癌患者，根据 2017 年 NCCN 指南推荐，对于 HER-2 阳性乳腺癌患者首选的两个化疗方案为 AC 序贯 P+曲妥珠单抗±帕妥珠单抗方案（多柔比星+环磷酰胺序贯紫杉醇+曲妥珠单抗±帕妥珠单抗）和 TCH+帕妥珠单抗方案（多西他赛+卡铂+曲妥珠单抗±帕妥珠单抗），此处也包括一部分的早期乳腺癌患者，以上两个方案分别是由 N9831/B31 临床试验和 BCIRG006 临床试验提出。纳入 BCIRG006 临床试验的研究对象是高危 HER-2 阳性乳腺癌患者，随机分配到 AC→T（多柔比星+环磷酰胺序贯多西他赛）、AC→TH（多柔比星+环磷酰胺序贯多西他赛+曲妥珠单抗）TCH（多西他赛+环磷酰胺+曲妥珠单抗）方案组，从 2016 年公布的随访结果分析得知，AC→TH 组和 TCH 组之间并没有显著的统计学差异，两组的 10 年无病生存率分别是 74.6% 和 73.0%，两组的总生存率分别是 85.9% 和 83.3%。虽然此项研究主要比较的是有无曲妥珠单抗之间的疗效差异，严格意义上讲，用于判断 AC→TH 和 TCH 方案之间的疗效差异并没有统计学差异，且以上两种方案主要针对的肿块≥T_2，淋巴结≥N_1 的 HER-2 阳性乳腺癌患者，但从 BCIRG006 临床试验的心脏毒性的随访结果看，TCH 组的慢性心力衰竭（AC→T：AC→TH：TCH=8：21：4）和左心室射血分数（left ventricular ejection fraction，LVEF）下降大于 10% 事件发生数最低（AC→T：AC→TH：TCH=120：200：97），这是由于蒽环类药物和曲妥珠单抗都具有心脏毒性，故对于临床诊治决策的选择还是具有一定的指导价值，特别是对于有心脏基础疾病的患者。

对于不同分期的早期 HER-2 过表达型乳腺癌患者合理选择最佳的化疗方案是非常重要的。对于较早期患者，可以在抗 HER-2 靶向治疗的基础上联合紫杉醇单药治疗方案。有淋巴结转移的更倾向于选用 TC 联合抗 HER-2 治疗方案。$T_2N_0M_0$ 的 II A 期患者可以选择 AC→PH（多柔比星+环磷酰胺序贯紫杉醇+曲妥珠单抗）方案，如若患者有心脏基础疾病则可选用不含蒽环类药物的 TCH 方案。对于部分有基础疾病的患者，用环磷酰胺或卡培他滨替代卡铂的方案也得到了验证。

四、三阴性乳腺癌

近年来，有很多研究致力于探究 PARA-I、*BRCA* 基因突变、VEGF 通路、DNA 修复通路、雄激素受体等 TNBC 的潜在治疗靶点，但大多数研究仍缺乏足够病例和证据真正应用于临床。该型患者 ER、PR 和 HER-2 均为阴性，既不能进行内分泌治疗，也不能进行抗 HER-2 治疗，化疗是主要治疗手段，对于 TNBC 探讨其最优化的化疗方案仍是将来一段时间的主题。

根据 2017 年 NCCN 指南推荐，对于 TNBC 患者首选化疗方案为剂量密集型 AC（多柔比星+环磷酰胺，每 2 周 1 次，共 4 次）序贯紫杉醇化疗方案，后续紫杉醇的用法存在较大争议，有紫杉醇 175 mg/m^2，每 2 周 1 次，共 4 次的用法，也有紫杉醇 80 mg/m^2，每周 1 次，共 12 次的用法。根据 ECOG1199、SWOG S0221 临床试验的随访结果发现，较其他组相比，TNBC 患者在 4 个疗程 AC 化疗后，序贯单周的紫杉醇方案组的无病生存率显著改善，具有统计学意义，但单周紫杉醇组的 3、4 级白细胞计数和中性粒细胞计数减少发生率高，而 2 周紫杉醇方案的 3、4 级过敏反应、神经毒性及肌肉骨骼痛的发生率更高。并不是所有 TNBC 患者均需接受剂量密集型 AC 序贯紫杉醇化疗方案，在 2017 年 St. Gallen 会议上，对于 $T_{1a}N_0M_0$ 的超早期 TNBC 患者，有 78% 的专家投票认为该部分患者可避免化疗，有 54.9% 的专家认为并不是所有 TNBC 患者都需优先选择剂量密集化疗方案，有 40.4% 的专家认为 TNBC I 期患者的化疗方案不需联合蒽环类和紫杉类药物，94% 的专家认为 TNBC II～III 期患者其化疗方案需包含蒽环类和紫杉类药物。

其他细胞毒药物（主要是卡铂和卡培他滨）在早期 TNBC 患者辅助化疗中应用的很多临床试验正在进行中，例如：inXX、USON01063、NCT02488967、NCT02455141、NCT01642771 等。inXX 临床试验的对照组为 3 个疗程多西他赛序贯 3 个疗程 CEF 方案（环磷酰胺+表柔比星+氟尿嘧啶），试验组为 3 个疗程多西他赛联合卡培他滨序贯 3 个疗程 CEX 方案（环磷酰胺+表柔比星+卡培他滨），在 2016 年的 ASCO 会议上 inXX 公布了 10 年随访结果，发现联合卡培他滨的试验组较对照组有更长的无复发生存期（*HR* 0.54，95%*CI* 0.31～0.92，*P* = 0.023）和总生存期（*HR* 0.55，95%*CI* 0.31～0.96，*P* = 0.037），提示长期低剂量口服耐受性较好的化疗药物可能给早期 TNBC 患者带来获益，可进一步改善这部分乳腺癌患者的预后。虽然国际各大临床指南并未将其他细胞毒药物作为常规加入早期 TNBC 的标准治疗方案中，但根据 inXX 试验结果，临床上对部分高危、对蒽环类和紫杉类药物不敏感的 TNBC 患者联合使用低剂量口服卡培他滨是有据可依的。而对于其他早期 TNBC 患者是否需要联合使用细胞毒药物，尚有待其他临床试验行进一步验证。在 TNBC 的新辅助化疗中，铂类药物的使用取得的临床获益已经在部分临床试验中得到验证，但是其在辅助化疗中的地位，尚无明确定论，需要更多临床研究的证实。

关于早期 TNBC 患者的化疗方案标准化还未成定论，对 II A、II B、I B 期 TNBC 患者，身体状况良好的人群，剂量密集型 AC 序贯紫杉醇化疗方案是标准治疗方案。对部分高危、对蒽环类和紫杉类药物不敏感的早期 TNBC 患者，可以在标准的 AC 序贯紫杉方案上联合使用卡培他滨。对于

ⅠA 期或者身体状况较差的 ⅠB 期 TNBC 患者，4 个疗程的 TC 方案（多西他赛+环磷酰胺）是可接受的非蒽环类治疗方案，对于 $T_{1a}N_0M_0$ 的超早期 TNBC 患者或许可避免化疗。

（复旦大学附属华东医院　李洁静　葛　睿）

参考文献

［1］Coates A, Winer EP, Goldhirsch A, et al. Tailoring therapies-improving the management of early breast cancer：St Gallen International Expert Consensus on the Primary Therapy of Early Breast Cancer 2015, Ann Oncol, 2015, 26（8）：1533-1546.

［2］Tormey DC.Combined chemotherapy and surgery in breast cancer：a review. Cancer, 1975, 36（3）：881-892.

［3］Nielsen TO, Jensen MB, Burugu S, et al. High risk premenopausal Luminal A breast cancer patients derive no benefit from adjuvant cyclophosphamide-based chemotherapy：results from the DBCG77B clinical trial. Clin Cancer Res, 2017, 23（4）：946-953.

［4］Nitz U, Gluz O, Huober J, et al. Final analysis of the prospec-tive WSG-AGO EC-Doc versus FEC phase III trial in intermedi-ate-risk（pN1）early breast cancer：efficacy and predictive value of Ki67 expression. Ann Oncol, 2014, 25（8）：1551-1557.

［5］Albain KS, Barlow WE, Ravdin PM, et al. Adjuvant chemotherapy and timing of tamoxifen in postmenopausal patients with endocrine-responsive, node-positive breast cancer：a phase 3, open-label, randomised controlled trial. Lancet, 2009, 374：2055-2063.

［6］Perez EA, Suman VJ, Davidson NE, et al. Sequential versus concurrent trastuzumab in adjuvant chemotherapy for breast cancer. J Clin Oncol, 2011, 29（34）：4491-4497.

［7］Slamon D, Eiermann W, Robert N, et al. Adjuvant trastuzumab in HER2-positive breast cancer. N Engl J Med, 2011, 365（14）：1273-1283.

［8］Fujii T, Le Du F, xiao L, et al. Effectiveness of an adjuvant chemotherapy regimen for early-stage breast cancer：A systernatic Review and Net work Meta-analysis. JAMA Oncol, 2015, 1（9）：1311-1318.

［9］Johannsson O, Idvall I, Anderson C, et al. Tumour biological features of BRCA1-induced breast and ovarian cancer. Eur J Cancer, 1997, 33（3）：362-371.

［10］Sparano JA, Zhao F, Martino S, et al. Long-term follow-up of the e1199 phase iii trial evaluating the role of taxane and schedule in operable breast cancer. J Clini Oncol, 2015, 33（2）：2353-2360.

［11］Joensuu H, Kellokumpu-Lehtinen PL, Huovinen R, et al. Adjuvant capecitabine in combination with docetaxel, epirubicin, and cyclophosphamide for early breast cancer：The Randomized Clinical FinXX Trial. JAMA Oncol, 2017, 3（6）：793-800.

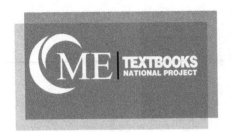

乳腺癌辅助内分泌治疗

第 15 章

作为乳腺癌综合治疗的重要组成部分，辅助内分泌治疗以其降低激素受体阳性、人类表皮生长因子受体 2（human epidermal growth factor receptor 2，HER-2）阴性早期乳腺癌患者的复发和死亡风险，保持良好的生活质量而受到重视和青睐。随着新药的推出和随机、前瞻性、多中心临床研究结果的不断问世，辅助内分泌治疗的方案也在不断优化，现将乳腺癌辅助内分泌治疗的最新研究进展总结如下。

一、绝经前激素受体阳性/HER-2 阴性乳腺癌患者的辅助内分泌治疗

1. ATLAS 和 aTTom 研究　他莫昔芬（tamoxifen，TAM）是传统的标准治疗药物，目前仍是绝经前乳腺癌患者内分泌治疗的首选。2011 年早期乳腺癌临床试验协作组（Early Breast Cancer Trialists' Collaborative Group，EBCTCG）的荟萃分析共纳入 20 项随机对照试验中的 21 457 例早期乳腺癌患者，观察 5 年 TAM 治疗与观察组或安慰剂的远期疗效差异。结果显示，5 年的 TAM 治疗可以降低约 39% 的乳腺癌相对复发风险（RR 0.61，$P<0.000\ 01$）。TAM 通过降低患侧乳腺局部复发风险（RR 0.54，$P<0.000\ 01$）、对侧乳腺癌发生风险（RR 0.62，$P<0.000\ 01$）以及远处转移风险（RR 0.63，$P<0.000\ 01$），进而改善乳腺癌患者的生存。该荟萃分析奠定了 TAM 在绝经前女性内分泌治疗中的基础地位，在 2017 年 St. Gallen 会议中，专家组投票仍然一致同意将 TAM 单药作为绝经前乳腺癌的标准治疗。然而有研究显示，超过半数乳腺癌患者的复发和死亡出现在 5 年 TAM 治疗结束以后，如果延长 TAM 治疗时间能否给患者带来获益？近期两项针对延长 TAM 治疗时间的大型国际随机试验 ATLAS 和 aTTom 的结果提示：对于雌激素受体（estrogen receptor，ER）阳性的乳腺癌患者，延长其辅助内分泌治疗可带来更多的获益。

ATLAS 研究一共入组 12 894 例已完成 5 年 TAM 初始辅助内分泌治疗的早期乳腺癌患者，随机将其分为两组：用药延长至 10 年 TAM 组（10 年组）和停止用药组（5 年组）。随访至分组后 10 年时，对其中 6846 例雌激素受体阳性乳腺癌患者进行疗效分析，结果显示，10 年组的复发风险显著降低（RR 0.84，$P=0.002$），乳腺癌死亡风险（$P=0.01$）及总死亡风险（$P=0.01$）均较 5 年组减少。

另一项大型临床试验 aTTom 研究入组了 6953 例已完成 5 年 TAM 内分泌治疗的乳腺癌患者，随机将其分为继续 5 年他莫昔芬治疗组和停药组。随访至 15 年，研究结果显示，他莫昔芬 10 年治疗可以显著降低患者复发风险（RR 0.85，$P=0.003$），在乳腺癌死亡率和非乳腺癌所致死亡率上，两组之间无显著差别。

在不良反应方面，ATLAS 研究中他莫昔芬长期应用的主要不良事件是静脉血栓（RR 1.87，

$P=0.01$）及子宫内膜癌（$RR\ 1.747$，$P=0.000\ 2$）的发生率增加，但相关死亡率并无明显增加。同样，aTTom 研究的 10 年治疗组罹患子宫内膜癌的风险及相关死亡率较 5 年组升高（两组子宫内膜癌的发生率分别为 2.9% 和 1.3%，$RR\ 2.20$，$P<0.000\ 1$；子宫内膜癌相关死亡率分别为 1.1% 和 0.6%，$RR\ 1.83$，$P=0.02$）。

对 ATLAS 和 aTTom 两项研究的数据（共 17 477 例患者）进行联合分析发现，10 年 TAM 治疗可显著降低乳腺癌相关死亡率（$RR\ 0.85$，$P=0.001$）和改善患者的总生存率（$RR\ 0.91$，$P=0.008$）。当然，在 TAM 长期应用能够带来获益的同时，仍不能忽视长期用药的不良反应，我们需要进一步研究哪些患者能从延长内分泌治疗中获益，从而避免过度治疗。目前尚缺乏公认的生物学标志或临床指标，有学者认为患者年龄<40 岁、腋窝淋巴结阳性可以作为延长 TAM 治疗的依据。目前多数学者认为，高危复发风险的绝经前患者可从 TAM 延长治疗中得到更多的获益，2017 年 St. Gallen 专家共识投票结果显示，86.3% 的专家建议高危复发风险的绝经前女性接受 10 年的 TAM 治疗。笔者认为，对于年龄<40 岁、腋窝淋巴结阳性、组织学分级 2~3 级等存在高危复发因素的患者，TAM 治疗 5 年后仍处于绝经前状态的患者，可考虑将其延长至 10 年。

2. SOFT & TEXT　当患者完成初始 5 年 TAM 治疗后需要延长内分泌治疗时，应充分考虑患者此时的月经状态。若仍为绝经前，则继续 TAM 治疗至 10 年；若为绝经后，可选择进行 5 年芳香化酶抑制剂（aromatase inhibitor，AI）治疗。可见月经状态是延长内分泌治疗用药选择时考虑的关键因素。众所周知，TAM 有可能导致药物性闭经，显著影响围绝经期乳腺癌患者的性激素水平，使得临床医师难以判断患者的绝经状态。对于接受化疗和（或）内分泌治疗过程中或治疗后月经不再来潮的患者，如何判断其是否绝经，我国专家给出了如下参考意见：①年龄≥50 岁，化疗后或在服用选择性雌激素受体调节剂（selective estrogen receptor modulator，SERM）期间闭经至少 12 个月，且雌二醇及卵泡刺激素水平连续测定至少 3 次均达到绝经后水平患者，考虑为绝经；②年龄在 45~50 岁，化疗后或在服用 SERM 期间闭经至少 24 个月，且雌二醇及卵泡刺激素水平连续测定至少 3 次均达到绝经后水平患者，考虑为绝经。专家共识强调，对于<45 岁的患者，由于卵巢功能恢复的概率很大，不推荐单独使用 AI；如临床需要应用，建议同时联合卵巢去势。

激素受体阳性绝经前乳腺癌辅助内分泌治疗有很多问题一直存在争议，其中包括卵巢功能抑制（ovarian function suppression，OFS）下，AI 可否比他莫昔芬有更大的获益，绝经前使用 TAM 的基础上加用 OFS 是否有进一步的获益等。为此，2003 年国际乳腺癌研究组（International Breast Cancer Study Group，IBCSG）发起了 SOFT 和 TEXT 两项大型随机 Ⅲ 期临床试验试图回答上述两个问题。

2011 年 SOFT 和 TEXT 试验均顺利完成患者入组，分别入组 3066 例和 2672 例患者，中位年龄均为 43 岁，淋巴结阳性比例分别为 35% 和 48%。SOFT&TEXT 研究中，年龄<35 岁亚组 OFS 治疗获益最为明显，提示年龄<35 岁、淋巴结阳性的高危患者可从内分泌治疗联合 OFS 中获益。

对于绝经前乳腺癌患者内分泌治疗时是否加用 OFS，各个指南也给出了相应的治疗意见。2016 年美国临床肿瘤学会（American Society of Clinical Oncology，ASCO）指南指出，高危复发风险患者进行内分泌治疗时建议联合 OFS。临床分期为 Ⅱ 或 Ⅲ 期患者应接受辅助化疗的患者，内分泌治疗推荐联合 OFS。临床分期为 Ⅰ 或 Ⅱ 期考虑使用化疗的含高危因素的患者，考虑含 OFS 的内分泌治疗。2017 年 St. Gallen 专家投票结果显示，推荐使用 OFS 的因素包括：年龄≤35 岁、接受辅助化疗后仍为绝经前雌激素水平、4 枚以上淋巴结转移、组织学分级为 3 级或多基因检测显示不良预后的患者。同国外专家观点一致，我国乳腺癌内分泌治疗专家共识明确指出，联合 OFS 在<35 岁的人群中相比单用 TAM 能明显获益，≥4 枚淋巴结转移是支持联合 OFS 治疗的重要考虑因素。其次，如果有 1~3 枚淋巴结转移、组织学分级为 3 级等其他多个危险因素，也可考虑联合

OFS 治疗。目前多基因检测在国内开展较少，如显示不良预后，也可支持联合 OFS 治疗。根据目前的研究结果，建议 OFS 治疗的时间为 5 年。对于部分肿瘤直径≤2 cm、G_1、ER 或 PR 阳性、HER-2 阴性、年龄≥35 岁的低危患者，也可以考虑治疗 2~3 年。

3. ABCSG-12 研究　对于内分泌治疗联合 OFS 的患者，内分泌用药选择 TAM 还是 AI？对 TEXT 和 SOFT 研究数据进行联合分析显示，对于绝经前激素受体阳性的早期乳腺癌患者，AI（依西美坦）+OFS 组和他莫昔芬+OFS 组无病生存率分别为 91.1% 和 87.3%（$HR\ 0.72$，$P<0.001$），无乳腺癌生存率分别为 92.8% 和 88.8%（$HR\ 0.66$，$P<0.001$），AI+OFS 组获益更大。SOFT 研究也显示，对于<35 岁的患者，OFS 联合 AI 优于 OFS 联合 TAM。然而 ABCSG-12 研究却得出了不同的结论，该研究评估了戈舍瑞林联合 TAM 对比戈舍瑞林联合阿那曲唑的疗效，中位随访时间 68 个月，无论无病生存率还是总生存率两组均无统计学差异，在总生存率方面戈舍瑞林联合 AI 甚至更差。与 TEXT 和 SOFT 研究不同，ABCSG-12 研究对象大部分为低危乳腺癌患者，中位年龄 45 岁，淋巴结阴性患者占 66%，T_1 期患者占 75%，$G_1~G_2$ 占 75%。可见，高危的患者更能够从 OFS 联合 AI 治疗中获益，而低危的患者则获益较小。基于上述研究结果，2017 年 St. Gallen 专家共识建议，对于≥4 枚淋巴结转移、G3 或≤35 岁作为选择 OFS 联合 AI 治疗的影响因素。笔者认为，对激素受体阳性的早期乳腺癌年轻及高危患者，建议内分泌治疗联合 OFS 时选择 AI。

二、绝经后激素受体阳性/HER-2 阴性乳腺癌患者的辅助内分泌治疗

1. ATAC、BIG198、TEAM、IES 和 ABCSG-8 研究　随着 ATAC、BIG198、TEAM 研究结果的相继问世，TAM 在绝经后乳腺癌患者内分泌治疗中的地位开始动摇。研究显示，对于绝经后女性，辅助起始内分泌治疗使用 AI 比 TAM 显著改善预后。ATAC 研究结果显示，随访 10 年后，5 年 AI（阿那曲唑）治疗较 5 年 TAM 治疗有 9% 的无病生存率绝对获益、5% 的总生存率绝对获益，可明显改善患者的无病生存，降低复发风险。BIG1-98 研究中位随访时间为 74 个月，结果显示，来曲唑较 TAM 显著改善了患者的无病生存率（$HR\ 0.83$，$P<0.05$）和总生存率（$HR\ 0.82$，$P<0.05$）。TEAM 研究中位随访时间为 5.1 年，依西美坦组对比 TAM 序贯依西美坦组虽并未发现改善总生存，但有 1% 的无病生存率获益。IES 研究的转换治疗和 ABCSG-8 研究的续贯治疗也显著改善了绝经后乳腺癌患者的总生存。至此，第 3 代 AI 成为激素受体阳性绝经后乳腺癌患者的首选。

2. MA. 17、MA. 17R 研究　ABCSG-8 研究是服用 TAM2 年后续贯 5 年阿那曲唑，随访 6 年取得了总生存率提高 23% 的获益。如果在服用 TAM5 年后续贯 5 年的 AI，患者是否能得到更大的生存获益？MA. 17 是一个多中心、随机、双盲Ⅲ期临床试验，早期绝经后乳腺癌术后激素受体阳性患者，先口服 TAM 5 年，然后随机分为两组，一组患者换用来曲唑，另一组患者安慰剂治疗。中位随访时间 2.7 年，结果显示：两组的事件数（局部区域复发、远处转移与新发乳腺癌）分别为 75 例与 132 例，4 年无病生存率分别为 93% 与 87%（$P<0.001$）。这一结果表明，在标准他莫昔芬治疗 5 年后，再序贯来曲唑 5 年治疗可以进一步提高疗效，也支持了延长内分泌治疗时间会使激素受体阳性患者生存获益。

然而，绝经后患者服用 5 年的 AI 后，能否延长内分泌治疗？延长期使用何种药物？我们已知，长期应用 AI 可能导致骨质疏松、关节疼痛、潮热和阴道干燥等不良反应，对于任何在辅助内分泌治疗前 5 年中应用了 AI 治疗的绝经后患者，延长 AI 的治疗时间能否给患者带来进一步的获益？2016 年，ASCO 会议公布的 MA. 17R 研究首次对上述问题进行了解答，该研究纳入了 1918 例绝经后的早期乳腺癌患者，所有患者在入组前都曾经接受过 4.5~6.0 年的 AI 辅助治疗（初始应用 AI 或 TAM 序贯 AI），按 1∶1 比例随机分组接受来曲唑或安慰剂继续治疗 5 年，平均随访 75 个

月（6.3 年），结果显示，来曲唑组和安慰剂组 5 年无病生存率分别是 95% 和 91%（$P = 0.01$），来曲唑组和安慰剂组的对侧乳腺癌年发病率分别为 0.21% 和 0.49%（$P = 0.007$）。研究表明，与安慰剂组相比，延长来曲唑治疗 5 年进一步显著性提高无病生存率，来曲唑组较安慰剂组复发转移风险下降 34%，但总生存率并无显著获益（$P = 0.83$）。

三、组织学类型与内分泌治疗

1. MA. 27 研究　目前，组织学亚型是否能预测早期乳腺癌内分泌治疗的疗效，并不十分明确。BIG1-98 研究随访 8 年的数据分析证实，在浸润性导管癌（invasive ductal carcinoma，IDC）患者中，来曲唑相比 TAM 无病生存风险降低了 20%，而在浸润性小叶癌（invasive lobular carcinoma，ILC）患者中无病生存风险降低了 52%。在多因素分析模型中，进一步证实治疗和组织学类型之间明显的交互作用。但仍需大样本数据进一步验证。2016 年 ASCO 会议报告了阿那曲唑或依西美坦辅助内分泌治疗在中早期乳腺癌不同病理类型与疗效相关性的 MA. 27 研究。在 7576 例乳腺癌患者中，ID 和 IL 分别为 5021 例和 688 例，中位随访 4.1 年，总体分析提示不同组织学类型之间的总生存和无病生存无统计学差异（$P = 0.49$）。单因素分析显示，ID 患者选择依西美坦和阿那曲唑的总生存无统计学差异（*HR* 0.92，$P = 0.46$）。但是在 IL 组选择阿那曲唑者总生存有优势（*HR* 1.79，$P = 0.055$）。多因素分析也提示阿那曲唑总生存更优（*HR* 2.1，$P = 0.05$）。MA. 27 研究中无论选择依西美坦或阿那曲唑，组织学亚型 ID 和 IL 没有影响患者的无病生存，两组间无病生存无统计学差异。

2. DATA 研究　DATA 研究入组 1913 例已行 2~3 年他莫昔芬治疗的激素受体阳性乳腺癌患者，入组时处于绝经状态，1：1 随机分为两组，一组行 3 年阿那曲唑治疗，一组行 6 年阿那曲唑治疗，中位随访时间 4.1 年，结果显示，两组间 3 年的适应性无病生存率并无差异（$P = 0.07$），但研究按照淋巴结状态、ER/PR 状态、HER-2 状态等因素进行分层分析后发现，6 年阿那曲唑组中 ER 阳性或 PR 阳性、HER-2 阴性、术后淋巴结阳性、曾接受化疗患者群体的 5 年适应性无病生存率大于 3 年组（$P = 0.01$），同时 6 年阿那曲唑组关节疼痛、骨质疏松等骨相关事件发生率也大于 3 年组。DATA 研究提示，延长内分泌治疗可以给特定人群带来获益，但不良反应发生率也随之上升。

虽然目前已有不少临床证据支持延长内分泌时间比单纯 5 年内分泌治疗能进一步降低复发率和乳腺癌病死率，但正如 DATA 研究结果所示，并非所有内分泌治疗患者都需要延长治疗时间，还需充分考虑延长治疗所带来的更多的不良反应。2015 年版中国乳腺癌内分泌治疗专家共识指出，延长内分泌治疗需要根据患者的具体情况个体化处理，既要考虑肿瘤复发的高危因素，也要考虑患者的意愿及治疗的依从性。2017 年，St. Gallen 全球专家组投票结果显示，80% 以上的专家认为：无论月经状态如何，中高危复发风险患者均推荐延长内分泌治疗至 10 年。虽然目前尚缺乏公认的能够准确预测乳腺癌复发风险的临床指标或生物标志物用以确定患者最合适的辅助内分泌治疗疗程，但仍有一些方法可以帮助临床医师判断患者是否需要延长内分泌治疗时间，可以根据临床病理因素、分子分型和肿瘤基因检测等指标对复发风险进行评估，对于中高危患者建议治疗 10 年。一般认为，年轻、淋巴结转移较多、肿瘤体积较大、组织分级较高者，具有更高的复发风险。

经过一个多世纪的发展，尤其是内分泌新药的推出，使激素受体阳性乳腺癌患者的内分泌治疗拥有越来越重要的地位。基因水平的研究、分子靶向药物的不断推出，乳腺癌的内分泌治疗也将向个体化、精准化发展。单药、联合、续贯等不同方式的结合和组合也已经展示了内分泌治疗获益的美好前景。

（河北医科大学第四医院　李赛男　耿翠芝）

参考文献

［1］ Early Breast Cancer Trialists' Collaborative Group. Relevance of breast cancer hormone receptors and other factors to the efficacy of adjuvant tamoxifen：Patient level meta analysis of randomised trials. Lancet, 2011, 378 (9793)：771-784.

［2］ Davies C, Pan H, Godwin J, et al. Long-term effects of continuing adjuvant tamoxifen to 10 years versus stopping at 5 years after diagnosis of oestrogen receptor-positive breast cancer：ATLAS, a randomised trial. Lancet, 2013, 381 (9869)：805-816.

［3］ Richard GG, Daniel WR, Kelly H, et al. aTTom：Long-term effects of continuing adjuvant tamoxifen to 10 years versus stopping at 5 years in 6 953 women with early breast cancer. J Clin Oncol, 2013, 31 (18)：2631-2632.

［4］ Wu CE, Chen SC, Chang HK, et al. Identification of patients with hormone receptor-positive breast cancer who need adjuvant tamoxifen therapy for more than 5 years. J Formos Med Assoc, 2016, 115 (4)：249-256.

［5］ 中国抗癌协会乳腺癌专业委员会. 中国绝经前女性乳腺癌患者辅助治疗后绝经判断标准及芳香化酶临床应用共识（草案修正案）. 中国癌症杂志, 2011, 21 (5)：418-420.

［6］ Prudence A, Francis MD, Meredith MR, et al. Adjuvant ovarian suppression in premenopausal breast cancer. N Engl J Med, 2015, 372：436-446.

［7］ Pagani O, Regan MM, Walley BA, et al. Adjuvant exemestane with ovarian suppression in premenopausal breast cancer. N Engl J Med, 2014, 371 (2)：107-118.

［8］ Gant M, Mlineritsch B, Storeger H, et al. Adjuvant endocrine therapy plus zoledronic acid in premenopausal women with early-stage breast cancer：62-month follow-up from the ABCSG-12 randomised trial. Lancet Oncol, 2011, 12 (7)：631-641.

［9］ Jack C, Ivana S, Michael B, et al. Effect of anastrozole and tamoxifen as adjuvant treatment for early-stage breast cancer：10-year analysis of the ATAC trial. Lancet Oncol, 2010, 11 (12)：1135-1141.

［10］ Meredith MR, Patrick N, Anita GH, et al. Assessment of letrozole and tamoxifen alone and in sequence for postmenopausal women with steroid hormone receptor-positive breast cancer：the BIG 1-98 randomised clinical trial at 8.1 years median follow-up. Lancet Oncol, 2011, 12 (12)：1101-1108.

［11］ van de Velde CJ, Rea D, Seynaeve C, et al. Adjuvant tamoxifen and exemestane in early breast cancer (TEAM)：a randomised phase 3 trial. Lancet, 2011, 377 (9762)：321-331.

［12］ Jin H, Tu D, Zhao N, et al. Longer-term outcomes of letrozole versus placebo after 5 years of tamoxifen in the NCIC CTG MA.17 trial：analyses adjusting for treatment crossover. J Clin Oncol, 2012, 30 (7)：718-721.

［13］ Strasser WK, Sudan G, Ramjeesingh R, et al. Out comes of invasive ductal (ID) or invasive lobular (IL) early stage breast cancer in women treated with anastrozole or exemestane in the Canadian cancer trials Group MA.27. J Clin Oncol, 2016, 34 (suppl)：abstr 521.

［14］ Sestak I, Dowsett M, Zabaglo L, et al. Factors predicting late recurrence for estrogen receptor-positive breast cancer. J Natl Cancer Inst, 2013, 105 (19)：1504-1511.

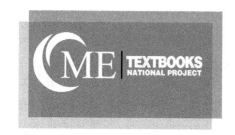

HER-2 阳性早期乳腺癌抗 HER-2 治疗时长的"加减法"

第 16 章

浸润性乳腺癌中约有 20% 的患者其人类表皮生长因子受体 2 （human epidermal growth factor receptor 2，HER-2）为阳性。众多研究指出 HER-2 阳性是乳腺癌早期复发转移的独立危险因素。曲妥珠单抗是第一个应用于临床的抗 HER-2 靶向治疗药物，该药物是人源化的 HER-2 单克隆抗体，大量数据表明在辅助治疗阶段该药物联合化疗可使乳腺癌的相对复发转移风险降低约 50%。曲妥珠单抗的应用开启了乳腺癌的靶向治疗时代。

在倡导精准医疗的今天，国内外对于乳腺癌治疗的理念越来越向"精细化、个体化"发展，给予患者最优化的治疗是我们不断追求的目标，该理念同样体现在针对 HER-2 阳性早期乳腺癌的抗 HER-2 治疗中。如何优化 HER-2 阳性早期乳腺癌的治疗归纳起来主要集中于两点，即曲妥珠单抗的使用范围和使用时长问题，这也是一直以来临床上的争议热点，我们将逐一进行分析和讨论。

一、延长曲妥珠单抗的治疗时间是否可以增加疗效？

HERA 研究是迄今唯一的旨在考察延长曲妥珠单抗治疗 1 年以上能否进一步提高患者生存率的临床研究。该研究共入组 5102 例 HER-2 阳性早期乳腺癌患者，在接受标准新辅助或辅助化疗后，1552 例和 1553 例患者被随机分配到 1 年和 2 年曲妥珠单抗辅助化疗组。中位随访 8 年的结果显示，与未接受曲妥珠单抗治疗的对照组相比，无论曲妥珠单抗应用 1 年还是 2 年无病生存和总生存均显著获益。但是，1 年与 2 年曲妥珠单抗治疗对比结果显示两者均出现了 367 例无病生存事件（无病生存率为 75.8% 与 76.0% 比较），激素受体阴性和阳性患者无病生存亦无显著差异；3~4 级不良反应事件则分别为 275 例（16.3%）和 342 例（20.4%），左心室射血分数下降事件分别为 69 例（4.1%）和 120 例（7.2）。HERA 研究结果证明曲妥珠单抗用于 HER-2 阳性早期乳腺癌辅助化疗显著改善患者生存，在 1 年治疗的基础上延长曲妥珠单抗至 2 年生存无显著获益，且不良反应增加。

二、缩短曲妥珠单抗的治疗时间是否不降低疗效？

2006 年 FinHER 研究的亚组分析表明曲妥珠单抗治疗 9 周与未使用曲妥珠单抗的对照组相比可改善 3 年的无复发生存率（89% 与 78% 比较，$P = 0.01$），该结果提示短期曲妥珠单抗治疗也可使患者生存获益；另一方面，曲妥珠单抗治疗存在心脏毒性风险，而短期治疗可减少相关毒性，降低治疗费用。因此，是否可用短期曲妥珠单抗治疗替代常规 1 年标准治疗呢？

2013 年，法国的 Pivot 等在 *Lancet Oncology* 发表一项非劣效性的、开放的、多中心随机Ⅲ期临床研究——PHARE 研究，该研究共入组 3384 例 HER-2 阳性早期乳腺癌患者，随机分配到曲妥珠单抗 12 个月治疗组和 6 个月治疗组，中位随访 42.5 个月的结果显示 12 个月治疗组的无病生存事件为 175 例，6 个月治疗组的无病生存事件为 219 例，2 年的无病生存率分别为 93.8% 和 91.1%（*HR* 1.28，95% *CI* 1.05 ~ 1.56，*P* = 0.29），心脏事件发生数分别为 96 例（5.7%）和 32 例（1.9%）（*P*<0.000 1）。3.5 年的随访结果证实 6 个月对比 12 个月的曲妥珠单抗治疗非劣效性试验未获得阳性结果，虽然 12 个月的曲妥珠单抗治疗心脏事件发生率更高，但仍是标准治疗。

2015 年，*Annals of Oncology* 发表了一项非劣效性的随机对照临床研究——HORG 研究，481 例 HER-2 阳性淋巴结阳性或高复发风险淋巴结阴性患者被随机分配到剂量密集型化疗联合曲妥珠单抗治疗 12 个月组和 6 个月组，主要研究终点是 3 年的无病生存率。分别经过 47 个月和 51 个月的中位随访时间，12 个月组和 6 个月组分别有 17 例（7.1%）和 28 例（11.7%）（*P* = 0.08）患者疾病复发，3 年总生存分别为 95.7% 和 93.3%（*P* = 0.137）。总生存和心脏毒性事件两组无显著差异。最终结论与 PHARE 研究类似，6 个月对比 12 个月的曲妥珠单抗治疗非劣效性试验得到的是阴性结果，支持 1 年曲妥珠单抗治疗是标准治疗。

2015 年，*Breast Cancer* 上发表了土耳其关于 9 周和 1 年曲妥珠单抗辅助治疗观察性研究结果，入组 HER-2 阳性早期乳腺癌患者共 680 例，曲妥珠单抗辅助治疗 9 周和 1 年的患者分别为 202 例和 478 例，但 9 周组患者淋巴结转移率显著低于 1 年组。中位随访时间 3 年的结果显示，9 周组和 1 年组无病生存率分别为 88.6% 和 85.6%（*P* = 0.670），对单因素分析中存在显著差异的预后因子调整后的多因素分析统计结果仍显示无病生存率无显著差异。心脏毒性事件 1 年组（1.88%）发生率显著高于 9 周组（0）。虽然本观察性研究显示缩短曲妥珠单抗与标准 1 年治疗相比 DFS 类似，但需进一步的随机对照研究证实。

2008 年，Guarneri 等开展了探索曲妥珠单抗缩短治疗时间的多中心、随机、Ⅲ期临床对照研究——Short HER 研究，比较化疗联合曲妥珠单抗（9 周与 1 年比较）（9 周组为短程组，1 年组为长程组）的疗效。研究入组 1254 例患者。中位年龄 55 岁，Ⅰ期、ⅡA 期、ⅡB 期、Ⅲ期患者比例分别为 37.3%、40.0%、20.6% 和 2.1%。30% 的患者有 1 ~ 3 枚淋巴结累及，16% 的患者淋巴结累及数目≥4 枚。68% 的患者雌激素受体阳性。无病生存率为主要终点，总生存率为次要终点。2017 年刚刚结束的美国临床肿瘤学会会议上公布了中位随访时间 5 年的结果，长程组和短程组的无病生存率分别为 87.5% 和 85.4%，总生存率分别为 95.1% 和 95%，未达到非劣效预设的边界。共有 105 例患者出现了≥2 度心脏毒性，78 例在长程组，27 例在短程组。

综上所述，多项临床研究证明在对 HER-2 阳性早期乳腺癌的辅助治疗中应用 1 年曲妥珠单抗可显著改善患者生存。HERA 研究表明 HER-2 阳性早期乳腺癌在 1 年的基础上延长曲妥珠单抗治疗至 2 年生存无显著获益，且不良反应增加。不同激素受体状态 HER-2 阳性早期乳腺癌延长曲妥珠单抗治疗后生存均无明显改善。

早期的 FinHER 研究通过亚组分析仅提示即使短期应用曲妥珠单抗时长，亦会使 HER-2 阳性乳腺癌生存获益，但该研究是与未使用曲妥珠单抗治疗组相比，而没有与使用曲妥珠单抗 1 年治疗组进行比较，因而对于曲妥珠单抗短程治疗提供的证据很不充分。非劣效性的 PHARE 研究、HORG 研究均提示缩短曲妥珠单抗的治疗时长虽然减少了心脏事件风险，但未能获得与标准 1 年曲妥珠单抗类似的疗效。土耳其的观察性研究虽提示应用曲妥珠单抗治疗 9 周与 1 年相比获得相近的无病生存率，且心脏毒性显著减少，但由于该研究不属于随机对照试验，因而证据级别偏低。刚刚公布的 Short HER 研究与既往的 PHARE 研究设计类似，非劣效研究均未得出统计学差异，仍然支持 1 年抗 HER-2 治疗为标准治疗。

　　目前的临床研究结果告诉我们，HER-2 阳性早期乳腺癌辅助曲妥珠单抗治疗标准时长是 1 年。对于特定人群，如病期较早、淋巴结转移阴性、转移复发风险较低以及心脏毒性高风险的患者缩短曲妥珠单抗的治疗时长可能是可行的。而延长曲妥珠单抗在辅助治疗中的时长，不但不增加疗效，不良事件还显著增加。

　　越来越多的临床研究和临床实践告诉我们，对于乳腺癌患者的治疗，寻求治疗获益和治疗风险的平衡点是很重要的。随着我们对乳腺癌发生发展机制的不断深入认识以及各种诊断治疗技术的不断提高，给予患者最恰当的个体化治疗越来越成为可能。目前针对 HER-2 的靶向治疗不断有新药问世，如何客观评价新的治疗手段，真正做好治疗中的"加减法"将是我们长期的努力方向。

（北京大学人民医院　王　殊）

参考文献

[1] Piccart-Gebhart MJ, Procter M, Leyland-Jones B, et al. Trastuzumab after adjuvant chemotherapy in HER-2-positive breast cancer. N Engl J Med, 2005, 353 (16): 1659-1672.

[2] Gonzalez-Angulo AM, Litton JK, Broglio KR, et al. Highrisk of recurrence for patients with breast cancer who have human epidermal growth factor receptor 2-positive, node-negative tumors 1 cm or smaller. J Clin Oncol, 2009, 27 (34): 5700-5706.

[3] Vaz-Luis I, Ottesen RA, Hughes ME, et al. Outcomesbytumorsubtypeandtreatmentpatterninwomenwithsmall, node-negativebreastcancer: a multi-institutional study. J Clin Oncol, 2014, 32 (20): 2142-2150.

[4] Cadoo KA, Morris PG, Cowell EP, et al. Adjuvant chemotherapy and trastuzumab is safe and effectivein older women with small, Node-Negative, HER-2-Positive Early-Stage Breast Cancer, ClinBreast Cancer, 2016, 16 (6): 487-493.

[5] Zhou Q, Yin W, Du Y, et al. Fororagainst adjuvant trastuzumab for pT1a-bN0M0 breast cancer patients with HER-2-positive tumors: a meta-analysis of published literatures. PLoS One, 2014, 9 (1): e83646.

[6] O'Sullivan CC, Bradbury I, Campbell C, et al. Efficacy of adjuvant trastuzumab for patients with human epidermal growth factor receptor2-positive early breast cancer and tumors ≤ 2 cm: a Meta-analysis of the randomized trastuzumab trials. J Clin Oncol, 2015, 33 (24): 2600-2608.

[7] Tolaney SM, Barry WT, Dang CT, et al. Adjuvant paclitaxel and trastuzumab for node-negative, HER-2-positive breast cancer. N Engl J Med, 2015, 372 (2): 134-141.

[8] Pivot X, Romieu G, Debled M, er al. PHARE trial investigators. 6 months versus 12 months of adjuvant trastuzumab for patients with HER-2-positive early breast cancer (PHARE): a randomized phase3 trial. Lancet Oncol, 2013, 14 (8): 741-748.

[9] Mavroudis D, Saloustros E, Malamos N, et al. Breas cancer investigators of helleniconcology research group (HORG), athens, greece. Six versus 12months of adjuvant trastuzumab in combination with dose-densechemotherapy for women with HER-2-positive breast cancer: a multicenter randomized studyby the Hellenic Oncology Research Group (HORG). Ann Oncol, 2015, 26 (7): 1333-1340.

[10] İçli F, Altundağ K, Akbulut H, et al. Nine weeks versus 1 year adjuvant trastuzumab inpatients with early breast cancer: an observational study by the Turkish Oncology Group (TOG). Breast Cancer, 2015, 22 (5): 480-485.

[11] Guarneri V, Frassoldati A, Bruzzi P, et al. Multicentric, randomized phase Ⅲ trial of two different adjuvant chemotherapy regimens plus threeversus twelve months of trastuzumab inpatients with HER-2-positive breast cancer (Short-HERTrial; NCT00629278). Clin Breast Cancer, 2008, 8 (5): 453-456.

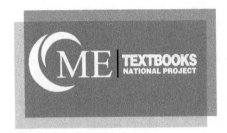

Ⅳ期乳腺癌诊疗进展

第17章

约5%的乳腺癌患者为初诊Ⅳ期乳腺癌，30%的早期乳腺癌进展为Ⅳ期乳腺癌。Ⅳ期乳腺癌患者5年总生存率约为24%，除少数有机会接受局部手术或放疗外，绝大多数患者需接受包括化疗、内分泌治疗或靶向治疗在内的姑息性治疗。随着抗肿瘤药物的研究进展，如何在保证患者生存质量、预防及减轻转移症状、延长患者生存期的基础上，权衡利弊，制定最佳治疗方案，在治疗有效率下降、出现耐药的情况下寻找新的转机，是肿瘤医师经常面对的挑战。随着分子生物学技术的快速发展及大型临床试验的不断展开，近1年相关研究结果的不断报道，晚期乳腺癌治疗格局出现新的转变。

一、Ⅳ期乳腺癌原发灶的手术治疗

传统观点认为原发灶手术是缓解Ⅳ期乳腺癌患者局部症状的手段，对延长患者生存期无明显帮助。然而随着筛查技术的进步及全身治疗的发展，低肿瘤负荷Ⅳ期乳腺癌不断涌现，Ⅳ期乳腺癌疗效不断提高，以及"肿瘤自播"、原发灶术后免疫激活等模型的建立，这一观点受到挑战。2002至2016年，共有19个回顾性研究分析原发灶手术与非手术Ⅳ期乳腺癌患者的生存情况，荟萃分析提示，原发灶手术是提高生存率的独立影响因素 [HR 0.69，95%可信区间（confidence interval，CI）0.63~0.77，P<0.000 01]，但对回顾性研究的分析存在不可忽视的偏倚。基于以上证据，Ⅳ期乳腺癌患者原发灶的手术价值不断引起争议。

2015年印度TaTa癌症中心发表了一项随机对照试验结果：研究者对于350例原发转移性乳腺癌患者进行随机分组，并依据转移部位、转移灶数量、受体状态进行分层。主要研究终点是手术切除原发肿瘤是否可以带来总生存获益。23个月中位随访结果显示，手术组与非手术组中位生存期无统计学差异（19.2个月与20.5个月比较，HR 1.04，95%CI 0.81~1.34，P=0.79）。进一步分析显示手术组局部复发事件减少，而远处转移事件增加。

2016年美国临床肿瘤学会（American Society of Clinical Oncology，ASCO）大会上，土耳其的一项前瞻性多中心研究（MF07-01研究）及TBCRC 013研究分别报道了其初步结果。MF07-01研究主要评估手术对原发性Ⅳ期乳腺癌患者总生存的影响。274例患者随机分为先手术后系统治疗组及仅接受系统治疗组，结果提示原发灶手术可提高患者5年总生存率（41.6%与24.4%比较，P=0.005），分层分析表明雌激素受体（estrogen receptor，ER）阳性、人类表皮生长因子受体2（human epidermal growth factor receptor 2，HER-2）阴性、年龄<55岁以及单一骨转移者，原发灶手术的生存获益优势明显，然而针对多发肺或肝转移者，两组差异无统计学意义。基线特征分析

表明先手术后系统治疗组单一骨转移比例（51%）明显高于仅接受系统治疗组（40%），分组存在不均衡。

　　TBCRC 研究共有 112 例Ⅳ期乳腺癌患者，均先行系统治疗，其中 94 例（85%）接受一线治疗获益后，39 例（43%）选择手术，51 例（57%）继续系统治疗。随访 30 个月结果显示：有效手术组、有效非手术组、无效组的总生存率分别为 77%、76%、24%；中位总生存期分别为 71、65、13 个月。按分子分型分层看，有效手术组与有效非手术组的中位总生存率均无差异。

　　乳腺癌局部治疗目前越来越强调多学科协同合作，影像学、病理评估对外科治疗决策的影响日益增强，各种分子生物及实验动物模型的建立也不断给我们启示。然而基于循证医学的生存获益和生活质量的改善才是我们临床实践的最佳证据，适度手术是肿瘤外科医师需要把握的原则。根据上述证据，Ⅳ期乳腺癌患者的治疗应多方面考虑，原发灶手术应审慎。

二、Ⅳ期乳腺癌的内分泌治疗

　　约 70% 的乳腺癌患者为激素受体阳性型，内分泌治疗是针对此类患者低毒且接受度高的重要治疗手段。原发或继发性耐药的出现，是内分泌治疗失败的主要原因。近年来研究发现细胞周期蛋白 D1-CDK4/6 信号通路的异常激活与内分泌药物耐药机制有关。前期的体外细胞实验发现，CDK4/6 特异性抑制剂对激素受体阳性型乳腺癌细胞株最敏感，与他莫昔芬联用时具有协同作用，并能在细胞株水平逆转他莫昔芬的耐药。palbociclib 是一种口服 CDK4/6 抑制剂，能够选择性抑制 CDK4/6，恢复细胞周期控制，阻断肿瘤细胞增殖。Ⅱ期临床研究 PALOMA-1 证实在来曲唑的基础上加用 palbociclib 一线治疗 ER 阳性/HER-2 阴性晚期乳腺癌患者，安全性可耐受，且显著改善无进展生存期（10.2 个月与 20.2 个月，$P = 0.0004$），为此美国食品药品管理局授予 palbociclib 治疗晚期或转移性 ER 阳性/HER-2 阴性乳腺癌的突破性疗法认定。

　　PALOMA-2 研究应用 palbociclib 联合来曲唑对绝经后 ER 阳性/HER-2 阴性转移性乳腺癌一线治疗。入组 666 例，按 2∶1 比例随机分为两组，A 组 pabociclib 联合来曲唑，B 组安慰剂联合来曲唑，主要研究终点为无进展生存期。结果：A 组与 B 组的无进展生存期分别是 24.8、14.5 个月（$P<0.001$），亚组分析无论既往化疗、内分泌治疗、病灶多少等均显示含 palbociclib 组要优于安慰剂组，安全性提示一定的骨髓抑制，本试验验证了 PALOMA-1 研究的Ⅱ期结果，进一步证实 pabociclib 联合来曲唑较来曲唑单药具有较好的生存优势。为此，2017 年美国国家综合癌症网络（National Comprehensive Cancer Network，NCCN）指南新增"palbociclib+来曲唑"作为激素受体阳性、HER-2 阴性绝经后Ⅳ期乳腺癌患者的一线内分泌治疗方案（Ⅰ类证据）。

　　PALOMA-3 研究进一步探索 palbociclib 联合氟维司群对绝经后 ER 阳性/HER-2 阴性既往一线内分泌治疗进展后或接受小于一线化疗的转移性乳腺癌患者的疗效。按 2∶1 随机分为 pabociclib 联合氟维司群及安慰剂联合氟维司群组。总计入组 521 例患者，同时检测两组血浆的 *ESR1* 突变情况。结果提示全组 *ESR1* 突变频率为 27%（107/396），无论 *ESR1* 是否有突变，pabociclib 联合氟维司群组均显示较好的生存优势及近期疗效。基于此证据，2017 年美国 NCCN 指南新增 palbociclib 联合氟维司群可用于接受芳香化酶抑制剂治疗后病情进展的激素受体阳性、HER-2 阴性转移性乳腺癌的二线治疗（Ⅰ类证据）。

　　palbociclib 也因此成为全球首个美国食品药品管理局和欧盟批准上市的 CDK4/6 抑制剂。

　　PI3K 通路的激活也同样与乳腺癌内分泌耐药相关。最新转化医学研究提示：PI3K 抑制剂 taselisib 联合氟维司群治疗激素受体阳性、HER-2 阴性转移性乳腺癌的 PI3K 信号转导抑制，导致雌激素受体依赖功能上调，PI3K 和雌激素受体双重抑制可能具有临床活性。一项试验针对激素受体阳性、HER-2阴性局部晚期或转移性乳腺癌患者单臂taselisib 6 mg口服，每天1次联合氟维司群500 mg，第1天和第15天，之后每28天1次至肿瘤进展，同时检测 *PIK3CA* 突变情况。结果显示 taselisib 联合氟维司群治疗具有临床疗效和可管理的安全性，与 *PIK3CA* 野生型相比，*PIK3CA* 突变组比 *PIK3CA* 野生型组的缓解率和临床获益率稍高，Ⅲ期临床试验正在进行中。

随着新药的不断开发，内分泌药物从晚期乳腺癌用药转为早期辅助用药，Ⅳ期乳腺癌的内分泌治疗将面临更多的挑战和选择。

三、Ⅳ期乳腺癌的靶向治疗

PHEREXA研究针对既往曲妥珠单抗治疗后疾病进展的 HER-2 阳性转移性乳腺癌患者，随机分为 A 组曲妥珠单抗+卡培他滨，B 组曲妥珠单抗+卡培他滨+帕妥珠单抗。结果显示，B 组与 A 组比较并未显著改善无进展生存期（11.1个月与9.0个月比较）及总生存期（36.1个月与28.1个月比较）。尽管该试验报告三药联合未改善患者生存，但从另一角度提示对于曲妥珠单抗为基础治疗进展后的转移性乳腺癌患者，继续给予曲妥珠单抗联合卡培他滨仍有较好的临床疗效。

随着医学进步、分子生物学基础研究的不断发展，Ⅳ期乳腺癌的治疗理念逐渐从"终点事件"向"慢性疾病"转换。如何保障Ⅳ期乳腺癌患者的生活质量，延长患者生存期，如何应用手术、内分泌治疗、化疗及靶向治疗这几项武器，基于循证医学的基础上为患者提供最优的个体化治疗，是肿瘤医师需要不断攻克的难题。

（上海交通大学医学院附属瑞金医院　鲁双双　朱　丽）

参考文献

［1］Siegel R, Naishadham D, Jemal A. Cancer statistics, 2015. CA J Clin, 2015, 63（1）: 11-30.

［2］O'Shaughnessy J. Extending survival with chemotherapy in metastatic breast cancer. Oncologist, 2005, 10 Suppl 3: 20-29.

［3］Andre F, Slimane K, Bachelot T, et al. Breast cancer with synchronousmetastases: trends in survival during a 14-year period. J Clin Oncol, 2004, 22: 3302-3308.

［4］Kim MY, Oskarsson T, Acharyya S, et al. Tumor self-seeding by circulating cancer cells. Cell, 2009, 139（7）: 1315-1326.

［5］Danna EA, Sinha P, Gilbert M, et al. Surgical removal of primary tumor reverses tumor-induced immunosuppression despite the presence of metastatic disease. Cancer Res, 2004. 64（6）: 2205-2211.

［6］Akay CL, Ueno NT, Chisholm GB, et al. Primary tumor resection as a component of multimodality treatment may improve local control and survival in patients with stage IV inflammatory breast cancer. Cancer, 2014, 120（9）: 1319-1328.

［7］Bafford AC, Burstein HJ, Barkley CR, et al. Breast surgery in stage IV breast cancer: impact of staging and patient selection on overall survival. Breast Cancer Res Treat, 2009, 115（1）: 7-12.

［8］Blanchard DK, Shetty PB, Hilsenbeck SG, et al. Association of surgery with improved survival in stage IV breast cancer patients. Ann Surg, 2008, 247（5）: 732-738.

［9］Cady B, Nathan NR, Michaelson JS, et al. Matched pair analyses of stage IV breast cancer with or without resection of primary breast site. Ann Surg Oncol, 2008, 15（12）: 3384-3395.

［10］Dominici L, Najita J, Hughes M, et al. Surgery of the primary tumor does not improve survival in stage IV breast cancer. Breast cancer research and treatment. Breast Cancer Res Treat, 2011, 129（2）: 459-465.

［11］Fields RC, Jeffe DB, Trinkaus K, et al. Surgical

resection of the primary tumor is associated with increased long-term survival in patients with stage IV breast cancer after controlling for site of metastasis. Ann Surg Oncol, 2007, 14（12）：3345-3351.

［12］Gnerlich J, Jeffe DB, Deshpande AD, et al. Surgical removal of the primary tumor increases overall survival in patients with metastatic breast cancer：analysis of the 1988-2003 SEER data. Ann Surg Oncol, 2007, 14（8）：2187-2194.

［13］Hazard HW, Gorla SR, Scholtens D, et al. Surgical resection of the primary tumor, chest wall control, and survival in women with metastatic breast cancer. Cancer, 2008, 113（8）：2011-2019.

［14］Khan SA, Stewart AK, Morrow M. Does aggressive local therapy improve survival in metastatic breast cancer? Surgery, 2002, 132（4）：620-627.

［15］Lang JE, Tereffe W, Mitchell MP, et al. Primary tumor extirpation in breast cancer patients who present with stage IV disease is associated with improved survival. Ann Surg Oncol, 2013, 20（6）：1893-1899.

［16］Neuman HB, Morrogh M, Gonen M, et al. Stage IV breast cancer in the era of targeted therapy：does surgery of the primary tumor matter? Cancer, 2010, 116（5）：1226-1233.

［17］Pathy NB, Verkooijen HM, Taib NA, et al. Impact of breast surgery on survival in women presenting with metastatic breast cancer. Br J Surg, 2011, 98（11）：1566-1572.

［18］Perez-Fidalgo JA, Pimentel P, Caballero A, et al. Removal of primary tumor improves survival in metastatic breast cancer. Does timing of surgery influence outcomes? Breast, 2011, 20（6）：548-554.

［19］Rapiti E, Verkooijen HM, Vlastos G, et al. Complete excision of primary breast tumor improves survival of patients with metastatic breast cancer at diagnosis. J Clin Oncol, 2006, 24（18）：2743-2749.

［20］Rashaan ZM, Bastiaannet E, Portielje JE, et al. Surgery in metastatic breast cancer：patients with a favorable profile seem to have the most benefit from surgery. Eur J Surg Oncol, 2012, 38（1）：52-56.

［21］Rhu J, Lee SK, Kil WH, et al. Surgery of primary tumour has survival benefit in metastatic breast cancer with single-organ metastasis, especially bone. ANZ J Surg, 2015, 85（4）：240-244.

［22］Ruiterkamp J, Ernst MF, Van De Poll-Franse LV, et al. Surgical resection of the primary tumour is associated with improved survival in patients with distant metastatic breast cancer at diagnosis. Eur J Surg Oncol, 2009, 35（11）：1146-1151.

［23］Shien T, Kinoshita T, Shimizu C, et al. Primary tumor resection improves the survival of younger patients with metastatic breast cancer. Oncol Rep, 2009, 21（3）：827-832.

［24］Warschkow R, Guller U, Tarantino I, et al. Improved survival after primary tumor surgery in metastatic breast cancer：A propensity-adjusted, population-based SEER trend analysis. Ann Surg, 2016, 263（6）：1188-1198.

［25］Fields RC, Jeffe DB, Trinkaus K, et al. Surgical resection of the primary tumor is associated with increased long-term survival in patients with stage IV breast cancer after controlling for site of metastasis. Ann Surg Oncol, 2007, 14（12）：3345-3351.

［26］Badwe R, Hawaldar R, Nair N, et al. Locoregional treatment versus no treatment of the primary tumour in metastatic breast cancer：an open-label randomised controlled trial. Lancet Oncol, 2015, 16（13）：380-1388.

［27］Traub F, Feist H, Kreipe HH, et al. SELDI-MS-based expression profiling of ductal invasive and lobular invasive human Breast carcinomas. Patholo Res Pract, 2005, 201：763-770.

［28］Knudsen ES, Knudsen KE. Tailoring to RB：tumour suppressor status and therapeutic response. Nat Rev Cancer, 2008, 8：714-724.

［29］Finn RS, Dering J, Conklin D, et al. PD 0332991, a selective cyclin D kinase 4/6 inhibitor, preferentially inhibits proliferation of luminal estrogen receptor-positive human breast cancer cell lines in vitro. Breast Cancer Res, 2009, 11：R77.

［30］Finn RS, Crown JP, Lang I, et al. The cyclin-dependent kinase 4/6 inhibitor palbociclib in combination with letrozole versus letrozole alone as first-line treatment of oestrogen receptor-positive, HER2-negative, advanced breast cancer（PALOMA-1/TRIO-18）：a randomised phase 2 study. Lancet Oncol, s2015, 16

(1)：25-35.

[31] Finn RS, Martin M, Rugo HS, et al. Palbociclib and letrozole in advanced breast cancer. N Engl J Med, 2016, 375 (20)：1925-1936.

[32] Turner NC, Ro J, Andre F, et al. Palbociclib in hormone-receptor-positive advanced breast cancer. N Engl J Med, 2015, 373：209-219.

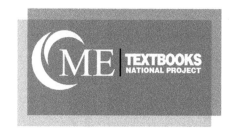

乳腺癌内分泌耐药的研究进展

第 *18* 章

65%~70%的乳腺癌是激素受体阳性乳腺癌，对于化疗敏感度差，因此内分泌治疗成为其重要治疗手段。但有一小部分患者存在内分泌原发耐药或者治疗有效一段时间后又出现疾病进展存在内分泌继发耐药，其耐药分子机制包括激素受体信号通路以及旁路激活等尚未完全解析清楚，耐药后的治疗策略和生物标志物也尚需探讨。本综述针对近两年的内分泌耐药机制和治疗策略，以及预后和预测的生物标志物进行汇总。

一、内分泌的原发耐药和继发耐药定义

（一）内分泌治疗原发耐药和继发耐药定义

迄今为止，尚无官方定义内分泌原发耐药（固有耐药）和继发耐药（获得性耐药）的时间概念。研究显示高达40%~50%的患者在辅助内分泌治疗中会出现复发，而在新辅助内分泌治疗中，临床疾病控制率不足50%，病理完全缓解（pathological complete response，pCR）率甚至低于10%。在晚期乳腺癌内分泌耐药的出现多是在辅助内分泌治疗2~3年出现疾病进展。鉴于临床实践中指导治疗考虑到上一次内分泌治疗疗效，将内分泌耐药分为原发耐药和继发耐药有助于理解既往内分泌治疗疗效。进展期乳腺癌专家共识对于内分泌耐药的定义达成如下共识：①辅助治疗阶段，在内分泌治疗前2年内出现疾病进展为原发耐药，在内分泌治疗2年后出现或在完成辅助内分泌治疗12个月内出现疾病进展为继发耐药；②晚期治疗阶段，在一线内分泌治疗6个月内出现疾病进展为原发耐药，在内分泌治疗6个月以后出现疾病进展为继发耐药。虽然这些耐药时间点定义并无足够数据支持，但得到专家成员组大多数成员的同意，也提示在临床实践中可以作为评价内分泌治疗的敏感度和获益程度。

（二）内分泌耐药中的患者因素

内分泌耐药存在患者因素、肿瘤微环境因素及肿瘤细胞因素等多方面改变。患者因素在内分泌治疗中易被忽略。患者早期自行停药和依从性差，以及影响内分泌药物生物有效性的单核苷酸多态性等，如*CYP2D6*和*CYP19A1*等均能导致内分泌治疗失败。在2010年报道的8769例早期乳腺癌患者坚持完成辅助内分泌治疗的患者比例只有49%，内分泌治疗早期停药与不良预后相关，尤其是低于40岁的年轻女性在停药后复发风险显著升高。完成治疗和中间停止治疗的患者10年总生存率分别是80.7%和73.6%。我国2015年也发布了首个针对乳腺癌选择性雌激素受体调节

剂（selective estrogen receptor modulator，SERM）服药依从性研究，国内乳腺癌患者坚持完成5年规范化内分泌治疗的比例只有39.1%，药物不良反应是停药的首要原因。这些不良反应主要为血脂异常、子宫内膜增厚、潮热、氨基转移酶升高、胃肠道不良反应等。患者依从性差可导致内分泌耐药提示内分泌治疗依从性的重要性，临床医师也应关注药物的不良反应，及时调整用药。

二、内分泌治疗可能耐药机制

内分泌耐药机制主要包括雌激素受体（estrogen receptor，ER）表达下调和逃逸信号通路活化两大方面。逃逸信号通路主要指受体酪氨酸激酶（EGFR、HER2、IGF-1R）活化调控ER信号通路，以及生长因子下游PI3K/AKT/mTOR和MAPK通路活化参与ER磷酸化。因此，内分泌耐药可能从ESR1耐药性突变或者ER下调、旁路途径的激活、生长因子下游信号通路异常和细胞周期失调等几方面分别阐述。

（一）ESR1耐药性突变或者ER下调

1. ESR1突变　ER阳性乳腺癌经芳香化酶抑制剂治疗后的肿瘤组织中ERS1发生率为15%~40%。ESR1突变发生在配体结合区域，临床前研究证实对于内分泌耐药的ESR1突变位点分别是D538G、Y537X、L536Q、S463P和E380Q，携带这些位点突变即使在无雌激素激活情况也具有较强的ER活化能力。早在20世纪90年代开始研究ESR1突变，但由于其在乳腺癌原发灶的发生率低（3%）一直没有得到重视，直到Toy和Robinson等发现ESR1在乳腺癌转移灶中具有较高比例的突变。ESR1突变是芳香化酶抑制剂造成的长期雌激素剥夺形成的适应性突变，其具体机制可能是由能使胞嘧啶脱氨的APOBEC酶介导的驱动突变，APOBEC酶可特异性靶定单链DNA中的C脱氨而发生突变，但热点突变Y537S（核苷酸T>A/C/G）等并不是由APOBEC酶介导发生的突变。ESR1突变较ESR1野生型具有更短的总生存期（22个月与32个月比较），尤其Y537S突变型总生存期短于D538G突变型（26个月与20个月比较），当合并两个突变的总生存期最短仅15个月。存在ESR1突变的患者，可以考虑应用选择性雌激素受体下调剂（selective estrogen receptor downregulator），其机制为既竞争性结合ER又能降解ER。氟维司群可以结合ER且阻止其二聚体化，但由于注射剂量和溶解度限制不足以在绝经前与雌激素竞争ER结合。在FERGI和SoFEA研究中采用cfDNA检测ESR1突变，结果显示与芳香化酶抑制剂相比氟维司群在ESR1突变患者中的疗效未受到明显影响，在PALOMA-3研究中氟维司群联合CDK4/6抑制剂相比氟维司群联合安慰剂在ESR1突变亚组中仍有生存获益（9.4个月与3.6个月比较，$P=0.002$）。在BOLERO-2研究中，依维莫司联合依西美坦在ESR1 D538G突变亚组与ESR1野生型亚组获益相似，但在Y537S突变亚组和合并Y537S和D538G突变亚组依维莫司无额外生存获益，可能Y537S突变影响依维莫司发挥疗效。新型口服SERD正在研发中，如RAD1901和GDC-0810。RAD1901在临床前研究证实其抑制ER激活的细胞增殖和裸鼠肿瘤增长，浓度依赖性介导ESR1突变蛋白下调，目前正处于Ⅰ期临床试验阶段（NCT02338249）。口服SERD GDC-0810（亦称ARN-810）Ⅰ期临床试验结果显示在ESR1突变的9例患者中2例患者客观缓解，客观缓解率达22.2%，目前处于Ⅱ期临床试验阶段（NCT01823835）。将来内分泌治疗新的临床试验将需要在ESR1野生型亚组和ESR1突变型亚组中探讨和比较氟维司群等SERD和芳香化酶抑制剂以及联合靶向治疗的疗效。

2. ER受体结构和功能异常　乳腺癌转移性病灶与原发灶的ER表达不一致达到20%，其中ER阳性转阴性约占24%。其中值得注意的是认为可能是操作导致的ER不一致的出现，可能与福尔马林处理过晚有关。ER CpG岛高甲基化可引起ER表达沉默，介导内分泌耐药。ERβ表达异常与他莫昔芬耐药相关。

3. ER 共激活因子和共抑制因子 AIB1 和 MNAR/PELP1 等是结合 ER 蛋白的共激活因子，其扩增或过表达，通过与 AF2 结合形成复合物即组蛋白乙酰转移酶，可上调 ER 活性从而促进 ER 激活的肿瘤生长，与内分泌耐药相关。AIB1 活化的肿瘤也可通过 EGR3 促进他莫昔芬部分雌激素样作用，拟雌激素促进转录，从而介导他莫昔芬耐药。与内分泌耐药相关的 ER 共抑制因子的失活也介导内分泌耐药。COPS5 扩增或过表达激活异肽酶降解 ER 共抑制因子从而介导他莫昔芬耐药。共抑制因子可通过增加组蛋白去乙酰化酶（histone deacetylase，HDAC）减少转录启动，针对组蛋白去乙酰化新药有西达本胺等。在Ⅱ期临床试验中，晚期乳腺癌患者在依西美坦基础上增加西达本胺无进展生存期显著改善 2 个月（4.3 个月与 2.3 个月比较，$P = 0.055$）。Ⅲ期临床试验（NCT02115282）招募接近尾声，期待自主研发的新药西达本胺能改善内分泌耐药患者的预后。

（二）旁路途径的激活

HER-2 突变在 Luminal 型早期或者晚期乳腺癌中的发生率均为 2%，*HER-2* 突变在小叶型乳腺癌中的发生率高于导管型乳腺癌，尤其是高级别小叶型乳腺癌 *HER-2* 突变占 15%～20%。在临床前研究和病例报道发现 *HER-2* 突变乳腺癌对于来那替尼具有较高的敏感度。在入组 *HER-2* 驱动突变的 14 例乳腺癌患者中，接受来那替尼治疗表现出临床疾病控制率 35.7%（5/14）。FGFR1 扩增在 Luminal 型乳腺癌中的发生率为 10%。Ⅰ期临床试验发现多激酶抑制剂 lucitanib 在 FGFR1 扩增的乳腺癌中疗效不错。

（三）生长因子下游 PAM 信号通路异常

内分泌耐药的机制可能与哺乳动物雷帕霉素靶蛋白（mammalian target of rapamycim，mTOR）通路异常激活相关。mTOR 活化包括 TOR 复合物 1（TOR Compound 1，TORC1）和 TORC2，TORC1 是主要活化结构，其下游包括蛋白 S6 激酶 1（S6K1）和真核翻译起始因子 4E 结合蛋白 1（4EBP1），S6K1 介导 ER 磷酸化。mTOR 在乳腺癌中主要由 PI3K/AKT1 和 LKB1/AMPK/TSC1/2 两条信号通路活化。Ⅱ期 TAMRAD 研究和Ⅲ期 BOLERO-2 研究证实 mTOR 抑制剂在芳香化酶抑制剂耐药的绝经后患者中得到生存获益。TAMRAD 研究是在他莫昔芬基础上增加依维莫司，无病生存期进展由 4.5 个月提升至 8.6 个月，总生存风险为 0.45（95% 研究 0.24～0.81）。BOLERO-2 研究是在依西美坦基础上增加依维莫司，无病生存期进展由 2.8 个月提升至 6.9 个月，但总生存期是 26 个月对比 30 个月，无统计学差异。temsirolimus 作为 mTOR 另一个抑制剂，在内分泌敏感（未接受芳香化酶抑制剂治疗）晚期乳腺癌患者Ⅲ期临床试验中联合来曲唑并未获得生存获益，可能与 mTOR 抑制剂暴露量不足和非芳香化酶抑制剂耐药有关，从而提示 mTOR 抑制剂对芳香化酶抑制剂耐药的患者更易获益。关于绝经前患者使用依维莫司（NCT02313051）和对比卡培他滨化疗（NCT01783444）的临床试验还在进行中，期待有更多的结果有助于精准指导临床上的内分泌耐药患者治疗。mTOR 抑制剂治疗后耐药在临床前研究发现主要是 mTOR 通路过度反馈激活 PI3K，为了克服 mTOR 抑制剂耐药联合 IGF1R 或 PI3K 抑制剂，但由于毒性而导致的多药联合方案还有待商榷。

PIK3CA 突变在 ER 阳性晚期乳腺癌中的发生率为 30%。*PIK3CA* 突变激活下游通路促进肿瘤发生以及部分调控 ER 的转录与表达。PI3K 抑制剂联合化疗或内分泌治疗晚期乳腺癌患者，包括泛 PI3K 抑制剂 buparlisib（BKM120）、pictilisib（GDC-0941）和选择性 PI3Ka 抑制剂 taselisib（GDC-0032）和 alpelisb（BYL179）。BELLE2 研究中，在芳香化酶抑制剂耐药的绝经后 1147 例患者中在氟维司群基础上增加 buparlisib 能改善无进展生存期（5.0 个月与 6.9 个月比较，$P<0.001$）。而在

入组 168 例绝经后芳香化酶抑制剂耐药晚期乳腺癌患者的 II 期临床试验中，在氟维司群增加 pictilisib 并未获得无进展生存期获益。PI3Ka 抑制剂靶向于 PIK3CA，疗效可能优于泛 PI3K 抑制剂。在 I 期临床试验中，*PIK3CA* 突变的晚期乳腺癌患者中 taselisib 和 alpelisib 联合氟维司群的客观缓解率分别为 50%（6/12）和 24%（12/50），相应的III期临床试验 SANDPIPER 和 SOLAR-1 正在招募中。

AKT1 突变在 Luminal 型乳腺癌中的发生率约为 4%，在 *AKT1* 突变的乳腺癌患者应用单药 AKT1 抑制剂 AZD5363 显示客观缓解率为 16.7%（3/18），而以肿瘤缩小为评价标准则反应率为 77.8%（14/18）。mTOR 抑制剂耐药后 PI3K 活化增强，继而选择 PI3K 抑制剂；PI3K 抑制剂耐药后，从分子机制角度由于 *PTEN* 缺失是 PI3K 抑制剂耐药主要机制应用 AKT1 抑制剂可能克服耐药。

（四）细胞周期通路异常

细胞周期异常调控导致无限增殖和复制能力是恶性肿瘤的十大特征之一。RB 蛋白是调控细胞周期阻滞的关键蛋白，其由细胞周期蛋白 D1（由 *CCND1* 编码）、CDK4 和 CDK6 等复合物激活而磷酸化。CDK4 和 CDK6 由细胞周期蛋白 D1 和其他类型细胞周期蛋白 D 激活，细胞周期蛋白-CDK 复合物活化和抑癌蛋白 RB 失活，从而激活转录因子 E2F 使细胞周期由 G1 进入到 S 期。抑癌蛋白 p16（由 *CDKN2A* 编码）抑制细胞周期蛋白 D/CDK 复合物的形成致细胞周期阻滞。ER 阳性乳腺癌中细胞周期蛋白 D1 过表达（CCND1 扩增转录所致）发生率为 15%，其激活 CDK4 和 CDK6 蛋白，从而加速细胞增殖。CDK4/6 抑制剂 palbociclib、ribociclib 和 abemaciclib 在内分泌敏感人群中尤其是 Rb 非缺失型患者中改善无进展生存期，palbociclib 在 PALOMA-1 和 PALOMA-2 中无进展生存期均较来曲唑单药提升 10 个月，ribociclib 中位无进展生存期的风险比达 0.56（*P*<0.000 01），abemaciclib 单药由于更强的 CDK4 抑制作用即表现出 19.7% 的客观缓解率。在芳香化酶抑制剂耐药的人群中，PALOMA-3 研究证实 palbociclib 在氟维司群基础上无进展生存期得到 5.4 个月的延长（9.2 个月与 3.8 个月比较），但绝经前和绝经后两个亚组结果并不相同。MONARCH2 中 abemaciclib 联合氟维司群在 24.9% 的原发耐药和 73.1% 的继发耐药患者中显著延长无进展生存期（16.4 个月与 9.3 个月比较），且在原发耐药亚组获益更大（风险比 0.454）。CDK4/6 抑制剂治疗耐药考虑到细胞周期蛋白 E 活化，从分子机制角度可能选择 CDK2 抑制剂比较妥当。

（五）其他

除了上述几大类内分泌可能耐药机制外，在临床前研究中也有不同耐药机制的基础和转化研究。如 Luminal B 型乳腺癌常见的转录因子 FOXM1 和支架/接头蛋白 14-3-3 过表达，促进肿瘤细胞增殖，抑制 FOXM1 活性或下调 14-3-3 蛋白表达均能增加乳腺癌细胞对内分泌治疗的敏感度。芳香化酶抑制剂作用靶点 *CYP19A1* 的基因扩增与芳香化酶抑制剂造成长期雌激素剥夺有关，且能造成芳香化酶抑制剂耐药。肿瘤内分泌耐药机制复杂，需要更多的临床前研究进一步的探索和证实。

三、内分泌耐药的生物标志物

乳腺癌治疗一直离不开生物标志物指导的精准治疗，因此，在筛选治疗优势人群时应用免疫组织化学法检测 ER 和 HER-2 水平，以及胚系 *BRCA1/2* 突变是晚期乳腺癌检测的金标准。尤其是 NCCN 指南推荐对复发或转移病灶进行分子标志物的重新检测以评估肿瘤负荷和耐药机制，从而有效指导制定个体化治疗方案。*ESR1* 突变簇主要是在三个氨基酸序列 536、537、538，发生率占总 ESR1 突变的 80%。其突变与靶向治疗前面已经介绍在此不再赘述。多项研究尝试解析筛选 CDK4/6 抑制剂的生物标志物，在 PALOMA-1 的预设筛选队列中，无论是 CCND1 扩增还是 p16 缺失都无法证实能从 CDK4/6 中有更多获益。在 PALOMA-3 研究中，palbociclib 在 *PIK3CA* 突变与否和 *ESR1* 突变与否的亚组中获益相似。细胞因子诱导 IKKb 信号通路活化与内分泌耐药相关。在针对早期乳腺癌新辅助内分泌治疗的 POP 研究中，基线 RB1 缺失和 p16 缺失均无预测疗效作用。而治疗后 RB 蛋白磷酸化的早期改变能预测 CDK4/6 抑制剂的疗效。此外，CCND1 扩增、AKT 和 ER 蛋白磷酸化、*PIK3CA* 和 *AKT1* 突变的预测作用还在分析中，期待有更多的可喜结果。由于 mTOR 抑制剂的不良反应较重，精选 mTOR 优势人群尤为重要，但目前为止，尚无单个有效特异性的基因变异可优选依维莫司获益人群。BOLERO-2 回顾性分析结果显示 *PIK3CA* 突变与 mTOR 活化或者预测依维莫司疗效无关，与此相似的基因变异还有 CCND1 扩增、FGFR1 扩增和 *ESR1* D538G 突变。但据报道基因变异不稳定高水平和 *ESR1* Y537S 与依维莫司疗效差相关，但这只是解析于 BOLERO-2 中的小样本数据还有待于大样本数据验证。另有个例报道 *MTOR* 罕见突变、*TSC1/TSC2* 突变和 *AKT1* 突变与增加依维莫司疗效相关。我们科室前瞻性数据显示 PAM 通路活化（*PIK3CA*、*AKT* 和 *TSC1* 变异）指导患者使用依维莫司临床控制率达 100%。mTOR 下游 4EBP1 的磷酸化水平可评估内分泌获得性耐药，基于此开展的 SAFIR-TOR 临床试验正在进行中。CONFIRM 研究中比较 250 mg 氟维司群和 500 mg 氟维司群疗效发现 EGF 通路高活性和 FOXA1 转录激活与氟维司群敏感度低相关，而调控 ER 的转录因子 TFAP2C 过表达与氟维司群敏感度高相关。KMT2C 和 EPHA7 是新发现的与内分泌治疗不良预后相关的两个生物标志物。外周血单核细胞的乙酰化水平升高与西达本胺获益密切相关。*BRCA1/2* 胚系突变常发生在家族遗传性乳腺癌，以三阴性乳腺癌常见，但在 Luminal 型乳腺癌中发生率达 4%。Ⅱ期临床试验结果显示 *BRCA* 胚系突变与 PARP 抑制剂疗效相关。血浆 ctDNA 与 NGS 完美结果提供了更多机会去挖掘和发现罕见基因变异作为内分泌治疗的耐药和疗效预测的生物标志物，加速内分泌耐药机制的阐明和新药的研发和应用。如上所述 *ESR1*、*PIK3CA*、*AKT1* 和 *HER2* 突变与靶向疗效相关，在不久的将来可能推荐这些基因变异检测应用于临床实践。尤其是 ctDNA 液体活检解决肿瘤组织多次活检和无法活检的难题。目前 SAFIR02 等研究正在探索罕见突变（发生率<1%）指导相应靶向治疗的临床试验，如果这些试验得到阳性结果，将来则可能推荐临床上进行多基因大板块的检测，否则暂无足够证据支持其在临床实践中的应用。

　　综上所述，内分泌治疗使激素受体阳性患者享受着"好上加好"，疗效好和不良反应小。尤其是内分泌治疗新药层出不穷，以及靶向于 mTOR 和 CDK4/6 等靶向抑制剂在特定人群中克服内分泌治疗的耐药，为激素受体阳性乳腺癌患者提供了显著的生存获益。然而内分泌原发耐药和继发耐药是临床一大难题。内分泌耐药机制包括患者自身依从性差、肿瘤微环境因素及肿瘤细胞因素分子机制改变，如 ER 表达下调和逃逸信号通路活化。逃逸信号通路主要指受体酪氨酸激酶（EGFR、HER-2）活化调控 ER 信号通路，以及生长因子下游 PI3K/AKT/mTOR 和 MAPK 通路活化参与 ER 磷酸化。为了成功克服临床上常见的内分泌耐药，应精准筛选不同内分泌药物敏感人群，明确已存在的具体耐药机制，再进行有的放矢的最佳治疗策略的实施。ctDNA 联合 NGS 技术为临床上对于生物标志物评价内分泌药物的预后和预测作用提供可能，尤其是 *ESR1*、*PIK3CA* 和 *HER2* 突变等不久将成为临床常规动态监测指标，但是根据多基因 panel 耐药基因变异解析还仍处于临床试验和临床研究阶段。

（中国医科大学肿瘤医院　徐君南）

（辽宁省肿瘤医院　孙　涛）

参考文献

［1］ Tryfonidis K, Zardavas D, Katzenellenbogen BS, et al. Endocrine treatment in breast cancer: Cure, resistance and beyond. Cancer Treat Rev, 2016, 50: 68-81.

［2］ Dowsett M, Cuzick J, Ingle J, et al. Meta-analysis of breast cancer outcomes in adjuvant trials of aromatase inhibitors versus tamoxifen. J Clin Oncol, 2010, 28 (3): 509-518.

［3］ Cardoso F, Costa A, Norton L, et al. ESO-ESMO 2nd international consensus guidelines for advanced breast cancer (ABC2) dagger. Ann Oncol, 2014, 25 (10): 1871-1888.

［4］ Hershman DL, Kushi LH, Shao T, et al. Early discontinuation and nonadherence to adjuvant hormonal therapy in a cohort of 8, 769 early-stage breast cancer patients. J Clin Oncol, 2010, 28 (27): 4120-4128.

［5］ 中国抗癌协会乳腺癌专业委员会. 早期激素受体阳性乳腺癌患者应用选择性雌激素受体调节剂类药物辅助治疗的长期管理中国专家共识. 中华医学杂志, 2016, 96 (40): 3201-3205.

［6］ Lauring J, Wolff AC. Evolving role of the estrogen receptor as a predictive biomarker: esr1 mutational status and endocrine resistance in breast cancer. J Clin Oncol, 2016, 34 (25): 2950-2952.

［7］ Perez EA. Treatment strategies for advanced hormone receptor-positive and human epidermal growth factor 2-negative breast cancer: the role of treatment order. Drug Resist Updat, 2016, 24: 13-22.

［8］ Turner NC, Neven P, Loibl S, et al. Advances in the treatment of advanced oestrogen-receptor-positive breast cancer. Lancet, 2016, 389 (10087): 2403-2414.

［9］ Toy W, Shen Y, Won H, et al. ESR1 ligand-binding domain mutations in hormone-resistant breast cancer. Nat Genet, 2013, 45: 1439-1445.

［10］ Merenbakh-Lamin K, Ben-Baruch N, Yeheskel A, et al. D538G mutation in estrogen receptor-alpha: a novel mechanism for acquired endocrine resistance in breast cancer. Cancer Res, 2013, 73: 6856-6864.

［11］ Robinson DR, Wu YM, Vats P, et al. Activating ESR1 mutations in hormone-resistant metastatic breast cancer. Nat Genet, 2013, 45: 1446-1451.

［12］ Angus L, Beije N, Jager A, et al. ESR1 mutations: moving towards guiding treatment decision-making in metastatic breast cancer patients. Cancer Treat Rev, 2017, 52: 33-40.

［14］ Shaw JA, Guttery DS, Hills A, et al. Mutation analysis of cell-free DNA and single circulating tumor cells in metastatic breast cancer patients with high circulating tumor cell counts. Clin Cancer Res, 2017, 23 (1): 88-96.

［14］ Alexandrov LB, Nik-Zainal S, Wedge DC, et al. Signatures of mutational processes in human cancer. Nature, 2013, 500: 415-421.

［15］ Lai A, Kahraman M, Govek S, et al. Identification of GDC-0810 (ARN-810), an orally bioavailable selective estrogen receptor degrader (SERD) that demon-strates robust activity in tamoxifen-resistant breast cancer xenografts. J Med Chem, 2015, 58: 4888-4904.

［16］ Magnani L, Frigè G, Gadaleta RM, et al. Acquired CYP19A1 amplification is an early specific mechanism of aromatase inhibitorresistance in ERα metastatic breast cancer. Nat Genet, 2017, 49 (3): 444-450.

［17］ Fribbens C, O'Leary B, Kilburn L, et al. Plasma ESR1 mutations and the treatment of estrogen receptor-positive advanced breast cancer. J Clin Oncol, 2016, 34: 2961-2968.

［18］ Cristofanilli M, Turner NC, Bondarenko I, et al. Fulvestrant plus palbociclib versus fulvestrant plus placebo for treatment of hormone-receptor-positive, HER2-negative metastatic breast cancer that progressed on previous endocrine therapy (PALOMA-3): final analysis of the multicentre, double-blind, phase 3 randomised controlled trial. Lancet Oncol, 2016, 17: 425-439.

［19］ Chandarlapaty S, Chen D, He W, et al. Prevalence of ESR1 mutations in cell-free DNA and outcomes in metastatic breast cancer: a secondary analysis of the BOLERO-2 Clinical Trial. JAMA Oncol, 2016, 2: 1310-1315.

［20］ Wardell SE, Nelson ER, Chao CA, et al. Evaluation of the pharmacological activities of RAD1901, a selective estrogen receptordegrader. Endocr Relat Cancer, 2015, 22：713-724.

［21］ Varešlija D, McBryan J, Fagan A, et al. Adptation to AI therapy in Breast cancer can induce dynamic alterations in ER activity resulting in estrogen independent metastatic tumors. Clin Cancer Res, 2016, 22 （11）：2765-2777.

［22］ Lu R, Hu X, Zhou J, et al. COPS5 amplification and overexpression confers tamoxifen-resistance in ERα-positive breast cancer by degradation of NCoR. Nat Commun, 2016, 7：12044.

［23］ Bergamaschi A, Madak-Erdogan Z, Kim YJ, et al. The forkhead transcription factor FOXM1 promotes endocrine resistance and invasiveness in estrogen receptor-positive breast cancer by expansion of stem-like cancer cells. Breast Cancer Res, 2014, 16 （5）：436.

［24］ Bergamaschi A, Frasor J, Borgen K, et al. 14-3-3zeta as a predictor of early time to recurrence and distant metastasis in hormone receptor-positive and-negative breast cancers. Breast Cancer Res Treat, 2013, 137 （3）：689-696.

［25］ Stender JD, Nwachukwu JC, Kastrati I, et al. Structural and molecular mechanisms of cytokine-mediated endocrine resistance in human breast cancer cells. Mol Cell, 2017, 65 （6）：1122-1135.

［26］ Arnedos M, Cheaib B, Bayar AM, et al. Antiproliferative response and predictive biomarkers to palbociclib in early breast cancer：the Preoperative Palbociclib （POP） randomized trial. AACR 107th Annual Meeting, 2016, 76 （14）：CT041-CT041.

［27］ Patnaik A, Rosen LS, Tolaney SM, et al. Efficacy and safety of abemaciclib, an inhibitor of CDK4 and CDK6, for patients with breast cancer, non-small cell lung cancer, and other solid tumors. Cancer Discov, 2016, 6：740-753.

［28］ Jeselsohn R, Barry WT, Migliaccio I, et al. Trans CONFIRM：Identification of a genetic signature of response to fulvestrant in advanced hormone receptor positive breast cancer. Clin Cancer Res, 2016, 22 （23）：5755-5764.

［29］ De Andrade JP, Park JM, Gu VW, et al. EGFr is regulated by TFAP2C in luminal breast cancer and is a target for vandetanib. Mol Cancer Ther, 2016, 15 （3）：503-511.

［30］ Manso L, Mouron S, Tress M, et al. Analysis of paired primary-metastatic hormone-receptor positive breast tumors （HRPBC） uncovers potential novel drivers of hormonal resistance. PLoS One, 2016, 11 （5）：e0155840.

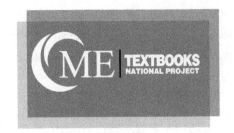

晚期乳腺癌内分泌治疗进展

第 19 章

内分泌治疗，作为激素受体阳性乳腺癌的重要治疗手段，一直是专业领域中的研究热点。尤其是早期乳腺癌辅助内分泌治疗，几乎每年都有大型的证据级别较高的临床研究带来新的结果和讨论。讨论的焦点集中于卵巢功能的抑制、用药的时长、药物的组合方案及依从性的管理等各方面。而晚期转移性乳腺癌（metastatic breast cancer，MBC）的内分泌治疗则在近 3 年随着一系列新药物、新方案、新结论的发布使其走上了发展的"快车道"，再次成为关注焦点和讨论热点。综述 MBC 内分泌治疗的进展，可以用"三个突破"概括，即：疗效的突破、治疗理念的突破、研究规模的突破。

一、疗效的突破

1. MBC 一线内分泌治疗 MBC 的内分泌治疗，首先要根据绝经状态选择药物。美国国家综合癌症网络（National Comprehensive Cancer Network，NCCN）、进展期乳腺癌（advanced breast cancer，ABC）2 等多个指南都一致性推荐，绝经前激素受体阳性 MBC 首先考虑予以卵巢功能抑制，然后参考绝经后乳腺癌内分泌治疗原则。因此，对 MBC 内分泌治疗的探索，多以绝经后乳腺癌为研究对象，或者是在卵巢去势基础上再联合绝经后治疗药物。第三代芳香化酶抑制剂（aromatase inhibitor，AI）疗效全面超越他莫昔芬，在未接受辅助内分泌治疗或仅接受辅助他莫昔芬治疗的人群，晚期一线无进展生存期（progression free survival，PFS）为 8~11 个月，成为绝经后 MBC 的首选内分泌治疗。

氟维司群作为一种新型的雌激素受体下调剂，和雌激素受体（estrogen receptor，ER）高度结合，高效阻断 ER 信号传导通路，下调和降解肿瘤 ER。在最初的 0020（北美、双盲）和 0021（欧洲、开放）两项随机对照Ⅲ期临床研究中，对于既往接受过抗雌激素药物或孕激素辅助治疗或转移后一线内分泌治疗失败的绝经后激素受体阳性 MBC，证实了氟维司群 250 mg 的疗效和阿那曲唑相似，且耐受性良好，不良事件总体发生率相似。而 500 mg 高剂量氟维司群Ⅱ期临床试验 FIRST 研究则是一线内分泌治疗的第一个突破性结果，对于绝经后激素受体阳性 MBC，一线氟维司群 500 mg 治疗无论是在中位 PFS，还是在总生存率均显著优于阿那曲唑。随后，2016 年美国临床肿瘤学会（American Society of Clinical Oncology，ASCO）会议报告了Ⅲ期 FALCON 临床试验结果，进一步在从未接受过内分泌治疗的同类患者中验证了氟维司群 500 mg 的疗效优势。两组的中位 PFS 分别为 16.6 个月、13.8 个月（$P = 0.0486$），达到了主要研究终点。亚组分析中，对于非内脏转移患者，中位 PFS 氟维司群组为 22.3 个月，阿那曲唑组为 13.8 个月（$P < 0.01$），总生存数

据目前尚未成熟。晚期一线内分泌治疗的 PFS 获得大幅进步，突破 12 个月，奠定了氟维司群500 mg 剂量组在激素受体阳性 MBC 的优选治疗地位。

另一个在一线内分泌治疗中大放异彩的药物就是 CDK4/6 抑制剂。palbociclib 是全球首个上市的具有高度选择性的可逆性 CDK4/6 抑制剂，其 PALOMA-1/TRIO-18（A5481003）研究，被称为2014 年晚期乳腺癌中可能改变临床实践的两个最重要的临床研究之一。2015 年 2 月即获得美国食品药品管理局快速审批应用于激素受体阳性 MBC 内分泌治疗，被称之为"重大突破"药物。PALOMA-2 是比较 palbociclib 联合来曲唑对照来曲唑单药治疗既往未经治疗的绝经后 ER 阳性、HER-2 阴性晚期乳腺癌的Ⅲ期研究。主要入组标准：ER 阳性、HER-2 阴性绝经后晚期乳腺癌，既往未接受针对晚期疾病的治疗，排除 AI 耐药患者，可测量病灶或仅骨病灶。主要研究终点：PFS。结果显示，palbociclib 联合来曲唑组显著改善 PFS，中位 PFS 为 24.8 个月，来曲唑组为 14.5 个月（HR 0.58，P<0.000 001）。该试验验证了 palbociclib 联合来曲唑在 ER 阳性、HER-2 阴性初治晚期乳腺癌的 PFS 显著获益，PFS 突破 24 个月，甚至远远超过了一线化疗的疗效，为一线内分泌治疗的选择提供了强有力的证据。同为 CDK4/6 抑制剂的 ribocilib、abemaciclib 两个药物，也同步开展类似设计的临床试验 MONALEESA-2 和 MONARCH-1，结果也非常相似。2016 年MONALEESA-2 研究中期分析发现 ribociclib 联合来曲唑使 PFS 的改善具有显著临床意义而提前终止研究，在有可测量病灶的患者中，两组客观反应率分别为 53%、37%，临床获益率分别为 80%、72%。不良反应类似 palbociclib，二者均有较高的 3~4 级中性粒细胞减少发生率。2016 年 ASCO 汇报了Ⅱ期临床试验 MONARCH-1 中 abemaciclib 的安全性和有效性。abemaciclib 的客观反应率为19.7%，中位缓解持续期为 8.6 个月，中位 PFS 为 6 个月。abemaciclib 的常见不良事件为腹泻（19.7%）和中性粒细胞减少（3 级 22.3% 与 4 级 4.6% 比较）。

通过比较不难看出，在选择绝经后激素受体阳性 MBC 一线内分泌治疗时，氟维司群或palbociclib+AI 都有可观的疗效。那么两者中谁更胜一筹？临床应用中需要关注与平衡预期疗效获益及安全性，还有药物可及性问题。

2. MBC 二线内分泌治疗　他莫昔芬治疗失败后绝经后 MBC 二线内分泌治疗，AI 中位至疾病进展时间为 4~6 个月。其他药物缺乏前瞻性对照临床研究。氟维司群 500 mg 剂量在China CONFIRM 临床研究亚组分析中显示 PFS 达 8.1 个月。更多的临床研究针对 AI 治疗失败人群。前期研究显示，使用不同类型 AI 的序贯治疗中位 TTP 3~5 个月。China CONFIRM 中的 AI 亚组，氟维司群 500 mg 中位 PFS 为 5.8 个月。单药内分泌治疗中位 PFS 似乎很难超越6 个月的瓶颈。

突破性的结果来自于联合内分泌治疗。明星药物仍然是 CDK4/6 抑制剂。PALOMA-3 研究入选激素受体阳性、HER-2 阴性 MBC，既往内分泌治疗进展（绝经前患者必须为既往内分泌治疗进展，绝经后患者必须为既往 AI 治疗后进展）；辅助治疗过程中或结束 12 个月内进展或晚期乳腺癌治疗中进展。既往接受过≤1 个针对晚期乳腺癌的化疗方案。palbociclib 联合氟维司群对比单药氟维司群，PFS 分别为 8.1 个月、4.6 个月（P<0.000 1），达到主要研究终点，palbociclib 剂量限制毒性仍为骨髓抑制（中性粒细胞减少）。2017 年 ASCO 大会公布了另一个 CDK4/6 抑制剂abemaciclib 的Ⅲ期研究 MONARCH 2 的结果：与对照组相比，abemaciclib 联合氟维司群显著改善晚期乳腺癌患者的 PFS（16.4 个月与 9.0 个月比较），联合组较单药组的 PFS 延长 7 个月，且治疗应答率是增加 100%。这是迄今所见到的经内分泌治疗失败人群中治疗应答率最高的。

BOLERO-2 为依西美坦联合依维莫司对比依西美坦治疗绝经后激素受体阳性、HER-2 阴性、既往非甾体类 AI 治疗后进展 MBC。PFS 分别为 6.9 个月与 2.8 个月，亚组分析依维莫司联合治疗组在既往接受过治疗的次数越多，获益越大。同样是和依维莫司联合，PrECOG 试验是对比氟维司群单药和联合治疗的随机双盲 II 期临床研究。PFS 分别为 10.4 个月与 5.1 个月。

二线内分泌治疗面临更多耐药问题，联合治疗在疗效上占据显著优势，但同样面临不良反应和药物可及性，即高效、高价、高毒性。在临床试验中，根据不良反应加强监控，予以相应的减量和预防治疗措施，也是保证治疗的重要一环。

二、治疗理念的突破

既往研究提示，乳腺癌内分泌治疗以单药治疗为主，与化疗联用并不能增效。而内分泌药物联合应用，除外绝经前 MBC 在药物性卵巢去势基础上联合绝经后治疗药物，在 2016 年中国晚期乳腺癌诊治专家共识中建议：对既往无内分泌治疗史的患者，多数专家不建议内分泌联合治疗。虽然一线治疗的亚组分析表明对无内分泌治疗史的患者，阿那曲唑联合氟维司群比单药效果好，但多数专家不建议联合内分泌治疗。

随着前述含 CDK4/6 抑制剂、含 mTOR 抑制剂依维莫司等一系列临床研究的结果报告，有选择性的筛选合适人群，联合治疗在疗效上的显著优势及对于耐药人群的病程改善使 MBC 的内分泌治疗向 "AI+，氟维司群+" 的模式转变。其对生存的延长几乎超过了化疗联合化疗，甚至接近了化疗联合靶向治疗。这为 MBC 内分泌治疗提供了一个崭新的思路，也为未来内分泌治疗开辟了一个新的领域。

除了上述联合治疗，针对靶向 PI3K 的 buparlisib 开展的 BELLE-3 也是一项随机对照 III 期试验。针对的人群为绝经后激素受体阳性、HER-2 阴性 MBC，曾用 AI 治疗及使用 mTOR 抑制剂作为最近的治疗方案并在治疗时或治疗后疾病进展，氟维司群联合 buparlisib 对比单药氟维司群。中位 PFS 分别为 3.9 个月与 1.8 个月，但在基因检测指导下亚组分析发现 *PIK3CA* 突变患者中联合组作用显著，两组分别为 4.7 个月与 1.4 个月。提示了生物标志物检测的重要指导意义。

面对越来越多的证据支持及方案选择，每个药物也面临着治疗中的局限性：药物的可获得性、价格、不良反应等。如药物性卵巢功能抑制会存在激素抑制不彻底；依维莫司口腔溃疡等不良反应较大，且尚未在中国获批此适应证；CDK4/6 抑制剂的高效、高价、高毒性等。临床选择中，建议应根据病情，权衡治疗可能取得的疗效和药物的不良反应、药物的可获得性及患者的意愿决定治疗的选择。但针对药物的不良反应，研究者以积极的态度面对和改善。2016 年圣安东尼奥会议，两篇摘要报道了针对依维莫司口腔溃疡的预防，含激素的漱口液极大降低了口腔溃疡的发生率。而生物标志物研究，更优化筛选适合不同治疗的目标人群，则是目前内分泌治疗领域的重点。临床决策时需了解每个方案优势人群，重视不良反应的监控与防治，根据病情，也根据患者能承受的实际能力，合理安排内分泌治疗，最大限度发挥其有效、低毒、长期控制优势，是临床治疗目标。

三、研究规模的突破

研究规模的突破取决于药物的研发进展与治疗理念的突破。目前正在开展的内分泌联合治疗还包括：三阳性 MBC 靶向抗 HER-2 治疗联合内分泌治疗+联合化疗；内分泌联合节拍化疗；氟维司群或 AI 与多种靶向药物的联合等等。

绝大多数 MBC 的治疗是姑息性的，其目的在于维持或改善患者的生活质量，延长患者的生存期。而内分泌治疗以其与化疗相同的治疗疗效和较小的毒副作用，成为激素受体阳性 MBC 的首选治疗。通过内分泌药物的联合使用以及联合靶向治疗等，进一步提高其生存期和生活质量，甚至在疾病控制上超越化疗时，会给适合的人群带来更大的获益。我们也期待更多的循证医学数据和临床实践中对不良反应的可控性研究。

（天津医科大学肿瘤医院　郝春芳）

参考文献

［1］ Nabholtz JM, Buzdar A, Pollak M, et al. Anastrozole is superior to tamoxifen as first-line therapy for advanced breast cancer in postmenopausal women: results of a North American multicenter randomized trial. Arimidex Study Group. J Clin Oncol, 2000, 18 (22): 3758-3767.

［2］ Bonneterre J, Thürlimann B, Robertson JF, et al. Anastrozole versus tamoxifen as first-line therapy for advanced breast cancer in 668 postmenopausal women: results of the Tamoxifen or Arimidex Randomized Group Efficacy and Tolerability study. J Clin Oncol, 2000, 18 (22): 3748-3757.

［3］ Mouridsen H, Gershanovich M, Sun Y, et al. Superior efficacy of letrozole versus tamoxifen as first-line therapy for postmenopausal women with advanced breast cancer: results of a phase III study of the International Letrozole Breast Cancer Group. J Clin Oncol, 2001, 19 (10): 2596-2606.

［4］ Robertson JF, Lindemann JP, Llombart-Cussac A, et al. Fulvestrant 500 mg versus anastrozole 1 mg for the first-line treatment of advanced breast cancer: follow-up analysis from the randomized ´FIRST´ study. Breast Cancer Res Treat, 2012, 136 (2): 503-511.

［5］ Robertson JFR, Bondarenko IM, Trishkina E, et al. Fulvestrant 500 mg versus anastrozole 1 mg for hormone receptor-positive advanced breast cancer (FALCON): an international, randomised, double-blind, phase 3 trial. Lancet, 2016, 88 (10063): 2997-3005.

［6］ Finn RS, Crown JP, Lang I, et al. The cyclin-dependent kinase 4/6 inhibitor palbociclib in combination with letrozole versus letrozole alone as first-line treatment of oestrogen receptor-positive, HER2-negative, advanced breast cancer (PALOMA-1/TRIO-18): a randomised phase 2 study. Lancet Oncol, 2015, 16 (1): 25-35.

［7］ Hortobagyi GN, Stemmer SM, Burris HA, et al. Ribociclib as first-line therapy for HR-positive, advanced breast cancer. N Engl J Med, 2016, 375 (18): 1738-1748.

［8］ Rose C, Vtoraya O, Pluzanska A, et al. An open randomised trial of second-line endocrine therapy in advanced breast cancer. comparison of the aromatase inhibitors letrozole and anastrozole. Eur J Cancer, 2003, 39 (16): 2318-2327.

［9］ Zhang Q, Shao Z, Shen K, et al. Fulvestrant 500 mg vs 250 mg in postmenopausal women with estrogen receptor-positive advanced breast cancer: a randomized, double-blind registrational trial in China. Oncotarget, 2016, 7 (35): 57301-57309.

［10］ Cristofanilli M, Turner NC, Bondarenko I, et al. Fulvestrant plus palbociclib versus fulvestrant plus placebo for treatment of hormone-receptor-positive, HER2-negative metastatic breast cancer that progressed on previous endocrine therapy (PALOMA-3): final analysis of the multicentre, double-blind, phase 3 randomised controlled trial. Lancet Oncol, 2016, 17 (4): 425-439.

［11］ Baselga J, Campone M, Piccart M, et al. Everolimus in postmenopausal hormone-receptor-positive advanced breast cancer. N Engl J Med, 2012, 366 (6): 520-529.

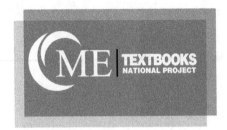

HER-2 阳性晚期乳腺癌的治疗进展

第 20 章

在所有的乳腺癌中有 25%~30% 的患者为人类表皮生长因子受体 2（human epidermal growth factor receptor 2，HER-2）阳性型，早年研究主要集中在转移性乳腺癌（metastatic breast cancer，MBC）中，曲妥珠单抗被证明在 HER-2 过表达肿瘤中有杀伤作用。Slamon 教授的研究表明，多柔比星加环磷酰胺联合曲妥珠单抗及紫杉醇和曲妥珠单抗可延长无进展生存期（progression free survival，PFS）和总生存期（overall survival，OS）。联合蒽环类方案的心脏毒性更明显，但由于其突出疗效，紫杉醇联合曲妥珠单抗为治疗 HER-2 阳性晚期乳腺癌标准疗法，极大地改善了该类患者的预后。曲妥珠单抗自 1998 年被批准以来，几乎所有的细胞毒药物都有与其联用的临床研究，探讨抗 HER-2 治疗的最佳方案及最获益人群。虽然 HER-2 过表达患者能从含曲妥珠单抗方案中获益，但最终该类 MBC 患者均会出现耐药及疾病进展。因此，开发新药来改善这类患者的预后极其重要，后续部分将结合近些年来正在开发的抗 HER-2 药物阐述 HER-2 阳性晚期乳腺癌的治疗进展。

一、酪氨酸激酶抑制剂

1. 拉帕替尼　理论上小分子靶向酪氨酸激酶抑制剂（tyrosine kinase inhibitor，TKI）较大分子抗体有很多优势，如特异性更低，在有明显异质性肿瘤中有更好的疗效，且更易透过血-脑脊液屏障，不间断的给药模式，口服给药以及更低的心脏毒性等。第一个抗 HER-2 的 TKI 是拉帕替尼，可逆的抑制 HER-1 和 HER-2 的胞内结构域。在一线临床研究中对比卡培他滨联合拉帕替尼和卡培他滨单药的疗效，结果发现至疾病进展时间（time to progression，TTP）有明显延长（HR 0.49，95%CI 0.34~0.71，$P<0.001$），但未见明显总生存期获益。因为该试验的结果，既往 HER-2 阳性 MBC 患者标准二线的选择为卡培他滨+拉帕替尼。此外，在多线治疗后的患者中，曲妥珠单抗和拉帕替尼联用较单独使用拉帕替尼有显著的 PFS（11 周与 8 周比较，HR 0.74，95%CI 0.58~0.94，$P=0.011$）和总生存期（10 个月与 14 个月比较，HR 0.74，95%CI 0.57~0.97，$P=0.026$）的获益。

那么 TKI 和大分子抗体究竟孰优孰劣呢？一项头对头研究（MA31）比较与拉帕替尼或曲妥珠单抗联合紫杉类的疗效，结果提示，曲妥珠单抗组优于拉帕替尼组，PFS 分别为 11.3 个月、9.0 个月（HR 1.37，95% CI 1.13~1.65，$P<0.001$），拉帕替尼组皮疹和腹泻的不良反应更明显（$P<0.001$）。虽然原始数据中提示对脑转移病灶获益，但在后续 CEREBEL 及 EMILIA 中并未观察到明显的对抗脑转移的优势。并且联用拉帕替尼时出现腹泻的概率达到 60%，出现皮疹的概

率达 27%。新一代的药物，例如 T-DM1 的出现，使得卡培他滨+拉帕替尼方案不再是标准的二线方案。

2. 来那替尼　还有其他的一些小分子 TKI 的研究，例如来那替尼，一种不可逆的泛 HER-1/2/4 的 TKI，单药活性强于拉帕替尼。Burstein 等报道一项研究提示，在 66 例既往使用过曲妥珠单抗治疗的患者中，使用来那替尼中位 PFS 为 22.3 周，客观反应率为 24%；在剩余 70 例既往未使用过曲妥珠单抗的患者中，使用来那替尼中位 PFS 为 39.6 周，客观反应率为 56%。然而，和拉帕替尼类似，腹泻是来那替尼最主要的毒副作用，必须尽早干预控制以保证给药的剂量及持续性。

NEfERT 试验是一项随机开放的研究，对比紫杉醇+来那替尼和紫杉醇+曲妥珠单抗在一线治疗 HER-2 阳性 MBC 中的疗效，结果提示中位 PFS 在两组均为 12.9 个月（HR 1.02，95%CI 0.81~1.27，$P=0.89$）。但来那替尼组的中枢神经系统复发转移的发生率较低（相对危险度为 0.48，95%CI 0.29~0.79，$P=0.002$）和中枢神经系统转移延迟（HR 0.45，95%CI 0.26~0.78，$P=0.004$）。共同 3/4 级不良事件为腹泻（30.4% 与 3.8% 比较）、中性粒细胞减少（12.9% 与 14.5% 比较）和白细胞减少（7.9% 与 10.7% 比较）。另外一项 Ⅲ 期临床研究 NALA 正在进行中，旨在比较在二线及以上抗 HER-2 治疗过的患者中，卡培他滨+拉帕替尼与卡培他滨+来那替尼的疗效（NCT01808573）。

3. 吡咯替尼　吡咯替尼是我国自主研发的一种新型不可逆性 TKI，在动物实验中已经显示出其抗肿瘤活性优于拉帕替尼。在一项 Ⅰ 期临床研究中总共入组 38 例患者，吡咯替尼单药对于 HER-2 阳性 MBC 患者总有效率为 50%，临床获益率（完全缓解+部分缓解+疾病稳定≥24 周）为 61.1%，中位 PFS 为 35.4 周，总有效率在曲妥珠单抗未治和经治的患者中分别为 83.3% 和 33.3%。剂量限制性毒性为 3 级腹泻，发生于接受 480 mg 剂量的 2 例患者中，因此最大耐受剂量为 400 mg。最常见的吡咯替尼相关不良反应包括腹泻（44.7%）、恶心（13.2%）、口腔溃疡（13.2%）、乏力（10.5%）和白细胞减少（10.5%），唯一的 3 级不良反应为腹泻。转化性研究结果提示 ctDNA 中 *PIK3CA* 和 *TP53* 突变较肿瘤组织更能预测吡咯替尼的疗效。目前关于吡咯替尼联合卡培他滨对比拉帕替尼联合卡培他滨在既往使用过曲妥珠单抗的 HER-2 阳性 MBC 患者中正进行 Ⅲ 期临床研究（NCT03080805）。

4. ONT-380　ONT-380 是选择 HER-2 抑制剂的可逆 TKI，具有抗肿瘤活性，在脑转移病灶中有更好的疗效。该药物与 T-DM1、卡培他滨联合或者三药联合的研究正在进行中，我们很期待看到此类患者有更多的获益。

二、大分子单克隆抗体

尽管最初帕妥珠单抗的研发速度相当缓慢，但目前它已占领了 HER-2 阳性 MBC 一线治疗的地位。在 Ⅱ 期的研究中发现了阻断 HER-2 二聚体的行程能进一步增强抗 HER-2 的疗效，进一步设计的 CLEOPATRA 研究获得了突破性的结果。该研究将新诊断的 HER-2 阳性 MBC 患者随机分为多西他赛+曲妥珠单抗+帕妥珠单抗和安慰剂组，结果提示中位 PFS 为 18.5 个月与 12.4 个月，中位总生存期为 56.5 个月与 40.8 个月。虽然本研究中入组了较多的初诊晚期患者，但既往使用过曲妥珠单抗的人群仍能从联合帕妥珠单抗中获益。除多西他赛外，曲妥珠单抗+帕妥珠单抗的组合还可考虑与紫杉醇或长春瑞滨联用，因此其应用范围更广。帕妥珠单抗整体而言耐受性良好，仅有少数患者出现腹泻，没有明确报道的显著的额外的心脏毒性。但迄今为止，尚无数据表明跨线使用帕妥珠单抗仍能有获益，而曲妥珠单抗有跨线使用的适应证。

三、抗体药物偶联物

1. T-DM1 T-DM1 是一种抗体药物偶联物，它将曲妥珠单抗与一个强力的细胞毒药物 DM1 相连接。DM1 是美登素的衍生物，而美登素是早在 1970 年就被开发出来的一个老药，主要的作用位点在微管。一项大型的Ⅲ期研究 EMILIA 评估在二线治疗领域，单药 T-DM1 与卡培他滨+拉帕替尼对于既往使用过 TH 方案（多西他赛+曲妥珠单抗）的患者的疗效。结果显示 T-DM1 组在 PFS、反应率、总生存期上都有更显著的优势。T-DM1组的中位 PFS 有 3.2 个月的延长（*HR* 0.65，95% *CI* 0.55~0.77，*P* <0.001）和中位总生存期有 5.8 个月的延长（*HR* 0.68，95% *CI* 0.55~0.85，*P* <0.001）。整体而言，T-DM1 耐受性好，主要不良反应是血小板减少症（12.9%）、肝酶升高（丙氨酸氨基转移酶和天冬氨酸氨基转移酶升高分别为 2.9% 和 4.3%）。进一步分析提示，T-DM1的剂量与疗效相关，当因不良反应减低药物剂量时，药物疗效也会随之下降，提示该药物的治疗窗较窄。有趣的是，T-DM1 虽然是一个大分子抗体的复合物，但仍可见其在脑转移患者中的疗效。TH3RESA 研究对比了 T-DM1 与医师所选择治疗方案对于既往多线治疗后的 HER-2 阳性 MBC 患者中的疗效，结果提示中位 PFS 可分别延长至 6.2 个月与 3.3 个月（*P* <0.001）。

T-DM1 试图挑战一线治疗的地位，在一项Ⅱ期临床研究中，对比 T-DM1 和多西他赛+曲妥珠单抗的疗效，结果提示 T-DM1 组中位 PFS 为 14.2 个月与 9.2 个月（*HR* 0.59，95% *CI* 0.36~0.97，*P* =0.035）。MARIANNE 是一个三臂的随机对照Ⅲ期临床研究，比较曲妥珠单抗加紫杉类药物（紫杉醇或多西他赛）或单药 T-DM1 或 T-DM1 加帕妥珠单抗的疗效。试验设计预期 T-DM1 加帕妥珠单抗组会有更好的疗效，从而获得一线治疗的地位。然而最终结果却不尽如人意，T-DM1 的基础上加用帕妥珠单抗并不比 T-DM1 单药疗效好，并且紫杉类药物加曲妥珠单抗的疗效非劣效于含 T-DM1 组，虽然含 T-DM1 组的不良反应率更低，生活质量更高。但是在这个研究中有一个缺憾，即没有同 CLEOPATRA 研究那样设计一个含有紫杉类药物加曲妥珠单抗加帕妥珠单抗的三药治疗组，而这个三药联合的方案已是目前的标准一线治疗，除非患者无法耐受紫杉类药物，才会在一线治疗时考虑选择含 T-DM1 的方案。

2. MM-302 MM-302 是一种新药，连接了抗 HER 靶向药物和含有多柔比星的纳米颗粒。MM-302 已被用于单药治疗，与曲妥珠单抗联合，或和环磷酰胺联合使用，可见初步的疗效和安全性结果。一项Ⅱ期临床研究（HERMIONE）在既往未使用过蒽环类药物的 HER-2 阳性 MBC 患者中分别选用 MM-302 加曲妥珠单抗对比医师所选择的化疗药物加曲妥珠单抗，但由于其预期不利的结果而被提前中止（NCT02213744）。

四、双通路阻断

基础研究显示，在 HER-2 阳性乳腺癌中可见血管生成通路的活化，因此在临床患者中同时阻断 VEGF 和 HER-2 两条通路是否能进一步增强疗效值得探索。一项在 HER-2 阳性晚期乳腺癌中进行的Ⅲ期临床研究（AVEREL），共入组了 424 例患者，结果提示，在多西他赛和曲妥珠单抗基础上加用贝伐珠单抗并没有看到显著的差异。其他的一些研究比如说联合热休克蛋白，虽然在小样本的研究中可见到效果，但至今仍无大型Ⅲ期研究的结果汇报，因此在指南中并未推荐此类双通路阻断的方案。

约有一半的 HER-2 过表达的乳腺癌同时雌激素受体（estrogen receptor，ER）也是阳性，因此在此类三阳性乳腺癌患者中同时使用内分泌和抗 HER-2 靶向药物是常用的联合方案。在一项Ⅱ期研究中显示，使用曲妥珠单抗加来曲唑对比来曲唑单药治疗三阳性 MBC 患者，其中位 PFS 可由 3.3 个月延长至 14.1 个月。TANDEM 是一项 III 期随机对照研究，比较阿那曲唑加曲妥珠单抗（联合用药组）对比阿那曲唑单药（单药组）在三阳性 MBC 患者中的疗效，结果提示联合用药组中位 PFS 为 4.8 个月，单药组为 2.4 个月。此外，还有关于拉帕替尼加来曲唑对比来曲唑单药的 III 期临床研究，结果提示中位 PFS 在联合组显著改善（8.2 个月与 3 个月比较）。然而，这些研究提示的数据都较既往化疗联合靶向治疗的临床研究效果要差，因此内分泌联合靶向治疗多用于低肿瘤负荷或无法耐受化疗的人群。但在今年报道的一项 II 期临床研究 PERTAIN（NCT01491737）提示，总入组 258 例绝经后三阳性局部晚期或晚期乳腺癌患者，在一线治疗使用芳香化酶抑制剂（来曲唑或阿那曲唑）加曲妥珠单抗加或不加帕妥珠单抗，结果加用帕妥珠单抗后显著降低了 35% 的进展或死亡风险（$HR\ 0.65$，$95\%CI\ 0.48\sim0.89$，$P=0.0070$），中位的持续反应期分别为 27.1 个月与 15.1 个月（$HR\ 0.57$，$95\%CI\ 0.36\sim0.91$，$P=0.02$）。

PI3K/AKT/mTOR 通路可能与耐药相关，在大量 HER-2 阳性晚期肿瘤中可见 *PI3KCA* 或 *PTEN* 基因突变活化。有 II 期临床研究探索同时使用依维莫司加曲妥珠单抗加紫杉醇或长春瑞滨，旨在同时阻断 mTOR 通路和 HER-2 通路。在两项 III 期临床研究中我们可以看到依维莫司和抗 HER-2 靶向联用，即紫杉醇加曲妥珠单抗（BOLERO-1）或长春瑞滨加曲妥珠单抗（BOLERO-3）。在 BOLERO-1 中，入组的患者均是接受一线治疗的，因此未见 PFS 改善，但在 ER 阴性、HER-2 阳性患者中可见联用依维莫司后 PFS 由 13.1 个月延长至 20.3 个月。在 BOLERO-3 研究中，入组的均是既往曲妥珠单抗治疗进展的患者，联合依维莫司后，PFS 改善有显著统计学差异（5.78 个月与 7.0 个月比较，$HR\ 0.78$，$95\%CI\ 0.65\sim0.95$，$P=0.0067$）。但最终总生存期无改善且联用依维莫司组毒性较大。因此，虽然有部分患者能从额外的依维莫司中获益但该方案并未被写入指南，我们还需进行后续的探索性分析，找到疗效预测指标以提前筛选出获益人群。当然除依维莫司外还有很多在研的 PI3K/AKT/mTOR 通路的抑制剂，我们也期待会有毒性更低，效果更显著的药物面世。

近年来免疫治疗是肿瘤治疗领域的研究热点，在乳腺癌治疗中，有一系列的研究探索检查点抑制剂与曲妥珠单抗或 T-DM1 联用的临床研究。在临床前研究中发现肿瘤浸润淋巴细胞（tumor infiltrating lymphocytes，TILs）与 HER-2 阳性乳腺癌疗效及预后相关。在一线 I b/II 期名为 PANACEA 研究（NCT02129556）探索抗 PD-1 抑制剂 pembrolizumab（MK-3475）联合曲妥珠单抗治疗 HER-2 阳性 MBC。加拿大的一项研究（NCT0264968）探索多线治疗后的 HER-2 阳性 MBC 中使用 durvalumab 联合曲妥珠单抗的疗效及安全性。此外，鉴别正在能从这种昂贵的治疗中获益的人群也显得十分关键。关于 HER-2 阳性乳腺癌的治疗疫苗也在研究中。

最后，CDK4/6 抑制剂在激素受体阳性乳腺癌中取得了突破性成功。在临床前研究小鼠模型中，加用 CDK4/6 抑制剂可让既往对抗 HER-2 治疗耐药的患者重新恢复对抗 HER-2 药物的敏感度。目前，已有 palbociclib 和 T-DM1 联用（NCT01976169），abemaciclib 和曲妥珠单抗联用（NCT02675231）的临床研究。PATRICIA 研究比较在三阳性乳腺癌中使用 palbociclib 加曲妥珠单抗加或不加来曲唑对于既往曲妥珠单抗耐药患者中的疗效。

但目前仍有很多治疗的难点待我们解决，例如在全身治疗后取得完全缓解的患者能否停药还是继续用药？针对异质性强的不同患者，如何制订个体化诊疗方案？合并脑转移的患者有效治疗手段仍是有限的，虽然不断有新药在研发，但患者是否能负担昂贵的新药呢，这些问题都亟待我们解决。

（中山大学肿瘤预防治疗中心　夏　雯　王树森）

参考文献

[1] Slamon DJ, Clark GM, Wong SG, et al. Human breast cancer: correlatonof relapse and survival with amplification of the HER-2/neu oncogene. Science, 1987, 235: 177-182.

[2] Carter P, Presta L, Gorman CM, et al. Humanizaton of an antp185HER-2 antibody for human cancer therapy. Proc Natl Acad Sci USA, 1992, 89: 4285-4289.

[3] Slamon DJ, Leyland-Jones B, Shak S, et al. Use of chemotherapy plus amonoclonalantibody against HER-2 for metastatic breast cancer that over expresses HER-2. N Engl J Med, 2001, 344: 783-792.

[4] Giordano SH, Temin S, Kirshner JJ, et al. Systemic therapy for paitents with advanced human epidermal growth factor receptor 2-positive breast cancer: American Society of Clinical Oncology clinical practice guideline. J Clin Oncol, 2014, 32: 2078-2099.

[5] Marty M, Cognet F, Maraninchi D, et al. Randomized phase Ⅱ trialof the efcacy and safety of trastuzumab combined with docetaxelin patients with human epidermal growth factor receptor 2-positive metastatic breast cancer administered as frist-line treatment: the M77001 study group. J Clin Oncol, 2005, 23: 4265-4274.

[6] vonMinckwitz G, du Bois A, Schmidt M, et al. Trastuzumab beyond progression in human epidermal growth factor receptor 2-positive advanced breast cancer: a German Breast Group 26/Breast International Group 03－05 study. J Clin Oncol, 2009, 27: 1999-2006.

[7] Leyland-Jones B, Gelmon K, Ayoub JP, et al. Pharmacokinetcs, safety, and efficacy of trastuzumab administered every three weeks in combination with paclitaxel. J Clin Oncol, 2003, 21: 3965-3971.

[8] Wolff AC, Hammond ME, Hicks DG, et al. Recommendations for human epidermal growth factor receptor 2 testing in breast cancer: American Society of Clinical Oncology/College of American Pathologists clinical practice guideline update. J Clin

Oncol, 2013, 31: 3997-4013.

[9] Geyer CE, Forster J, Lindquist D, et al. Lapatnib plus capecitabine for HER-2-positve advanced breast cancer. N Engl J Med, 2006, 355: 2733-2743.

[10] Cameron D, Casey M, Oliva C, et al. Lapatnib plus capecitabine in women with HER-2-positve advanced breast cancer: fnal survival analysis of a phase Ⅲ randomized trial. Oncologist, 2010, 15: 924-934.

[11] Blackwell KL, Burstein HJ, Storniolo AM, et al. Overall survival benefit with lapatnib in combination with trastuzumab for patents with human epidermal growth factor receptor 2-positive metastatic breast cancer: final results from the EGF104900 study. J Clin Oncol, 2012, 30: 2585-2592.

[12] Gelmon KA, Boyle FM, Kaufman B, et al. Lapatnib or trastuzumab plus taxane therapy for human epidermal growth factor receptor 2-positve advanced breast cancer: final results of NCIC CTG MA. 31. J Clin Oncol, 2015, 33: 1574-1583.

[13] Bachelot T, Romieu G, Campone M, et al. Lapatnib plus capecitabine in patents with previously untreated brain metastases from HER-2-positve metastatic breast cancer (LANDSCAPE): a single-group phase 2 study. Lancet Oncol, 2013, 14: 64-71.

[14] Pivot X, Manikhas A, Żurawski B, et al. CEREBEL (EGF111438): a phase Ⅲ, randomized, open-label study of lapatnib plus capecitabine versus trastuzumab plus capecitabine in patients with human epidermal growth factor receptor 2-positve metastatic breast cancer. J Clin Oncol, 2015, 33: 1564-1573.

[15] VermaS, MilesD, GianniL, et al. EMILIA Study Group. Trastuzumab emtansine for HER-2-positive advanced breast cancer. N Engl J Med, 2012, 367: 1783-1791.

[16] Burstein HJ, Sun Y, Dirix LY, et al. Neratnib, an irreversible ErbB receptor tyrosine kinase inhibitor, in patents with advanced ErbB 2-positve breast cancer. J Clin Oncol, 2010, 28: 1301-1307.

[17] Awada A, Colomer R, Inoue K, et al. Neratnib

plus paclitaxel vstrastuzumab plus paclitaxel in previously untreated metastatc ERBB2-positve breast cancer: the NEfERT-T randomized clinical trial. JAMA Oncol, 2016, 2: 1557-1564.

[18] Ma F, LiQ, ChenS, et al. Phase I study and biomarker analysis of pyrotinib, a novel irreversible Pan-ErbB receptor tyrosine kinase inhibitor, in patients with human epidermal growth factor receptor 2-positive metastatic breast cancer. J Clin Oncol, 2017, 12: 2016696179.

[19] Moulder-Thompson S, Borges VF, Baetz TD, et al. Phase 1 study of ONT-380, a HER-2 inhibitor, in patents with HER-2 + advanced solid tumors, with an expansion cohort in HER-2 + metastatc breast cancer (MBC). Clin Cancer Res, 2017, 23 (14): 3529-3536.

[20] Borges VF, Ferrario C, Aucoin N, et al. Effcacy results of a phase 1b study of ONT 380, a CNS penetrant TKI in combinaton with T-DM1 in HER-2+ metastatic breast cancer including patents with brain metastases. JClin Oncol. 2016, 34: 513.

[21] Baselga J, Gelmon KA, VermaS, et al. Phase Ⅱ trial of pertuzumaband trastuzumab in patients with human epidermal growth factor receptor 2-positive metastatic breast cancer that progressed during prior trastuzumab therapy. J Clin Oncol, 2010, 28: 1138-1144.

[22] Swain SM, Baselga J, KimSB, et al. Pertuzumab, trastuzumab, and docetaxel in HER-2-positive metastatic breast cancer. N Engl J Med, 2015, 372: 724-734.

[23] Baselga J, Cortés J, Im SA, et al. Biomarker analyses in CLEOPATRA: a phase Ⅲ, placebo-controlled study of pertuzumab in human epidermal growth factor receptor 2-positive, first-line metastatic breast cancer. J Clin Oncol, 2014, 32: 3753-3761.

[24] KropI E, Beeram M, Modi S, et al. Phase I study of trastuzumab-DM1, an HER-2 antibody-drug conjugate, given every 3 weeks to patents with HER-2-positive metastatic breast cancer. J Clin Oncol, 2010, 28: 2698-2704.

[25] Burris HA 3rd, Rugo HS, Vukelja SJ, et al. Phase Ⅱ study of the antibody drug conjugate trastuzumab-DM1 for the treatment of human epidermal growth factor receptor 2 (HER-2) - positive breast cancer after prior HER-2-directed therapy. J Clin Oncol, 2011, 29: 398-405.

[26] Wang J, Song P, Schrieber S, et al. Exposure-response relaitonship of T-DM1: insight into dose optmizaton for patents with HER-2-positve metastatic breast cancer. Clin Pharmacol Ther, 2014, 95: 558-564.

[27] Krop IE, Kim SB, González-Martn A, et al. Trastuzumabemtansine versus treatment of physician's choice for pretreated HER-2-positive advanced breast cancer (TH3RESA): a randomised, open-label, phase 3 trial. Lancet Oncol, 2014, 15: 689-699.

[28] Hurvitz SA, Dirix L, Kocsis J, et al. Phase Ⅱ randomized study of trastuzumabemtansine versus trastuzumab plus docetaxel in patients with human epidermal growth factor receptor 2-positive metastatc breast cancer. J Clin Oncol, 2013, 31: 1157-1163.

[29] Perez EA, Barrios C, Eiermann W, et al. Trastuzumabemtansine with or without pertuzumab versus trastuzumab plus taxane for human epidermal growth factor receptor 2-positive, advanced breast cancer: primary results from the phase Ⅲ MARIANNE study. J Clin Oncol, 2017, 35: 141-148.

[30] Miller K, Cortes J, Hurvitz SA, et al. HERMIONE: a randomized phase 2 trial of MM-302 plus trastuzumab versus chemotherapy of physician's choice plus trastuzumab in patents with previously treated, anthracycline-naïve, HER-2-positive, locally advanced/metastatic breast cancer. BMC Cancer, 2016, 16: 352.

[31] Kiewe P, Hasmüller S, Kahlert S, et al. Phase I trial of the trifunctonalant-HER-2 × ant-CD3 antibody tumaxomab in metastatic breas tcancer. Clin Cancer Res, 2006, 12: 3085-3091.

[32] Haense N, Atmaca A, Pauligk C, et al. A phase I trial of the trifunctonalant HER-2 × ant CD3 antibody ertumaxomab in patients with advanced solid tumors. BMC Cancer, 2016, 16: 420.

[33] Konecny GE, Meng YG, Untch M, et al. Association between HER2/neu and vascular endothelial growth factor expression predicts clinical outcome in primary breast cancer patients. Clin Cancer Res, 2004, 10: 1706-1716.

[34] Gianni L, Romieu GH, Lichinitser M, et al. AVEREL: a randomized phase III trial evaluating be vacizumab in combination with docetaxel and

trastuzumab as frist-line therapy for HER-2-positve locally recurrent/metastatic breast cancer. J Clin Oncol, 2013, 31: 1719-1725.

[35] Modi S, Stopeck A, Linden H, et al. HSP90 inhibition is effective in breast cancer: a phase II trial of tanespimycin (17-AAG) plus trastuzumab inpatents with HER-2-positive metastatic breast cancer progressing on trastuzumab. Clin Cancer Res, 2011, 17: 5132-5139.

[36] Huober J, Fasching PA, Barsoum M, et al. Higherefcacy of letrozolein combinaton with trastuzumab compared to letrozole monotherapy as frist-line treatment in patents with HER-2-positve, hormone-receptor positve metastatic breast cancer-results of the eLEcTRA trial. Breast, 2012, 21: 27-33.

[37] Kaufman B, Mackey JR, Clemens MR, et al. Trastuzumab plus an astrozole versus anastrozole alone for the treatment of postmenopausal women with human epidermal growth factor receptor 2-positve, hormone receptor-positve metastatic breast cancer: results from the randomized phase Ⅲ TAnDEM study. J Clin Oncol, 2009, 27: 5529-5537.

[38] Johnston S, Pippen J Jr, Pivot X, et al. Lapatnib combined with letrozole versus letrozole and placebo as first-line therapy for postmenopausal hormone receptor-positive metastatic breast cancer. J Clin Oncol, 2009, 27: 5538-5546.

[39] Esteva FJ, Guo H, Zhang S, et al. PTEN, PIK3CA, p-AKT, and p-p70S6K status: association with trastuzumab response and survival inpatents with HER-2-positive metastatic breast cancer. Am J Pathol, 2010, 177: 1647-1656.

[40] Hurvitz SA, Dalenc F, Campone M, et al. A phase 2 study of everolimus combined with trastuzumab and paclitaxel in patients with HER-2-overexpressing advanced breast cancer that progressed during prior trastuzumab and taxane therapy. Breast Cancer Res Treat, 2013, 141: 437-446.

[41] Hurvitz SA, Andre F, Jiang Z, et al. Combinaton of everolimus with trastuzumab plus paclitaxel as frst-line treatment for patents with HER-2-positve advanced breast cancer (BOLERO-1): a phase 3, randomised, double-blind, multicentre trial. Lancet Oncol, 2015, 16: 816-829.

[42] André F, O'Regan R, Ozguroglu M, et al. Everolimus for women with trastuzumab-resistant, HER-2-positve, advanced breast cancer (BOLERO-3): a randomised, double-blind, placebo-controlled phase 3 trial. Lancet Oncol, 2014, 15: 580-591.

[43] Jain S, Nye LE, Santa-Maria CA, et al. Phase I study of alpelisib and T-DM1 in trastuzumab refractory HER-2 positve metastatic breast cancer. J Clin Oncol, 2016, 34: 588.

[44] Goel S, Wang Q, Wat AC, et al. Overcoming therapeutc resistance in HER-2-positve breast cancers with CDK4/6 inhibitors. Cancer Cell, 2016, 29: 255-269.

[45] Romond EH, Perez EA, Bryant J, et al. Trastuzumab plus adjuvant chemotherapy for operable HER-2-positive breast cancer. N Engl J Med, 2005, 353: 1673-1684.

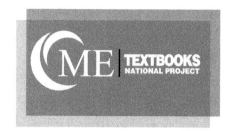

乳腺癌骨转移的研究进展

第 21 章

骨是乳腺癌最常见的远处转移部位，在 26%~50% 的患者中被诊断为首发转移灶，在晚期乳腺癌中发生率高达 70%，且有 50% 以上的晚期乳腺癌的首发转移部位为骨骼，常见于血运丰富的部位，包括具有丰富红骨髓的中轴骨、肋骨、长骨的近侧干骺端及脊柱。乳腺癌伴发的骨转移以溶骨性改变为主，常导致骨相关事件（skeletal-related events，SREs）发生，严重影响患者的生存质量，其治疗以多学科参与的综合治疗为主，包括放疗、化疗、内分泌治疗及骨修复剂治疗等。本章将就乳腺癌骨转移近来的病因学及临床治疗进展进行简要概述。

一、不同分子分型对乳腺癌骨转移发生率的影响

回顾性分析显示，雌激素受体阳性及病理分化好的乳腺癌患者骨转移的发生率较高，在整个病程中约有 71% 的患者发生骨转移，其中 44% 为首发转移灶；但相对于内脏等骨外转移病灶患者，骨转移为首发转移的群体生存预后更好。Kennecke 等通过随访 3726 例早期乳腺癌病例，观察不同分子分型乳腺癌的转移灶发生部位的特异性及其与生存预后的关系，证实激素受体阳性的分子亚型，其骨转移风险显著高于基底型，而骨也是乳腺癌最常见的远处转移灶，而 HER-2 过表达及三阴性乳腺癌发生肝、肺、淋巴结及中枢神经系统转移的风险更高，其中 Luminal A 型内脏转移风险较低，预后优于其他亚型。

二、乳腺癌骨转移所涉及的分子机制

早在 1889 年，英国学者 Paget 提出了"种子-土壤"学说，即只要有适宜的、肥沃的土壤，植物的种子就可以在上面生根、发芽、生长。肿瘤的转移取决于骨微环境提供的适宜"土壤"和肿瘤细胞对这一微环境的适应能力，两者的协同作用为肿瘤转移提供了有力的支持。骨骼是一个细胞生长因子的巨大储存库，包含各类生长因子，这些因子均能为癌细胞的生长提供肥沃的土壤。骨微环境中成骨细胞与破骨细胞释放的细胞生长因子为乳腺癌细胞的生长提供了有力的支撑，从而引起一系列的骨骼病变。导致乳腺癌发生骨转移的具体分子机制是目前肿瘤研究中的热点，但具体信号网络尚不十分明确。

（一）骨转移的相关过程及所涉及的信号因子

乳腺癌骨转移是一个极其复杂、精细的多步骤过程，这个过程包括：乳腺癌原发灶的生长和

增殖并获得转移特征；突破基底膜侵入细胞外基质；血管内渗与转运；黏附滞留；迁徙至血管外，形成微转移；最后定植于骨并在其中克隆生长，引起骨质改变。

目前已经证实有多个信号因子及通路涉及乳腺癌骨转移。CXCL12/CXCR4 信号轴在乳腺癌骨转移中具有重要作用，CXCR4 和其配体 CXCL12 结合后能够促进癌细胞的增殖与侵袭，抑制其凋亡，乳腺癌细胞中高表达 CXCL12，而骨髓基质细胞中含有较丰富的 CXCR 配体，乳腺癌转移至骨后，乳腺癌细胞表面趋化因子 CXCR4 受体与 CXCL12 配体结合，促进乳腺癌细胞侵入与迁移至骨。同时，该信号轴能够加强人乳腺癌细胞伪足形成、定向迁移和浸润作用，提高其侵袭性。基质金属蛋白酶（matrix metalloproteinase，MMP）是一种能够降解肿瘤细胞外基质的酶，参与肿瘤细胞的迁移与侵袭、血管的生成以及生长因子的激活等，已证实乳腺癌细胞分泌的 MMP-1 能够降解骨基质，加速骨的溶解。骨涎蛋白（bone Sialoprotein，BSP）是细胞外基质中一种高度磷酸化和糖基化的蛋白质，由相关的骨细胞合成与分泌，作为细胞外基质参与骨代谢，能促进破骨细胞表达并激活破骨细胞相关的分化标志物，促进破骨细胞分化，加速乳腺癌细胞的溶骨过程。转化生长因子 β（transforming growth factor β，TGF-β）在乳腺癌骨转移过程中对于骨矿化的破坏与吸收发挥重要作用，研究者观察到如果乳腺癌细胞不表达 TGF-β，骨破坏将减少，目前认为这一作用是通过 Smad-MAPK 信号通路进行调控。此外，TGF-β 还能促进乳腺癌细胞的迁移、侵袭与血管生成。胰岛素样生长因子（insulin-like growth factor 1，IGF-1）可以刺激乳腺癌细胞与 IGF 受体相结合，促进乳腺癌细胞定向迁移。在破骨细胞的骨吸收中，骨中 IGF-1 的释放能刺激乳腺癌细胞增殖与趋化，并抑制其凋亡。甲状旁腺激素相关蛋白（parathyroid hormone related protein，PTHrP）在骨转移中担任重要角色。PTHrP 在乳腺癌细胞中的表达情况与骨转移的速度相关。乳腺癌细胞中的 PTHrP 不能直接激活破骨细胞，其刺激成骨细胞和（或）基质细胞合成 RANKL，与破骨细胞前体表面的 RANK 相结合，诱导破骨细胞分化成熟，从而启动骨吸收，PTHrP 还可以抑制骨保护素（osteoprote-gerin，OPG）的合成，使 OPG 对 RANKL 的抑制作用减弱。整合素是细胞表面异二聚糖蛋白，参与细胞和细胞外基质的结合反应，其与纤连蛋白间的相互作用促进了癌细胞向靶组织的侵入及转移，其中整合素 β6 及 avβ3 都已证实与乳腺癌的侵袭、迁徙密切相关，此外，白介素家族中的白介素（interleukin，IL）-1、IL-6/IL-8、IL-11 均已证实参与了乳腺癌骨转移中的级联作用。这些细胞因子及对应的信号通路促进了乳腺癌的亲骨性转移，故而也可能作为治疗乳腺癌及乳腺癌骨转移的靶点，制备相应的抗体或抑制相应因子的产生，抑制乳腺癌骨转移的多个途径。

（二）乳腺癌骨转移的分类及所涉及的分子机制

1. 溶骨性骨转移　乳腺癌细胞转移到骨组织后造成溶骨性破坏，主要通过肿瘤细胞分泌的一些细胞因子与骨微环境相互作用，造成破骨细胞的破骨作用加强而致骨质破坏。这些细胞因子包括 CXCR4、VEGF 等，其可与骨基质中的受体结合，从而打破成骨细胞与破骨细胞共同维持的动态平衡，导致骨基质的损害与丢失。RANK/RANKL-OPG 则是目前溶骨性骨转移通路中的一个热点，RANKL 的表达增强可以使 OPG 的表达被抑制，进而加强破骨作用，骨基质中富含的相关细胞因子释放增多，又进一步造成破骨细胞活性增高，形成恶性循环。

2. 成骨性骨转移　相对于溶骨性骨转移，成骨性骨转移的研究较少，在成骨性骨转移中目前作用比较明确的是转录因子 Runx2，主要表达于新生乳腺上皮细胞，它可上调并激活骨转移相关蛋白表达，如 MMP-9、VEGF、BSP、RANKL 等，激活其受体刺激成骨细胞增殖分化，进而抑制破骨细胞的活性而导致骨形成。

三、乳腺癌骨转移的影像学诊断进展

发射型计算机体质成像（emission computed tomography，ECT）是最常用的骨转移初筛方法，推荐用于乳腺癌出现骨痛、发生病理骨折、碱性磷酸酶升高或高钙血症等可疑骨转移的常规诊断检查，也可用于局部晚期乳腺癌（$T_3N_1M_0$ 及以上）和复发转移性乳腺癌患者的常规检查，X 线、计算机体层摄影术（computed tomography，CT）、磁共振成像（magnetic resonance imaging，MRI）是骨转移的主要影像学诊断手段。对于骨 ECT 异常的患者，应该针对可疑骨转移灶部位进行 X 线、CT、MRI 检查，以确定是否有骨破坏并了解骨稳定性。

PET/CT 已广泛应用于恶性肿瘤的诊断及分期判断，目前使用比较多的示踪剂有 ^{18}F-FDG 及 ^{18}F-NaF。^{18}F-FDG PET/CT 已被证实对于检测乳腺癌骨转移有 56%～100% 的敏感度和 70%～100% 的特异度，而 ^{18}F-NaF PET/CT 敏感度和准确度高于 ^{18}F-FDG PET/CT，但是特异度低于 ^{18}F-FDG PET/CT。MRI 方面，乳腺 MRI 对于区分良恶性胸骨病变的形态学特征具有更高的敏感度，对于早期发现胸骨转移尤为重要。全身弥散加权磁共振成像（whole body diffusion-weighted MR imaging，WB-DWI）对于检测恶性肿瘤的骨转移具有较高的准确性，Blackledge 等对化疗的恶性肿瘤骨转移患者行 WB-DWI 后发现，治疗前后肿瘤的总扩散量（tumor total diffusion volume，TDV）和所有骨转移部位的表观弥散系数（global apparent diffusion coefficient，GADC）均有明显的变化，这无疑提供了一种量化疾病评价的方法，对疾病的进展做出更加准确的诊断。此外，研究证实肿瘤相关巨噬细胞的浸润程度与恶性肿瘤的侵袭性和不良预后呈正相关，因此，检测癌症患者是否有大量肿瘤相关巨噬细胞的浸润变得尤为重要，超微超顺磁氧化铁（ultrasmall superparamagnetic iron oxide，USPIO）可作为肿瘤相关巨噬细胞 MRI 的选择性显像剂，其静脉注射后缓慢渗出肿瘤血管并在肿瘤周围的间隙组织中积聚，被肿瘤相关巨噬细胞吞噬；研究表明注射 USPIO 24 小时后，MRI 延迟显像即可观察到 T_2 信号强度的明显改变，故注射 USPIO 并运用 MRI 方法对骨转移的定位及反映肿瘤的浸润程度成为具有发展前景的检查方法。

近年来，PET 与 MRI 技术的融合即 PET/MRI 也得到了越来越多的重视，其较 PET/CT 更有利于检测位于头部和颈部的转移，在检测骨转移方面具有一定的发展潜能。

四、乳腺癌骨转移的治疗进展

（一）外科治疗

鉴于脊柱是乳腺癌骨转移最常发生的部位，约占所有骨转移病例的 2/3，而与其他脊柱转移的肿瘤相比，乳腺癌患者往往有较长的预期寿命。但由于大多数乳腺癌脊柱转移癌呈溶骨性改变，一旦发生压缩性骨折，其对患者生活质量的影响较大，故目前外科治疗的热点仍在脊柱转移方面。目前应用较广的仍是 Tokuhashi 评分及改良版、Tomita 评分、Bauer 评分等评估系统。鉴于以上这些评分系统并未对乳腺癌进行单独研究，而之前部分研究提示乳腺癌脊柱转移与其他肿瘤的脊柱转移预后存在一定差异（如颈椎转移、年龄、Karnofsky 体力状况评分对预后无明显影响），部分学者提出了针对乳腺癌脊柱转移的个体化评估系统，但其准确性需要进一步的检验。

（二）放射治疗

乳腺癌骨转移的放疗通常采用局部外照射（external beam radiation therapy，EBRT）的方式，目的在于治疗骨转移及其并发的疼痛、压迫等临床症状，同时积极预防 SREs 的发生。立体定向放射治疗（stereotactic body radiation therapy，SBRT）是一种大分割非侵入性的放疗，治疗对象多集中在椎体转移及首次放疗后失败的再放疗患者，优势在于保证靶区根治性治疗剂量的同时，可以有效地限制周围正常组织的安全受量，其更高的等效生物学剂量可能使疼痛控制起效更快，局部控制率更高，症状缓解期也相对延长。近年来已经有多项研究提示乳腺癌骨转移中，SBRT 在缓解疼痛、控制复发方面的作用，但鉴于这些研究成果多来自于回顾性临床研究及部分 I／II 期前瞻性临床试验，仍需进一步证实。

此外，对于骨转移为单病灶或集中、连续的可手术病灶，手术联合放疗治疗骨转移可获得更好的改善神经功能的疗效，但这一联合治疗方案的确立需结合治疗目标经由多学科共同讨论后，再进行个体化实施。

（三）内科治疗

1. 内分泌治疗原则上疾病进展缓慢的激素反应性乳腺癌患者可以首选内分泌治疗　由于长期内分泌治疗后较易发生耐药，BOLERO-2 研究已证实依维莫司联合内分泌治疗较单纯内分泌治疗可显著延长既往内分泌治疗失败患者的无进展生存期（progression free survival，PFS）。近来的研究揭示了 CDK4/6 抑制剂 palbociclib 联合芳香化酶抑制剂在绝经后晚期乳腺癌的一线治疗及联合氟维司群在二线内分泌治疗中的治疗作用。

2. 化学治疗　对于雌激素受体和孕激素受体阴性、术后无病间隔期短、疾病进展迅速、合并内脏转移、对内分泌治疗无反应的骨转移患者应考虑化疗。

3. 靶向药物治疗　针对 HER-2 的靶向治疗药物（帕妥珠单抗、T-DM1、拉帕替尼）在晚期乳腺癌治疗中的作用已为多项研究所报道。此外，抗 EGFR 类靶向药物（吉非替尼、西妥昔单抗）、PRAP 抑制剂等在晚期乳腺癌中治疗作用也得到了证实。

新药研发方面，研究人员已在乳腺癌中观察到了 COX-2 抑制剂（非甾体类消炎药）的抗肿瘤活性，COX-2 选择性抑制剂 NS-398 与化疗药物多柔比星的联合使用可表现为协同作用，使细胞凋亡明显增加、抗凋亡蛋白表达明显下降，但其距离临床实际应用尚有一定距离。小分子 TGF-β 抑制剂 LY2157299 已被证实在晚期转移性乳腺癌中耐受性好，毒副作用小。乳腺癌骨转移微环境中的内皮素 1 和 ETAR 信号通路起了较重要的作用，故内皮素 1 中和抗体及 ETAR 阻滞剂（ABT-627）的应用前景也值得期待。抗血管治疗方面，动物实验研究表明，舒尼替尼和瓦拉他尼均能抑制乳腺癌移植瘤及其骨转移病灶的生长。

4. 骨改良药物　美国国家综合癌症网络（National Comprehensive Cancer Network，NCCN）乳腺癌治疗指南和中国抗癌协会乳腺癌诊治指南与规范中均指出，对乳腺癌骨转移患者注射唑来膦酸可有效治疗和预防 SREs 的发生，减少抗肿瘤治疗引起的骨丢失（cancer treatment-induced bone loss，CTIBL），提高骨密度（bone mineral density，BMD）。地诺单抗是目前临床上第一个特异性靶向 RANKL 的抑制剂类药物，能高亲和力地和 RANKL 特异结合，阻断配体和受体的相互作用，抑制破骨细胞的形成、功能及存活，从而降低溶骨，增加骨密度和强度，鉴于地诺单抗在延迟或预防 SREs 方面优于唑来膦酸，且耐受性良好、皮下注射方便，美国临床肿瘤学会（American Society of Clinical Oncology，ASCO）推荐地诺单抗作为乳腺癌骨转移患者的一线治疗。此外，鉴于 TGF-β、Src 及 Wnt/Dkk1 等信号通路与乳腺癌患者中破骨细胞的活性密切相关，其中和性单抗及小分子抑制剂在临床前动物模型中显示良好的骨转移预防和治疗作用，有望为乳腺癌骨转移患者提供新的治疗策略。

乳腺癌骨转移是晚期转移性乳腺癌病程中常见的并发症之一，近年来全球进行的大量基础及药物研发研究，进一步阐明了其发病机制，为临床治疗提供了新手段，相信随着乳腺癌骨转移研究的进一步深入，人类终将能够及时准确监测乳腺癌骨转移的发生、发展，能够寻找到有效的防治方案，减少和控制乳腺癌骨转移的发生，改善生活质量，延长患者生存。

（上海交通大学附属第六人民医院　余文熙　沈　赞）

参考文献

[1] Early Breast Cancer Trialists' Collaborative Group（EBCTCG）. Effects of chemotherapy and hormonal therapy for early breast cancer on recurrence and 15-year survival: an overview of the randomised trials. Lancet, 2005, 365（9472）: 1687-1717.

[2] Metzgar-Filho O, Sun Z, Viale G, et al. Patterns of recurrence and outcome according to breast cancer subtypes in lymph node-negative disease: results from international breast cancer study group trials Ⅷ and Ⅸ. J Clin Oncol, 2013, 31（25）: 3083-3090.

[3] Saphner T, Tormey DC, Gary R. Annual hazard rates of recurrence for breast cancer after primary therapy. J Clin Oncol, 1996, 14（10）: 2738-2746.

[4] Kennecke H, Yerushalmi R, Woods R, et al. Metastatic behavior of breast cancer subtypes. J Clin Oncol, 2010, 28（20）: 3271-3277.

[5] Hata K, Yoneda T. Bone metastases of breast cancer. Clin Calcium, 2014, 24（8）: 1177-1184.

[6] Suva LJ, Washam C, Nicholas RW, et al. Bone metastasis: Mechanisms and therapeutic opportunities. Nat Rev Endocrinol, 2011, 7（4）: 208-218.

[7] Gi M, Seshadri M, Komorowski MP, et al. Targeting CXCL12/CXCR4 signaling with oncolytic virotherapy disrupts tumor vasculature and inhibits breast cancer metastases. Proc Natl Acad Sci USA, 2013, 110（14）: E1291-E1300.

[8] Sun Y, Mao X, Fan C, et al. CXCL12-CXCR4 axis promotes the natural selection of breast cancer cell metastasis. Tumour Biol, 2014, 35（8）: 7765-7773.

[9] Ren F, Tang R, Zhang X, et al. Overexpression of MMP family members functions as prognostic biomarker for breast cancer patients: A systematic review and meta-analysis. PLoS One, 2015, 10（8）: e0135544.

[10] Wang J, Wang L, Xia B, et al. BSP gene silencing inhibits migration, invasion, and bone metastasis of MDA-MB-231BO human breast cancer cells. PLoS One, 2013, 8（5）: e62936.

[11] Chiechi A, Waning DL, Stayrook KR, et al. Role of TGF-β in breast cancer bone metastases. Adv Biosci Biotechnol, 2013, 4（10C）: 15-30.

[12] Hiraga T, Myoui A, Hashimoto N, et al. Bone-derived IGF mediates crosstalk between bone and breast cancer cells in bony metastases. Cancer Res, 2012, 72（16）: 4238-4249.

[13] Yoneda T, Hiraga T. Crosstalk between cancer cells and bone microenvironment in bone metastasis. Biochem Biophys Res Commun, 2005, 328（3）: 679-687.

[14] Boras-Granic K, Wysolmerski JJ. PTHrP and breast cancer: more than hypercalcemia and bone metastases. Breast Cancer Res, 2012, 14（2）: 307.

[15] Sterling JA, Edwards JR, Martin TJ, et al. Advances in the biology of bone metastasis: How the skeleton affects tumor behavior. Bone, 2011, 48（1）: 6-15.

[16] Li W, Liu Z, Zhao C, et al. Binding of MMP-9-degraded fibronectin to β6 integrin promotes invasion via the FAK-Src-related Erk1/2 and PI3K/Akt/Smad-1/5/8 pathways in breast cancer. Oncol Rep, 2015, 34（3）: 1345-1352.

[17] 吴玲, 王佳, 吴英, 等. 乳腺癌骨转移过程中的分子机制. 中国肿瘤外科杂志, 2017, 9（1）: 55-57.

[18] 杨勇, 姜玉秋, 王永高, 等. 乳腺癌骨转移的研究进展. 中国普外基础与临床杂志, 2016,（2）: 253-256.

[19] Veldkamp CT, Seibert C, Peterson FC, et al. Structural basis of CXCR4 sulfotyrosine recognition by the chemokine SDF-1/CXCL12. Sci Signal, 2008, 1（37）: ra4.

[20] Kaplan RN, Riba RD, Zacharoulis S,

VEGFR1-positive haematopoietic bone marrow progenitors initiate the premetastatic niche. Nature, 2005, 438 (7069): 820-827.

［21］ Jones DH, Nakashima T, Sanchez OH, et al. Regulation of cancer cell migration and bone metastasis by RANKL. Nature, 2006, 440 (7084): 692-696.

［22］ Vishal M, Swetha R, Thejaswini G, et al. Role of Runx2 in breast cancer-mediated bone metastasis. Int J Biol Macromol, 2017, 99: 608-614.

［23］ Blackledge MD, Collins DJ, Tunariu N, et al. Assessment of treatment response by total tumor volume and global apparent diffusion coefficient using diffusion-weighted MRI in patients with metastatic bone disease: a feasibility study. PLoS One, 2014, 9 (4): e91779.

［24］ Drzezga A, Souvatzoglou M, Eiber M, et al. First clinical experience with integrated whole-body PET/MR: comparison to PET/CT in patients with oncologic diagnoses. J Nucl Med, 2012, 53 (6): 845-855.

［25］ Sciubba DM, Gokaslan ZL, Suk I, et al. Positive and negative prognostic variables for patients undergoing spine surgery for metastatic breast disease. Eur Spine J, 2007, 16 (10): 1659-1667.

［26］ Fourney DR, Frangou EM, Ryken TC, et al. Spinal instability neoplastic score: an analysis of reliability and validity from the spine oncology study group. J Clin Oncol, 2011, 29 (22): 3072-3077.

［27］ Wang XS, Rhines LD, Shiu AS, et al. Stereotactic body radiation therapy for management of spinal metastases in patients without spinal cord compression: a phase 1-2 trial. Lancet Oncol, 2012, 13 (4): 395-402.

［28］ Milano MT, Katz AW, Zhang H, et al. Oligometastases treated with stereotactic body radiotherapy: long-term follow-up of prospective study. Int J Radiat Oncol Biol Phys, 2012, 83 (3): 878-886.

［29］ Laufer I, Iorgulescu JB, Chapman T, et al. Local disease control for spinal metastases following "separation surgery" and adjuvant hypofractionated or high-dose singlefraction stereotactic radiosurgery: outcome analysis in 186 patients. J Neurosurg Spine, 2013, 18 (3): 207-214.

［30］ Patchell RA, Tibbs PA, Regine WF, et al. Direct decompressive surgical resection in the treatment of spinal cord compression caused by metastatic cancer: a randomised trial. Lancet, 2005, 366 (9486): 643-648.

［31］ Finn RS, Crown JP, Lang I, et al. The cyclin-dependent kinase 4/6 inhibitor palbociclib in combination with letrozole versus letrozole alone as firstline treatment of oestrogen receptor-positive, HER2-negative, advanced breast cancer (PALOMA1/ TRIO18): a randomised phase 2 study. Lancet Oncol, 2015, 16 (1): 25-35.

［32］ Turner NC, Huang Bartlett C, Cristofanilli M. Palbociclib in hormone receptor-positive advanced breast cancer. N Engl J Med, 2015, 373 (17): 1672-1673.

［33］ 李鸿涛, 罗琳, 马斌林. 分子靶向药物在乳腺癌中研究进展. 肿瘤学杂志, 2017, 23 (3): 175-179.

［34］ Osborne CK, Neven P, Dirix LY, et al. Gefitinib or placebo in combination with tamoxifen in patients with hormone receptor-positive metastatic breast cancer: a randomized phase II study. Clin Cancer Res, 2011, 17 (5): 1147-1159.

［35］ Baselga J, Gomez P, Greil R, et al. Randomized phase II study of the anti-epidermal growth factor receptor monoclonal antibody cetuximab with cisplatin versus cisplatin alone in patients with metastatic triple-negative breast cancer. J Clin Oncol, 2013, 31 (20): 2586-2592.

［36］ Fadoukhair Z, Zardavas D, Chad MA, et al. Evaluation of targeted therapies in advanced breast cancer: the need for largescale molecular screening and transformative clinical trial designs. Oncogene, 2016, 35 (14): 1743-1749.

［37］ Yoon AR, Stasinopoulos I, Kim JH, et al. COX-2 dependent regulation of mechanotransdu-ction in human breast cancer cells. Cancer Biol Ther, 2015, 16 (3): 430-437.

［38］ Korpal M, Kang Y. Targeting the transforming growth factor-β signalling pathway in metastatic cancer. Eur J Cancer, 2010, 46 (7): 1232-1240.

［39］ Krzeszinski JY, Wan Y. New therapeutic targets for cancer bone metastasis. Trends Pharmacol Sci, 2015, 36 (6): 360-373.

［40］ Schroeder M, Viezens L, Wellbrock J, et al. Sunitinib treatment reduces tumor growth and limits changes in microvascular properties after minor surgical intervention in an in vivo model of secondary breast cancer growth in bone. J Surg Oncol, 2016, 113 (5)：515-521.

[42] Bachelier R, Confavreux CB, Peyruchaud O, et al. Combination of anti-angiogenic therapies reduces osteolysis and tumor burden in experimental breast cancer bone metastasis. Int J Cancer, 2014, 135 (6)：1319-1329.

[42] Gnant M, Pfeiler G, Dubsky PC, et al. Adjuvant denosumab in breast cancer (ABCSG18)：a multicenter, randomized, double blind, placebo-controlled trial. Lancet, 2015, 386 (9992)：433-443.

[43] 孙春晓，王简，黄香，等. 乳腺癌骨转移药物治疗的现状和进展. 临床肿瘤学杂志, 2016, 21 (9)：844-848.

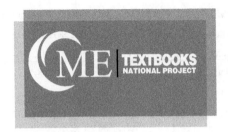

缩乳技术在肥大乳房乳腺癌保乳手术中的应用

第22章

据统计，有30%～40%的保乳手术对象是肥大乳房患者。很少有人知道女性巨乳乳腺癌的发生率，对巨乳的定义也没有达成一致性意见，然而，巨乳乳腺癌患者在治疗中面临的问题却是显而易见的。

尽管有肿瘤大小与乳房大小的比例优势，乳房肥大还是被认为是保乳的相对禁忌证。因巨乳接受传统保乳治疗，患者往往会承受更大的难以接受的美容并发症。并发症产生的原因主要在于，放疗应用于大型下垂的乳房会导致异构剂量分布，以及不准确的原发灶定位治疗。乳房大小被用以衡量美容的好坏，但对肥大乳房的患者会产生更多不利影响。

放射专家认为，在一个巨乳中进行放疗，要达到剂量的均衡性分布是十分困难的。而给予超出正常10%～15%的放射剂量是经常发生的事件，但这很容易导致放射性组织纤维化、慢性疼痛以及糟糕的美容效果。而更为糟糕的是，对于进行过保乳放疗的巨乳患者，若要再进行缩乳矫正手术，会面临很高的术后并发症风险以及很差的远期美容效果。

治疗性乳房成形术（therapeutic mammaplasty，TM）一词最早由McCulley提出，专指乳腺癌治疗性的缩乳整形手术。也有学者称之为：肿瘤治疗性乳房成形术，是因为对巨乳乳腺癌患者而言，乳房缩小成形术主要是用来治疗可能引起的损害性后果，而不仅仅是为美容目的而进行的。Clough于1992年首次公开报道，他们用缩乳技术为16例肿块位于乳房下极的乳腺癌患者实施了保乳手术治疗。紧接着于1993年，Shestah等报道，他们对4例巨乳乳腺癌患者实施了治疗性缩乳手术。此后，在短短的几年时间里，相关研究报道不断出现，反映出这一方法的使用在不断增多。

治疗性缩乳成形术提供乳腺癌保乳治疗和美容成形的双重效果，防止或减轻并发症的发生。缩乳术可大量切除乳腺组织，其中包括肿瘤，由此而获得更宽的肿瘤切缘。相比于常规情况下小乳房手术，为达美容效果采用小切口，缩乳术式提供更宽阔的手术视野，便于进行肿瘤切除以及腋窝淋巴清扫。缩乳术减少乳房体积，使术后放疗更容易进行，剂量分布均衡，更少产生放疗并发症。双侧手术防治乳房不对称，组织学活检意外发现对侧隐匿性乳腺癌。这种情况已不罕见，更为重要的是预防整形手术后遗症。这些患者在接受放疗后，如果再想进行缩乳矫正手术，会面临很高的术后并发症风险。

一、手术适应证及技术性问题

治疗性乳房成形术并没有从根本上改变保乳手术的适应证，只是通过改善美容的效果而加强了保乳的手术效果。对于广泛性导管原位癌或者多病灶患者仍应当选择乳房切除手术。如果原发灶较大，经新辅助治疗后缩小，应用这一技术也是可行的。其实从技术上来看，对于稍微小一点的乳房也适用，特别是在并发有乳房下垂的情况下。和标准的保乳手术相比，其肿瘤学适应证都是一样的，即肿瘤原发灶≤4 cm。当肿块达到 4 cm 以上时，也可根据个体化情形选择行保乳手术，但在肿瘤安全性方面，目前还缺乏证据。另一种更具有争议的情况，在大乳房，相对小肿瘤的患者行治疗性缩乳手术，可能同时受益于肿瘤切除并提高生活质量；但同样情况下，似乎仅行简单的局部扩大切除就能得到一个比较好的美容效果，他们只是把缩乳整形看作为任何肿瘤外科的一个正面的结果。但这样的患者行术后放疗可能会面临更高的放疗并发症风险，而这可能正是肥大乳房所带来的。

通常情况下，在对肥大乳房乳腺癌患者进行患侧乳房手术的同时，需要对健侧乳房进行对称性缩乳矫正手术。即使在患侧不适合保乳而行乳房切除的情况下，患者也常常会主动做出这种选择。因为巨大的乳房对她们的身体是一个沉重的负担，一侧巨乳切除后，另一侧巨乳会使她们的身体产生严重的失衡感。

缩乳的手术方式有很多，最经典是 Wise 倒 T 法，无论哪一种术式，最基本的要求是保证剩余组织特别是乳头、乳晕的血运安全；保乳的基本要求是达到肿瘤切缘阴性，由于乳房肥大，多数情况下按照缩乳的正常操作即很容易达到上述要求，但如果肿瘤正好位于缩乳需要保留的血管蒂区域时，则需要改变正常的手术操作流程。为此，McCulley 主张在手术前根据肿瘤所处的位置做好充分计划，有的放矢，这样才能减少失误，最大可能地保证手术效果。

二、疗　效　评　价

缩乳手术可能会产生术后并发症，并且可能会影响乳腺癌的后续辅助治疗。产生手术并发症的危险因素主要有，高体质量指数、吸烟、乳房过于肥大和糖尿病等。McIntosh 等回顾性分析了25 项研究共 1702 例病例，术后并发症从 10% 到 91% 不等。但其中大多数只是一些轻微的并发症，真正造成后期辅助治疗延迟的只有 6%。在其中 12 项研究的 986 例病例中，45 例（4.6%）伤口不愈合，其中 3 例还伴发皮肤坏死，42 例（4.3%）脂肪坏死，28 例（2.8%）感染，9 例（0.9%）部分或全乳头丢失，8 例（0.9%）血肿。总体上，缩乳手术的术后并发症并不严重，不会影响乳腺癌的后续辅助治疗。

关于肿瘤安全性问题，Kabir 等回顾性分析了 2005—2010 年进行的治疗性缩乳保乳手术患者50 例，中位随访期 72 个月，局部复发率为 2%，远处复发率为 6%，认为该方法在肿瘤治疗上是安全的。Merisa 等回顾了近年来发表的文献，在 17 项研究中，相关指标代表性病例 1082 例，中位随访期从 26.5 个月到 72.6 个月不等。共 34 例（3.1%）产生局部复发；在相关指标的 870 个病例中，26 例（3%）发生了远处转移。在 15 项涉及 1207 例的研究中，42 例（3.5%）需要再次切除手术，再切除率为 0~16.4%，45 例（3.7%）行乳房切除术，乳房再切除率为 0~9.7%，切缘阳性率为 0~21%。5 项研究报道使用术中冰冻切片确定切缘，其中 3 项没有再手术和乳房切除的报道，1 项的再切除率为 0.4%，乳房切除率为 1.6%，认为使用冷冻切片显著降低了再手术率和乳房切除率。

同样在 Merisa 等的回顾分析中，有 6 项研究 557 例病例报道了美容效果，评判美容效果的指标有：乳房外形、两侧对称性、瘢痕和术后 6 个月乳头乳晕复合体的位置。绝大多数病例被评判为可以接受的。5 项研究 425 例报道了评判结果，均基于 4 个评判点的问卷调查，90% 为满意或更好，报道不太满意主要是由于乳房不对称、明显瘢痕、乳头缺乏敏感度感觉。

尽管这一技术的应用越来越多，但目前还缺乏高质量的循证医学证据做支持，现有为数不多的临床研究都是小样本、单中心回顾性的研究报道。需要解决的问题也很多，例如对肿瘤原发灶>4 cm 的患者行缩乳保乳手术，其肿瘤的安全性如何？切缘阳性在这些病例中的发生率以及如何管理？不良美容效果的预测指标是什么？如何进行手术疗效的客观评价？等等，所有这些都需要更多的临床证据才能得出结论。为此，英国乳腺外科协会联合英国整形与美容外科协会发起了 TeaM 研究，准备从 2016 年开始，用 2 年的时间在 50 个乳腺中心募集 250~500 例肥大乳房乳腺癌手术患者，将对这一技术的应用进行前瞻性研究，相信这一研究的完成，将会为治疗性缩乳提供更多的证据支持，并指导这一手术技术更好地应用于临床实践。

（湖北省肿瘤医院　龚益平　金立亭　汪铁军）

参考文献

[1] Dundas KL, Atyeo J, Cox J. What is a large breast? Measuring and categorizing breast size for tangencial breast radiation therapy. Australas Radiol, 2007, 51 (6): 589-593.

[2] Taylor ME, Perez CA, Halverson KJ, et al. Factors influencing cosmetic results after conservation therapy for breast cancer. Int J Radiat Oncol Biol Phys, 1995, 31 (4): 753-764.

[3] Cheng CW, Das IJ, Stea B. The effect of the number of computed tomographic slices on dose distributions and evaluation of treatment planning systems for radiation therapy of intact breast. Int J Radiat Oncol Biol Phys, 1994, 30 (1): 183-195.

[4] Moody AM, Mayles WP, Bliss JM, et al. The influence of breast size on late radiation effects and association with radiotherapy dose inhomogeneity. Radiother Oncol, 1994, 33 (2): 106-112.

[5] Kronowitz SJ, Feledy JA, Hunt KK, et al. Determining the optimal approach to breast reconstruction after partial mastectomy. Plast Reconstr Surg, 2006, 117 (1): 1e11.

[6] McCulley SJ, Macmillan RD. Planning and use of therapeutic mammoplasty-Nottingham approach. Br J Plast Surg, 2005, 58 (7): 889-901.

[7] Clough KB, Baruch J. Plastic surgery and conservative treatment of breast cancer. Indications and results. Ann Chir Plast Esthet, 1992, 37 (6): 682-692.

[8] Shestah KC, Johnson RR, Greco RJ, et al. Partial mastectomy and breast reduction as a valuable treatment option for patients with macromastia and carcinoma of the breast. Surg Gynecol Obstet, 1993, 177 (1): 54-56.

[9] Sorin T, Fyad JP, Delay E, et al. Occult cancer in specimens of reduction mammaplasty aimed at symmetrization. A multicentric study of 2718 patients. Breast, 2015, 24 (3): 272-277.

[10] McIntosh J, O'Donoghue JM. Therapeutic mammaplasty-a systematic review of the evidence. Eur J Surg Oncol, 2012, 38 (3): 196-202.

[11] Kabir SA, Stallard S, Weiler-Mithoff E, et al. Six-year follow-up of patients treated with oncoplastic reduction mammoplasty: A cohort study. Int J Surg, 2016, 26: 38-42.

[12] Piper ML, Esserman LJ, Sbitany H, et al. Outcomes Following Oncoplastic Reduction Mammoplasty: A Systematic Review. Ann Plast Surg, 2016, 76 (Suppl 3): S222-S226.

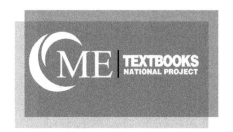

乳腺癌保乳整形技术的应用与进展

第 23 章

随着乳腺癌检查手段的完善，患者和医师对疾病治疗的要求和关注的增加，由于乳腺癌保乳手术的患者在手术损伤、乳房外形、术区感觉、生活质量及心理健康等方面均明显优于乳腺癌改良根治术，并且临床试验证实乳腺癌保乳手术经过规范化治疗具有与其他类型手术（如乳腺癌改良根治术）相同的无病生存率及总生存率，所以目前越来越多的患者倾向于选择乳腺癌保乳手术。

但是由于中国人普遍乳房体积偏小，所以传统乳腺癌保乳手术术后患者局部外形不满意率高达 25%~30%，还有部分患者因为肿瘤位置的因素或者体积相对过大而失去保留乳房的机会。面对这种情况，利用乳房整形技术对具有强烈保乳意愿的乳腺癌患者进行部分乳房重建（辅助保乳）手术，既最大限度地保留了乳房的感觉功能，又保证了乳腺癌治疗的安全性，是一种非常合适的选择。

一、手术适应证与禁忌证

（一）适应证

患者具有强烈保乳意愿；乳腺肿瘤与整体乳房的体积比超过 25%，不适合传统保乳手术；术中瘤床切缘阴性（无肿瘤组织残留）。

（二）禁忌证

既往接受过胸壁放疗；曾患有结缔组织疾病；同侧乳腺癌复发。

二、手术时机

（一）即刻重建手术

即刻重建选择在肿瘤切除手术的同时进行Ⅰ期乳房再造手术。其优势首先在于患者术后即刻具有相对对称性外观，避免突然失去乳房的心理创伤，并且最大限度地保留了乳房的感觉，提高了生活质量；其次患者乳房的皮肤未经过全身综合治疗尤其是放疗的处理，术后并发症发生率较低，愈合能力及乳房外形更好。但需要术前对患者肿瘤及乳房的情况进行充分及准确的评估，以制订适合患者的部分乳房重建手术方案，期待以乳房及供区最小的代价换取疾病治疗的安全和美观的外形。而且为术中获得安全切缘，对于医院病理科的要求更高。

（二）延期重建手术

乳腺肿瘤切除术后 1~2 周，乳房肿物或者肿物切缘的病理需要进一步手术的情况下进行。治疗的优势及策略同即刻重建手术。

三、手 术 方 式

（一）缩乳术辅助保乳术

1. 双环法缩乳术辅助保乳

（1）定义：本手术去除乳头乳晕复合体周边的部分腺体组织，保留了乳头乳晕复合体后方及除乳腺肿瘤瘤床以外的其他乳腺腺体组织。

（2）适应证：适用于较小或者中等大小的乳房，乳腺肿瘤组织位于乳房中央区。

（3）优缺点：优势在于很少出现乳头乳晕复合体缺血甚至坏死，皮肤瘢痕小并且隐蔽，术后对哺乳功能影响小；不足之处在于适用范围较小，不适合乳头根部及内下象限的肿瘤，不适合巨乳和明显下垂的乳房，对下垂乳房的悬吊功能相对较小。

（4）并发症及处理：①术后出血及血肿形成，术中彻底止血，通畅引流，必要时二次手术清除血肿；②感染及愈合不良，如手术时间长，可预防性应用抗生素，术后加强换药，使用表皮生长因子促进皮肤愈合及限制瘢痕形成。

（5）技术要点：①根据原有乳头乳晕位置及大小标记内环，根据肿瘤部位标记外环的位置；②根据瘤床部位游离临近腺体组织填充维持乳房对称性外观；③根据患侧切除的腺体组织量及位置调整健侧的手术范围。

2. 下蒂乳房缩小整形术辅助保乳

（1）定义：本手术去除乳房上方及乳头乳晕复合体内下和外下方的大部分腺体组织，保留了乳头正下方的腺体组织。

（2）适应证：适用于下垂明显和（或）较大乳房，乳腺肿瘤组织位于乳房上方。

（3）优缺点：优势在于能够有效地减少乳晕至乳房下皱襞间的乳腺组织量，改善乳房下垂，重塑乳房外形；不足之处在于切口瘢痕长度较长。

（4）并发症及处理：①皮瓣尖顶缝合处皮肤坏死，可以通过降低局部皮肤切口张力，避免皮瓣过薄，改善血运等方法降低风险，一旦出现坏死，可通过换药，避免感染，达到愈合效果；②乳头乳晕复合体血运不良，进行游离乳头乳晕移植或Ⅱ期乳头再造手术；③术后出血及血肿形成，处理方法同上；④感染及愈合不良，处理方法同上。

（5）技术要点：①术前标记胸骨中线、乳房下皱襞、锁骨中点至乳房下皱襞连线及新乳头乳晕复合体的部位；②通过调整下蒂的形状及位置来调节乳房外形，限制乳房下垂及预防复发；③维持乳房上方皮瓣的厚度进而保持乳房上部外形丰满；④乳房下皱襞切口内侧不能超过中线，外侧不能超过腋前线；⑤比较双侧下蒂及乳房上部保留的皮瓣及组织厚度，保持重建乳房的对称性。

3. 上蒂乳房缩小整形术辅助保乳

（1）定义：本手术去除乳房下方的腺体组织，保留了乳房上方的腺体组织。

（2）适应证：适用于较小或者中等大小的乳房，乳腺肿瘤组织位于乳房下方。

（3）优缺点：优势在于能够更持久的维持乳房外观，皮肤瘢痕与下蒂倒 T 相比更小并且隐蔽；不足之处在于与双环法缩乳术相比增加一条垂直瘢痕，早期可能出现张力大、切口部水平裂隙及愈合不良，并且在术后早期，乳房上方的组织量较多，下方组织量少，乳头的方向及乳房的外形不自然。

（4）并发症及处理：① 乳房垂直切口裂开及瘢痕宽大增生，可进行切口皮下组织的连续缝合或"U"形绞索缝合，减少皮肤张力；②术后出血及血肿形成，处理方法同上；③其他并发症及处理同常规手术。

（5）技术要点：① 术前标记胸骨中线、乳房下皱襞、锁骨中点至乳房下皱襞连线及新乳头乳晕复合体的部位；②通过切除垂直切口末端到乳房下皱襞之间的腺体组织避免猫耳畸形出现；③根据患侧切除的腺体组织量及位置调整健侧的手术范围；④垂直切口部的皮下组织紧密缝合，避免切口张力过大愈合不良。

（二）部分或完全背阔肌辅助保乳术

1. 定义　游离部分或者全部背阔肌填充乳腺癌保乳术后瘤床部位的缺损，以保持双侧乳房对称性外观。

2. 适应证　适用于乳腺癌术后乳房外侧缺损较大的乳房。

3. 优缺点　优势在于背阔肌皮瓣容易游离，可根据瘤床缺损的需求及部位选择游离背阔肌的范围和位置，手术相对容易掌握；不足之处在于损伤背阔肌的功能，如肱骨内收、外展、旋转及肩部的内收、外展，背部外形不对称。

4. 并发症及处理　①皮瓣坏死，术中避免对胸背血管的损伤，旋转皮瓣时保持血管无张力及压迫，必要时二次手术；②背部皮下积液，通畅引流，加压包扎；③背部切口张力过大愈合不良，术前合理设计皮瓣范围，术中减张缝合；④其他并发症及处理同常规手术。

5. 技术要点　①根据受区缺损皮肤的位置及供区需要的组织量进行术前设计和描画；②在剥离背阔肌时，要注意处理较大的肋间穿支血管，避免出血及血肿形成；③ 在胸背血管蒂周围适当保留少量肌肉组织，从而避免血管蒂被过度牵拉；④ 将背阔肌肌肉在腋前线的位置进行缝合固定，可以避免肌肉的移位和血管蒂的牵拉。

（三）腹壁游离脂肪瓣辅助保乳术

1. 定义　根据乳腺癌保乳术后瘤床缺损情况，设计并使用腹壁游离皮脂肪瓣，去表皮化，填充乳房缺损，辅助乳房成形。

2. 适应证　乳腺肿瘤超过乳房体积的 25%，尤其是位于乳房上方或者中央区的肿瘤。

3. 优缺点　优势在于在填充乳房缺损的同时去除了腹壁多余的脂肪组织，使用自体组织乳房成形，乳房形态更自然；不足之处在于供区存在切口瘢痕，游离脂肪瓣可能出现部分坏死或者脂肪液化，影响乳房质地及术后复查。

4. 并发症及处理　①皮脂肪瓣坏死，二次手术选择其他自体或者假体组织乳房成形；②腹部切口张力过大愈合不良，术前合理设计皮脂肪瓣范围，术中减张缝合；③其他并发症及处理同常规手术。

5. 技术要点　①根据受区缺损腺体组织量进行术前设计和描画腹壁脂肪瓣的范围；②在切取腹壁皮脂肪瓣时，需逐渐内收切除皮下脂肪组织，避免游离脂肪瓣坏死及腹壁张力增大；③将腹壁皮脂肪瓣去表皮化后直接附着于胸大肌表面，以利于形成血供，并缝合固定。

（四）脂肪填充辅助保乳术

1. 定义　将人体不需要过多脂肪部位的脂肪取出，填充到乳腺癌保乳术乳房缺损的部位，以利于维持乳房美观及对称性外形。

2. 适应证　乳腺癌保乳术后乳房局部缺损。

3. 优缺点　优势在于供区无切口瘢痕并且去除了多余的脂肪组织；不足之处在于根据乳房缺损组织量可能需要多次手术调整，填充的脂肪组织可能出现坏死、液化、钙化，影响乳房成形效果及术后复查。

4. 并发症及处理　①脂肪坏死、液化及钙化，如乳房外形畸形可二次手术填充，术后复查需与肿瘤鉴别；②感染，抗炎对症治疗，如脓肿形成需穿刺抽脓或者切开引流术；③其他并发症及处理同常规手术。

5. 技术要点　①患者立位标记乳房缺损组织的部位；②脂肪注射可以在乳房皮下组织、胸肌筋膜、胸大肌肌肉内及肌肉后方等部位；③注射针在每个部位呈放射状反复进出，退针时注射，由远及近，由深至浅，均匀注射；④一旦达到注射量，用纱布封闭注射部位，弹力绷带包扎固定乳房。

四、手术后复查与随访

（一）复查项目

局部复查项目有：乳腺彩色超声（每 3 个月），必要时乳腺增强 MRI。全身复查项目有：肝、胆、脾彩色超声（每 3 个月）、胸部计算机体质摄影术（每 6 个月）、发射型计算体层成像、乳腺癌肿瘤标志物（每年）。

（二）复查时间

3 年内每 3~4 个月复查；3~5 年时每 6 个月复查；5 年以上每年复查。

（三）观察随访

1. 术后 1 周内　皮瓣及乳头乳晕区血运情况，切口愈合情况（有无感染），术区有无出血及血肿形成，皮下有无积血、积液。

2. 术后 3 个月　切口瘢痕情况，患侧及健侧乳房体积及外形比较，术区皮肤感觉情况。

3. 术后 6 个月　放疗后患侧乳房体积变化情况，患侧及健侧乳房体积及外形比较，术区皮肤感觉情况。

4. 术后 1 年以上　双侧乳房体积、外形及皮肤感觉情况。肿瘤复发及转移情况。

（大连医科大学附属第二医院　刘彩刚）

参考文献

［1］Peter CN. 麦卡锡整形外科学 . 3 版. 范巨峰，宋建星，译. 北京：人民卫生出版社，2015.

［2］吴炅，Pei-rong Yu. 乳腺癌术后乳房重建. 北京：人民卫生出版社，2016.

［3］尹健，张学慧，宁连胜. 乳腺肿瘤整形实践与思考. 天津：天津出版传媒集团天津科学技术出版

社，2016.

[4] Delay E，Guerid S. The role of fat grafting in breast reconstruction. Clin Plast Surg，2015，42（3）：315-323.

[5] Staub G，Fitoussi A，Falcou MC，et al. Breast cancer surgery：use of mammaplasty. Results. Series of 298 cases. Ann Chir Plast Esthet，2008，53（2）：124-134.

[6] Ad-EI DD，Meshulam DS，Sharon E，et al. Partial breast reconstruction by modified breast reduction techniques. Harefuah，2016，155（7）：435-438.

[7] Nahabedian MY. Discussion：an oncoplastic breast augmentation technique for immediate partial breast reconstruction following breast conservation. Plast Reconstr Surg，2017，139（2）：358e-359e.

[8] Barnea Y，Friedman O，Arad E，et al. An oncoplastic breast augmentation technique for immediate partial breast reconstruction following breast conservation. Plast Reconstr Surg，2017，139（2）：348e-357e.

[9] Szychta P，Zadrozny M，Rykala J，et al. Autologous fat transfer to the subcutaneous tissue in the context of breast reconstructive procedures. Postepy Dermato Alergol，2016，33（5）：323-328.

[10] Shima H，Kutomi G，Kyun T，et al. Flap revascularization in patients following immediate reconstruction using an autologous free dermal fat graft for breast cancer：a report of two cases. Surg Case Rep，2016，2（1）：54.

[11] Choo AM，Forouhi P，Malata CM. Innovative combination of therapeutic mammoplasty and expandable-implant breast augmentation for immediate partial breast reconstruction. Int J Surg Case Rep，2016，23：146-150.

[12] Noguchi M，Yokoi-Noguchi M，Ohho Y，et al. Oncoplastic breast conserving surgery：volume replacement vs volume displacement. Eur J Surg Oncol，2016，42（7）：926-934.

[13] Kim KD，Kim Z，Kuk JC，et al. Long-term results of oncoplastic breast surgery with latissimus dorsi flap reconstruction：a pilot study of the objective cosmetic results and patient reported outcome. Ann Surg Treat Res，2016，90（3）：117-123.

[14] Hoy E. State of the art：reconstructing partial mastectomy defects with autologous fat grafting. Del Med J，2016，88（1）：20-23.

[15] Abboud MH，Dibo SA. Power-assisted liposuction mammaplasty（PALM）：a new technique for breast reduction. Aesthet Surg J，2016，36（1）：35-48.

[16] Nahabedian MY. Factors to consider in breast reconstruction. Womens Health（Lond），2015，11（3）：325-342.

[17] Kijima Y，Koriyama C，Fujii T，et al. Immediate breast volume replacement using a free dermal fat graft after breast cancer surgery：multi-institutional joint research of short term outcomes in 262 Japanese patients. Gland Surg，2015，4（2）：179-194.

[18] Piper M，Peled AW，Sbitany H. Oncoplastic breast surgery：current strategies. Gland Surg，2015，4（2）：154-163.

[19] Biazus JV，Falcao CC，Parizotto AC，et al. Immediate reconstruction with autologous fat transfer following breast-conserving surgery. Breast J，2015，21（3）：268-275.

[20] Rao S，Stolle EC，Sher S，et al. A Multiple logistic regression analysis of complications following microsurgical breast reconstruction. Gland Surg，2014，3（4）：226-231.

[21] Park HC，Kim HY，Kim MC，et al. Partial breast reconstruction using various oncoplastic techniques for centrally located breast cancer. Arch Plast Surg，2014，41（5）：520-528.

[22] Rose M，Manjer J，Ringberg A，et al. Surgical strategy，methods of reconstruction，surgical margins and postoperative complications in oncoplastic breast surgery. Eur J Plast Surg，2014，37：205-214.

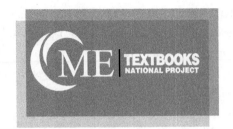

乳腺癌手术范围的升降级

第 24 章

有关乳腺癌的手术治疗从 19 世纪开始有了巨大的发展。Halsted 最先提出了乳腺癌根治术这一概念，切除范围包括患侧的全部乳腺组织、胸大肌、胸小肌、腋窝及锁骨下的淋巴组织和脂肪组织。随后 Urban 进一步提出了乳腺癌扩大根治术，即在根治术的基础上进一步将内乳淋巴结及部分胸壁一并切除。此后保留胸大肌和胸小肌的改良根治 I 式和切除胸小肌、保留胸大肌的改良根治 II 式被进一步提出。1970 年，Fisher 提出乳腺癌是一种全身性疾病，由此开始了一系列有关乳腺癌系统性治疗的相关研究。随着科学的进步，为进一步缩小手术范围，有关保乳手术的对照试验开始出现，美国乳腺与肠道外科辅助治疗研究组（National Surgical Adjuvant Breast and Bowel Project，NSABP）进行的 B06 试验进一步支持了保乳手术联合术后放疗对早期乳腺癌的治疗意义。1970 年，前哨淋巴结活检术（sentinel lymph node biopsy，SLNB）开始出现，并使得一部分乳腺癌患者免于行常规的腋窝淋巴结清扫术（axillary lymph node dissection，ALND）。由此，乳腺癌的手术方式开始了由最大可耐受的手术范围向最小、最有效的治疗方式转变。

治疗的升级和降级是早期乳腺癌治疗的主要问题，目前对于保乳手术以及 SLND 等相关问题仍存争议。考虑到现有的随机临床研究证据并不能覆盖所有个体治疗中存在的争议，因此专家组的意见对于临床工作中的相关问题有着重要的指导意义。本文就目前乳腺癌手术范围的升降级，结合 2017 年 St. Gallen 共识中对乳腺癌相关的外科核心问题进行简要阐述。

一、乳腺癌保乳手术

保乳手术作为一种标准的乳腺癌治疗方式，在 2015 年 St. Gallen 共识中，大多数专家均认为对多灶（71% 投赞同票）、多中心（80% 投赞同票）的浸润性乳腺癌（invasive breast cancer，IBC）在保证根治性切除、术后行辅助放疗的基础上可以进行保乳手术。并且认为保乳的切缘不应取决于肿瘤的生物学特性，对于年轻患者（<40 岁）和病理提示浸润性小叶癌的患者，没有必要扩大手术切缘，对于新辅助化疗以及存在广泛导管内容物成分的患者也同样适用。在 2017 年 St. Gallen 共识中，这一观点达到了近乎一致的认同：绝大多数专家认为对于多灶性（97% 赞同，3% 反对）和多中心性（61% 赞同，33% 反对，6% 弃权）的乳腺癌只要保证切缘阴性及进行术后辅助放疗，则可以行保乳手术。

1. 导管原位癌保乳手术的切缘范围 关于导管原位癌（ductal carcinoma in situ，DCIS）的保乳手术，目前一致认为，保证切缘阴性可有效降低局部复发率（local recurrence rate，LRR），如何确定 DCIS 的最佳切缘范围是研究的热点。2012 年，Wang 等发表的一篇 Meta 分析发现随着切缘范围的扩大，LRR 呈下降趋势，并建议在保证术后美观的前提下应尽可能地扩大切缘范围，由此将 DCIS 的切缘定为 10 mm。随后，2016 年 Marinovich 等针对这一问题，对 20 个相关研究，包括 7883 例切缘已知的 DCIS 患者进行了 Meta 分析，其中有 70% 的患者接受过全乳放疗，中位随访时间为 78.3 个月，共有 865 例患者出现局部复发（local recurrence，LR）。他们发现，切缘>2 mm 组相比于切缘为>0 或 1 mm 组虽然能够显著降低 LRR，但是切缘在 2 mm、3 mm、10 mm 间的 LRR 并没有明显统计学意义。

在 2017 年 St. Gallen 共识中，针对"DCIS 保乳后接受全乳放疗时避免再次扩大切除的可接受最小切缘"这一问题进行了讨论，其中大多数专家（61.5%）认为应当保证 2 mm 的切缘范围，另外还有 34.6% 的专家认为保证墨染切缘阴性即可。

2. 新辅助化疗后保乳手术的切除范围　目前认为对于肿瘤较大的可手术乳腺癌患者，通过新辅助化疗可减低肿瘤临床分期，缩小手术范围，增加保乳率。NSABP B-18 临床研究结果发现，可手术的乳腺癌患者术前加新辅助化疗并不能改善其生存，但是在行术前新辅助化疗的乳腺癌患者中有 67.8% 的患者可获得保乳机会，相比于未行新辅助化疗、直接手术的患者（59.8%），其保乳率明显增加，但是两者的同侧乳腺局部复发率（ipsilateral breast tumor recurrence，IBTR）并无明显差异（7.9% 与 5.8% 比较，$P = 0.23$）。虽然 St. Gallen 共识已提出对于 IBC 进行保乳手术需要保证切缘阴性，但是，对于接受新辅助化疗后降期的病灶应当如何选择切除范围，是否应按照原肿瘤区全部切除，病理标本有多灶癌残留时如何确定可接受的最小切缘，病理标本无多灶癌残留时如何确定可接受的最小切缘，相关问题目前仍缺少有关的前瞻性研究。

新辅助化疗后原发肿瘤的退缩模式与保乳率及预后密切相关，目前对于新辅助化疗后应当如何按照原发灶退缩程度确定合理的切缘范围，以降低 LRR，仍然存在争议。新辅助化疗后一部分肿瘤可以达到病理完全缓解（pathological complete response，pCR），没有肿瘤细胞残余。未达到 pCR，即病理部分缓解的乳腺癌其原发灶的退缩方式主要有两种，一种是近似同心圆的向心性退缩，一种是蜂窝状散在性退缩。雌激素受体（estrogen receptor，ER）阳性、人类表皮生长因子受体 2（human epidermal growth factor receptor 2，HER-2）阴性的乳腺癌多呈蜂窝状散在性退缩模式，而 HER-2 阳性及三阴性乳腺癌多倾向于向心性退缩。有研究表明，ER 表达情况及新辅助化疗后残余肿瘤呈多灶性是 IBTR 的独立危险因素。临床上一般通过触诊或借助相关辅助检查来评估新辅助化疗后肿瘤的退缩情况。但是对于临床完全缓解或者呈蜂窝状退缩的病灶来说，通过临床触诊往往不能得到有关肿瘤残余情况的准确信息，因此借助相关辅助检查，尤其是磁共振成像（magnetic resonance imaging，MRI）检查是目前临床上评估新辅助化疗后乳腺癌退缩情况的主要手段。研究表明，MRI 对于非 Luminal 型的肿瘤残余病灶评估较准确，但由于 ER 阳性的乳腺癌多呈蜂窝状散在性退缩模式，MRI 对 ER 阳性肿瘤病理退缩的预测价值较低。

在 2017 年 St. Gallen 共识中，对于新辅助化疗后行保乳手术联合放疗，接受或不接受辅助治疗的乳腺癌患者，大多数专家（81.2%）认为不应当按照原肿瘤区全部切除。有 55.2% 的专家认为若病理标本提示存在多灶癌残留，则可接受的最小切缘为墨染阴性（浸润性乳腺癌或 DCIS）。但是，也有相当一部分专家（27.6%）认为应当保留至少 2 mm 的干净切缘。若病理标本提示无多灶癌残留，绝大多数专家认为最小切缘保证为墨染阴性即可。

3. 保乳术后放疗范围　2015 年 St. Gallen 专家共识提出，对于保乳术后没有出现淋巴结转移的乳腺癌患者，对淋巴引流区域不需要进行辅助放疗。对于保乳术后同时存在淋巴结阳性的乳腺癌患者，不仅仅需要对乳房进行放疗，还需要对内乳淋巴结除外的区域淋巴结进行放疗。

在德国专家投票中，对于≥4 枚淋巴结转移的患者，2015 年 AGO 指南认为需要对淋巴引流区域进行额外的放疗。对于 1~3 淋巴结转移，目前存在着争议，DEGRO 认为需要对淋巴引流区域进行放疗，但是 AGO 指南认为只有当合并其他危险因素，如年轻患者、肿瘤生物学行为差的乳腺癌患者需要对淋巴引流区域进行额外辅助放疗。

二、前哨淋巴结活检术

ALND 作为临床腋窝淋巴结阳性的标准手术方式，可以准确地评价腋窝淋巴结状态、控制腋窝局部复发，但是其术后并发症，如上肢淋巴水肿、麻痹、活动功能受限等明显影响了患者的生活质量。对于临床腋窝淋巴结阴性的患者，SLNB 已作为评价腋窝淋巴结状态的金标准：NSABP B-32 研究提示 SLNB 能够获得与传统 ALND 相近的治疗目的以及临床信息，同时降低了 ALND 的相关不良反应发生率。2017 年美国国家综合癌症网络（National Comprehensive Cancer Network，NCCN）指南指出 SLNB 阴性的乳腺癌患者不需行 ALND。随着乳腺癌的手术方式由最大可耐受的手术范围向最小、最有效的治疗方式转变，关于前哨淋巴结阳性的患者是否可避免 ALND 的相关研究相继出现。

1. 保乳或单纯乳房切除术前哨淋巴结阳性免于 ALND 的条件　针对前哨淋巴结阳性的保乳手术患者是否应进一步行 ALND，目前有以下相关研究。

IBCSG 23-01 试验入组了 1~2 枚前哨淋巴结微转移（≤2 mm）、肿瘤 ≤5 cm 的患者，研究结果提示对于符合入组标准的早期乳腺癌行保乳手术及辅助系统治疗的患者，可不必行 ALND。

Ⅲ期随机临床试验 Z0011 入组的所有患者均接受了乳腺肿瘤切除术和切线全乳放疗。它将前哨淋巴结阳性的患者随机分为接受 ALND 和不做特殊处理两组。在中位随访期达到 6.3 年时，结果显示，接受 ALND 的患者其 5 年总生存率为 91.8%，仅行 SLNB 的患者其 5 年总生存率为 92.5%，结果没有统计学意义。接受 ALND 的患者其 5 年无病生存率为 82.2%，仅行 SLNB 的患者其 5 年无病生存率为 83.9%，结果没有统计学意义。该研究结果提示，对于临床分期为 $T_1 \sim T_2$，前哨淋巴结阳性，并且接受保乳手术、切线全乳放疗和系统治疗的患者，行 ALND 并不能有效提高总生存率和无病生存率。长期随访至 10 年显示两组人群淋巴结转移和整体生存率与早期结果一致，进一步证明了对于 1~2 枚前哨淋巴结阳性的早期乳腺癌患者，行 ALND 并不能有效改善其生存。据此，2017 年 NCCN 指南提出，对于有 1~2 枚前哨淋巴结阳性，行保乳手术并接受全乳放疗，未行新辅助化疗的临床分期为 T_1 或 T_2 期的乳腺癌患者，可不行 ALND。

AMAROS 研究是一项Ⅲ期非劣效性临床研究。该研究将 1425 例临床 $T_1 \sim T_2$ 期、前哨淋巴结阳性的乳腺癌患者随机分为接受 ALND 和腋窝放射治疗两组，在中位随访时间达到 6.1 年后，两组的 5 年腋窝复发率分别为 0.43% 和 1.19%，接受 ALND 组和腋窝放射治疗组相比，其 5 年无病生存率和总生存率差异没有统计学意义。但是接受 ALND 组的患者其淋巴水肿的发生率和严重度均高于放射治疗组。该研究结果显示，对于前哨淋巴结阳性的早期乳腺癌患者，进行腋窝放射治疗可以获得与 ALND 相当的生存，并且其淋巴水肿的发生率较低。该研究结论认为对于不符合 Z0011 试验条件的乳腺癌患者，可以考虑进行腋窝放疗。

2015 年 St. Gallen 共识提出，对于存在 1~2 枚前哨淋巴结宏转移，全乳切除术后的乳腺癌患者，若后续需行腋窝放疗，则可免于进行 ALND。

2. 新辅助化疗后的 SLNB 相关问题　对于新辅助化疗前临床淋巴结阴性的乳腺癌患者是否可行 SLNB 以及应何时行 SLNB 目前尚存在争议。有研究表明，对于新辅助化疗前临床淋巴结阴性的患者，在新辅助化疗前、后行 SLNB 的检出率均可超过 90%，假阴性率均可控制在 10% 以下。同样，在新辅助化疗降期后行 SLNB，其检出率及假阴性率较新辅助化疗前相比并无明显差异。在新辅助化疗前行 SLNB，对于前哨淋巴结阴性的患者，可在新辅助化疗后避免行 ALND，但是若结果为阳性，因行新辅助化疗降期后无法再次行 SLNB，需进一步行 ALND，则失去了行新辅助化疗使腋窝淋巴结降期的意义。对于行新辅助化疗前临床淋巴结阳性的患者，有 35%～49% 的患者在新辅助化疗后腋窝淋巴结达到 pCR，这部分患者保留腋窝淋巴结后，区域复发率较低，但目前尚缺乏长期局部区域复发数据。在 2017 年 St. Gallen 共识中，绝大多数专家认为对于新辅助化疗前临床淋巴结阴性的患者行 SLNB 是合理的。对于行 SLND 的最佳时机，有 60% 的专家认为应当在新辅助化疗后行 SLNB，但是也有一部分专家（20.0%）认为应当在新辅助化疗前行 SLND。

有研究表明，新辅助化疗前淋巴结阳性的患者，在经过降期治疗后 SLNB 检出率可达 90% 以上，但是总体假阴性率仍较高。Z1071 和 SENTINA 研究分别将不同前哨淋巴结活检数目的假阴性率进行比较发现，在前哨淋巴结活检数目≥3 枚时，假阴性率可明显降低，为 5%～9%。在 2017 年 St. Gallen 共识投票中，多数专家认为前哨淋巴结应取 2 枚及以上。若前哨淋巴结有 1 枚出现宏转移，80% 的专家认为需行 ALND。但是，对前哨淋巴结仅为微转移是否需进一步行 ALND 目前仍未达成统一意见。

与起初认为应当最大限度扩大手术范围的治疗观念不同，目前乳腺癌的手术治疗已开始向最小、最有效的治疗方式进行转变。本文围绕 2017 年 St. Gallen 共识中提出的乳腺癌外科治疗的核心问题，结合相关临床试验，就保乳手术如何确定合理的切缘以及对于前哨淋巴结阳性的患者可免于腋窝淋巴结清扫的条件进行了简要阐述。2017 年 NCCN 指南中对于 DCIS 的保乳切缘建议应至少>2 mm，没有相关远期临床数据支持超过 2 mm 的切缘能够进一步降低 IBTR。对于新辅助化疗后应如何确定保乳切缘目前尚存争议，仍然缺乏有关切缘距离的相关证据，结合 2017 年 St. Gallen 共识，认为可适当缩小手术范围，可根据不同肿瘤退缩模式指导确定手术范围。对于行单纯乳房切除术的乳腺癌患者，若 SLNB 有 1～2 枚宏转移淋巴结时，术后应当进一步行腋窝放疗。对于接受新辅助化疗的患者，根据临床淋巴结情况不同，应当何时行 SLNB，对于活检数目的要求以及前哨淋巴结微转移或宏转移时是否可免于清扫腋窝，目前尚无指南指导相关治疗，缺乏有关区域复发的长期数据，是今后临床研究的焦点。

（福建医科大学附属协和医院　黄佳雯　陈清霞　宋传贵）

参考文献

［1］Marinovich ML, Azizi L, Macaskill P, et al. The association of surgical margins and local recurrence in women with ductal carcinoma in situ treated with breast-conserving therapy：A Meta-analysis. Ann Surg Oncol, 2016, 23 (12)：3811-3821.

［2］Wang SY, Chu H, Shamliyan T, et al. Network meta-analysis of margin threshold for women with ductal carcinoma in situ. J Natl Cancer Inst, 2012, 104：507-516.

［3］Nakamura S, Kenjo H, Nishio T, et al. Efficacy of 3D-MR mammography for breast conserving surgery after neoadjuvant chemotherapy. Breast Cancer, 2002, 9 (1)：15-19.

［4］Bouzón A, Acea B, Soler R, et al. Diagnostic accuracy of MRI to evaluate tumour response and residual tumour size after neoadjuvant chemotherapy in breast cancer patients. Radiol Oncol, 2016, 50 (501)：73-79.

［5］Krag DN, Anderson SJ, Julian TB, et al. Technical outcomes of sentinel-lymph-node resection and conventional axillary-lymph-node dissection in patients with clinically node-negative breast cancer：results from the NSABP B-32 randomised phase Ⅲ trial. Lancet Oncol, 2007, 8 (10)：881.

［6］Zurrida S. Axillary dissection versus no axillary dissection in patients with sentinel-node micrometastases (IBCSG 23-01)：a phase 3 randomised controlled trial. Lancet Oncol, 2013, 14 (4)：297-305.

［7］Giuliano AE, Hunt KK, Ballman KV, et al. Axillary dissection vs no axillary dissection in women with invasive breast cancer and sentinel node metastasis: a randomized clinical trial. JAMA, 2011, 305 (6): 569-575.

[8] Giuliano AE, McCall L, Beitsch P, et al. Locoregional Recurrence After Sentinel Lymph Node Dissection With or Without Axillary Dissection in Patients With Sentinel Lymph Node Metastases. Ann Surg, 2016, 264 (3): 413.

[9] Donker M, van Tienhoven G, Straver ME, et al. Radiotherapy or surgery of the axilla after a positive sentinel node in breast cancer (EORTC 1098122023 AMAROS): A randomised, multicentre, openlabel, phase 3 noninferiority trial. Lancet Oncol, 2014, 15: 13031310.

[10] Hunt KK, Yi M, Mittendorf EA, et al. Sentinel lymph node surgery after neoadjuvant chemotherapy is accurate and reduces the need for axillary dissection in breast cancer patients. Ann Surg, 2009, 250 (4): 558.

[11] Boughey JC, Suman VJ, Mittendorf EA, et al. Sentinel lymph node surgery after neoadjuvant chemotherapy in patients with node-positive breast cancer: the ACOSOG Z1071 (Alliance) clinical trial. JAMA, 2013, 310 (14): 1455-1461.

[12] Mamtani A, Barrio AV, King TA, et al. How Often Does Neoadjuvant Chemotherapy Avoid Axillary Dissection in Patients With Histologically Confirmed Nodal Metastases? Results of a Prospective Study. Ann Sur Oncol, 2016, 23 (11): 1-8.

[13] Kuehn T, Bauerfeind I, Fehm T, et al. Sentinel-lymph-node biopsy in patients with breast cancer before and after neoadjuvant chemotherapy (SENTINA): a prospective, multicentre cohort study. Lancet Oncol, 2013, 14 (7): 609-618.

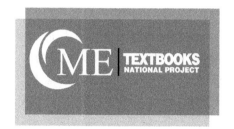

乳腺癌新辅助化疗对前哨淋巴结活检的影响

第 25 章

在乳腺癌患者中，腋窝淋巴结的状态是预测生存的重要的预后因素之一。对腋窝淋巴结阳性患者，除手术切除原发肿瘤、清扫腋窝淋巴结外，还需术后化疗和放疗。然而，腋窝淋巴结清扫与诸如淋巴水肿、上肢疼痛以及肩部运动范围减少等并发症的发生率相关。对于无淋巴结转移即淋巴结病理阴性的患者，前哨淋巴结活检和腋窝淋巴结清扫在患者局部复发率、无病生存期及远期生存率等方面无明显差异，即对淋巴结病理阴性的患者，前哨淋巴结活检完全可以取代腋窝淋巴结的清扫。

新辅助化疗（neoadjuvant chemotherapy，NACT）作为一种新的治疗思路，除了在局部晚期乳腺癌的治疗中起着越来越重要的作用，对于早期乳腺癌患者的应用也越来越多。对于 9 项随机研究（共纳入 3946 例患者）的 Meta 分析发现，接受 NACT 的患者与接受辅助治疗的患者之间没有明显的生存差异，但是仍有文献指出 NACT 的许多益处，包括增加保乳手术的概率和减少腋窝淋巴结清扫的概率，更重要的是，一旦在新辅助化疗中达到了病理完全缓解（pathologic complete response，pCR），对于患者来说有着很强的预后意义。然而新辅助化疗后患者前哨淋巴结活检的检出率及假阴性率一直饱受争议，本文旨在回顾目前的文献和统计分析汇总的结果，来分析在接受 NACT 的乳腺癌患者中前哨淋巴结活检术（sentinel lymph node biopsy，SLNB）能否代替腋窝淋巴结清扫术（axillary lymph node dissection，ALND）。下面，我们从不同分期乳腺癌患者接受 NACT 后前哨淋巴结活检的检出率（identification rate，IR）、假阴性率（false negative rate，FNR）等方面对这一问题进行分析。

一、临床淋巴结阴性乳腺癌

已有很多大型研究中有关对临床淋巴结阴性的乳腺癌患者（通过影像学检查及体格检查均阴性）新辅助化疗与前哨淋巴结的关系进行了探索。在 Hunt 等的研究中将患者分成两组，第一组为先行新辅助化疗，后行前哨淋巴结活检（$n = 575$），第二组为直接进行前哨淋巴结活检（$n = 3171$），两组的 IR 分别为 97.4% 和 98.7%，FNR 分别为 5.9% 和 4.1%（$P = 0.39$），无明显统计学差异。中位随访 47 个月后，第一组局部复发率为 0.9%，第二组为 1.2%，无统计学差异。Tan 等在 Meta 分析中总结了 2000—2008 年发表的 10 项研究，共纳入 449 例患者，皆为临床淋巴结阴性，最终前哨淋巴结活检的 FNR 为 7%，提示对于临床淋巴结阴性的患者，前哨淋巴结活检阴性可以省去腋窝淋巴结清扫。在对 NSABP B-18 和 B-27 的联合分析中发现，两项研究中接受乳腺癌 NACT 的患者约 70% 在治疗前为临床淋巴结阴性。3088 例患者发生局部和区域复发事件 335

例（10.9%）；患者年龄、肿瘤大小、接受 NACT 之前的临床淋巴结状态、病理淋巴结状态及乳腺肿瘤对 NACT 的反应均是局部复发率（local recurrence rate，LRR）的独立预测因素。更为重要的是，对于接受 NACT 后临床淋巴结阴性的患者，行肿瘤切除术和乳腺放疗后，其局部淋巴结复发率低（0.5%~2.3%），且不受淋巴结病理状态及乳腺肿瘤对 NACT 的反应这两个预测因素的影响。在临床淋巴结阴性乳腺癌患者中，行 NACT 治疗，随后进行乳房切除术，局部淋巴结复发率也较低（2.3%~6.2%），此方式也不受肿瘤大小的影响。

综上所述，对于临床淋巴结阴性的乳腺癌患者，NACT 不仅可以减少一部分只有前哨淋巴结阳性的患者数量，降低患者腋窝淋巴结清扫的概率，并且没有影响患者的无病生存期和远期复发率，是一项可行的措施。

二、临床淋巴结阳性乳腺癌

新辅助化疗后前哨淋巴结活检在临床淋巴结阴性的患者中，具有如此良好的反应，这更加引起了我们对另外一个复杂问题的兴趣，在淋巴结阳性的患者中，前哨淋巴结活检在 NACT 后的状况又将如何呢？

关于这方面的研究有着较大的争议，在早期的 NSABP B-27 研究中包含了临床淋巴结阳性及阴性的患者，343 例腋窝淋巴结阳性患者在接受了 NACT 后完成了 SLNB 及腋窝淋巴结清扫，总的 FNR 为 10.7%（其中有 15 个为临床淋巴结阳性的患者），无明显统计学差异。在法国的一项回顾性研究中，临床淋巴结阳性患者 65 例，阴性者 130 例，FNR 分别为 15% 和 9.4%（$P=0.66$），无明显统计学差异。但在 MDACC 研究中，共有 150 例病理结果证实为淋巴结转移的患者入组，111 例在 NACT 后均经过了 SLNB 以及腋窝淋巴结清扫，其 IR 为 93%，但其 FNR 为 20.8%，与之前的研究结论相反，提示临床淋巴结阳性的乳腺癌患者，腋窝淋巴结清扫仍是必须实施的。

在 2013 年发表的 SENTINEL 研究中，712 例临床淋巴结阳性乳腺癌患者经过 NACT 后 592 例转为阴性（影像学及临床体格检查均阴性），这些患者同时接受了 SLNB 及腋窝淋巴结清扫，其 IR 只有 80.1%；FNR 为 14.2%。在另一项研究中，共有 649 例临床淋巴结阳性的患者在 NACT 后接受了 SLNB 及腋窝淋巴结清扫，FNR 为 12.6%，仍然大于本研究预设的 FNR≤10% 的研究终点。

在 2016 年最新的 Meta 分析中，共有 19 项独立的研究，3398 例患者被包含在内，接受 NACT 之前患者均为临床淋巴结阳性，总的 IR 为 90.9%，FNR 为 13%，这低于 2014 年发表的 Meta 分析结果（共包含 15 项独立研究共 2245 例患者入组，总的 FNR 为 14%），差异的原因可能为患者的数量不同及外科技术的进步以及患者的选择方面。值得一提的是，Tan 在 2011 年发表的一篇文章中提到了用于寻找前哨淋巴结所用的方法会对结果产生影响，包括注射部位及所用示踪材料的不同，这与后续的研究包括 SENTINEL 以及 ACOSOG Z1071 研究的结论一致，在后面两项研究中，也提到了所取淋巴结的数量会对研究结果产生影响，见表 25-1。

表 25-1　SENTINEL 与 ACOSOG Z1071 研究比较

研究名称	总的假阴性率	所取淋巴结数量			所用示踪材料的个数	
		1	2	3	1	2
SENTINEL	14.2%	24.3	18.5	7.3	16.0	8.6
ACOSOG Z1071	12.6%	31.5	21.0	7.3	20.3	10.8

注：在 SENTINEL 研究中，1 表示单用的示踪材料为放射性胶体，2 表示结合美兰染色；在 ACOSOG Z1071，1 表示为使用单独的放射性核素或单独的美兰染色；2 则表示两者联用

由此可见，所取前哨淋巴结数量及所用的示踪技术方法会对结果产生较大影响。综上所述，对于临床淋巴结阳性患者而言，前哨淋巴结活检的 FNR 比临床淋巴结阴性的患者要高许多。

有一些研究对这一问题进行了进一步分析。首先，NACT 通过杀死肿瘤细胞，或产生大块的病理组织这两个原因引起淋巴管纤维化，从而堵塞淋巴管的引流通道，这意味着示踪剂不能顺利的汇入前哨淋巴结，反而经旁路汇入了其他非前哨淋巴结，导致了前哨淋巴结未能准确获得。其二，化疗可以诱导原发性肿瘤和涉及的对化疗产生部分或者完全反应的腋窝淋巴结发生特征性的组织学改变，包括大量纤维化、通常伴随泡沫状组织细胞浸润、钙化、脂肪坏死和血铁黄素沉积等。如果在 NACT 后，对于病理证实的阳性淋巴结，前哨淋巴结活检并没有显示这种相比于新辅助化疗之前的治疗诱导的变化，那么这种治疗诱导的变化包括淋巴管纤维化或者肿瘤碎片可能已经改变了淋巴管的引流模式，因此，使用最佳示踪技术是重要的影响因素并且可以减少 FNR。

对于活检的前哨淋巴结数量可以影响其 FNR 这一方面，需要强调的是在 SENTINEL 研究中，所取淋巴结数量的平均值为 2 枚，其研究结果也表明所取淋巴结数量越多，FNR 越低。但另外的一些大型随机试验也表明，并不是所有患者前哨淋巴结的数量在 2 枚或者 2 枚以上的，因此这一方法的可行性有待继续考证。

同时，也有新的技术用来降低前哨淋巴结活检的 FNR，在 2015 年发表的文章中，提到了用放射碘结合 MARI 程序去检测新辅助化疗后淋巴结的病理反应，可以将 FNR 降至 7%，但是这种方法的成本较高，耗时较长，能否大规模推广有待进一步的评估和分析。

2015 年的 AMAROS 研究显示腋窝淋巴结清扫与术后放疗相比，远期局部复发率无统计学差异，且放疗能够明显减少腋窝水肿发生率。

在今年 ST. Gallen 会议上的投票中，对有关 NACT 与腋窝淋巴结清扫关系的话题也进行了表决。对于初诊时触诊和超声腋窝淋巴结阴性是否可行 SLNB，赞成 95.7%，基本达成共识。但对此种情况下何时行 SLNB，仍有争议，60% 的专家同意 SLNB 的最佳时机是在 NACT 后。诊断时临床淋巴结阳性及化疗后肿瘤降期的患者是否可行 SLNB 则争议较大，如：检出 1~2 枚淋巴结，SLNB 是否适合，同意 42.9%，反对 53.6%；SLNB 是否仅适用于特定情况，如检出 2 枚以上淋巴结，赞成 52.2%，反对 30.4%，弃权 17.4%；SLND 仅适用于特定病例，如诊断时植入定位夹或粒子的淋巴结的定向清除，同意 50%，反对 28.6%，弃权 21.4%；如果淋巴结存在微小转移，是否可以避免腋窝淋巴结清扫，赞成 48.5%，反对 45.5%，弃权 6.1%；如果单一淋巴结阳性是否可避免腋窝淋巴结清扫，赞成 20%，反对 80%。

近日发表在 *Journal of clinical Oncology* 上的一篇文章显示 NACT 后达到病理完全缓解（pathologic complete response，pCR），腋窝淋巴结转移的风险很低。该研究对 527 例穿刺确诊的 HER-2 阳性或三阴性乳腺癌 $T_{1 \sim 2}$、N_0 或 N_1 进行 NACT，初诊时腋窝淋巴结阴性组 290 例，pCR 率为 40.4%（116 例），这些 pCR 患者腋窝淋巴结均为阴性，而未达 pCR 者腋窝淋巴结转移率为 5.7%。初始淋巴结阳性组 237 例，pCR 率 32.5%（77 例），腋窝淋巴结阴性率 89.5%，未达 pCR 者腋窝淋巴结阳性率为 57.5%。研究认为新辅助化疗后 pCR 的 $T_1N_0M_0$、$T_2N_0M_0$ 的 HER-2 阳性/三阴性乳腺癌患者几乎无腋窝淋巴结转移，这些患者即使不进行腋窝手术，其淋巴结转移风险也极低。在将来临床实践中像这样的患者有可能避免腋窝手术。而未达 pCR 的患者 SLNB 仍然是必需的。

三、年轻乳腺癌

对于年轻乳腺癌患者来说，NACT 对腋窝 SLNB 的影响目前数据不多。对于年轻乳腺癌患者的定义，现在仍未有统一标准，但是大多数专家和学者赞同以 35 岁为年龄分界，这里我们主要讨论的是对临床淋巴结阳性的患者，因为在临床淋巴结阴性患者中，已经证实无论年龄为多少，前哨淋巴结在新辅助化疗后的 FNR 都在一个较低的水平，在所搜索的文献中，对于年轻乳腺癌患者并没有统一的进行分组，多数文献入组的患者平均年龄为 50 岁，且在单因素分析中，只有 ACOSOG Z1071 等四篇文献以年龄为单因素分析了年龄对 FNR 的影响。在 ACOSOG14 文章中，共有 39 例患者在前哨淋巴结活检出现了假阴性，以 50 岁为分界，<50 岁患者 20 例，单因素分析 P 值为 0.734，无统计学差异，而在 Rebollo 的文章中，则以 60 岁为年龄分界做了单因素分析，依旧无统计学差异，其他两篇文章也表达了类似的结果，在我们选取的 4 篇文献中，年轻乳腺癌并没有对前哨淋巴结活检的 FNR 产生明显的影响，但是，因为样本及相关文献较少，此分析的准确性尚有待继续追踪。

综上所述，在临床淋巴结阴性的乳腺癌患者中，经过新辅助化疗后，常可降低腋窝淋巴结的分期，SLNB 的检出率较高，假阴性率较低，可以较为准确的预测腋窝淋巴结的情况，对是否进行腋窝淋巴结清扫是一项可靠的措施。对 NACT 后达 pCR 者前哨淋巴结阳性的概率极低，是否可以避免腋窝手术尚需积累更多的临床试验数据。

在临床淋巴结阳性的乳腺癌患者中，NACT 后的 SLNB 是否是 ALND 的有效替代仍有争议。对于这一类患者，可以通过更精细的患者选择和技术的进一步优化来改善该患者群体中的 FNR 和 IR。使用联合示踪剂对前哨淋巴结定位、获取至少 2 枚前哨淋巴结等措施，均可以在 NACT 后提高 SLNB 的 IR 及降低其 FNR。

（复旦大学附属中山医院　耿盛凯　庞艳蓉　张宏伟）

参考文献

[1] Hack T, Cohen L, Katz J, et al. Physical and psychological morbidity after axillary lymph node dissection for breast cancer. J Clin Oncol, 2017, 143：1999.

[2] Fisher B, Brown A, Mamounas E, et al. Effect of preoperative chemotherapy on local-regional disease in women with operable breast cancer：findings from National Surgical Adjuvant Breast and Bowel Project B-18. J Clin Oncol, 1997, 15 (7)：2483-2493.

[3] Cortazar P, Zhang L, Untch M, et al. Pathological complete response and long-term clinical benefit in breast cancer：the CTNeoBC pooled analysis. Lancet, 2014, 384 (9938)：164-172.

[4] Hunt KK, Yi M, Mittendorf EA, et al. Sentinel lymph node surgery after neoadjuvant chemotherapy is accurate and reduces the need for axillary dissection in breast cancer patients. Ann Surg, 2009, 250 (4)：558-566.

[5] Tan VK, Goh BK, Fook-Chong S, et al. The feasibility and accuracy of sentinel lymph node biopsy in clinically node-negative patients after neoadjuvant chemotherapy for breast cancer-a systematic review and meta-analysis. J Surg Oncol, 2011, 104 (1)：97-103.

[6] Mamounas EP, Anderson SJ, Dignam JJ, et al. Predictors of locoregional recurrence after neoadjuvant chemotherapy：results from combined analysis of national surgical adjuvant breast and bowel project B-18 and B-27. J Clin Oncol, 2012, 30 (32)：3960-3966.

[7] Mamounas EP, Brown A, Anderson S, et al. Sentinel node biopsy after neoadjuvant chemotherapy in breast cancer：results from national surgical adjuvant breast and bowel project protocol B-27. J Clin Oncol, 2005, 23 (12)：2694-2702.

[8] Fisher B, Brown A, Mamounas E, et al. Effect of preoperative chemotherapy on local-regional disease in women with operable breast cancer：findings from National Surgical Adjuvant Breast and Bowel Project B-18. J Clin Oncol, 1997, 15 (7)：2483-2493.

[9] Classe JM, Bordes V, Campion L, et al. Sentinel lymph node biopsy after neoadjuvant chemotherapy

for advanced breast cancer: results of ganglion sentinelle et chimiotherapieneoadjuvante, a french prospective multicentric study. J Clin Oncol, 2009, 27 (5): 726-732.

[10] Alvarado R, Yi M, Le-Petross H, et al. The role for sentinel lymph node dissection after neoadjuvant chemotherapy in patients who present with node-positive breast cancer. Ann Surg Oncol, 2012, 19 (10): 3177-3184.

[11] Kuehn T, Bauerfeind I, Fehm T, et al. Sentinel-lymph-node biopsy in patients with breast cancer before and after neoadjuvant chemotherapy (SENTINA): a prospective, multicentre cohort study. Lancet Oncol, 2013, 14 (7): 609-618.

[12] Boughey JC, Suman VJ, Mittendorf EA, et al. Sentinel lymph node surgery after neoadjuvant chemotherapy in patients with node-positive breast cancer: the ACOSOG Z1071 (Alliance) clinical trial. JAMA, 2013, 310 (14): 1455-1461.

[13] El Hage Chehade H, Headon H, El Tokhy O, et al. Is sentinel lymph node biopsy a viable alternative to complete axillary dissection following neoadjuvant chemotherapy in women with node-positive breast cancer at diagnosis? An updated meta-analysis involving 3, 398 patients. Am J Surg, 2016, 212 (5): 969-981.

[14] Fu JF, Chen HL, Yang J, et al. Feasibility and accuracy of sentinel lymph node biopsy in clinically node-positive breast cancer after neoadjuvant chemotherapy: a meta-analysis. PLoS One, 2014, 9 (9): e105316.

[15] Brown AS, Hunt KK, Shen J, et al. Histologic changes associated with false-negative sentinel lymph nodes after preoperative chemotherapy in patients with confirmed lymph node-positive breast cancer before treatment. Cancer, 2010, 116 (12): 2878-2883.

[16] Sharkey FE, Addington SL, Fowler LJ, et al. Effects of preoperative chemotherapy on the morphology of resectable breast carcinoma. Modernpathology: an official journal of the United States and Canadian Academy of Pathology. Modern Pathology, 1996, 9 (9): 893-900.

[17] Fisher ER, Wang J, Bryant J, et al. Pathobiology of preoperative chemotherapy: findings from the National Surgical Adjuvant Breast and Bowel (NSABP)

protocol B-18. Cancer, 2002, 95 (4): 681-695.

[18] Tafra L, Lannin DR, Swanson MS, et al. Multicenter trial of sentinel node biopsy for breast cancer using both technetium sulfur colloid and isosulfan blue dye. Ann Surg, 2001, 233 (1): 51-59.

[19] Goyal A, Newcombe RG, Chhabra A, et al. Factors affecting failed localisation and false-negative rates of sentinel node biopsy in breast cancer-results of the ALMANAC validation phase. Breast Cancer Res Treat, 2006, 99 (2): 203-208.

[20] Krag DN, Anderson SJ, Julian TB, et al. Technical outcomes of sentinel-lymph-node resection and conventional axillary-lymph-node dissection in patients with clinically node-negative breast cancer: results from the NSABP B-32 randomised phase III trial. Lancet Oncol, 2007, 8 (10): 881-888.

[21] McMasters KM, Tuttle TM, Carlson DJ, ketal. Sentinel lymph node biopsy for breast cancer: a suitable alternative to routine axillary dissection in multi-institutional practice when optimal technique is used. J Clin Oncol, 2000, 18 (13): 2560-2566.

[22] Donker M, Straver ME, Wesseling J, et al. Marking axillary lymph nodes with radioactive iodine seeds for axillary staging after neoadjuvant systemic treatment in breast cancer patients: the MARI procedure. Ann Surg, 2015, 261 (2): 378-382.

[23] Classe JM, Bordes V, Campion L, et al. Sentinel lymph node biopsy after neoadjuvant chemotherapy for advanced breast cancer: results of Ganglion Sentinelle et Chimiotherapie Neoadjuvante, a French prospective multicentric study. J Clin Oncol, 2009, 27 (5): 726.

[24] Boileau JF, Poirier B, BasikM, etal. Sentinel node biopsy after neoadjuvant chemotherapy in biopsy-proven node-positive breast cancer: the SN FNAC study. J Clin Oncol, 2015, 33 (3): 258.

[25] Shen J, Gilcrease MZ, Babiera GV, et al. Feasibility and accuracy of sentinel lymph node biopsy after preoperative chemotherapy in breast cancer patients with documented axillary metastases. Cancer, 2007, 109 (7): 1255-1263.

[26] Park S, Park JM, Cho JH, et al. Sentinel lymph node biopsy after neoadjuvant chemotherapy in patients with cytologically proven node-positive breast cancer at diagnosis. Ann Surg Oncol, 2013,

20（9）：2858-2865.

［27］Yu Y, Cui N, Li HY, et al. Sentinel lymph node biopsy after neoadjuvant chemotherapy for breast cancer：retrospective comparative evaluation of clinically axillary lymph node positive and negative patients, including those with axillary lymph node metastases confirmed by fine needle aspiration. BMC Cancer, 2016, 16（1）：808.

［28］Yagata H, Yamauchi H, Tsugawa K, et al. Sentinel node biopsy after neoadjuvant chemotherapy in cytologically proven node-positive breast cancer. Clin Breast Cancer, 2013, 13（6）：471-477.

［29］Kim JY, Kim MK, Lee JE, et al. Sentinel lymph node biopsy alone after neoadjuvant chemotherapy in patients with initial cytology-proven axillary node metastasis. J Breast Cancer, 2015, 18（1）：22-28.

［30］Kang E, Chung IY, Han SA, et al. Feasibility of sentinel lymph node biopsy in breast cancer patients with initial axillary lymph node metastasis after primary systemic therapy. J Breast Cancer, 2011, 14（2）：147-152.

［31］Takei H, YoshidaT, Kurosumi M, etal. Sentinel lymph node biopsy after neoadjuvant chemotherapy predicts pathological axillary lymph node status in breast cancer patients with clinically positive axillary lymph nodes at presentation. Int J Clin Oncol. 2013, 18（3）：547-553.

［32］Hunt KK, Yi M, Mittendorf EA, et al. Sentinel lymph node surgery after neoadjuvant chemotherapy is accurate and reduces the need for axillary dissection in breast cancer patients. Ann Surg, 2009, 250（4）：558-566.

［33］MocellinS, GoldinE, MarchetA, etal. Sentinel node biopsy performance after neoadjuvant chemotherapy in locally advanced breast cancer：A systematic review and meta-analysis. Int J Cancer, 2016, 138（2）：472-480.

［34］Rebollo-Aguirre AC, Gallego-Peinado M, Menjón-Beltrán S, etal. Sentinel lymph node biopsy in patients with operable breast cancer treated with neoadjuvant chemotherapy. Rev Esp Med Nucl Imagen Mol, 2012, 31（3）：117-123.

［35］Rebollo-Aguirre AC, Gallego-Peinado M, Sánchez-Sánchez R, et al. Sentinel lymph node biopsy after neoadjuvant chemotherapy in patients with operable breast cancer and positive axillary nodes at initial diagnosis. Rev Esp Med Nucl Imagen Mol, 2013, 32（4）：240-245.

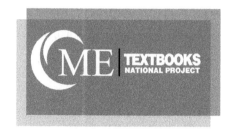

早期乳腺癌保乳术后的加速部分乳腺照射

第 26 章

保乳治疗已成为早期乳腺癌的主要治疗方式之一，而放疗则是保乳治疗的重要组成部分。目前全乳照射（whole breast irradiation，WBI）仍然是保乳术后放疗的主导模式，由于常规全乳放疗需 5~7 周才能完成，影响部分患者接受保乳治疗，同时随机研究显示绝大部分乳腺癌保乳术后复发部位往往在瘤床区域，瘤床外复发相当少见。加速部分乳腺照射（accelerated partial breast irradiation，APBI）时间短（1~2 周内完成）、照射体积小、不良反应小，其作为一种新型放疗技术正逐步受到关注，越来越多的国际临床研究结果证实对选择性早期乳腺癌患者行术后 APBI 疗效与标准全乳放疗相类似。目前美国累计已超过 75 000 例患者已接受 APBI，在 2017 年 St. Gallen 会议专家组投票中对符合美国放射肿瘤学会（American Society for Therapeutic Radiation Oncology，ASTRO）"suitable"组/欧洲放射肿瘤学会（European Society for Therapeutic Radiology and Oncology，ESTRO）低危组的乳腺癌患者更适合 APBI，赞成行 APBI 的专家比例从 2015 年的 49% 提高到 64.7%。

一、APBI 的理论依据

部分乳腺照射的价值首先由 Freedman 等提出，他们研究了保乳术后行全乳放疗 50 Gy/25 次后局部复发的形式，1990 例患者进行了 80 个月的中位随访，局部复发 120 例，其中 71 例（59%）被归类为"真性复发"（定义为与初始原发肿块同一象限），49 例（41%）为其他部位（指原象限外）。保乳术后的复发主要与术后紧邻瘤床的微小癌灶有关。因而术后放疗时选择一部分乳腺癌患者，仅将瘤床及紧邻瘤床的周边组织作为治疗靶区。同时，放疗对肿瘤的作用存在剂量-效应关系，在有效且并发症较小的情况下，保持总剂量不变，提高每次照射剂量，既有利于肿瘤局部控制率的提高，又可缩短患者总的治疗疗程，这也是符合乳腺癌放射生物学特点的，也使部分患者不必接受长时间的全乳照射，APBI 的概念由此而来。

二、APBI 的主要技术方法

常用的治疗方式有近距离放疗、术中放疗和外照射三种模式。

近距离放疗包括组织间插植放疗（interstitial brachytherapy，IBT）、气囊导管腔内近距离放疗（balloon intracavity brachytherapy，BIBT）。术中放疗（intraoperative radiotherapy，IORT）包括术中电子线放射治疗（intraoperative radiotherapy with electron，ELIOT）、50 kV X 射线放射治疗和后

装治疗。外照射包括三维适形放疗（3-dimensional conformal radiation therapy，3DCRT）、适形调强放疗（intensity modulated radiation therapy，IMRT）、容积弧形调强（volumetric modulated arc therapy，VMAT）、质子线放疗（proton beam therapy）等。

三、APBI 的进展

APBI 并非毫无风险，Huo 报道近距离放疗出现感染性和非感染性的风险均高于外照射。以 3DCRT 行 APBI 也可能出现不可接受的美容效果。在病理方面，1987 年英国 Christie 医院的Ⅲ期临床试验证实对于浸润性小叶癌和导管内癌患者，APBI 组的局部复发率明显增高。其他与 APBI 局部复发相关的因素还有患者年龄、切缘、基因型、淋巴结等。因此，对于 APBI 的适应人群和技术方法的选择十分慎重，需要权衡潜在的获益与风险，并且需要一个考虑周到的临床指南来保护医师和患者。2009 年，ASTRO 发布了 APBI 共识以指导临床试验以外如何选择患者开展 APBI，其将患者分为"suitable"组、"cautionary"组和"unsuitable"组。"suitable"组主要包括年龄 ≥60 岁，肿块 ≤2 cm，切缘>2 mm，无脉管癌栓，单灶、单中心，雌激素受体阳性，无淋巴结转移等条件的低危保乳术后患者，不包括导管原位癌（ductal carcinoma 雌激素受体，DCIS）患者。"cautionary"组患者包括年龄 50~59 岁、肿块 2.1~3.0 cm、切缘近可<2 mm、局灶性脉管癌栓、雌激素受体阴性、病理类型可为浸润性小叶癌。病理类型为 DCIS 且肿块 ≤3 cm 的患者纳入"cautionary"组。对于 APBI 患者的选择，2010 年 ESTRO 也发布了推荐，也将保乳术后患者分为三组，分别为 A 组（低危组更适合 APBI）、B 组（中危组可能适合 APBI）和 C 组（高危组存在 APBI 禁忌）。总体而言，在 APBI 患者选择上，ESTRO 推荐比 ASTRO 共识更宽松，如在 A 组就将患者年龄降至 50 岁，但不包括 DCIS 患者。

由于 2009 年 ASTRO 共识相较于同期的 ESTRO 推荐显得保守，2014 年，ASTRO 指南分委会工作组建议对 APBI 共识进行部分更新，2015 年 1 月 ASTRO 委员会批准了更新建议，更新内容集中在两个方面：①哪些患者适合在临床试验以外实施 APBI？（聚焦在年龄、切缘和 DCIS）；②哪些患者适合行 IORT？并于 2016 年 ASTRO 发布了更新建议。

首先是患者年龄的选择。2009 年 ASTRO 共识发布后，3 项Ⅲ期非劣性、随机临床试验结果也发布或更新了。它们分别是 GEC-ESTRO 试验、Budapest 试验和 Florence 试验。这 3 个临床试验入组的患者 90% 以上都是 T_1、N_0、激素受体阳性患者。GEC-ESTRO 试验和 Florence 试验入组患者年龄均 ≥40 岁，无论是接受 WBI 或者 APBI，5 年局部复发率在各个年龄段，均无明显差异，但 40~49 岁这个年龄段的患者所占比例较低。Budapest 试验入组年龄<50 岁的患者所占比例超过 20%，但<40 岁的患者在 2001 年以后被排除，早期的分析显示该年龄组较高的局部复发率，但经过 ≥5 年的随访后发现 WBI 组和 APBI 组，同侧乳房内的局部复发率及总生存率、无病生存率等均无明显差异。这 3 项临床试验结果见表 26-1，提示对于超过 50 岁的低危乳腺癌患者，APBI 是安全的。

一些回顾性研究，分析年龄对 APBI 应用的影响，尽管应用 APBI 的技术有外照射、间质插植等，也得出了类似的结论，即对于年龄>50 岁、激素受体阳性的早期乳腺癌患者，应用 APBI 是安全有效的。

基于这些试验结果，2016 年 ASTRO 共识将"suitable"组年龄从 60 岁降至 50 岁，"cautionary"组允许 40~49 岁并符合所有其他"suitable"组条件的患者入组。

表 26-1 GEC-ESTRO、Budapest 和 Florence 试验研究结果

临床试验	类型	病例数	年龄 < 50 岁比例（%）	方法	随访期（年）	局部复发		
						WBI（%）	API（%）	P
GEC-ESTRO	Ⅲ	551	14%	WBI 50~50.4 Gy/25 Fx Boost 10 Gy/5 Fx	6.6	0.9	1.4	0.42
		633		HDR brachytherapy： 32 Gy/8 Fx/4 d 或 30.3 Gy/7 Fx/3.5 d PDR brachytherapy： 50 Gy/0.60~0.80 Gy/p	4			
Budapest	Ⅲ	130	23%	WBI 50 Gy/25 Fx	10.2	5.1	5.9	0.77
		128		HDR multi-catheter brachytherapy 36.4 Gy/7 Fx/4 d EB 50 Gy/25 Fx				
Florence	Ⅲ	260	15.8%	WBI 50 Gy/25 Fx Boost 10 Gy/5 Fx	5	1.4	1.5	0.86
		260		APBI 30 Gy/5 Fx				

注：Boost. 瘤床补量；high-dose-rate（HDR）brachytherapy. 高剂量率近距离治疗；pulsed-dose-rate（PDR）bracbytherapy. 脉冲剂量率近距离治疗；multi-catheter brachytherapy. 多管近距离治疗；electron beam（EB）. 电子束

其次 DCIS 患者的选择。DCIS 患者是否可安全接受 APBI 治疗是另外一项热议的话题。GEC-ESTRO 试验和 Florence 试验都入组了部分 DCIS 患者，没有证据表明行 APBI 的 DCIS 患者复发风险高于浸润性癌。RTOG 9804 试验，接受保乳术后分为不加放疗的观察组和术后行全乳放疗组，70%的患者接受他莫昔芬治疗，随访将近 7 年，低危 DCIS 的局部复发风险很低，全乳放疗与无放疗相比显著降低了局部复发风险（0.9%），但观察组的局部复发率也仅为 6.7%，所以认为对于这一部分低危 DCIS 患者，全乳放疗带来的获益就显得不那么明显。RTOG 9804 试验低危 DCIS 的定义为：乳腺 X 线筛查诊断、低到中级别、肿块大小≤2.5 cm、手术切缘≥3 mm。美国乳腺外科医师学会（American Society of Breast Surgeons）的一项关于在 DCIS 中应用 APBI 的临床试验，总共入组 194 例患者，其中 41 例符合 RTOG 9804 低危 DCIS 的标准，行保乳手术和 APBI，随访 5 年后同侧乳腺局部复发率为 0。若干项关于 APBI 针对低危 DCIS 的小型临床试验同样证明 APBI 是安全有效的。

基于资料，2016 年 ASTRO 共识将符合"乳腺 X 线筛查诊断、低到中级别、肿块大小≤2.5 cm、手术切缘≥3 mm"的低危 DCIS 纳入"suitable"组。

关于手术切缘，2016 年 ASTRO 共识维持 2009 年 ASTRO 共识的标准"suitable"组浸润性癌≥2 mm。

2016 年 ASTRO 共识讨论了第二个问题，哪些患者适合行 IORT？关于 IORT 部分乳腺照射（partial breast irradiation，PBI）有两个大型Ⅲ期临床试验，分别是运用低能 X 线（Intrabeam 装置）PBI 的 TARGIT-A 试验和运用电子线 PBI 的 ELIOT 试验。TARGIT-A 试验中位随访 2.4 年，5 年同侧乳腺复发率：IORT（±WBI）为 3.3%，WBI 为 1.3%（P=0.04）。ELIOT 试验中位随访 5.8 年，5 年同侧乳腺复发率：IORT 为 4.4%，WBI 为 0.4%。专家组建议：如患者对术中 IORT PBI 感兴趣应被告知局部复发率高于 WBI。如患者选择 IORT PBI，患者应满足浸润性癌并符合 ASTRO "suitable"

组条件。如患者选择低能 X 线 IORT PBI，应建立在前瞻性临床试验的基础上，并限制在满足浸润性癌并符合 ASTRO "suitable" 组条件。

　　与其他部分乳腺照射方式相比，3DCRT、IMRT 部分乳腺照射具有无手术创伤及感染风险、技术简单、易于实施、具有更好的剂量分布等优点。但与 WBI 相比，其乳腺美容效果尚有争议。目前等待 NSABP B-39/RTOG 0413 试验结果，专家组对外照射 APBI 既不推荐也不反对。

　　在过去的 10 年中，随着 APBI 相关临床试验结果的不断公布，特别是 2016 年 ASTRO APBI 共识的更新，对指导临床试验以外患者 APBI 的实施将会起到积极的推动作用。

（上海交通大学附属瑞金医院　许　赪）

参考文献

[1] Veronesi U, Luini A, Del Vecchio M, et al. Radiotherapy after breast-preserving surgery in women with localized cancer of the breast. N Engl J Med, 1993, 328 (22)：1587-1591.

[2] Schnitt SJ, Hayman J, Gelman R, et al. A prospective study of conservative surgery alone in the treatment of selected patients with stage I breast cancer. Cancer, 1996, 77 (6)：1094-1100.

[3] Freedman GM, Anderson PR, Hanlon AL, et al. Pattern of local recurrence after conservative surgery and whole-breast irradiation. Int J Radiat Oncol Biol Phys, 2005, 61 (5)：1328-1336.

[4] Huo J, Giordano SH, Smith BD, et al. Contemporary toxicity profile of breast brachytherapy versus external beam radiation after lumpectomy for breast cancer. Int J Radiat Oncol Biol Phys, 2016, 94 (4)：709-718.

[5] Smith BD, Arthur DW, Buchholz TA, et al. Accelerated partial breast irradiation consensus statement from the American Society for Radiation Oncology (ASTRO). Int J Radiat Oncol Biol Phys, 2009, 74 (4)：987-1001.

[6] Polgár C, Van Limbergen E, Pötter R, et al. Patient selection for accelerated partial-breast irradiation (APBI) after breast-conserving surgery：recommendations of the Groupe Européen de Curiethérapie-European Society for Therapeutic Radiology and Oncology (GEC-ESTRO) breast cancer working group based on clinical evidence (2009). Radiother Oncol, 2010, 94 (3)：264-273.

[7] Correa C, Harris EE, Leonardi MC, et al. Accelerated partial breast irradiation：Executive summary for the update of an ASTRO Evidence-Based Consensus Statement. Pract Radiat Oncol, 2017, 7 (2)：73-79.

[8] Strnad V, Ott OJ, Hildebrandt G, et al. 5-year results of accelerated partial breast irradiation using sole interstitial multicatheter brachytherapy versus whole-breast irradiation with boost after breast-conserving surgery for low-risk invasive and in-situ carcinoma of the female breast：a randomised, phase 3, non-inferiority trial. Lancet, 2016, 387 (10015)：229-238.

[9] Polgar C, Fodor J, Major T, et al. Breast-conserving therapy with partial or whole breast irradiation：ten-year results of the Budapest randomized trial. Radiother Oncol, 2013, 108 (2)：197-202.

[10] Livi L, Meattini I, Marrazzo L, et al. Accelerated partial breast irradiation using intensity-modulated radiotherapy versus whole breast irradiation：5-year survival analysis of a phase 3 randomised controlled trial. Eur J Cancer, 2015, 51 (4)：451-463.

[11] Shah C, Wilkinson JB, Lyden M, et al. Predictors of local recurrence following accelerated partial breast irradiation：a pooled analysis. Int J Radiat Oncol Biol Phys, 2012, 82 (5)：e825-e830.

[12] Pashtan IM, Recht A, Ancukiewicz M, et al. External beam accelerated partial-breast irradiation using 32 gy in 8 twice-daily fractions：5-year results of a prospective study. Int J Radiat Oncol Biol Phys, 2012, 84 (3)：e271-e277.

[13] Jeruss JS, Kuerer HM, Beitsch PD, et al. Update on DCIS outcomes from the American Society of Breast Surgeons accelerated partial breast irradiation

registry trial. Ann Surg Oncol, 2011, 18 (1):
65-71.

[14] Goyal S, Vicini F, Beitsch PD, et al. Cancer
Ductal carcinoma in situ treated with breast-
conserving surgery and accelerated partial
breastirradiation: comparison of the Mammosite
registry trial with intergroup study E5194. Cancer,
2011, 117 (6): 1149-1155.

[15] Vicini F, Shah C, Ben Wilkinson J, et al. Should
ductal carcinoma-in-situ (DCIS) be removed from
the ASTRO consensus panel cautionary group for
off-protocol use of accelerated partial breast
irradiation (APBI)? A pooled analysis of outcomes
for 300 patients with DCIS treated with APBI. Ann
Surg Oncol, 2013, 20 (4): 1275-1281.

[16] Chirag S, Mackenzie MJ. Ben W, et al. Clinical
outcomes using accelerated partial breast irradiation

in patients with ductal carcinoma in situ. Clinical
Breast Cancer, 2012, 12 (4): 259-263.

[17] Vaidya JS, Wenz F, Bulsara M, et al. Risk-
adapted targeted intraoperative radiotherapy versus
whole-breast radiotherapy for breast cancer: 5-year
results for local control and overall survival from the
TARGIT-A randomized trial. Lancet, 2014,
383 (9917): 603-613.

[18] Veronesi U, Orecchia R, Maisonneuve P, et al.
Intraoperative radiotherapy versus external
radiotherapy for early breast cancer (ELIOT): a
randomised controlled equivalence trial. Lancet
Oncol, 2013, 14 (13): 1269-1277.

[19] Hepel JT, Tokita M, MacAusland SG, et al.
Toxicity of three-dimensional conformal radiotherapy
for accelerated partial breast irradiation. Int J Radiat
Oncol Biol Phys, 2009, 75 (5): 1290-1296.

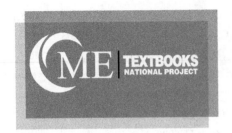

乳腺癌术中放疗的研究进展

第27章

乳腺癌是世界范围内最常见的女性恶性肿瘤，近年来也跃居中国女性发病率之首。2015年的统计显示，在所有乳腺癌患者中，26%诊断为乳腺导管原位癌（ductal carcinoma in situ，DCIS）。DCIS未经治疗或治疗不充分，可能进展为浸润性乳腺癌，进而发生局部或远处转移。但现在，还没有随机对照试验直接对比乳腺单纯切除和保乳手术（breast-conserving surgery，BCS）治疗DCIS的效果。

一、乳癌保乳术现状

如今对于DCIS标准治疗的依据都源自浸润性乳腺癌随机临床试验，这些临床试验结果认为乳腺单纯切除和BCS的总生存率是一样的。因此，当前对于局限性DCIS的主要治疗方式是BCS+术后6~7周的全乳放疗（whole breast irradiation，WBI）。而在一些临床病理因素比较好的情况下，也可用单纯BCS治疗。近20年，DCIS中BCS比例逐年升高，在2015年，有1/2~2/3的DCIS患者接受了BCS，但最近，考虑到治疗负担和毒副作用的问题，乳腺单纯切除在DCIS治疗中又有增加的趋势，这不得不让众多临床医师陷入更深入的思考。

二、保乳术后放疗的进展

多个长期研究结果显示乳腺癌的局部复发多发生于原发灶附近。基于对乳腺癌这种局部复发模式的认知，为了将放疗范围局限在原发肿瘤部位，人们研制出加速部分乳腺放疗（accelerated partial breast irradiation，APBI）的方法。医师与患者对APBI产生浓厚的兴趣，也是因为想要缩短治疗时间，减少常规全乳照射相关的毒副作用。同时，对这种相对惰性肿瘤治疗的高选择性和精确性也与公共医疗部门产生共鸣。2014年，美国国立乳腺癌数据库显示：2003至2011年，有8.3%的保乳女性选择了使用腔内或多导管近距离放疗。现在对于APBI有效性和安全性的数据几乎均来自于浸润性乳腺癌。多个基于导管的近距离放疗研究显示在早期浸润性乳腺癌中，5~10年的局部复发率（local recurrence rate，LRR）为2.59%~5.28%，这一结果与全乳放疗的结果类似。对11个已发表的比较APBI和WBI的临床试验（其中4个为随机对照临床试验）的7097例浸润性乳腺癌患者进行Meta分析显示，在LRR、无病生存率和总生存率方面均没有显著性差异。基于以上的数据，美国肿瘤放射治疗学会（American Society of Therapeutic Radiation Oncology，ASTRO）、美国乳腺外科学会（American Society of Breast Surgeons，ASBS）、美国近距离治疗学会（American Brachytherapy Society，ABS）和欧洲放射治疗和肿瘤学学会（European Society for Radiotherapy and Oncology，ESTRO）都对 APBI 的适合人群进行了规范。尽管大家越来越能接受 APBI 在浸润性乳腺癌中的应用，但是，在 DCIS 治疗方面还是有争议的。比如在 ASTRO 和 ESTRO 的指南中 APBI 的适应证均不包括 DCIS，而 ASBS 和 ABS 的指南中也只包括单灶的 DCIS。之所以如此，主要是因为缺乏关于 DCIS 中应用 APBI 大型随机对照临床试验及长期的非随机临床试验的数据。支持这一应用的数据包括几个非随机的临床试验，这些结果显示平均随访 24~60 个月后，以导管为基础的 APBI 的 LRR 为 0~2.4%。最近一个包括 300 例受试者的综合分析显示平均随访 56.6 个月后，5 年 LRR 为 2.6%，而在浸润性乳腺癌中 LRR 为 3.1%。综合这些研究数据可以看出，在 DCIS 患者中，我们可以选择一些病例进行 APBI，而且经过合适的选择后，APBI 的效果并不比 WBI 差。另一个在 DCIS 中应用 APBI 的障碍就是钼靶对 DCIS 病变范围确定的问题，这一点在术中放疗（intraoperative radiotherapy，IORT）中尤为重要。

三、术中放疗的进展

IORT 是 APBI 的一种形式，这个操作完全在外科手术中进行，就是在 BCS 标本切除后立即实施。IORT 与常规 WBI 的优势就是更能优化最佳肿瘤局部控制和最小治疗负担之间的平衡，而且放疗与手术同样在麻醉状态下进行，这样就保证了放疗的耐受性。IORT 能够更精确的定位于局部复发最常见的肿瘤床，因此，对于周围其余腺体、皮肤和邻近器官的放射性损伤都降到了最低。同时，通过放置放疗遮挡物能最大限度地减少心脏和肺的放射剂量。但在低剂量的 IORT 系统（如 Intrabeam）由于射线在邻近正常组织的快速衰减而不一定需要放射遮挡。在 DCIS 中应用 IORT 的理论依据是 TARGIT-A 临床试验，这一试验是针对早期浸润性乳腺癌的，而这当中有 50% 的病例在外科病理标本中有 DCIS 存在。尽管患者中合并有 DCIS 的比例较高，但与 WBI 相比，IORT 也没有增加 LRR，这一结果说明 IORT 不但能预防浸润性乳腺癌的复发，同时对 DCIS 也同样有效。关于 IORT 在治疗 DCIS 应用方面，TARGIT-A 试验也提供了一些其他的结果。如关于 IORT 时机的问题，相比于在 BCS 之后进行，与 BCS 同时进行有更低的 LRR［5 年 Kaplan-Meier：2.1%（同时）与 5.4%（延迟）比较］。关于 IORT 治疗 DCIS 的术后并发症的相关研究中，一项纳入 146 例行保乳手术及 IORT 的 DCIS 患者的安全性的研究结果显示：18% 的患者出现急性并发症，包括需要外科处理的血肿、需要抗生素干预的感染以及红斑；12% 的患者出现慢性并发症，包括血肿、纤维化以及色素沉着。如果不包括比较轻微的并发症（一级），只有 7.5% 的患者出现了明显的术后并发症。而且对于保乳的 DCIS 患者，IORT 比 WBI 有更低的并发症发生率。因此行 IORT 对于保乳的 DCIS 患者是十分安全的。

（哈尔滨医科大学附属肿瘤医院　史润泽　王劲松）

参考文献

［1］Fisher B, Anderson S, Bryant J, et al. Twenty-year follow-up of a randomized trial comparing total mastectomy, lumpectomy, and lumpectomy plus irradiation for the treatment of invasive breast cancer. N Engl J Med, 2002, 347 (16)：1233-1241.

［2］Voogd AC, Nielsen M, Peterse JL, et al. Differences in risk factors for local and distant recurrence after breast-conserving therapy or mastectomy for stage Ⅰ and Ⅱ breast cancer：pooled results of two large European randomized trials. J Clin Oncol, 2001, 19 (6)：1688-1697.

［3］Fisher ER, Dignam J, Tan-Chiu E, et al. Pathologic findings from the national surgical adjuvant breast project（NSABP）eight-year update of protocol B-17: intraductal carcinoma. Cancer, 1999, 86: 429-438.

[4] Veronesi U, Marubini E, Mariani L, et al. Radiotherapy after breast-conserving surgery in small breast carcinoma: long-term results of a randomized trial. Ann Oncol, 2001, 12 (7): 997-1003.

[5] Bartelink H, Horiot JC, Poortmans PM, et al. Impact of a higher radiation dose on local control and survival in breast-conserving therapy of early breast cancer: 10-year results of the randomized boost versus no boost EORTC 22881-10882 trial. J Clin Oncol, 2007, 25 (22): 3259-3265.

[6] Clark RM, Wilkinson RH, Mahoney LJ, et al. Breast cancer: a 21 year experience with conservative surgery and radiation. Int J Radiat Oncol Biol Phys, 1982, 8 (6): 967-979.

[7] Yao K, Czechura T, Liederbach E, et al. Utilization of accelerated partial breast irradiation for ductal carcinoma in situ, 2003-2011: report from the national cancer database. Ann Surg Oncol, 2014, 21 (11): 3457-3465.

[8] Wilkinson JB, Beitsch PD, Shah C, et al. Evaluation of current consensus statement recommendations for accelerated partial breast irradiation: a pooled analysis of william beaumont hospital and american society of breast surgeon MammoSite registry trial data. Int J Radiat Oncol Biol Phys, 2013, 85 (5): 1179-1185.

[9] Shaitelman SF, Vicini FA, Beitsch P, et al. Five-year outcome of patients classified using the American society for radiation oncology consensus statement guidelines for the application of accelerated partial breast irradiation: an analysis of patients treated on the american society of breast surgeons MammoSite registry trial. Cancer, 2010, 116: 4677-4685.

[10] Kong L, Cheng J, Ding X, et al. Efficacy and safety of accelerated partial breast irradiation after breast-conserving surgery: a meta-analysis of published comparative studies. Breast J, 2014, 20: 116-124.

[11] Smith BD, Arthur DW, Buchholz TA, et al. Accelerated partial breast irradiation consensus statement from the American Society for Radiation Oncology (ASTRO). J Am Coll Surg, 2009, 209 (2): 269-277.

[12] Shah C, Vicini F, Wazer DE, et al. The American Brachytherapy Society consensus statement for accelerated partial breast irradiation. Brachytherapy, 2013, 12 (4): 267-277.

[13] Polgar C, Van Limbergen E, Potter R, et al. Patient selection for accelerated partial-breast irradiation (APBI) after breast-conserv-ing surgery: recommendations of the Groupe Europeen De Curie therapie-European Society for Therapeutic Radiology and Oncology (GEC-ESTRO) Breast Cancer Working Group based on clinical evidence (2009). Radiother Oncol, 2010, 94: 264-273.

[14] Clark RM, Wilkinson RH, Mahoney LJ, et al. Breast cancer: a 21 year experience with conservative surgery and radiation. Int J Radiat Oncol Biol Phys, 1982, 8: 967-979.

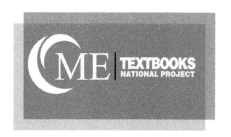

第二部分

重点临床试验

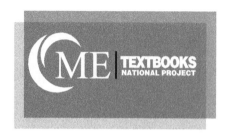

第一篇

临床试验专家解读篇

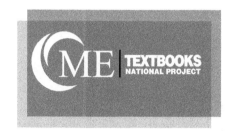

EORTC 10041/BIG 3-04 MIN-DACT 研究：70 基因检测有助于制订早期乳腺癌的治疗方案

第 28 章

一、概 述

【文献来源】

Cardoso F，van't Veer LJ，Bogaerts J，et al. 70-Gene signature as an aid to treatment decisions in early-stage breast cancer. N Engl J Med，2016，375（8）：717-729.

【研究背景】

前期的研究结果已显示 70 基因检测（MammaPrint）对早期乳腺癌预后的预测价值，本试验的目的是在临床-病理学指标基础上加用 70 基因检测，为其在筛选辅助化疗患者中的临床应用提供前瞻性证据。

【入组条件】

1. 年龄 18~70 岁。

2. 组织学确诊为原发性浸润性乳腺癌。

3. T 分期为 T_1 或 T_2 或可手术的 T_3。

4. 试验开始时，要求入组患者淋巴结阴性；2009 年 8 月后，入组条件调整为 ≤3 枚淋巴结阳性。

5. 无远处转移。

6. 美国东部肿瘤协作组（Eastern Cooperative Oncology Group，ECOG）评分 0~1 分。

【试验设计】

1. 这是一项随机Ⅲ期临床研究。

2. 主要研究终点是无远处转移生存期（定义为至第 1 次出现远处转移或任何原因死亡的时间）。

3. 次要研究终点包括比较根据临床风险和根据基因检测风险接受化疗的患者比例、总生存期、无病生存期。

4. 采用意向性分析。

【试验流程】

试验流程见图 28-1。

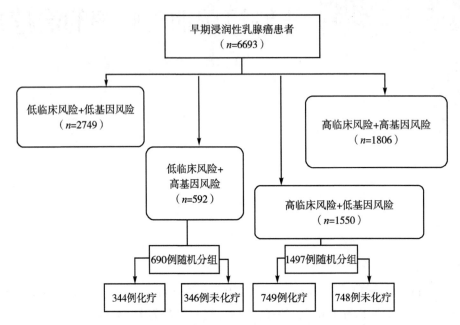

图 28-1　EORTC 10041/BIG 3-04 MINDACT 试验流程图

【结果】

1. 第 5 年，高临床风险+低基因风险组（$n=1550$）中，未接受化疗的患者无远处转移生存率为 94.7%，达到试验研究的主要目的。

2. 对于高临床风险+低基因风险患者进行随机分组，一组为根据临床风险制订治疗策略（即因患者高临床风险而给予化疗）的患者，其 5 年无远处转移生存率为 95.9%，仅比根据基因风险制订治疗策略（即因患者低基因风险而未予化疗）患者的 94.4% 高出 1.5%（调整 HR 0.78，$P=0.27$）。

3. 对于低临床风险+高基因风险亚组，因高基因风险化疗的患者，5 年无远处转移生存率为 95.8%，略高于观察组的 95.0%（调整 $HR=1.17$，$P=0.66$）。

4. 在所有 3356 例高临床风险患者中，采用 70 基因检测指导化疗，减少 46.2%（$n=1550$）的化疗使用率。

5. 从总体来看，临床风险指导治疗选择的患者 5 年无远处转移生存率为 95.0%；而基因风险指导治疗策略的患者，5 年无远处转移生存率为 94.7%。两者生存率接近，且根据基因检测结果能显著减少化疗使用。

【结论】

在临床风险低时，根据高基因风险选择化疗并不能带来更多的临床获益。当临床风险和基因风险不一致时，化疗并不能改善患者的无病生存和总生存。具有高临床风险和低基因检测风险的患者，根据 70 基因检测结果选择不化疗的无远处转移生存率仅比化疗的患者低 1.5%。临床指标评估的复发风险对临床决策的选择仍很重要，并不能完全摒弃，而基因检测的风险可能还需要进一步结合临床风险以建立更好的预后预测模型。基于该研究结果，高临床风险、低基因风险乳腺癌中有近 46% 的患者可能不需要化疗。

（上海交通大学医学院附属仁济医院　林燕苹　陆劲松）

二、专　家　解　读

　　"加和减"的策略已成为近年早期乳腺癌治疗中最重要的治疗理念。多基因检测系统所提供的预后信息成为传统临床病理分型的重要补充，使得一小部分无淋巴结转移的早期 Luminal 型乳腺癌免于接受不必要的辅助化疗。

　　那么，免于化疗的人群能否进一步扩大？来自欧洲的 EORTC 10041/BIG 3-04 MINDACT 的研究，进一步分析 MammaPrint 70 基因检测对辅助化疗决策的影响。试验中最值得关注的问题包括 2 项：纳入淋巴结阳性乳腺癌（≤3 个淋巴结阳性）；基因风险评估与临床风险评估不一致的情况下的治疗选择。结果显示低风险患者不建议行辅助化疗。这也进一步验证了 21 基因检测的临床指导意义。对于复发风险判断不一致（高基因风险＋低临床风险或低基因风险＋高临床风险）的患者，是否化疗对患者无病生存和总生存的影响无显著差异。因此，若根据基因检测结果，在高临床风险＋低基因风险患者中能显著减少化疗使用。

　　该试验结果支持对 1~3 枚淋巴结转移的早期乳腺癌，同样可行多基因检测进行预后评估，并指导临床实践。对临床风险和基因风险不一致的患者，初步提供了基因风险指导治疗的证据，进一步扩大了免于辅助化疗的人群。

　　但在临床实践中，对冰冻肿瘤组织标本常规进行 70 基因检测并不具有普遍性、可及性。对于早期乳腺癌 5 年随访的时间尚短，还需要长期随访数据。同时需要注意的是，多基因检测只是评估复发风险，并非预测药物敏感度。

（天津医科大学肿瘤医院　郝春芳）

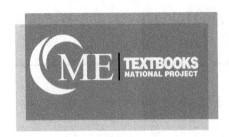

STORM-2 研究：2D 钼靶、2D-3D 钼靶及 3D 重建 2D-3D 钼靶用于乳腺癌筛查

第 29 章

一、概　述

【文献来源】

Bernardi D，Macaskill P，Pellegrini M，et al. Breast cancer screening with tomosynthesis（3D mammography）with acquired or synthetic 2D mammography compared with 2D mammography alone（STORM-2）：a population-based prospective study. Lancet Oncol，2016，17（8）：1105-1113.

【研究背景】

研究 3D 钼靶联合传统 2D 钼靶或 3D 重建的 2D 钼靶与传统 2D 钼靶相比是否可以提高乳腺癌检出率，从而减少患者因接受传统 2D 钼靶联合 3D 钼靶而增加的不必要的辐射。

【入组条件】

49 岁及以上的无症状女性。

【试验设计】

1. 一项前瞻性研究。

2. 首要研究终点是乳腺癌检出率、基于 3D 钼靶联合传统 2D 钼靶（联合 2D-3D）或 3D 重建的 2D 钼靶（合成 2D-3D）额外增加的乳腺癌检出率及假阳性率。

【试验流程】

试验流程见图 29-1。

【结果】

1. 从 2013 年 5 月到 2015 年 5 月，9672 名女性被邀请并参与了该筛查研究。

2. 与单一的 2D 钼靶相比，联合 2D-3D 及合成 2D-3D 都显著增加了乳腺癌检出率（检出率分别为 6.3‰、8.5‰、8.8‰；P 均 <0.000 1）。后两者的乳腺癌检出率无统计学差异（$P=$ 0.58）。

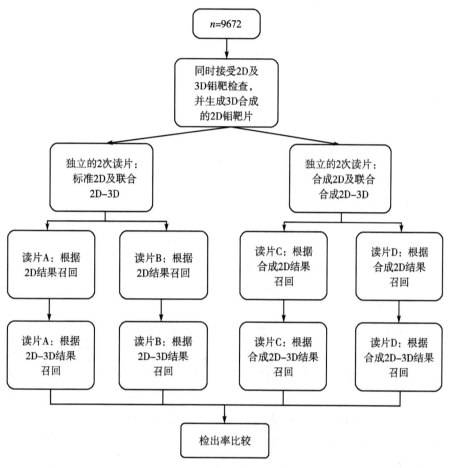

图 29-1　STORM-2 试验流程图

3. 与单一的 2D 钼靶相比，联合 2D-3D（$P=0.000\,63$）及合成 2D-3D（$P<0.000\,1$）都增加了乳腺癌检出的假阳性率（分别为 3.42%、3.97%、4.45%）。

【结论】

3D 钼靶（包括联合 2D-3D 及合成 2D-3D）与 2D 钼靶相比可提高乳腺癌检出率，但是也增加了筛查的假阳性率。

（上海交通大学医学院附属仁济医院　吴子平　陆劲松）

二、专家点评

乳腺癌是世界卫生组织推荐的应开展人群筛查的癌症之一。乳腺癌筛查这一重要的二级预防措施旨在实现乳腺癌的早发现、早诊断和早治疗，从而降低患者死亡率及乳腺癌进展期相关疾病的发病率，节省医疗费用，提高患者的生活质量。乳腺 X 线摄影检查是早期发现乳腺癌的最重要且最有效的方法，也是许多欧美发达国家公认的乳腺癌筛查的首选手段。早期的屏片乳腺 X 线摄影检查（screen-film mammography，SFM）及 2000 年后广泛使用的数字乳腺 X 线摄影检查（digital mammography，DM）统称为 2D 钼靶检查，虽然它们存在对致密型乳腺的乳腺癌检出敏感度低的局限性，但其在乳腺癌筛查中的应用仍是近几十年来欧美发达国家乳腺癌死亡率下降的原因之一。2011 年，美国食品和药品管理局（Food and Drug Administration，FDA）批准了首台数字乳腺三维断层摄影系统（digital breast tomosynthesis，DBT，或称为 3D 钼靶）应用于乳腺癌筛查及乳腺疾病的诊断，使乳腺癌的早期检出和诊断有了进一步的提高。DBT 通过一系列不同角度对乳腺进行快速采集，获取不同投影角度下的小剂量投影数据，可回顾性重建出与探测器平面平行的乳腺任意深度层面 X 线密度影像，可进一步处理显示三维信息，从而解决传统 2D 钼靶因为乳腺组织重叠而导致病变不易发现的问题。

近年来，DBT 在乳腺癌筛查方面的研究开展得很多，较多的回顾性研究提示联合 2D-3D 钼靶检查对乳腺癌检出的敏感度和特异度均高于单独的 2D 钼靶，但同时受检者接受的辐射剂量明显增多，通常比单独的 2D 钼靶高出一倍多，这使应用 DBT 进行乳腺癌筛查面临不小的争议。STORM-2 是一项基于人群乳腺癌筛查的前瞻性研究，通过比较联合 2D-3D 钼靶及合成 2D-3D 钼靶（2D 合成图像由采集的 3D 断层图像重建而来）分别与单独的 2D 钼靶在乳腺癌检出率上是否存在统计学差异，来评估采用合成 2D-3D 钼靶进行乳腺癌筛查的可能性，由此判断能否解决由联合 2D-3D 钼靶检查造成的受检者辐射剂量明显增加的问题。为期 2 年的筛查共有 9672 名女性参加，中位年龄 58 岁，她们分别接受 2D 及 3D 钼靶检查，并由 3D 图像重建出合成 2D 图像。筛查读片分为 2 组，分别进行顺序双重阅片，2D、联合 2D-3D 钼靶检查为一组，2D 合成图像、合成 2D-3D 钼靶检查为一组。结果共检出 85 人 90 例乳腺癌，其中有 5 人为双侧乳腺癌。2D+3D 钼靶检查的乳腺癌检出率是 8.5‰，合成 2D-3D 钼靶检查的检出率是 8.8‰，均高于单独的 2D 钼靶检查的检出率 6.3‰，且有统计学差异，而联合 2D-3D 钼靶检查及合成 2D-3D 钼靶检查之间的检出率无明显统计学差异，提示合成 2D-3D 钼靶检查有可能替代联合 2D-3D 钼靶检查应用于乳腺癌的筛查，从而降低后者由于双重采集造成的受检者辐射剂量增多。在对按年龄和腺体致密程度进行划分的亚组进行乳腺癌检出率的统计中，可以看到年龄<60 岁和腺体致密的亚组联合 2D-3D 钼靶检查、合成 2D-3D 钼靶检查与单独 2D 钼靶检查比较，乳腺癌检出率有统计学差异，但由于没有相似的研究可供比较，尚无法判断致密型乳腺及 60 岁以下的女性是否可以从中获益。STORM-2 研究显示联合 2D-3D 钼靶检查、合成 2D-3D 钼靶检查假阳性的召回率高于单独 2D 钼靶检查，分别为 3.97%、4.45%和 3.42%，且有统计学差异。对于这点，作者认为主要是读片流程及召回流程设计造成的，同时也与放射科医师对 3D 图像的诊断经验有关，但总体召回率在允许范围内。

DBT 应用于乳腺癌筛查的前瞻性研究不多，STORM 是 STORM-2 的前期研究，7292 名妇女使用 DBT 联合 DM 进行乳腺癌筛查，乳腺癌检出率从 5.3‰升高到 8.1‰，假阳性的召回率则降低了 17%。另外一项前瞻性研究 Oslo 试验的部分结果也显示合成 2D-3D 钼靶检查与联合 2D-3D 钼靶检查的乳腺癌检出率相近。

根据指南，目前 2D 钼靶检查仍作为主要的乳腺癌筛查手段，但自 DBT 问世以来，全球将"是否用 DBT 完全取代传统的 2D 钼靶检查作为常规乳腺癌筛查手段以使更多的患者获益"作为研究热点加以关注。之前已有不少研究得出结论认为 DBT 在致密型乳腺患者的病变检出率方面比 DM 有优势，且大部分文献都提到了 DBT 辐射剂量的问题，在权衡 DBT 的辐射剂量带来的风险和 DBT 提高乳腺癌筛查敏感度和准确度可能带来更大的收益之间并未达成共识。STORM-2 研究结果进一步证实了 DBT 检查较常规 2D 钼靶更具优势，且也充分考虑受检者所接受的辐射剂量问题，如果有更多的研究能够证实合成 2D-3D 钼靶检查与联合 2D-3D 钼靶检查在乳腺癌检出率上无显著性差异，将预示未来合成 2D-3D 钼靶检查可以作为常规模式取代联合 2D-3D 钼靶模式，以减少患者所接受的辐射剂量。该研究中联合 2D-3D 钼靶、合成 2D-3D 钼靶检查比单独 2D 钼靶检查的假阳性召回率高的问题也值得关注，假阳性率的提高带来过度诊断的问题，对受检者的身体、心理及经济都造成一定的负担。此外，虽然该研究在亚组分型时考虑了一部分乳腺腺体致密类型及年龄问题等，但研究者也比较客观地指出其局限性：试验对象中并未全面考虑乳腺腺体致密程度分类、年龄分类及乳腺癌患者生存期因素对结果的影响。因此作者认为，虽然之前的大量研究指向 DBT 对于临床诊断工作的利大于弊，但是用其完全替代常规 2D 钼靶检查作为乳腺癌的筛查手段仍然面临很大的挑战，任重而道远，需要我们不懈地努力进行更深入的研究。

（上海交通大学医学院附属仁济医院　华　佳　陈　洁）

参考文献

[1] Skaane P, Bandos AI, Gullien R, et al. Prospective trial comparing full-field digital mammography（FFDM）versus combined FFDM and tomosynthesis in a population-based screening programme using independent double reading with arbitration. Eur Radiol, 2013, 23（8）: 2061−2071.

[2] Skaane P, Bandos AI, Eben EB, et al. Two-view digital breast tomosynthesis screening with synthetically reconstructed projection images: comparison with digital breast tomosynthesis with full-field digital mammographic images. Radiology, 2014, 271（3）: 655−663.

[3] Ciatto S, Houssami N, Bernardi D, et al. Integration of 3D digita mammography with tomosynthesis for population breast-cancer screening（STORM）: a prospective comparison study. Lancet Oncol, 2013, 14（7）: 583−589.

[4] Lång K, Andersson I, Rosso A, et al. Performance of one-view breast tomosynthesis as astand-alone breast cancer screening modality: results from the Malmö Breast Tomosynthesis Screening Trial, a population-based study. Eur Radiol, 2016, 26（1）: 184−190.

[5] 莫淼, 柳光宇, 吕力琅, 等. 乳腺癌筛查研究进展. 肿瘤, 2012, 32（9）: 748−752.

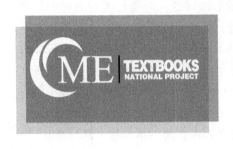

NeoSphere 研究：新辅助帕妥珠单抗联合曲妥珠单抗治疗局部晚期、炎性或早期 HER-2 阳性乳腺癌的 5 年生存分析

第 30 章

一、概　　述

【文献来源】

Gianni L，Pienkowski T，Im YH，et al. 5-year analysis of neoadjuvant pertuzumab and trastuzumab in patients with locally advanced，inflammatory，or early-stage HER2-positive breast cancer（NeoSphere）：a multicentre，open-label，phase 2 randomised trial. Lancet Oncol，2016，17（6）：791-800.

【研究背景】

在早期分析中，新辅助治疗局部晚期、炎性或早期人类表皮生长因子受体 2（human epidermal growth factor receptor 2，HER-2）阳性乳腺癌，帕妥珠单抗联合曲妥珠单抗和多西他赛相比不联合帕妥珠单抗可以明显提高病理完全缓解（pathological complete response，pCR）率。该文章报道了随访 5 年的患者生存情况及安全性。

【入组条件】

1. 可手术的或局部晚期或炎性 HER-2 阳性乳腺癌。

2. 原发灶在钼靶检查或体检中测量长径>2 cm。

3. 年龄≥18 岁，美国东部肿瘤协作组（Eastern Cooperative Oncology Group，ECOG）评分 0 分或 1 分，未接受过任何抗肿瘤治疗。

4. 排除有远处转移和双侧乳腺癌的患者。

【试验设计】

1. 一项随机、多中心、国际性、开放的 Ⅱ 期临床试验。

2. 主要研究终点是 pCR。

3. 次要研究终点是 5 年无进展生存率（在意向性分析人群中分析）、无病生存率（在接受手术的患者中分析）。

【试验流程】

试验流程见图 30-1。

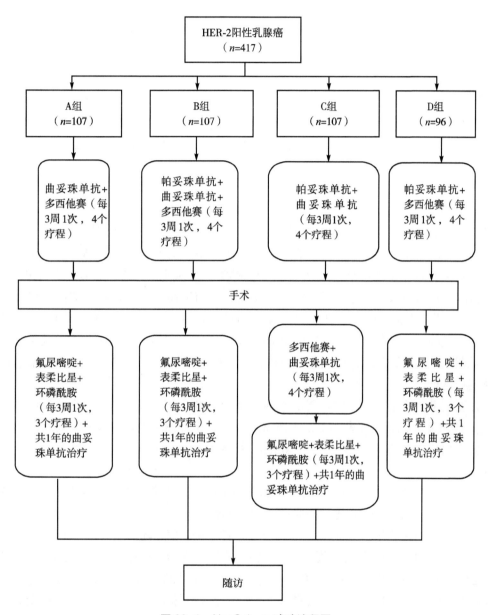

图 30-1　NeoSphere 试验流程图

注：曲妥珠单抗首剂 8 mg/kg，维持剂量 6 mg/kg；帕妥珠单抗首剂 840 mg，维持剂量 420 mg；多西他赛 75 mg/m²，若患者耐受可从第 2 个疗程增加至 100 mg/m²；氟尿嘧啶 600 mg/m²；表柔比星 90 mg/m²；环磷酰胺 600 mg/m²

【结果】

1. B 组 5 年无进展生存率最高，为 86%；A 组为 81%，C 组为 73%，D 组为 73%。B 组 5 年无进展生存率与 A 组比较，*HR* 为 0.69（95%*CI* 0.34～1.40）；C 组与 A 组比较，*HR* 为 1.25（95%*CI*

0.68~2.30）；D 组与 B 组比较，*HR* 为 2.05（95%*CI* 1.07~3.93）。

2. B 组 5 年无病生存率最高，为 84%；A 组为 81%，C 组为 80%，D 组为 75%。

3. 达到 pCR 的患者与未达到 pCR 的患者比较有更高的无进展生存率（85% 与 76% 比较，*HR* 0.54，95%*CI* 0.29~1.00）。

4. 最常见的 3 级及以上不良反应有中性粒细胞减少、发热性中性粒细胞减少和白细胞减少，在各组之间发生率相似。

【结论】

5 年生存分析显示，患者可以从帕妥珠单抗联合曲妥珠单抗和多西他赛的新辅助治疗中获益。另外，在早期 HER-2 阳性乳腺癌患者中，pCR 可以作为预测患者远期预后的指标。

（上海交通大学医学院附属仁济医院　王　岩　陆劲松）

二、专家解读一

HER-2 阳性乳腺癌占全部乳腺癌的 25%~30%。HER-2 是乳腺癌治疗的一个重要靶点，也是预测乳腺癌预后的重要指标。曲妥珠单抗是第一个用于临床的靶向治疗药物，其单用治疗 HER-2 阳性转移性乳腺癌的有效率为 11%~36%。该药与铂类、多西他赛、长春瑞滨有协同作用，与多柔比星、紫杉醇、环磷酰胺有相加作用，而与氟尿嘧啶有拮抗作用。随着曲妥珠单抗在临床中的广泛应用，拉帕替尼（lapatinib）、T-DM1 及帕妥珠单抗（pertuzumab）这 3 种抗 HER-2 的靶向治疗药物也相继被美国食品药品管理局批准用于 HER-2 阳性乳腺癌的治疗。在这 4 种药物中，曲妥珠单抗已有早期乳腺癌辅助治疗的适应证，拉帕替尼、帕妥珠单抗和 T-DM1 在乳腺癌辅助治疗中的临床研究正在进行。

pCR 是新辅助治疗中一个非常重要的指标，NSABP-B18、NSABP-B27 等研究都清晰地证实了这一点。在 HER-2 阳性乳腺癌患者中，达到 pCR 预示着生存预后更好。双靶向药物抗 HER-2 治疗越来越重要，根据方案的获益、不良反应和成本指导临床，从现有证据去研究和确定最有效、经济、最优的治疗方案。

NeoSphere 是一项开放性、多中心的 Ⅱ 期随机临床试验。试验的主要目的是研究对于 HER-2 阳性乳腺癌患者，在新辅助治疗时化疗同时联合双靶向治疗是否可以改善新辅助治疗的 pCR。该试验入组局部晚期、炎性或早期 HER-2 阳性乳腺癌患者共 417 例，随机（1∶1∶1∶1）接受 4 种新辅助治疗方案，即曲妥珠单抗+多西他赛（A 组 107 例，1 例治疗前撤出）、曲妥珠单抗+帕妥珠单抗+多西他赛（B 组 107 例，1 例接受 C 组治疗方案）、曲妥珠单抗+帕妥珠单抗（C 组 107 例）、帕妥珠单抗+多西他赛（D 组 96 例，接受 A、B 组治疗方案各 1 例）。术后，患者接受 3 个疗程的氟尿嘧啶+表柔比星+环磷酰胺方案，即 FEC 方案（C 组患者在 FEC 方案前接受 4 个疗程的多西他赛）和每 3 周 1 次的曲妥珠单抗直至完成 1 年的治疗。试验的主要终点是新辅助治疗的 pCR 率。关于这一方面，该研究已在 2012 年报道了相关结果：多西他赛联合曲妥珠单抗和帕妥珠单抗的 pCR 率明显高于多西他赛联合曲妥珠单抗（45.8% 与 29.0% 比较，*P*=0.014），亦高于多西他赛联合帕妥珠单抗（24.0%）及曲妥珠单抗联合帕妥珠单抗单纯双靶向治疗（16.8%）。5 年随访结果提示，获得 pCR 的患者较未达 pCR 的患者复发风险降低了 46%，提示 pCR 可能作为 HER-2 阳性早期乳腺癌患者长期预后的指标。5 年无病生存率与 5 年无进展生存率趋势一致，达 pCR 者较未达 pCR 者的无进展生存率高（85% 与 76% 比较，*HR* 0.54，95%*CI* 0.29~1.00）。未出现新的或长期的安全性问题，各组患者表现出相似的耐受性。

对试验对象进行亚组分析发现，不论激素受体、前期 pCR 情况如何，B 组的无病生存优势始终存在。而对于在新辅助治疗时达到 pCR 的患者，较未达到 pCR 的患者有更高的无病生存率（85% 与 76% 比较，*HR* 0.54）。这方面与其他关于新辅助治疗的临床试验结果一致（包括 GeparSixto 和 NeoALTTO），提示双靶向治疗联合多西他赛化疗在这类人群中不仅可以提高患者 pCR 率，最终还可能将 pCR 的优势转换为生存优势。

此外，在 NeoSphere 研究中观察到，各治疗组中激素受体阴性/HER-2 阳性和激素受体阳性/HER-2 阳性患者的 pCR 率如下：曲妥珠单抗+多西他赛组（36.8% 与 20.0% 比较）、帕妥珠单抗+多西他赛组（30.0% 与 17.4% 比较）、曲妥珠单抗+帕妥珠单抗组（27.3% 与 5.9% 比较）、曲妥珠单抗+帕妥珠单抗+多西他赛组（63.2% 与 26.0% 比较），激素受体阴性/HER-2 阳性患者的 pCR 率均较激素受体阳性/HER-2 阳性患者高。在 NeoALTTO 研究的亚组分析中也可观察到类似的结果，即不论是曲妥珠单抗（36.5% 与 22.7% 比较）或拉帕替尼（33.7% 与 16.1% 比较）联合化疗，还是双靶向（61.3% 与 41.6% 比较）联合化疗，激素受体阴性/HER-2 阳性患者的 pCR 率均较激素受体阳性/HER-2 阳性患者高，提示对于 HER-2 阳性乳腺癌，激素受体状态影响抗 HER-2 新辅助治疗的 pCR 率，激素受体阴性/HER-2 阳性患者更可能从新辅助治疗中获得更高的 pCR 率。但需要注意的是，对于激素受体阳性/HER-2 阳性患者，pCR 率并不能很好地预测预后，并且预后受辅助内分泌治疗的影响。针对激素受体阳性/HER-2 阳性乳腺癌患者，一些新的新辅助治疗临床研究正在进行。

与 NeoSphere 类似的另外 2 个研究，即 TRYPHAENA 研究（曲妥珠单抗联合帕妥珠单抗新辅助治疗 HER-2 阳性早期乳腺癌女性的 II 期研究）及 CLEOPATRA 研究（曲妥珠单抗/多西他赛±帕妥珠单抗一线治疗 HER-2 阳性转移性/局部复发乳腺癌的 III 期研究）均证实了曲妥珠单抗联合帕妥珠单抗在 HER-2 阳性乳腺癌患者新辅助治疗中的效果。基于以上试验结果，帕妥珠单抗联合曲妥珠单抗和多西他赛已被美国食品药品管理局批准用于肿瘤直径≥2 cm 或淋巴结阳性、HER-2 阳性乳腺癌的新辅助治疗。

NeoSphere 研究最主要的局限性在于试验设计是基于主要研究终点 pCR 率，而无进展生存率、无病生存率等作为次要终点，故而试验对于无病生存率、无进展生存率只能得到描述性结论，而不具有区分出生存差异的统计学效能。同时，在生存优势趋势方面，还可以看到 B 组相对 A 组表现为无进展生存优势的 *HR* 区间相当大，为 0.69（95%*CI* 0.34~1.40）。因此，难以断言双靶向治疗联合多西他赛化疗与其他 3 组方案相比，在改善生存方面有绝对优势。当然，NeoSphere 只是一项 II 期随机临床试验，入组对象较少，入组标准较宽，既包含乳腺癌分期 $T_{2\sim3}N_{0\sim1}M_0$ 的早期乳腺癌患者，也纳入 $T_{2\sim3}N_{2\sim3}M_0$ 和 $T_{4a\sim4c}$、任何 N、M_0 的局部晚期乳腺癌及 HER-2 阳性炎性乳腺癌患者。

目前探索帕妥珠单抗治疗 HER-2 阳性早期乳腺癌疗效的 III 期临床研究 APHINITY 试验已开展。APHINITY 研究是在切除原发肿瘤的 HER-2 阳性原发性乳腺癌患者中进行的前瞻性随机、多中心、双盲、安慰剂对照研究。入选的 4800 例患者均由中心实验室病理确诊为 HER-2 阳性，并接受标准的辅助化疗方案治疗。在化疗方案确认后，患者将随机接受 1 年的曲妥珠单抗+安慰剂或接受 1 年的曲妥珠单抗+帕妥珠单抗治疗。主要研究终点是比较两个治疗组的无侵袭性疾病生存期，次要研究终点是比较两个治疗组的无侵袭性疾病（包括第 2 原发非乳腺癌）的生存期、无病生存期、总生存期、无复发间隔时间、远端无复发间隔时间、心脏安全性、总体安全性和生活质量。该研究的结果将解答帕妥珠单抗能否在辅助治疗中应用并进一步提高疗效。

（华中科技大学同济医学院附属同济医院　李兴睿）

三、专家解读二

帕妥珠单抗是针对 HER-2 二聚体的人源化单克隆抗体，由于其结合位点与曲妥珠单抗不同，因此两药在作用机制上可以相互补充。曲妥珠单抗通过与 HER-2 结合而抑制其信号通路，帕妥珠单抗同样通过阻断配体依赖的信号通路发挥作用，尤其阻断 HER-2 与 HER-3。之前的研究显示，在晚期 HER-2 阳性乳腺癌中，曲妥珠单抗治疗失败的患者中仍然有近 1/4 的患者可以通过帕妥珠单抗联合曲妥珠单抗治疗而获得客观缓解。那么双靶向的联合治疗在乳腺癌新辅助治疗阶段是否同样能够获得更好的疗效呢？

NeoSphere 研究是在局部晚期、炎性乳腺癌或早期 HER-2 阳性乳腺癌中开展的新辅助治疗试验，患者随机接受多西他赛联合曲妥珠单抗、多西他赛联合曲妥珠单抗和帕妥珠单抗、仅双靶向治疗或仅多西他赛联合帕妥珠单抗的治疗。化疗联合双靶向治疗组的乳腺 pCR 率（无浸润性癌）为 46%，比曲妥珠单抗组的 31% 显著提高（$P = 0.014\ 1$）。乳腺及腋窝淋巴结总的 pCR 率则从 22% 提高到 39%。在联合治疗组中，ER/PR 阳性乳腺癌患者的 pCR 率为 26%，而 ER/PR 阴性乳腺癌患者的 pCR 率为 63.2%。

NeoSphere 研究的疗效数据显示，双靶向联合用药能够显著提高患者的 pCR 率。同样，双靶向治疗的新辅助治疗研究还有 TRYPHAENA，这项研究随机分为 3 组，每组都包含了双靶向药物的联合治疗，不同的是化疗方案是基于蒽环类序贯多西他赛或多西他赛联合卡铂，结果显示双靶向联合蒽环类方案的 pCR 率达到 45.3% 和 50.7%；无蒽环类的卡铂组 pCR 率为 51.9%。这项研究使得帕妥珠单抗在 2013 年获得美国食品药品管理局的批准，并在 2015 年获得欧洲药品管理局批准，应用于乳腺癌的新辅助治疗。

经过 5 年的随访，NeoSphere 研究首次报道了帕妥珠单抗在新辅助治疗中应用的无进展生存率和无病生存率等数据，并且报道了乳腺癌 pCR 及总 pCR 与患者长期预后的关系。5 年随访结果显示，化疗联合双靶向治疗组的无进展生存率为 86%，化疗联合曲妥珠单抗组为 81%，在接受手术的患者中无病生存率的结果与无进展生存率结果相似。探索性分析显示，获得 pCR 患者的 5 年无进展生存率为 85%，未获得 pCR 患者的 5 年无进展生存率为 76%。达到总 pCR 的患者无论是激素受体阳性还是激素受体阴性都有获得更高无进展生存率的趋势。可见，对于新辅助治疗接受帕妥珠单抗、曲妥珠单抗及多西他赛的患者，其无进展生存率或许可提高。另外，即使患者接受的辅助化疗方案相同，接受双靶向新辅助治疗患者的无病生存率或许可高于单靶向治疗组。

该研究与 CTNeoBC 的 meta 分析结果一致，激素受体阴性患者获益较激素受体阳性者更多。Kaufmann 等的分析显示，对于新辅助治疗的患者，pCR 与生存的改善在激素受体阴性患者中相关性更高，而激素受体阳性患者要获得更高的 pCR 率或许需要更长的治疗疗程。从 HELEX 研究（NCT00999804）中可以看出，激素受体阳性乳腺癌增加新辅助治疗疗程后 pCR 率从 9% 上升到 33%。因此，对于激素受体阳性患者而言，除了增加联合用药外，增加治疗疗程或许是提高疗效的一个可能的影响因素。

除了帕妥珠单抗与曲妥珠单抗的联合应用，类似的双靶向研究还有拉帕替尼联合曲妥珠单抗。新辅助治疗的 NeoALTTO 研究结果同样显示拉帕替尼联合曲妥珠单抗可以显著提高患者的 pCR 率，联合组的 pCR 率为 51.3%，曲妥珠单抗单药组的 pCR 率为 29.5%。然而 3 年的随访结果却未显示出双靶向组无事件生存率的提高，联合组和单曲妥珠单抗组的无事件生存率分别为 84% 和 76%（$HR\ 0.78$，$P = 0.33$）。而在 NSABP B41 研究中，尽管没有获得 pCR 率的显著提高，但 4.5 年的随访结果显示联合组的无复发生存率更高，且获得 pCR 患者的无复发生存率显著提高。由此可见，双靶向治疗在乳腺癌的新辅助治疗阶段有助于提高患者的 pCR 率，而在辅助阶段是否能实现生存率的获益还需要更长期的随访数据。

　　然而值得注意的是，NeoSphere 研究是一个 Ⅱ 期的临床研究，目前暂未获得总生存率的差异。而 Ⅲ 期的 APHINITY 研究在辅助治疗阶段进一步评价了帕妥珠单抗与曲妥珠单抗的应用，3 年的随访结果显示联合组可以将患者的无浸润性疾病生存率从 90.2% 显著提高到 92%（*HR* 0.77，*P* = 0.02）。现阶段在临床应用中，对于不可手术的 HER-2 阳性乳腺癌患者，在曲妥珠单抗治疗未能获得良好疗效时联合另一个靶向治疗药物是很好的选择，从而增加肿瘤退缩的概率，提高患者获得手术的概率。

（上海交通大学医学院附属仁济医院　周力恒　陆劲松）

参考文献

[1] Junttila TT, Akita RW, Parsons K, et al. Ligand-independent HER2/HER3/PI3K complex is disrupted by trastuzumab and is effectively inhibited by the PI3K inhibitor GDC-0941. Cancer Cell, 2009, 15 (5)：429-440.

[2] Nahta R, Hung MC, Esteva FJ. The HER-2-targeting antibodies trastuzumab and pertuzumab synergistically inhibit the survival of breast cancer cells. Cancer Res, 2004, 64 (7)：2343-2346.

[3] Baselga J, Gelmon KA, Verma S, et al. Phase Ⅱ trial of pertuzumab and trastuzumab in patients with human epidermal growth factor receptor 2-positive metastatic breast cancer that progressed during prior trastuzumab therapy. J Clin Oncol, 2010, 28 (7)：1138-1144.

[4] Gianni L, Pienkowski T, Im YH, et al. Efficacy and safety of neoadjuvant pertuzumab and trastuzumab in women with locally advanced, inflammatory, or early HER2-positive breast cancer (NeoSphere)：a randomised multicentre, open-label, phase 2 trial. Lancet Oncol, 2012, 13 (1)：25-32.

[5] Schneeweiss A, Chia S, Hickish T, et al. Pertuzumab plus trastuzumab in combination with standard neoadjuvant anthracycline-containing and anthracycline-free chemotherapy regimens in patients with HER2-positive early breast cancer：a randomized phase Ⅱ cardiac safety study (TRYPHAENA). Ann Oncol, 2013, 24 (9)：2278-2284.

[6] Cortazar P, Zhang L, Untch M, et al. Pathological complete response and long-term clinical benefit in breast cancer：the CTNeoBC pooled analysis. Lancet, 2014, 384 (9938)：164-172.

[7] Kaufmann M, von Minckwitz G, Mamounas EP, et al. Recommendations from an international consensus conference on the current status and future of neoadjuvant systemic therapy in primary breast cancer. Ann Surg Oncol, 2012, 19 (5)：1508-1516.

[8] Baselga J, Bradbury I, Eidtmann H, et al. Lapatinib with trastuzumab for HER2-positive early breast cancer (NeoALTTO)：a randomised, open-label, multicentre, phase 3 trial. Lancet, 2012, 379 (9816)：633-640.

[9] de Azambuja E, Holmes AP, Piccart-Gebhart M, et al. Lapatinib with trastuzumab for HER2-positive early breast cancer (NeoALTTO)：survival outcomes of a randomised, open-label, multicentre, phase 3 trial and their association with pathological complete response. Lancet Oncol, 2014, 15 (10)：1137-1146.

[10] Robidoux A, Tang G, Rastogi P, et al. Lapatinib as a component of neoadjuvant therapy for HER2-positive operable breast cancer (NSABP protocol B-41)：an open-label, randomised phase 3 trial. Lancet Oncol, 2013, 14 (12)：1183-1192.

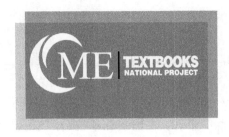

第31章

NeoALTTO 全外显子测序研究：相关通路改变可以预测抗 HER-2 靶向治疗疗效

一、概　　述

【文献来源】

Shi W, Jiang T, Nuciforo P, et al. Pathway level alterations rather than mutations in single genes predict response to HER2-targeted therapies in the neo-ALTTO trial. Ann Oncol, 2017, 28（1）：128-135.

【研究背景】

NeoALTTO 是一项关于紫杉醇联合拉帕替尼或曲妥珠单抗或两者的新辅助临床试验。之前研究显示，拉帕替尼联合曲妥珠单抗+紫杉醇周疗较曲妥珠单抗联合紫杉醇方案可显著增加人类表皮生长因子受体 2（human epidermal growth factor receptor 2，HER-2）阳性乳腺癌患者病理完全缓解（pathological complete response，pCR）的可能性。而远期结果显示三组间无事件生存和总生存无显著差异，但抗 HER-2 新辅助治疗后达到 pCR 者的无事件生存和总生存显著优于未达到 pCR者。本研究对部分入组患者进行全外显子测序，观察基因或通路改变对疗效的影响。

【入组条件】

1. 组织病理学证实 HER-2 阳性早期乳腺癌，肿瘤直径>2 cm。
2. 左心室射血分数（left ventricular ejection fraction，LVEF）≥50%，心、肺、骨髓功能正常。
3. 双侧乳腺癌、炎性乳腺癌和转移性乳腺癌除外。

【试验设计】

试验为开放性，对研究者单盲，分层临床试验。首要观察终点为 pCR，次要观察终点为无事件生存期和总生存期、安全性、耐受性。本研究对部分入组患者进行全外显子测序，观察基因或通路改变对疗效的影响。

【试验流程】

试验流程见图 31-1。

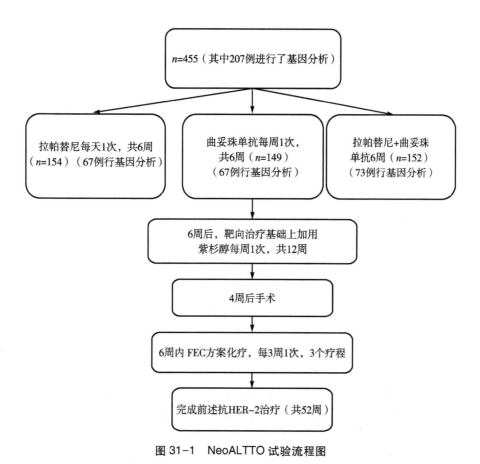

图 31-1　NeoALTTO 试验流程图

【结果】

1. 除 *PIK3CA* 突变（*OR* 0.42，*P* = 0.018 5）外，单一基因突变与 pCR 无显著相关性。

2. 33 条通路变化与 pCR 率显著相关。其中 23 条通路均包含 *PIK3CA*，这些通路中的突变与曲妥珠单抗耐药相关，从而这 23 条通路形成"曲妥珠单抗耐药网络"。在所有人群和含拉帕替尼组中 RhoA 通路变化与 pCR 率呈正相关。曲妥珠单抗耐药网络突变而 RhoA 通路完整的患者加用拉帕替尼后可提高 pCR 率，但是两条通路都不存在突变的患者在接受曲妥珠单抗治疗后 pCR 率最高。

【结论】

RhoA 通路改变与拉帕替尼治疗的 pCR 相关，而 *PIK3CA* 相关通路改变与曲妥珠单抗耐药相关。这两者的突变状态可以明确一部分曲妥珠单抗耐药但加用拉帕替尼后可提升疗效的患者。

（上海交通大学医学院附属仁济医院　吴子平　陆劲松）

二、专　家　点　评

抗 HER-2 治疗改善了 HER-2 过表达型乳腺癌患者的预后。抗 HER-2 治疗药物作用机制不同，曲妥珠单抗作用于 HER-2 胞外段，拉帕替尼为酪氨酸激酶抑制剂。NeoALTTO 临床试验以新辅助治疗模式为平台，以 pCR 为主要研究终点，尝试将抗 HER-2 药物联合使用，更彻底地阻断 HER-2

通路，以期取得更好的治疗效果。曲妥珠单抗与拉帕替尼双靶向治疗组（THL 组）pCR 率为 47%，高于曲妥珠单抗单靶向治疗组（TH 组）及拉帕替尼单靶向治疗组（TL 组），但仍有半数以上患者对治疗出现低反应性，可能与抗 HER-2 治疗耐药有关。这对如何预测疗效并为临床提供更精准的抗 HER-2 治疗提出了挑战。既往研究提示，雌激素受体表达、PIK3CA 突变、HER-2 过表达等是抗 HER-2 治疗的负性预测因子。限于预测价值，这些指标尚未应用于临床。高通量检测技术越来越广泛地应用于人类疾病的生物学研究，全外显子组测序能够检测个体基因异常，为精准的个体化治疗提供参考。Shi 等通过对 NeoALTTO 临床试验中治疗前标本进行全外显子组测序，从单个基因水平、通路水平、基因组突变负荷三个层面探讨能够预测抗 HER-2 治疗反应性的指标。该研究结果如下。

1. 单个基因突变与 pCR 除 PIK3CA 外，未发现存在与 pCR 显著相关的单个基因突变。PIK3CA 突变与抗 HER-2 治疗低反应性相关。乳腺癌体细胞突变频率低，突变不集中，呈长尾分布，该研究样本量为 203 例，难发现与临床反应性显著相关的单个基因突变。不同的基因突变可导致相同的通路水平功能变化，作者继而分析通路水平的突变与治疗反应性的关联。

2. 通路水平的突变与 pCR 总体分析，33 条与重要生物过程相关的通路突变与治疗反应相关，大多数（26/33）与治疗反应性负相关。该研究提出"RhoA 活性调节通路"突变与拉帕替尼治疗反应性正相关，与曲妥珠单抗治疗无关。在拉帕替尼治疗组，RhoA 活性调节通路突变型 pCR 率为 67%，野生型 pCR 率为 17%（OR 14.8）；在曲妥珠单抗治疗组，RhoA 活性调节通路突变型 pCR 率为 20%，与野生型无显著差异（OR 1.38，P=0.71，校正 P=0.27）。不同个体可由不同基因突变造成 RhoA 活性调节通路的突变，而单个基因与治疗反应无显著相关性。

去除与 RhoA 通路重叠的基因，涉及 23 条通路共 459 个基因构成 PIK3CA 基因网络。PIK3CA 基因网络突变与曲妥珠单抗治疗反应性负相关。曲妥珠单抗治疗组，PIK3CA 基因网络存在 ≥1 个突变则 pCR 率为 4%，无突变则 pCR 率为 56%，存在显著性差异（P=0.0001，校正 P<0.001）。去除 PIK3CA 基因本身突变的情况后，基因网络突变与曲妥珠单抗治疗反应性之间的相关性仍然具有显著性（P=0.001，校正 P<0.001）。拉帕替尼治疗组，突变型与野生型 pCR 率均为 20%，提示 PIK3CA 基因网络突变与拉帕替尼治疗反应性无关。至此，该研究将 PIK3CA 基因突变与曲妥珠单抗治疗低反应性相关，拓展至 PIK3CA 基因网络突变与曲妥珠单抗治疗低反应性相关。无论 PIK3CA 基因本身是否突变，其他基因突变引起 PIK3CA 基因网络突变，临床可表现为对曲妥珠单抗治疗低反应性，表明基因突变在通路水平存在表型汇合。

该研究还分析了"PIK3CA 基因网络"与"RhoA 活性调节通路"这两个相互独立的基因集突变的联合效应与治疗反应性之间的相关性。无"PIK3CA 基因网络"突变、也无"RhoA 活性调节通路"突变的患者接受拉帕替尼单靶向治疗 pCR 率为 6%，接受曲妥珠单抗单靶向治疗 pCR 率最高，达到 52%。存在"PIK3CA 基因网络"突变、无"RhoA 活性调节通路"突变的患者接受曲妥珠单抗单靶向治疗 pCR 率为 2%，联合拉帕替尼双靶向治疗后 pCR 率增至 45%（OR 0.03，P<0.0005），无事件生存期及总生存期也显著提高。两条通路同时存在突变提示曲妥珠单抗单靶向治疗反应性低，可联合拉帕替尼治疗或将拉帕替尼替代曲妥珠单抗进行治疗。

该研究通过不同模型进行多因素分析，提示通路水平的突变状态与无事件生存期、总生存期显著相关。

3. 外显子组突变负荷与 pCR 该研究结果显示突变负荷与生存无关联。总体人群及 THL 组分析显示克隆异质性均数与 pCR 负相关，提示克隆异质性与治疗抵抗相关，但未显示与生存相关。

通路水平突变能够预测抗 HER-2 治疗的反应性。RhoA 活性调节通路突变与拉帕替尼治疗高反应相关，PIK3CA 基因网络突变与曲妥珠单抗治疗耐药相关，两条通路突变联合分析可指导临床抗 HER-2 药物的选择。对于曲妥珠单抗治疗反应性低的患者，可联合拉帕替尼进行双靶向治疗或将拉帕替尼替代曲妥珠单抗进行治疗。

　　既往关于抗 HER-2 治疗疗效预测因子的研究有很多。这些研究背景不同，涉及不同种类抗 HER-2 治疗药物、不同阶段 HER-2 过表达乳腺癌，针对不同的生物标志物。对研究推动最大的是实验技术与理念的发展。采用免疫组织化学、荧光原位杂交、定量逆转录–聚合酶链反应等实验技术，CLEOPATRA 提示无论是否接受帕妥珠单抗治疗，*PIK3CA* 突变与预后不良相关。NeoSphere 提示 HER-2 表达与帕妥珠单抗治疗敏感度相关，PI3K 外显子 9 突变与抗 HER-2 治疗耐药相关。采用光谱定量测定基因突变热点，NeoALTTO 提示 *PIK3CA* 突变组 pCR 率降低至 23%。采用核糖核酸（ribonucleic acid，RNA）测序预测疗效，NeoALTTO 提示 HER-2 高表达、雌激素受体基因 1（estrogenreceptor gene，ESR1）低表达和 pCR 相关，与接受何种治疗无关。CALGB 40601 提示免疫机制与抗 HER-2 治疗疗效相关。运用生物信息学工具建立网络模型，分析功能基因与临床疗效之间的相关性，NCCTG N9831 提示免疫功能基因能够预测曲妥珠单抗辅助治疗疗效。CALGB 40601 提示 MAPK14 能够预测曲妥珠单抗联合化疗的获益，染色体 11q 和 22q 缺失预测治疗耐药。

　　该研究利用临床试验收集的标本，将组学技术与生物信息学结合，将分子生物标志整合分析，提出通路水平突变与抗 HER-2 治疗反应性相关，有利于对疾病进一步深入认识，可供临床参考。本研究优点如下。①首次进行全外显子测序，精准解码，优于既往对单个突变预测价值的探讨，探索基因组级别的突变与临床疗效之间的关联。②提出通路水平的突变与抗 HER-2 治疗反应性相关。影响抗 HER-2 治疗反应性的突变基因因人而异，单个基因突变与治疗反应性可能没有显著关联，整合分析有助于寻找具有价值的预测指标。③NeoALTTO 为随机、多中心、Ⅲ期临床试验，为结论提供了高级别的证据。新辅助治疗模式，将 pCR 作为治疗反应性的评估指标，替代长期随访预测疗效。缺陷如下。①肿瘤本身存在时空异质性，该研究以新辅助治疗前部分标本为取材对象，可能存在亚克隆。缺乏新辅助治疗后残留病灶的生物学信息，无法区分抗 HER-2 治疗的先天耐药或获得性耐药。②缺乏自身正常组织对照，仅采用正常组织队列作为参考，不能完全排除生殖系突变。③pCR 与长期预后的相关性尚未最后明确，该研究随访时间短，接受多种药物治疗，这些因素可能影响结果的可信度。④虽然高通量检测费用已大幅下降，但考虑检测费用、技术可及性、结果解读可信度，全外显子测序尚难在临床常规开展。

　　乳腺癌全身系统治疗从依据临床病理指标，到结合分子分型，随着高通量检测技术的逐步应用，将进入精准医疗时代。组学分析形成的大数据，通过生物信息学技术分享整合分析，将成熟结果逐步融入临床，将为患者提供个体化的治疗。Shi 等对 NeoALTTO 新辅助治疗前标本进行全外显子组测序，提出通路水平的突变，而不是单个基因的突变，与抗 HER-2 治疗反应性相关。RhoA 通路突变与拉帕替尼治疗高反应性相关，*PIK3CA* 基因网络突变与曲妥珠单抗耐药相关。这两条通路不同突变状态的组合，可以为临床抗 HER-2 治疗的药物选择提供参考。通路水平的突变预测抗 HER-2 治疗的反应性，指导抗 HER-2 药物的选择还处于研究探索阶段，需要谨慎的验证及更长时间的随访。

（复旦大学附属妇产医院　王懋莉　吴克瑾）

参考文献

[1] Baselga J, Bradbury I, Eidtmann H, et al. Lapatinib with trastuzumab for HER2-positive early breast cancer （NeoALTTO）: A randomised, open-label, multicentre, phase 3 trial. Lancet, 2012, 379 （9816）: 633-640.

[2] Loibl S, Von Minckwitz G, Schneeweiss A, et al.

PIK3CA mutations are associated with lower rates of pathologic complete response to anti-human epidermal growth factor receptor 2 (HER2) therapy in primary HER2-overexpressing breast cancer. J Clin Oncol, 2014, 32 (29): 3212-3220.

[3] Salgado R, Denkert C, Campbell C, et al. Tumor-infiltrating lymphocytes and associations with pathological complete response and event-free survival in HER2-positive early-stage breast cancer treated with lapatinib and trastuzumab A secondary analysis of the NeoALTTO Trial. JAMA Oncol, 2015, 1 (4): 448-455.

[4] Shi W, Jiang T, Nuciforo P, et al. Pathway level alterations rather than mutations in single genes predict response to HER2-targeted therapies in the neo-ALTTO trial. Ann Oncol, 2017, 28 (1): 128-135.

[5] Cancer Genome Atlas Research, Network. The cancer genome atlas pan-cancer analysis project. Nature Genet, 2013, 45 (10): 1113-1120.

[6] Baselga J, Cortés J, Im SA, et al. Biomarker analyses in CLEOPATRA: a phase Ⅲ, placebo-controlled study of pertuzumab in human epidermal growth factor receptor 2 - positive, first-line metastatic breast cancer. J Clin Oncol, 2014, 32 (33): 3753-3761.

[7] Bianchini G, Kiermaier A, Bianchi GV, et al. Biomarker analysis of the NeoSphere study: pertuzumab, trastuzumab, and docetaxel versus trastuzumab plus docetaxel, pertuzumab plus trastuzumab, or pertuzumab plus docetaxel for the neoadjuvant treatment of HER2-positive breast cancer. Breast Cancer Res, 2017, 19 (1): 16.

[8] Majewski IJ, Nuciforo P, Mittempergher L, et al. PIK3CA mutations are associated with decreased benefit to neoadjuvant human epidermal growth factor receptor 2-targeted therapies in breast cancer. J Clin Oncol, 2015, 33 (12): 1334-1339.

[9] Fumagalli D, Venet D, Ignatiadis M, et al. RNA sequencing to predict response to neoadjuvant anti-HER2 therapy: A secondary analysis of the NeoALTTO randomized cinical trial. JAMA Oncol, 2017, 3 (2): 227-234.

[10] Carey LA, Berry DA, Cirrincione CT, et al. Molecular heterogeneity and response to neoadjuvant human epidermal growth factor receptor 2 targeting in CALGB 40601, a randomized phase Ⅲ trial of paclitaxel plus trastuzumab with or without lapatinib. J Clin Oncol, 2016, 34 (6): 542-549.

[11] Perez EA, Thompson EA, Ballman KV, et al. Genomic analysis reveals that immune function genes are strongly linked to clinical outcome in the north central cancer treatment group N9831 adjuvant trastuzumab trial. J Clin Oncol, 2015, 33 (7): 701-708.

[12] Simon RM, Paik S, Hayes DF. Use of archived specimens in evaluation of prognostic and predictive biomarkers. J Natl Cancer Inst, 2009, 101 (21): 1446-1452.

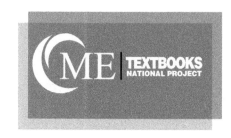

CREATE-X 研究：新辅助化疗后有病理残留浸润性癌的 HER-2 阴性患者使用卡培他滨辅助化疗的 Ⅲ 期临床试验

第 32 章

一、概　述

【文献来源】

Masuda N, Lee SJ, Ohtani S, et al. Adjuvant capecitabine for breast cancer after preoperative chemotherapy. N Engl J Med, 2017, 376 (22)：2147-2159.

【研究背景】

新辅助化疗的标准方案包含蒽环类和紫杉类，新辅助化疗后仍有病理残留浸润性癌的患者术后复发风险较高，术后辅助化疗能否延长生存期仍然未知。

【入组条件】

1. 20~74 岁。

2. 人类表皮生长因子受体 2（human epidermal growth factor receptor 2，HER-2）阴性。

3. 美国东部肿瘤协作组（Eastern Cooperative Oncology Group，ECOG）评分 0 分或 1 分。

4. Ⅰ~ⅢB 期乳腺癌。

5. 包含蒽环类和（或）紫杉类药物的新辅助化疗后非病理完全缓解（残留浸润性癌）和（或）淋巴结阳性患者。

6. 既往治疗未使用过口服氟尿嘧啶。

【试验设计】

1. 首要研究终点为无病生存率。

2. 次要研究终点为总生存率和安全性。

【试验流程】

试验流程见图 32-1。

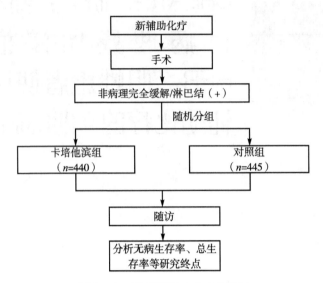

图 32-1　CREATE-X 试验流程图

【结果】

1. 5 年无病生存率　卡培他滨组 5 年无病生存率与对照组比较有统计学差异（74.1%与 67.6%比较，$P = 0.01$）。

2. 5 年总生存率　卡培他滨组 5 年总生存率与对照组比较有统计学差异（89.2%与 83.6%比较，$P = 0.01$）。

3. 亚组分析　三阴性乳腺癌患者的无病生存率：卡培他滨组为 69.8%，对照组为 56.1%（HR 0.58，95%CI 0.39~0.87）。三阴性乳腺癌患者的总生存率：卡培他滨组为 78.8%，对照组为 70.3%（HR 0.52，95%CI 0.30~0.90）。

4. 不良反应　卡培他滨组手足综合征的发生率为 73.4%。

【结论】

对于有病理残留浸润性癌的 HER-2 阴性原发性乳腺癌患者，在包含蒽环类和（或）紫杉类药物的标准新辅助化疗后，术后辅助化疗使用卡培他滨能安全、有效地改善无病生存率和总生存率。

（上海交通大学医学院附属仁济医院　殷　凯　陆劲松）

二、专家解读

尽管新辅助化疗已广泛应用于乳腺癌的临床治疗，但目前在大多数新辅助化疗的临床研究中，各个类型乳腺癌的病理完全缓解率并不尽如人意。GeparQuattro 临床试验中，在表柔比星、环磷酰胺序贯多西他赛方案新辅助化疗中同步或序贯使用卡培他滨（EC→TX，EC→T→X）并未能提高患者的病理完全缓解率，病理完全缓解率分别为 EC→T 组 22.3%、EC→TX 组 19.5%、EC→T→X 组 22.3%。而针对 HER-2 阳性患者使用曲妥珠单抗联合化疗［EC→T（X）H］的病理完全缓解率为 31.6%，无曲妥珠单抗治疗［EC→T（X）］的 HER-2 阴性对照组病理完全缓解率仅为

15.6%。对比卡培他滨，铂类在新辅助化疗的临床试验中展现出其优势。最新的 CALGB 40603 研究结果显示，针对三阴性乳腺癌患者采用单周紫杉醇后序贯 2 周多柔比星联合环磷酰胺方案，病理完全缓解率为 41%~48%，同期增加卡铂后提高至 60%。此外，激素受体阳性乳腺癌往往对新辅助化疗不敏感，这类患者的病理完全缓解率较低。日本的一个在雌激素受体阳性乳腺癌患者中进行的多中心临床试验比较了新辅助 T→FEC 化疗联合或不联合内分泌治疗，结果显示单纯新辅助化疗的病理完全缓解率为 8.3%，而联合内分泌治疗的病理完全缓解率为 12.5%，两者没有统计学差异。

美国食品药品管理局的荟萃分析提示，获得病理完全缓解的三阴性乳腺癌患者和 HER-2 阳性患者具有更高的无病生存率及总生存率。研究非病理完全缓解患者敏感的术后辅助化疗方案成为这部分患者延长生存的关键。虽然卡培他滨未能提高新辅助化疗患者的病理完全缓解率，但卡培他滨能否在术后辅助化疗中发挥作用并改善预后仍未知，这成为本试验的主要研究内容。

目前该试验公布的结果显示，在术后辅助化疗中应用卡培他滨使 HER-2 阴性患者的无病生存率和总生存率都得到显著提高。这个结果提示卡培他滨在术后辅助治疗中具有一定的应用价值，但其应用也受到不良反应的制约，其中性粒细胞减少和腹泻及其他所有等级的不良反应的发生率均显著高于对照组。尽管如此，研究者认为在平衡获益和不良反应之后，仍倾向于在新辅助化疗后的辅助化疗中应用卡培他滨，但其预测因素仍有待进一步研究。

卡培他滨是治疗转移性乳腺癌的有效药物，最近多个研究均开始探索其在新辅助化疗、辅助化疗中的应用。2015 年发表的 GEICAM/2003-10 研究结果显示，在经组织学确诊的 HER-2 阴性、有腋窝淋巴结转移的浸润性乳腺癌女性患者（$T_{1~3}/N_{1~3}$）中，EC→T 方案相比 ET→X 方案可带来更好的无浸润性疾病生存率（86%与 82%比较，$P=0.03$），但总生存率无明显差异。两个研究针对的人群和研究终点相似。GEICAM/2003-10 研究中卡培他滨只有 4 个疗程，而 CREATE-X 研究中卡培他滨持续 8 个疗程。总剂量的差异可能是造成两个临床试验结果差异的主要原因，提示通过延长卡培他滨疗程带来临床获益的可能性。此外 CREATE-X 试验是研究新辅助化疗后非病理完全缓解患者的辅助化疗方案，这种化疗方案从先后顺序上类似于复发或晚期解救治疗；而 GEICAM/2003-10 试验则是研究淋巴结阳性可手术乳腺癌的术后辅助化疗。卡培他滨在晚期乳腺癌中的疗效已得到证实，但在辅助治疗中未能体现出对于传统紫杉类的优势也是两者结果差异的原因之一。

另外 CREATE-X 研究的亚组分析还显示，激素受体阴性和新辅助化疗后病理分级为 0~1b 的患者亚群中，卡培他滨方案获益最大，这两个因素可能是预测卡培他滨有效性和敏感度的因素，有待研究者进一步分析给出最后的预测因素结果。此外，使用卡培他滨患者的最终无病生存率和总生存率能否和新辅助化疗后获得病理完全缓解患者的预后相比也有待进一步研究分析。

本临床试验目前公布的结果已经提示 8 个疗程卡培他滨辅助化疗能显著改善新辅助化疗后非病理完全缓解的 HER-2 阴性乳腺癌患者的预后，这一结果很可能拓宽卡培他滨的适用范围，为这一人群治疗方案的改进提供新的思路。

（上海交通大学医学院附属仁济医院　殷　凯　陆劲松）

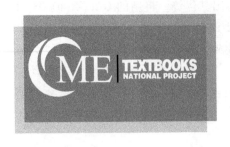

NEfERT-T 研究：来那替尼联合紫杉醇对比曲妥珠单抗联合紫杉醇一线治疗 ERBB2 阳性晚期乳腺癌的临床试验

第 33 章

一、概　　述

【文献来源】

Awada A，Colomer R，Inoue K，et al. Neratinib plus paclitaxel vs trastuzumab plus paclitaxel in previously untreated metastatic ERBB2-positive breast cancer：the NEfERT-T randomized clinical trial. JAMA Oncol，2016，2（12）：1557−1564.

【研究背景】

对比来那替尼（neratinib）联合紫杉醇与曲妥珠单抗联合紫杉醇在一线治疗复发和（或）转移性 ERBB2 阳性乳腺癌中的作用。

【入组条件】

1. 年龄≥18 岁。

2. 具有可测量的病灶，组织学和（或）细胞学确认的不可手术、局部复发或转移的乳腺癌。

3. 确认 ERBB2 扩增（FISH 分数>2.2 或 CISH 根据试剂盒标准扩增）或 ERBB2 过表达（免疫组织化学 3+或 2+，同时 FISH 或 CISH 确认扩增）。

4. 排除既往对晚期乳腺癌的系统治疗（不包括内分泌治疗）。

5. 排除既往抗 ERBB2 治疗［不包括新辅助及辅助治疗期间使用曲妥珠单抗和（或）拉帕替尼］。

6. 无症状的脑转移、既往有脑转移病史或脊髓转移伴脊髓压迫患者可入组，但要求患者无症状，可已接受手术和（或）放疗，但在开始本研究治疗前 4 周内不能使用抗惊厥药物和激素。

7. 器官功能耐受。

【试验设计】

1. 一项随机、对照、开放的Ⅲ期临床试验。

2. 主要研究终点是无进展生存期（progression free survival，PFS）。

3. 次要研究终点是客观缓解率、临床获益率、缓解持续时间、出现中枢神经系统症状或中枢神经系统病灶进展的频率及时间、安全性。

4. 采用意向性分析。

【试验流程】

试验流程见图 33-1。

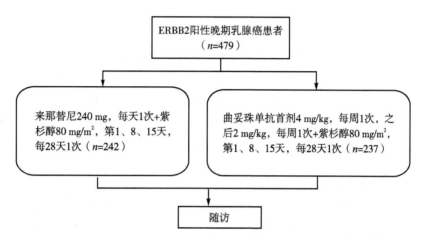

ERBB2阳性晚期乳腺癌患者
（*n*=479）

来那替尼240 mg，每天1次+紫杉醇80 mg/m²，第1、8、15天，每28天1次（*n*=242）

曲妥珠单抗首剂4 mg/kg，每周1次，之后2 mg/kg，每周1次+紫杉醇80 mg/m²，第1、8、15天，每28天1次（*n*=237）

随访

图 33-1　NEfERT-T 试验流程图

【结果】

1. 中位 PFS　来那替尼联合紫杉醇组的中位 PFS 为 12.9 个月（95%*CI* 11.1~14.9 个月），曲妥珠单抗联合紫杉醇组为 12.9 个月（95%*CI* 11.1~14.8 个月），两组比较差异无统计学意义（*HR* 1.02，95%*CI* 0.81~1.27，*P*=0.89）。

2. 中枢神经系统复发或转移　来那替尼联合紫杉醇组中，中枢神经系统复发率更低（*RR* 0.48，95%*CI* 0.29~0.79，*P*=0.002），发生中枢神经系统转移时间延迟（*HR* 0.45，95%*CI* 0.26~0.78，*P*=0.004）。

3. 不良反应　3~4 级常见不良反应为腹泻［来那替尼联合紫杉醇组：240 例患者中有 73 例（30.4%）；曲妥珠单抗联合紫杉醇组：234 例患者中 9 例（3.8%）］、中性粒细胞减少［31 例（12.9%）和 34 例（14.5%）］、白细胞减少［19 例（7.9%）和 25 例（10.7%）］；没有观察到 4 级腹泻。

【结论】

在 ERBB2 阳性转移性乳腺癌的一线治疗中，来那替尼联合紫杉醇在 PFS 方面不优于曲妥珠单抗联合紫杉醇。尽管两者疗效相似，但是来那替尼联合紫杉醇可以延迟中枢神经系统进展的发病时间，并降低其发病频率。

（上海交通大学医学院附属仁济医院　王耀辉　陆劲松）

二、专家解读

2016 年 4 月，*JAMA Oncology* 杂志发表了一项关于来那替尼联合紫杉醇一线治疗人类表皮生长因子受体 2（human epidermal growth factor receptor 2，HER-2）阳性晚期乳腺癌的 II 期临床研究 NeEfERT-T 的结果。该研究共入组了 479 例 HER-2 阳性未经治疗的晚期乳腺癌患者，随机接受紫杉醇化疗联合来那替尼或曲妥珠单抗靶向治疗。结果显示，在主要研究终点 PFS 方面，两组之间无明显差异，均为 12.9 个月；在次要观察终点降低中枢神经系统转移方面，来那替尼有明显的优势，可以降低 52% 的中枢神经系统转移风险。

对于 HER-2 阳性乳腺癌，目前国际上公认的一线治疗方案为紫杉类联合曲妥珠单抗及帕妥珠单抗双靶向治疗。CLEOPATRA 临床研究的结果提示，双靶向治疗可以将 PFS 从对照组的 12.4 个月延长至 18.5 个月，其对照组的 PFS 与本研究中的 PFS 相当。NeEfERT-T 的入组是从 2009 年开始的，当时还没有 CLEOPATRA 的临床结果，因此将紫杉醇联合曲妥珠单抗作为该研究的对照组。如果现在还要重新比较来那替尼在 HER-2 阳性乳腺癌一线治疗中的疗效，更应该将紫杉类联合双靶向治疗作为对照组。

HER-2 阳性乳腺癌有较高的中枢神经系统转移风险，对 HER-2 阳性乳腺癌而言，抗 HER-2 治疗是其综合治疗的一个重要组成部分。抗 HER-2 治疗药物主要分成单克隆抗体和酪氨酸激酶抑制剂等小分子物质两大类，通常认为单抗类药物分子量比较大，较难通过血-脑脊液屏障；小分子物质由于分子量较小，较易通过血-脑脊液屏障，在中枢神经系统的浓度较高，可以较好地预防中枢神经系统的转移。但是在 CEREBEL 研究中，拉帕替尼组和曲妥珠单抗组在预防中枢神经系统转移方面并无明显差异。在本研究中，来那替尼在延缓中枢神经系统转移方面要明显优于曲妥珠单抗组，究竟是由于其分子量小容易通过血-脑脊液屏障，还是和来那替尼本身是不可逆抑制剂相关，目前为止还不甚清楚，还需要进一步的临床研究证实。

安全性方面，两组的毒副反应和耐受性有所不同，来那替尼组主要的 3~4 级不良反应为腹泻（发生率为 30.8%），而白细胞减少等不良反应与曲妥珠单抗组相当。

该研究虽然是随机的，但却是开放性的，受试者和研究者均知道接受的是哪一组治疗，有一定程度的偏倚，后续有待设计更合理的随机、双盲、对照研究进一步探索来那替尼在 HER-2 阳性乳腺癌中的作用。

（上海交通大学医学院附属瑞金医院　瞿　晴　朱　丽）

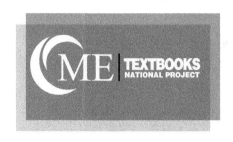

MA.17R：绝经后早期乳腺癌患者延长芳香化酶抑制剂辅助内分泌治疗至10年的随机临床试验

第 *34* 章

一、概　　述

【文献来源】

1. Goss PE, Ingle JN, Pritchard KI, et al. A randomized trial (MA.17R) of extending adjuvant letrozole for 5 years after completing an initial 5 years of aromatase inhibitor therapy alone or preceded by tamoxifen in postmenopausal women with early-stage breast cancer. 2016 ASCO Annual Meeting, Abstract No：LBA1.

2. Goss PE, Ingle JN, Pritchard KI, et al. Extending aromatase-inhibitor adjuvant therapy to 10 years. N Engl J Med, 2016, 375 (3)：209-219.

3. Lemieux J, Goss PE, Parulekar WR, et al. Patient-reported outcomes from MA.17R：a randomized trial of extending adjuvant letrozole for 5 years after completing an initial 5 years of aromatase inhibitor therapy alone or preceded by tamoxifen in postmenopausal women with early-stage breast cancer. 2016 ASCO Annual Meeting, Abstract No：LBA506.

【研究背景】

目前初始的 5 年芳香化酶抑制剂治疗或他莫昔芬治疗后给予 5 年芳香化酶抑制剂治疗均是绝经后激素受体阳性早期乳腺癌患者的标准辅助内分泌治疗方案。本研究旨在探究对这类患者继续给予 5 年来曲唑辅助内分泌治疗的疗效、不良反应和生活质量。

【入组条件】

1. 原发灶激素受体阳性［雌激素受体（estrogen receptor，ER）和（或）孕激素受体（progesterone receptor，PR）阳性］，对于激素受体不详的患者若已参加 MA.17 试验则允许入组。

2. 绝经后，且无病生存。

3. 完成 4.5~6 年的芳香化酶抑制剂辅助治疗后 2 年内。

4. 既往他莫昔芬治疗时间不限。

5. 美国东部肿瘤协作组（Eastern Cooperative Oncology Group，ECOG）评分<3 分。

6. 预计生存至少 5 年。

【试验设计】

1. 该试验是一个多中心、前瞻性、随机、双盲、安慰剂对照的Ⅲ期临床试验。

2. 分层因素包括：淋巴结状态、既往有无接受化疗、芳香化酶抑制剂末次用药至随机分组的时间间隔、既往接受他莫昔芬治疗的时长。

3. 首要研究终点是无病生存期（disease free survival，DFS），定义为从随机入组到乳腺癌复发（包括乳腺内或胸壁或淋巴结或远隔器官，但不包括第二原发癌或无乳腺癌复发的死亡）或新发乳腺癌的时间。

4. 次要研究终点是总生存率、对侧乳腺癌的发生率、生活质量和长期安全性。

5. 采用意向性分析和安全性分析。

【试验流程】

试验流程见图 34-1。

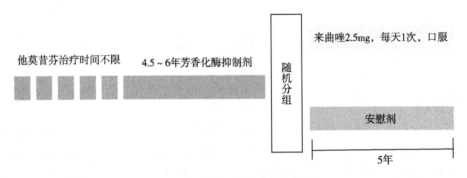

图 34-1　MA. 17R 试验流程图

【结果】

1. 一般情况

（1）从 2004 年 10 月至 2009 年 5 月，共有 1918 例患者被随机分配到来曲唑治疗组（959 例）和安慰剂组（959 例）。中位随访时间为 75 个月（6.3 年）。

（2）首次诊断为乳腺癌至随机入组的中位时间为 10.6 年。既往他莫昔芬治疗的中位时间为 5 年，其中 68.5% 的患者接受 4.5~5.5 年他莫昔芬治疗，20.7% 的患者从未接受他莫昔芬治疗。既往芳香化酶抑制剂治疗的中位时间为 5 年，其中 95.4% 接受 4.5~5.5 年芳香化酶抑制剂治疗，几乎所有患者（99.5%）在既往芳香化酶抑制剂治疗过程中未连续中断超过 6 个月。

（3）芳香化酶抑制剂末次用药至随机分组间隔时间<6 个月的患者占 90%。

（4）来曲唑组和安慰剂组的治疗依从性比例分别为 62.5% 和 62.3%。

2. 疗效分析

（1）来曲唑组和安慰剂组的 5 年无病生存率分别为 95%（95%CI 93%~96%）和 91%（95%CI 89%~93%）。

（2）与安慰剂组相比，来曲唑治疗可使疾病复发或对侧乳腺癌的发生风险降低 34%（HR 0.66，95%CI 0.48~0.91，P=0.01）。

（3）DFS 的亚组分析（按照分层因素和既往芳香化酶抑制剂的使用时长进行分组）显示，所有亚组中来曲唑的疗效均优于安慰剂组，且交互作用检验无统计学差异，提示不同亚组的治疗效应均一。

（4）来曲唑组和安慰剂组的 5 年总生存率分别为 93%（95% CI 92% ~ 95%）和 94%（95% CI 92% ~ 95%）（HR 0.97，95% CI 0.73 ~ 1.28，P = 0.83），亚组分析亦未见差异。

（5）来曲唑组和安慰剂组的对侧乳腺癌年发生率分别为 0.21% 和 0.49%（HR 0.42，95% CI 0.22 ~ 0.81，P = 0.007）。

3. 安全性分析

（1）来曲唑组和安慰剂组各有 5.4% 和 3.7% 的患者因毒性反应中止治疗。

（2）两组接受骨保护药物治疗［包括补充钙剂、补充维生素 D、选择性雌激素受体调节剂（selective estrogen receptor modulator，SERM）药物和双膦酸盐药物］的患者比例相似。

（3）来曲唑组和安慰剂组各有 14% 和 9% 的患者在研究阶段发生骨折（P = 0.001），骨痛的比例分别为 18% 和 14%（P = 0.01），新发骨质疏松的比例分别为 11% 和 6%（P < 0.001）。

（4）来曲唑组和安慰剂组的碱性磷酸酶升高的比例分别为 12% 和 9%（P = 0.01），丙氨酸氨基转移酶升高的比例则分别为 11% 和 14%（P = 0.02）。

4. 生活质量

（1）两组中完成生活质量评估的患者比例在每个评估时间点均超过 85%。

（2）总体生活质量采用 SF-36 量表进行评估。该量表的结果可以分为躯体（physical component summary，PCS）和精神（mental component summary，MCS）两个部分，共评价 8 个维度，分别为躯体健康、生理职能、躯体疼痛、一般健康状况、活力、社会功能、情感职能和精神健康。分值越高则生活质量越好。分值相差 5 分及以上才提示具有临床意义。SF-36 量表的评估结果提示，基线时来曲唑组和安慰剂组的 PCS 总分分别为（47.5±9.4）分和（47.9±9.3）分，两组的 MCS 总分分别为（55.5±7.5）分和（54.8±7.8）分，两组无显著差异。此后进一步随访提示，来曲唑组在生理职能方面劣于安慰剂组（分值变化的组间差异为 3.2 分，P = 0.009）。另外，不同分组与时间的交互作用在躯体疼痛（P = 0.03）和情感职能（P = 0.03）方面具有统计学意义，提示组间差异随时间变化。来曲唑组在 12、24、36 个月时躯体疼痛较为明显，但在 48、60 个月时则是安慰剂组更为明显。但是当分别在每个时间点进行两组比较，则仅在 12 个月时两组之间的差异具有临界统计学意义（P = 0.07）。同样，当分别在每个时间点进行两组比较时，则仅在 60 个月时存在统计学差异（分值变化：来曲唑组为 -3.1 分，安慰剂组为 -8.6 分，P = 0.01）。

（3）绝经相关生活质量则采用 MENQOL 量表进行评估。该量表评价 4 类症状，分别为血管舒缩症状、心理社会状态、生理状态和性功能。分值越高则症状越令人困扰。分值相差 0.5 分及以上才提示具有临床意义。MENQOL 量表的评估结果提示，来曲唑组和安慰剂组的分值无显著差异。

【结论】

与 5 年芳香化酶抑制剂辅助治疗相比，延长其治疗至 10 年可显著改善激素受体阳性乳腺癌患者的 DFS，并降低对侧乳腺癌的发生率，但两者的总生存率并无显著差异。在不良反应方面，骨健康不容忽视。但长期内分泌治疗并未对患者生活质量产生显著影响。

（上海交通大学医学院附属仁济医院　殷文瑾　陆劲松）

二、专　家　点　评

激素受体阳性乳腺癌患者术后存在两个复发高峰，同时其远期复发风险较激素受体阴性患者更高。既往的多项研究结果已表明，延长内分泌治疗可有效降低激素受体阳性乳腺癌的远期复发风险。然而，这些研究均着眼于 5 年他莫昔芬治疗结束后的延长内分泌治疗问题，或提示继续 5 年他莫昔芬有效（ATLAS 研究和 aTTom 研究），或提示序贯 5 年芳香化酶抑制剂有效（MA. 17、ABCSG-6a 研究和 NSABP B33 研究）。随着初始 5 年芳香化酶抑制剂治疗的患者数量不断增加，这部分患者后续延长内分泌治疗是否可改善患者预后这一问题则呼之欲出。长久以来，由于缺乏循证医学证据，芳香化酶抑制剂的延长治疗问题始终未解决，因此国内外的指南和共识也始终无法就这一问题形成指导意见。MA. 17R 研究则首次报道了 5 年芳香化酶抑制剂治疗后继续延长内分泌治疗的疗效和安全性，填补了此类数据的空白。

MA. 17R 研究可以说是 2016 年 ASCO 会议上最吸引人的乳腺癌研究，并成为去年大会的最新突破性研究，由 Paul Goss 教授作主题报道。该试验结果已于去年发表在新英格兰医学杂志上。对此激动人心的结果，我们仍然需要保持平常心来公平、公正地分析该研究。

该研究在试验设计方面有许多可圈可点之处，值得中国学者借鉴，笔者认为主要体现在以下几个方面。①该研究的入组条件中并没有限定既往他莫昔芬的治疗时间，使得这一试验结果在临床实践中的可操作性更强。②该试验的主要研究终点 DFS 的事件定义中将第二原发肿瘤和无乳腺癌复发的死亡排除在外，仅包含局部区域复发和远处转移，在一定程度上可以规避其他非乳腺癌因素对预后的影响。③在试验设计之初，统计学方面预计来曲唑可降低 33% 的复发风险。在双侧 5% 显著性水平和 80% 检验效能的情况下，预计共需入组 1800 例，并需观察到 196 个事件。若预估安慰剂组的 5 年 DFS 为 89%，则统计显示患者需随访 4 年可达到 196 个事件。然而，在实际随访中，第 6 年的事件发生数仅为 176 例，因此检验效能有所下降。另外，由于事件发生率持续走低等原因，该试验对统计学方法进行了及时调整。最终，数据库于 2015 年 11 月 13 日锁定，共发生 165 个事件，在保持原 80% 检验效能的情况下可检测到两组 DFS 的风险比为 0.655。④该研究预先设定了敏感度分析，将所有因乳腺癌死亡的病例纳入 DFS 的统计分析中，结果并无二致，为芳香化酶抑制剂延长治疗的生存获益提供佐证。⑤该研究的分层因素包括淋巴结状态、既往化疗情况、芳香化酶抑制剂末次治疗距离随机分组的间隔时间和他莫昔芬的治疗时间。分层设计可使两组基线资料均衡，并在后续分析中对分层因素进行亚组分析，可进一步观察治疗获益在不同亚组之间的均一性。

当然，任何试验都不可避免地存在局限性，但该研究可谓瑕不掩瑜，其不足之处主要在于治疗的依从性研究可能存在偏倚。一方面是由于该研究仅仅是通过询问方式来确认患者有无服药，另一方面入组条件为既往已接受 5 年芳香化酶抑制剂治疗，愿意入组临床试验的患者在既往治疗过程中的不良反应多为较轻或可耐受，因此，入组患者的治疗依从性相对较好，这一点在后续的生活质量分析中亦得到验证。同时，延长治疗组 DFS 的改善主要得益于对侧乳腺癌发生率的下降，而非复发风险的降低。一方面，虽然该结果可提示来曲唑具有与其他芳香化酶抑制剂一样的化学预防作用（如 IBIS-Ⅱ 研究中的阿那曲唑和 MAP. 3 研究中的依西美坦），但另一方面，这可能也是两组总生存率无显著差异的原因之一。因此，该研究仍有待其他研究数据支持。

综上所述，我们在临床实践中尚不能对激素受体阳性的绝经后乳腺癌患者盲目或"一刀切"地延长芳香化酶抑制剂治疗，我们需要同时权衡患者可能发生的不良反应。同时，延长治疗的患者出现肝功能异常和骨折的风险显著增加，其导致的额外治疗费用亦不容忽略，我们期待后续的成本效益分析能对这一方面作进一步的探究。另外，可考虑进一步建立预测模型，筛选出合适的患者接受延长治疗，以避免不必要的过度治疗，开展个体化治疗或精准医疗。

（上海交通大学医学院附属仁济医院　殷文瑾　陆劲松）

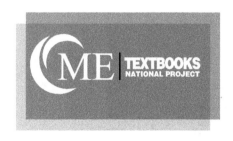

SBII:2pre 研究：绝经前乳腺癌患者中2年他莫昔芬辅助治疗对比未系统治疗试验的长期（>25年）随访结果

第 35 章

一、概　　述

【文献来源】

Ekholm M, Bendahl PO, Ferno M, et al. Two years of adjuvant tamoxifen provides a survival benefit compared with no systemic treatment in premenopausal patients with primary breast cancer: long-term follow-up（> 25 years）of the phase Ⅲ SBII:2pre trial. J Clin Oncol, 2016, 34（19）: 2232-2238.

【研究背景】

本研究是在绝经前乳腺癌患者中评估2年他莫昔芬辅助内分泌治疗对比未系统接受辅助治疗在不同随访时间段的长期疗效（随访时间>25年）。

【入组条件】

1. 绝经前乳腺癌患者。

2. 病理证实为Ⅱ期的原发性乳腺癌（pT_1pN_1、pT_2pN_0 或 pT_2pN_1）。

【试验设计】

1. 一项随机、Ⅲ期临床研究。

2. 研究终点是累积死亡率（cumulative mortality, CM）和乳腺癌相关累积死亡率（cumulative breast cancer-related mortality, CBCM）。

3. 中位随访时间为26.3年。

【试验流程】

试验流程见图35-1。

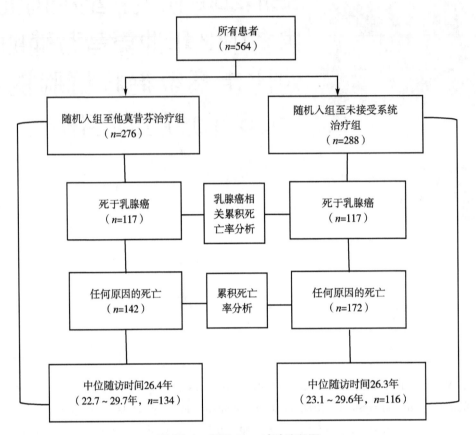

图 35-1　SBII:2pre 试验流程图

【结果】

1. 在激素受体阳性的乳腺癌患者（$n=362$）中，他莫昔芬组的 CM 有下降趋势（$HR\ 0.77$，$95\%CI\ 0.58\sim0.99$，$P=0.075$），但他莫昔芬组显著降低了 CBCM（$HR\ 0.73$，$95\%CI\ 0.53\sim1.03$，$P=0.046$）。

2. 他莫昔芬的疗效在长期随访过程中的不同时间段也有不同（$0\sim5$ 年 CM：$HR\ 1.05$；$5\sim15$ 年 CM：$HR\ 0.58$；15 年后 CM：$HR\ 0.82$；$0\sim5$ 年 CBCM：$HR\ 1.09$；$5\sim15$ 年 CBCM：$HR\ 0.53$；15 年后 CBCM：$HR\ 0.72$）。

【结论】

2 年他莫昔芬辅助治疗对比未接受系统治疗组在绝经前激素受体阳性乳腺癌患者中显示出了长期的生存获益。

（上海交通大学医学院附属仁济医院　杜跃耀　陆劲松）

二、专家解读一

2017 版美国国家综合癌症网络（National Comprehensive Cancer Network，NCCN）指南提出，对于激素受体阳性的乳腺癌患者，辅助内分泌治疗 5 年可考虑延长到 10 年。那么，回顾 20 世纪

80 年代到 90 年代初，他莫昔芬能否用于乳腺癌治疗仍存在争议。于是，瑞典南部和瑞典东南乳腺癌组织（South Swedish and South-East Swedish）在 1984 至 1991 年展开一项随机 Ⅲ 期临床研究（SBII:2pre），入组绝经前乳腺癌患者共 564 例，对比 2 年他莫昔芬辅助治疗与未接受系统治疗组之间的生存差异。本文于 2016 年发表在 *Journal of Clinical Oncology*，是关于该项研究>25 年的长期随访结果。该研究部分阐明了 2 年他莫昔芬辅助治疗能否为参与早期研究的乳腺癌患者提供长期疗效及疗效获益可持续的时长。

经中位随访 25 年，结果提示：接受 2 年他莫昔芬辅助治疗的绝经前雌激素受体（estrogen receptor，ER）阳性乳腺癌患者（$n=276$），与未接受系统治疗组（$n=288$）相比，前者 CBCM 下降，乳腺癌相关绝对风险降低 12%。ER（+）乳腺癌患者（$n=362$）中，他莫昔芬组的 CM 有下降趋势（$HR\ 0.77$，$95\%\ CI\ 0.58\sim1.03$，$P=0.075$），CBCM 显著下降（$HR\ 0.73$，$95\%\ CI\ 0.53\sim0.99$，$P=0.046$）。ER（+）且 PR（+）乳腺癌患者疗效获益（$n=332$；CM：$HR\ 0.73$，$95\%\ CI\ 0.54\sim0.98$，$P=0.034$；CBCM：$HR\ 0.70$，$95\%CI\ 0.51\sim0.97$，$P=0.030$），但 ER（−）且 PR（−）乳腺癌患者未见明显疗效（$n=153$；CM：$HR\ 0.89$，$95\%CI\ 0.59\sim1.34$；CBCM：$HR\ 0.96$，$95\%CI\ 0.61\sim1.51$）。随着随访时间延长，在随访 5～15 年时，ER（+）乳腺癌中他莫昔芬组患者的风险比值更低（CM：$HR\ 0.58$，$95\%\ CI\ 0.37\sim0.91$；CBCM：$HR\ 0.53$，$95\%\ CI\ 0.33\sim0.86$），意味着 2 年他莫昔芬辅助治疗可为 ER（+）乳腺癌患者带来更长时间的生存获益。而随访时间<5 年或>15 年，均未见两组有统计学差异。亚组分析结果提示，2 年他莫昔芬辅助治疗可为年龄<40 岁患者组（CM：$HR\ 0.45$，$95\%\ CI\ 0.23\sim0.91$；CBCM：$HR\ 0.37$，$95\%CI\ 0.17\sim0.82$）及组织学分级 3 级患者组（CM：$HR\ 0.56$，$95\%\ CI\ 0.34\sim0.91$；CBCM：$HR\ 0.53$，$95\%\ CI\ 0.31\sim0.91$）带来显著生存获益。

目前，也有不少乳腺癌内分泌治疗研究取得突破性的进展。ATLAS 和 aTTom 研究的最新结果建议，绝经前患者可延长使用他莫昔芬到 10 年。SBII:2pre 研究入组患者仅 1 例接受卵巢抑制剂治疗，但根据 SOFT 和 TEXT 最新研究结果，对于 40 岁以上且复发风险较低的患者，5 年他莫昔芬治疗可能仍是标准治疗；但对于复发风险较高、35 岁以下的年轻患者，他莫昔芬联合卵巢抑制剂可减少乳腺癌复发，依西美坦联合卵巢抑制剂可进一步提高临床疗效。尽管本研究入组患者中纳入了 7 例接受辅助化疗的患者，但 EBCTCG 的一项荟萃分析结果提示，他莫昔芬对接受辅助化疗的患者依然有效。

本研究提示，ER（+）乳腺癌患者，尤其是 ER（+）且 PR（+）乳腺癌患者，仅仅 2 年的他莫昔芬辅助治疗，在治疗开始的最初 5 年可能未见明显生存获益，但从第 5 年起，生存获益显著，并持续到第 15 年。对于激素受体阴性患者，生存获益不明显。结果意味着，他莫昔芬在激素受体阳性绝经前患者的辅助治疗中，依旧占有举足轻重的作用。他莫昔芬这种强大的延时效应，足以引起我们对 5 年他莫昔芬甚至联合卵巢抑制剂治疗后长期随访数据的期待。

本研究是迄今为止第一个中位随访时间超过 25 年的绝经前乳腺癌研究。但由于本研究病例数较少（$n=564$），到 2014 年 4 月，入组患者仅剩 250 例。小样本量可能影响长期数据统计。其次，入组患者使用的他莫昔芬剂量包括 40 mg 和 20 mg，研究并未排除剂量对生存率的影响。再次，对于有高危因素的患者（如 402 例淋巴结阳性患者，69 例 HER-2 阳性患者，153 例激素受体阴性患者），大部分未接受辅助化疗，因此对本研究结果造成多大影响尚未可知。

（上海中医药大学附属岳阳中西医结合医院　薛晓红）

三、专家解读二

Ⅲ 期 SB Ⅱ:2pre 研究的随访时间长达 25 年，该研究是目前对绝经前乳腺癌患者随访最长的研究，这些数据为绝经前乳腺癌患者的生存情况提供了重要参考。

Ⅲ期SBⅡ:2pre研究探讨的是绝经前原发性乳腺癌患者使用2年他莫昔芬治疗与无辅助治疗比较的获益。结果发现，2年他莫昔芬治疗具有长期的获益（0～5年CM：*HR* 1.05；5～15年CM：*HR* 0.58；>15年CM：*HR* 0.82；0～5年CBCM：*HR* 1.09；5～15年CBCM：*HR* 0.53；>15年CBCM：*HR* 0.72）。

从整体数据来看，该研究肯定了他莫昔芬在绝经前乳腺癌患者中的治疗地位，尤其是针对那些年轻的具有远期复发的乳腺癌患者是一个重要选择。他莫昔芬组最明显的获益是在5～15年，CM和CBCM的风险降低了50%，15年之后他莫昔芬的阳性作用减弱。因为该研究的样本量（*n*=564）较少，没有分析这三个时间段之间是否具有统计学差异。

ATLAS和aTTOM研究是两个大型的早期内分泌治疗研究，两个研究均证实延长他莫昔芬至10年比5年有显著获益（ATLAS研究中5～14年乳腺癌死亡率：10年他莫昔芬组12.2%与5年他莫昔芬组15.0%比较，死亡风险降低2.8%，*P*=0.01；aTTOM研究中随访9年的乳腺癌复发率：10年他莫昔芬组28%与5年他莫昔芬组32%比较，*P*=0.003）。基于这两个研究，绝经前乳腺癌患者可以考虑延长内分泌治疗至10年。

（复旦大学附属华山医院　汪　洁）

参考文献

[1] Ekholm M, Bendahl PO, Fernö M, et al. Two years of adjuvant tamoxifen provides a survival benefit compared with no systemic treatment in premenopausal patients with primary breast cancer：long-term follow-up（>25years）of the phase Ⅲ SBⅡ:2pre Trial. J Clin Oncol, 2016, 34（19）：2232-2238.

[2] Davies CH, Pan H, Godwin J, et al. Long-term effects of continuing adjuvant tamoxifen to 10 years versus stopping at 5 years after diagnosis of oestrogen receptor-positive breast cancer：ATLAS, a randomised trial. Lancet, 2013, 381（9869）：805-816.

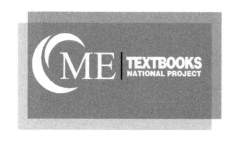

TEXT 和 SOFT 试验：绝经前激素受体阳性、HER-2 阴性早期乳腺癌中辅助内分泌治疗的绝对获益

第 36 章

一、概　　述

【文献来源】

Regan MM，Francis PA，Pagani O，et al. Absolute benefit of adjuvant endocrine therapies for premenopausal women with hormone receptor-positive，human epidermal growth factor receptor 2-negative early breast cancer：TEXT and SOFT Trials. J Clin Oncol，2016，34（19）：2221-2231.

【研究背景】

乳腺癌辅助治疗方案的制订需首先考虑复发风险。TEXT 和 SOFT 两项研究在绝经前激素受体阳性的乳腺癌患者中评估依西美坦+卵巢抑制、他莫昔芬+卵巢抑制及他莫昔芬单药辅助内分泌治疗的疗效。将复发风险作为一个连续变量，针对不同的复发风险来判断绝对的治疗获益，以此来为 HER-2 阴性患者制订个体化的内分泌治疗方案。

【入组条件】

1. 绝经前早期浸润性乳腺癌患者。

2. 雌激素受体（estrogen receptor，ER）或孕激素受体（progesterone receptor，PR）>10%、人类表皮生长因子受体 2（human epidermal growth factor receptor 2，HER-2）阴性。

【试验设计】

1. TEXT 研究是在绝经前且辅助治疗开始时就使用卵巢抑制的患者中评估依西美坦和他莫昔芬在辅助治疗中的作用。

2. SOFT 研究是在绝经前的 2 个队列中评估他莫昔芬+卵巢抑制和依西美坦+卵巢抑制的疗效。

3. 研究终点是无乳腺癌生存间期。

【试验流程】

试验流程见图 36-1。

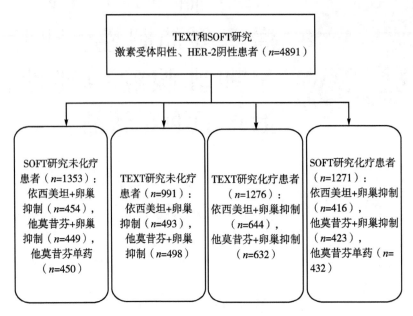

图 36-1　TEXT 和 SOFT 试验流程图

【结果】

1. 在 SOFT 研究中，化疗后仍处于绝经前状态的患者，依西美坦+卵巢抑制组对比他莫昔芬+卵巢抑制组和他莫昔芬单药组在 5 年无乳腺癌生存间期方面有≥5%的绝对获益，具有中到高危复发风险的患者 5 年无乳腺癌生存间期的获益可以达到 10%～15%；他莫昔芬+卵巢抑制组对比他莫昔芬单药组的获益主要见于具有最高复发风险的患者。

2. SOFT 研究中未化疗的患者，即那些平均复发风险最低者进行内分泌治疗的效果均较好。

3. 在 TEXT 研究中，依西美坦+卵巢抑制组 5 年的无乳腺癌生存间期优于他莫昔芬+卵巢抑制组，获益为 5%～15%；复发风险最低、未接受化疗的患者进行内分泌治疗的效果均较好。

【结论】

绝经前激素受体阳性、HER-2 阴性且根据临床病理特征定义为具有高危复发风险的患者，进行依西美坦+卵巢抑制治疗较他莫昔芬单药治疗 5 年的无乳腺癌生存间期可获益 10%～15%；具有中危复发风险的患者至少可以有 5%的获益，复发风险最低的患者获益最小。

（上海交通大学医学院附属仁济医院　杜跃耀　陆劲松）

二、专家解读

绝经前女性乳腺癌患者内分泌治疗的主要手段包括 3 种：选择性雌激素受体调节剂他莫昔芬、卵巢抑制（包括手术、放射治疗或药物去势）及卵巢抑制联合他莫昔芬。在过去的 15 年里，他莫昔芬依然作为标准选择处于核心地位，而芳香化酶抑制剂联合卵巢抑制的作用也得到了证实。

2015 年的 TEXT 和 SOFT 国际随机Ⅲ期试验证明，应用依西美坦+卵巢抑制，相对于他莫昔芬+卵巢抑制或单独使用他莫昔芬的 5 年辅助治疗，可以改善生存。SOFT 研究还发现，对于有足够风险且保证辅助化疗后仍保持绝经前状态的患者，相对于他莫昔芬单独治疗，他莫昔芬+卵巢抑制可以提高生存获益。但对于绝经前 ER 和（或）PR 阳性、HER-2 阴性乳腺癌患者的辅助内分泌治疗，仍存在几大问题需要关注。①对于接受了卵巢抑制的患者，加用芳香化酶抑制剂是否有额外获益？②对于化疗后仍处于绝经前期他莫昔芬治疗的患者，加用卵巢抑制是否有进一步的获益？

这篇发表在 2016 年 11 月 *Journal of Clinical Oncology* 上的文章，是依据 STEPP 风险分级进行 TEXT 和 SOFT 研究的联合分析，对这两个问题作了初步回答。

研究结论：从临床病理学特征判断的高复发风险的患者中依西美坦+卵巢抑制与单纯他莫昔芬治疗的患者相比，其 5 年无乳腺癌生存间期提高 10%～15%；若为中等复发风险则可提高至少 5%，未化疗的低复发风险患者疗效相当。对于高复发风险的患者，如果患者对于芳香化酶抑制剂不能耐受，那么他莫昔芬+卵巢抑制与他莫昔芬比较也有获益。

但这篇联合分析研究也存在一些局限性。对于激素受体阳性且 HER-2 阴性的乳腺癌患者，运用依西美坦+卵巢抑制必须权衡其获益和风险，在缺少精确的预测风险模型时，运用如 STEEP 分析等复发风险评价系统对于治疗决策的判断十分重要。STEEP 分析能够对与复发风险密切相关的因素连续地进行分析，当然其也有一些缺点：对于疗效的评价需要设定 5 年的时间点；这两个试验随访时间不够长，分别是 6 年和 5.6 年，因此目前还不能判断总生存期方面的获益；这两个试验的对照组是不同的，因此联合分析必须分层进行；入组患者 ER 阳性或者 PR 阳性的判定标准都是大于 10%，淋巴结转移患者占大多数，SOFT 和 TEXT 研究分别是 66%、27%；选择无乳腺癌生存间期而不是无病生存期作为主要研究终点，前者排除了其他非乳腺的原发癌。2016 年美国国家综合癌症网络（National Comprehensive Cancer Network，NCCN）指南在临床内分泌治疗部分，诊断时为绝经前患者的辅助内分泌治疗推荐条目中，加入"芳香化酶抑制剂 5 年+卵巢抑制或切除（Ⅰ类证据）"，并且在这条推荐下，加入新的注解："根据 SOFT 和 TEXT 研究的结果，有高危复发风险的绝经前女性患者需考虑芳香化酶抑制剂或他莫昔芬治疗 5 年联合卵巢抑制治疗，女性高复发风险是指年轻、高肿瘤级别、淋巴结阳性等。这个研究的最终生存数据仍需要进一步随访"。在 SOFT 研究中，对于低风险但是化疗后又明显在绝经前状态的人群，运用卵巢抑制+依西美坦与他莫昔芬相比，无乳腺癌生存间期提高 3%，对于这部分患者必须权衡利弊。

（南昌市第三医院　李志华）

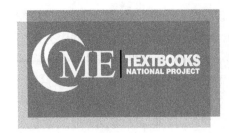

HERA 研究：曲妥珠单抗辅助治疗的 11 年随访结果

第 37 章

一、概　　述

【文献来源】

Cameron D，Piccart-Gebhart MJ，Gelber RD，et al. 11 years' follow-up of trastuzumab after adjuvant chemotherapy in HER2-positive early breast cancer：final analysis of the HERceptin adjuvant（HERA）trial. Lancet，2017，389（10075）：1195-1205.

【研究背景】

临床研究结果表明，重组抗人类表皮生长因子受体 2（human epidermal growth factor receptor 2，HER-2）的单克隆抗体曲妥珠单抗可显著改善 HER-2（+）早期乳腺癌患者的无病生存期（disease free survival，DFS）和总生存期（overall survival，OS），但目前仍需要长期随访的结果。本研究报道了 HERA 研究中位随访 11 年的研究结果。

【入组条件】

1. 提供了书面的知情同意书并且中心实验室证实为早期 HER-2（+）乳腺癌，化疗±放疗后的左心室射血分数（left ventricular ejection fraction，LVEF）至少为 55%。

2. 如果是淋巴结阴性患者，肿瘤>1 cm 可以入组。

【试验设计】

1. 一项国际多中心、开放、Ⅲ期随机临床研究。
2. 主要研究终点是 DFS，在意向性人群中进行分析。

【试验流程】

试验流程见图 37-1。

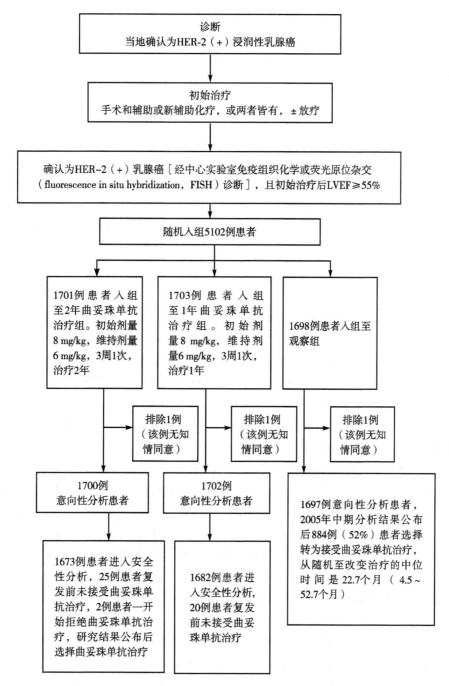

图 37-1　HERA 试验流程图

【结果】

1. 5102 例随机入组至 HERA 研究的患者，有 3 例患者未提供书面的知情同意书。对 5099 例意向性分析人群（1697 例患者入组至观察组，1702 例患者入组至 1 年的曲妥珠单抗治疗组，1700 例患者入组至 2 年的曲妥珠单抗治疗组）进行随访。

2. 中位随访 11 年，1 年的曲妥珠单抗治疗组较观察组显著降低了 DFS 的事件数（*HR* 0.76,

95%CI 0.68～0.86）和死亡数（*HR* 0.74，95%CI 0.64～0.86）。2 年的曲妥珠单抗辅助治疗较 1 年的治疗并未改善 DFS（*HR* 1.02，95%CI 0.89～1.17）。

3. 观察组的 10 年无病生存率估计为 63%，1 年和 2 年的曲妥珠单抗治疗组均为 69%。884 例（52%）的观察组患者选择转为接受曲妥珠单抗治疗。

4. 3 组中心脏毒性的发生率都很低，并且主要发生在治疗阶段。继发性心脏终点事件的发生率在 2 年曲妥珠单抗治疗组为 7.3%（122 例），在 1 年曲妥珠单抗治疗组为 4.4%（74 例），在观察组为 0.9%（15 例）。

【结论】

与观察组相比，HER-2（+）早期乳腺癌患者化疗后接受 1 年曲妥珠单抗辅助治疗可以显著改善 DFS。2 年的曲妥珠单抗治疗并没有额外的生存获益。

（上海交通大学医学院附属仁济医院　杜跃耀　陆劲松）

二、专家解读一

数据显示，25%～30% 的乳腺癌患者 HER-2 高表达，且 HER-2 高表达乳腺癌患者往往预后不良。曲妥珠单抗的应用可以显著改善 HER-2（+）乳腺癌患者预后，延长患者生存时间。奠定曲妥珠单抗在乳腺癌抗 HER-2 治疗中经典治疗地位的几项临床研究（NCCTG N9831、NSABP B-31 和 BCIRG 006 研究）结果一致表明，HER-2（+）乳腺癌患者在术后辅助化疗基础上接受 1 年曲妥珠单抗治疗能显著延长 DFS 和 OS，可使早期乳腺癌患者复发风险降低 36%～52%，死亡风险降低 33%。根据上述研究结果，美国国家综合癌症网络（National Comprehensive Cancer Network，NCCN）指南强烈推荐曲妥珠单抗用于 HER-2（+）早期乳腺癌患者的术后辅助治疗（Ⅰ类证据）。然而，曲妥珠单抗在给患者带来生存获益的同时，也带来了药物相关的不良反应及沉重的经济负担。因此，如何以最短的治疗时间、最小的药物不良反应取得最优的治疗效果，一直是曲妥珠单抗治疗过程中研究的热点。

曲妥珠单抗应用多久才能达到最佳治疗效果？延长曲妥珠单抗治疗时间能否给患者带来更多的生存获益？2017 年 *Lancet* 杂志公布了 HERA 研究的最终数据结果，对上述问题进行了解答。HERA 研究是一项国际多中心、随机、开放Ⅲ期研究，旨在探索使用曲妥珠单抗治疗 1 年以上是否可以进一步改善 HER-2 阳性早期乳腺癌患者的总生存期，也是目前唯一一项曲妥珠单抗的延长治疗研究。该研究共入组 5102 例 HER-2（+）早期乳腺癌患者，在手术、化疗、放疗等综合治疗后，1:1:1 随机分为 3 组：曲妥珠单抗治疗 2 年组（1701 例患者）、曲妥珠单抗治疗 1 年组（1703 例患者）、对照组（1698 例患者）。该研究的主要终点是 DFS，次要终点为 OS 和心脏安全性，中位随访时间为 11 年。2017 年 HERA 研究的最终结果表明：2 年的曲妥珠单抗治疗与 1 年相比，并未显著改善患者的 DFS（*HR* 1.02，95%CI 0.89～1.17），但 2 年组的心脏不良事件发生率高于 1 年组（7.3% 与 4.4% 比较）。与未接受曲妥珠单抗治疗的观察组相比，1 年组患者的 DFS（*HR* 0.76，95%CI 0.68～0.86）和 OS（*HR* 0.74，95%CI 0.64～0.86）均获得明显改善，但心脏不良事件发生率也较观察组升高（4.4% 与 0.9% 比较）。

HERA 研究根据激素受体的表达状态分为激素受体（+）（雌激素受体和孕激素受体任意一项阳性或者均为阳性）和激素受体（-）（雌激素受体和孕激素受体均为阴性）2 个亚组，分别在 2 组内进行对比分析后发现，无论激素受体状态如何，1 年与 2 年治疗组的 DFS 和 OS 均无统计学差异。无论 1 年组还是 2 年组，经过曲妥珠单抗治疗后，DFS 和 OS 均优于对照组。尽管研究选取的都是 HER-2 过表达乳腺癌患者，远期预后相对较差，但无论是 DFS 还是 OS，激素受体（+）组均优于激素受体（-）组。研究者分析原因，认为内分泌治疗对激素受体（+）患者生存期的改善起到了重要的作用。

HERA 研究证实为期 1 年的曲妥珠单抗治疗仍然是早期 HER-2（+）乳腺癌患者的标准治疗，将曲妥珠单抗治疗延长至 2 年，患者并无生存获益，但心脏不良事件增加。

HERA 研究较以往的曲妥珠单抗相关研究有 3 点不同。①该研究是唯一一项旨在探索曲妥珠单抗延长治疗是否可以改善 HER-2（+）乳腺癌患者预后的大型国际临床研究。目前关于曲妥珠单抗治疗最佳时长探索的临床研究多数聚焦于是否可缩短治疗时间。PHARE 研究是一项对比曲妥珠单抗治疗 12 个月与 6 个月的随机、非劣效比较的 III 期临床研究。结果显示，中位随访 42.5 个月，曲妥珠单抗辅助治疗 6 个月组患者的 2 年 DFS 对比 12 个月组 DFS 的风险比为 1.28，并无统计学差异，心脏事件发生率分别为 1.9%、5.7%（$P<0.0001$）。6 个月的曲妥珠单抗治疗对比 12 个月的曲妥珠单抗治疗并未达到非劣性结果，虽然心脏不良事件发生率更高，但曲妥珠单抗辅助治疗 1 年仍为最佳疗程。FinHer 研究旨在淋巴结阳性或高危的 HER-2（+）患者中比较化疗联合或不联合曲妥珠单抗的疗效。与 HERA 等研究方案中 3 周方案不同，FinHer 研究中曲妥珠单抗用药为每周方案，连用 9 周。5 年的随访分析显示，联合曲妥珠单抗组和未联合曲妥珠单抗组的 DFS 分别为 91.3% 和 82.3%，OS 分别为 83.3% 和 73%，差异均无统计学意义。但由于该研究入组曲妥珠单抗病例数较少，因此对短期曲妥珠单抗方案的价值仍无定论。②该研究随访时间长。研究一共入组患者 5000 余人，自 2001 年起开始入选患者，直至 2015 年进行数据统计分析，中位随访时间达 11 年。对于绝大多数使用过蒽环类药物的患者，曲妥珠单抗的心脏毒性往往出现在治疗后 5~10 年，该研究中位随访时间 11 年，使用曲妥珠单抗的患者心脏毒性得到完全体现，使得研究数据更具有说服力，对临床医师正确恰当地应用曲妥珠单抗提供了循证医学的理论支持。③该研究将所有入组患者的 LVEF 及其 10 年的动态变化纳入到心脏不良事件的考量中，与纽约心脏协会（NYHA）心功能分级相结合，细化了评价指标，对入组患者心脏不良事件进行客观全面的综合评估。

目前关于 HER-2（+）早期乳腺癌患者曲妥珠单抗辅助治疗最佳疗程的其他研究仍在进行中，今年美国临床肿瘤学会（American Society of Clinical Oncology，ASCO）报告了 Short-HER 中位随访 5.2 年的研究结果，9 周的曲妥珠单抗以 85.4% 对 87.5% 的微弱劣势不敌 1 年曲妥珠单抗的标准治疗，没有撼动 1 年治疗的方案。希腊 Hellenic 和英国 Persephone 研究旨在比较曲妥珠单抗 6 个月和 12 个月治疗情况，等待研究结果。现有的循证医学证据支持曲妥珠单抗辅助治疗 1 年为最佳疗程。

HERA 研究结果显示，HER-2（+）早期乳腺癌患者的曲妥珠单抗治疗标准疗程仍为 1 年。将治疗时间延长至 2 年，药物不良反应增加，但并不能改善患者的生存和预后。HERA 研究按照激素受体状态不同进行分组分析，以期发现不同患者人群是否存在各自对应的最佳治疗时长，筛选寻找最大获益人群。研究发现，无论激素受体状态如何，1 年的曲妥珠单抗治疗仍是 HER-2（+）早期乳腺癌患者的最佳抗 HER-2 治疗时长。相信随着基因检测技术的不断进步，通过对 HER-2（+）乳腺癌进一步分型分析，开展针对性更强的临床研究，以期实现对不同类型的 HER-2（+）乳腺癌患者进行个体化抗 HER-2 治疗。

（河北医科大学第四医院　李赛男　耿翠芝）

三、专家解读二

1. 本试验拟解决的临床难题及目前的争议　应用曲妥珠单抗辅助化疗治疗 HER-2（+）早期

乳腺癌2年是否疗效更佳? 继2013年发表随访8年的结果之后, 由罗氏公司资助的 HERA 研究团队再次发表了随访11年的结果, 该研究结果对此疑问给出了否定的答案, 即持续2年的曲妥珠单抗治疗相比1年的治疗并没有更多的临床获益, 其无疾病生存风险比为1.02 (95% CI 0.89~1.17), 预估10年无疾病生存率无差异, 均为69%。此次发表的结果是对随访8年结果的进一步确证。

在安全性方面, 尽管延长中位随访时间至11年, 仍没有观察到新的安全信号, 也没有发现迟发性的心脏毒性。各组间心脏毒性保持较低水平, 且主要发生在给药期间。继发性心脏终点事件的发生率在2年曲妥珠单抗治疗组为122例 (7.3%), 1年曲妥珠单抗治疗组为74例 (4.4%), 观察组为15例 (0.9%)。

另外, 此次随访11年的结果还进一步证实了曲妥珠单抗辅助治疗的疗效, 它能使 HER-2 阳性早期乳腺癌人群无疾病生存风险相对降低24%, 死亡风险相对降低26%。

2. 本研究的结果和可能的亚组分析中重要的亮点　HERA 研究入组的人群中激素受体阳性与阴性人群各占一半。亚组分析中, 中位随访11年的结果再次提示激素受体状态对疾病预后发挥决定性作用, 在观察组中激素受体阴性患者的预估10年无病生存率为59%, 而激素受体阳性患者则为66%, 在1年曲妥珠单抗治疗组中则分别为67%和72%。既然激素受体与预后相关, 那么, 激素受体状态对于曲妥珠单抗治疗有效性是否存在影响? 该研究亚组分析结果表明, 虽然激素受体阳性患者接受曲妥珠单抗治疗1年的风险比略高于激素受体阴性患者 (无疾病生存风险比分别为0.80和0.73, 总生存风险比分别0.81和0.70), 但无统计学差异。

3. 同类的其他研究比较　在辅助使用曲妥珠单抗治疗1年的临床研究中, 有3项大型多中心研究与 HERA 研究类似。①NSABP B-31 研究, 入组2043例患者, 比较 AC→T 与 AC→TH 方案的疗效; ②NCCTG N9831 研究, 入组2641例患者, 比较 AC→T、AC→TH 和 AC→T→H 方案疗效; ③BCIRG 006 研究, 入组3222例患者, 比较 AC→T、AC→TH 和 TCH 方案疗效。这些结果的使用期限与 HERA 研究一致, 在疗效方面的结果也基本一致。

在对比曲妥珠单抗辅助治疗时间方面, 涉及的研究有 FinHer 研究、PHARE 研究。FinHer 研究, 入组232例 HER-2 阳性患者, 对比使用曲妥珠单抗单周方案9周与不使用曲妥珠单抗的疗效, 中位随访62个月, 结果显示治疗组具有改善无远处转移生存期 (distance disease free survival, DDFS) 趋势, 但无统计差异 (HR 0.65, 95% CI 0.38~1.12, P=0.12)。PHARE 研究入组1691例患者, 对比辅助化疗后应用曲妥珠单抗6个月和12个月的疗效, 随访3.5年的非劣性对比并没显示出阳性结果, 提示12个月仍应为标准治疗。

另外, 尚未报道结果的研究有: PERSEPHONE 研究 (3周方案×6个月与3周方案×12个月比较)。SOLD 研究 (单周方案9周与单周方案52周比较); SHORT-HER 研究 (3个月与12个月比较)。我们期待这些研究结果的发表。

4. 本研究结论的重要临床意义　该研究进一步确证了曲妥珠单抗在辅助治疗中的地位, 对不必要的长期使用也提供了参考数据。

5. 研究不足、未解决的问题及对未来研究的启发　该研究的分析结果基于意向性治疗人群, 那么对符合方案人群分析结果可能会更加明显。此外, 对于激素受体阴性、HER-2 阳性患者而言, 2年曲妥珠单抗治疗是否较1年曲妥珠单抗治疗能获得短暂生存获益, 对于这部分人群而言, 能否探索出新的辅助治疗方案, 需要进一步深入研究。

(上海交通大学附属第六人民医院　沈　赞)

参考文献

［1］ Goldhirsch A, Gelber RD, Piccart-Gebhart MJ, et al. 2 years versus 1 year of adjuvant trastuzumab for HER2-positive breast cancer（HERA）：an open-label, randomised controlled trial. Lancet, 2013, 382（9897）：1021-1028.

［2］ Cameron D, Piccart-Gebhart MJ, Gelber RD, et al. 11 years' follow-up of trastuzumab after adjuvant chemotherapy in HER2-positive early breast cancer：final analysis of the HERceptin Adjuvant（HERA）trial. Lancet, 2017, 389（10075）：1195-1205.

［3］ Romond EH, Peraz EA, Bryant J, et al. Trastuzumab plus adjuvant chemotherapy for operable HER2-positive breast cancer. N Engl J Med, 2005, 353（16）：1673-1684.

［4］ Perez EA, Romond EH, Suman VJ, et al. Four-year follow-up of trastuzumab plus adjuvant chemotherapy for operable human epidermal growth factor receptor 2-positive breast cancer：joint analysis of data from NCCTG N9831 and NSABP B-31. J Clin Oncol, 2011, 29（25）：3366-3373.

［5］ Perez EA, Romond EH, Suman VJ, et al. Trastuzumab plus adjuvant chemotherapy for human epidermal growth factor receptor 2-positive breast cancer：planned joint analysis of overall survival from NSABP B-31 and NCCTG N9831. J Clin Oncol, 2014, 32（33）：3744-3752.

［6］ Joensuu H, Bono P, Kataja V, et al. Fluorouracil, epirubicin, and cyclophosphamide with either docetaxel or vinorelbine, with or without trastuzumab, as adjuvant treatments of breast cancer：final results of the FinHer Trial. J Clin Oncol, 2009, 27（34）：5685-5692.

［7］ Pivot X, Romieu G, Debled M, et al. 6 months versus 12 months of adjuvant trastuzumab for patients with HER2-positive early breast cancer（PHARE）：a randomised phase 3 trial. Lancet Oncol, 2013, 14（8）：741-748.

［8］ Miller K, Cortes J, Hurvitz SA, et al. HERMIONE：a randomized Phase 2 trial of MM-302 plus trastuzumab versus chemotherapy of physician's choice plus trastuzumab in patients with previously treated, anthracycline-naïve, HER2-positive, locally advanced/metastatic breast cancer. BMC Cancer, 2016, 16（1）：352-363.

［9］ Perez EA, Suman WJ, Davidson NE, et al. Sequential versus concurrenttrastuzumab in adjuvant chemotherapy for breast cancer. J Clin Oncol, 2011, 29（34）：4491-4497.

［10］ Slamon D, Eiermann W, Robert N, et al. Adjuvant trastuzumab in HER2-positive breast cancer. N Engl J Med, 2011, 365（14）：1273-1283.

［11］ Baselga J, Perez EA, Pienkowski T, et al. Adjuvant trastuzumab：a milestone in the treatment of HER-2-positive early breast cancer. Oncologist, 2006, 11 Suppl 1：4-12.

［12］ Cameron D, Piccart-Gebhart MJ, Gelber RD, et al. 11 years' follow-up of trastuzumab after adjuvant chemotherapy in HER2-positive early breast cancer：final analysis of the HERceptin Adjuvant（HERA）trial. Lancet, 2017, 389（10075）：1195-1205.

［13］ Joensuu H, Bonn P, Kataja V, et al. Fluorouracil, epirubicin, and cyclophosphamide with either docetaxel or vinorelbine, with or without trastuzumab, as adjuvant treatments of breast cancer：final results of the FinHer Trial. J Clin Oncol, 2009, 27（34）：5685-5692.

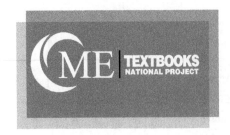

第38章 ExteNET 研究：HER-2 阳性乳腺癌辅助曲妥珠单抗治疗后进行来那替尼治疗的Ⅲ期临床试验

一、概　　述

【文献来源】

Chan A，Delaloge S，Holmes FA，et al. Neratinib after trastuzumab-based adjuvant therapy in patients with HER2-positive breast cancer（ExteNET）：a multicentre，randomised，double-blind，placebo-controlled，phase 3 trial. Lancet Oncol，2016，17（3）：367-377.

【研究背景】

来那替尼是人类表皮生长因子受体 1（human epidermal growth factor receptor 1，HER-1）、HER-2 和 HER-4 不可逆的酪氨酸激酶抑制剂，在治疗 HER-2 阳性转移性乳腺癌中有效。本项研究是评估早期 HER-2 阳性乳腺癌患者完成辅助曲妥珠单抗治疗后进行 12 个月来那替尼治疗的疗效和安全性。

【入组条件】

1. 年龄≥18 岁（在日本为≥20 岁）的女性。
2. Ⅰ～Ⅲ期 HER-2 阳性乳腺癌。
3. 完成新辅助和辅助治疗至随机入组的时间不超过 2 年。

【试验设计】

1. 一项多中心、随机、双盲、安慰剂对照的Ⅲ期临床试验。
2. 主要研究终点是无浸润性疾病生存率。
3. 本研究进行意向性分析。

【试验流程】

试验流程见图 38-1。

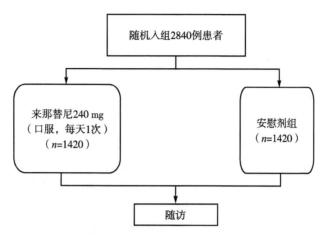

图 38-1　ExteNET 试验流程图

【结果】

1. 2009-07-09 至 2011-10-24，随机入组 2840 例患者接受来那替尼治疗（$n = 1420$）或安慰剂治疗（$n = 1420$）。两组的中位随访时间均为 24 个月。

2. 随访 2 年时，来那替尼组的无浸润性疾病生存事件数是 70 例，对照组为 109 例（$HR\ 0.67$，$95\%CI\ 0.50 \sim 0.91$，$P = 0.009\ 1$）。来那替尼组 2 年的无浸润性疾病生存率是 93.9%（$95\%CI\ 92.4\% \sim 95.2\%$），对照组为 91.6%（$95\%CI\ 90.0\% \sim 93.0\%$）。

3. 来那替尼组最常见的 3~4 级不良反应为腹泻 [3 级 561 例（40%），4 级 1 例（<1%）；对照组 3 级 23 例（2%）]、呕吐 [3 级 47 例（3%）；对照组为 5 例（<1%）] 和恶心 [3 级 26 例（2%），对照组为 2 例（<1%）]。来那替尼组发生 QT 间期延长的有 49 例（3%），对照组有 93 例（7%）。来那替尼组发生 ≥2 级的左心室射血分数降低有 19 例（1%），对照组有 15 例（1%）。来那替尼组中有 103 例（7%）患者发生严重不良事件，对照组为 85 例（6%）。

4. 停药后发生 7 例（<1%）患者死亡（来那替尼组发生 4 例，对照组发生 3 例），均与疾病进展无关。来那替尼组 4 例患者的死亡原因：2 例未知，1 例死于第二原发脑肿瘤，1 例死于急性粒细胞白血病。对照组 3 例患者的死亡原因：1 例死于脑出血，1 例死于心肌梗死，1 例死于胃癌。7 例死亡和本研究的治疗均无关。

【结论】

HER-2 阳性乳腺癌患者辅助化疗和曲妥珠单抗治疗结束后再给予 12 个月来那替尼治疗可以显著提高患者的 2 年无浸润性疾病生存率。

（上海交通大学医学院附属仁济医院　杜跃耀　陆劲松）

二、专 家 解 读

乳腺癌的分子分型决定了疾病的预后，分型中大约 20% 的患者为恶性程度较高的 HER-2 阳性乳腺癌患者。曲妥珠单抗的出现，很大程度上改变了 HER-2 阳性乳腺癌的预后，无论是早期患者还是晚期患者，均能从抗 HER-2 治疗中得到显著的生存获益。尤为重要的是针对早期乳腺癌的辅助治疗，只有早期有效治疗，才能降低未来的复发转移风险，达到治愈的可能。

在既往临床研究中，我们知道即便给予曲妥珠单抗辅助治疗，仍有将近 1/4 的 HER-2 阳性早期乳腺癌患者会出现复发。因此，避免早期高危患者后续肿瘤复发转移仍是一项严峻的挑战。随着抗 HER-2 靶向药物的迭代升级，近年来对于辅助抗 HER-2 的药物优化进行了各种探索，包括化疗方案的优化和强化，也包括了多种靶向药物的联合治疗。双靶向抗 HER-2 治疗已经在晚期乳腺癌和乳腺癌新辅助治疗中得到了肯定。因此，辅助治疗的双靶向应用，是近年来辅助 HER-2 阳性早期乳腺癌治疗的主要研究方向。联合抑或序贯是双靶向治疗的两种模式选择。

来那替尼是一种不可逆的酪氨酸激酶口服抑制剂，阻止通过 HER-1、HER-2 和 HER-4 信号通路传导而起到调节肿瘤细胞生长的效果。本研究纳入了 2840 例完成了辅助化疗和曲妥珠单抗治疗的 HER-2 阳性早期乳腺癌女性患者。随机分成 2 组，患者分别接受为期 1 年的 240 mg/d 来那替尼或安慰剂治疗。主要终点指标为无浸润性疾病生存率。2 年随访显示，试验组无浸润性疾病生存率为 93.9%，而安慰剂组无浸润性疾病生存率为 91.6%（HR 0.67，95% CI 0.50～0.91，P = 0.009）。研究主要结果显示：对患者给予曲妥珠单抗标准辅助治疗 1 年后序贯来那替尼治疗 1 年，可将浸润性乳腺癌发生风险降低 26%，两组的无浸润性疾病生存率分别为 90.5% 和 88.6%（HR 0.74，P = 0.023）。这表明在曲妥珠单抗标准治疗后可进一步降低复发风险。这是继 ALTTO 研究（曲妥珠单抗联合拉帕替尼辅助治疗较曲妥珠单抗单药未增加获益）和 HERA 研究（曲妥珠单抗 2 年辅助治疗较标准 1 年治疗未增加获益）失败后，强化抗 HER-2 靶向治疗在辅助治疗阶段首次取得阳性结果的研究，但对生存影响仍有待观察。曲妥珠单抗序贯来那替尼将有望成为首个用于辅助治疗的抗 HER-2 双靶向辅助治疗方案。

该研究在对年龄、淋巴结状态、激素受体状态、绝经状态及组织学分级等因素进行分层后显示，在所有亚组患者中，来那替尼均表现出无浸润性疾病生存获益。来那替尼治疗组在不同激素受体受体状态上存在较大风险差异，对于激素受体阳性患者，双靶向治疗的无浸润性疾病生存率优势更为显著（HR 为 0.51，95% CI 0.33～0.77，P = 0.001 3），而激素受体阴性患者获益相对较弱（HR 为 0.93，95% CI 0.60～1.43，P = 0.74，交互 P = 0.054）。

从辅助双靶向抗 HER-2 治疗进展来看，现在已经取得了 2 项阳性结果。一项是 APHINITY 研究（ASCO 2017 公布最新随访数据），表明了帕妥珠单抗和曲妥珠单抗联合治疗的获益。另一项即本研究，表明曲妥珠单抗标准治疗后应用来那替尼能够进一步改善这类患者的预后。对于淋巴结阳性的 II～IIIC 期的 HER-2 阳性乳腺癌患者，来那替尼的强化抗 HER-2 治疗是一个合理的选择。当然，我们在研究中也观察到，来那替尼治疗组较安慰剂组有更多的不良反应，尤其是治疗的第 1 个月，两组之间的生活质量存在显著差异（FACT-B 为 -2.9，95% CI -3.7～-2.0；EQ-5D 为 -2.7，95% CI -3.7～-1.7）。在毒副反应方面，95.4% 的来那替尼组患者出现全部等级腹泻（39.9% 为 3～4 级）。其他胃肠道相关不良反应包括恶心（43%）、乏力（27%）、呕吐（26.2%）及腹痛（24.1%）。安慰剂组 35.4% 的患者出现全部等级的腹泻，但是 3～4 级腹泻发生率仅为 1.6%。不良反应对患者的依从性和身体负担都是考验，因此还是要谨慎对待来那替尼的延长治疗。

作为首个证明曲妥珠单抗标准辅助治疗的 HER-2 阳性早期乳腺癌患者接受强化抗 HER-2 治疗存在生存获益的随机试验，ExteNET 研究为辅助抗 HER-2 治疗提供了新的选择。美国食品药品管理局（Food and Drug Administration）已经批准来那替尼在曲妥珠单抗之后进行延续治疗，试验也改写了 ASCO 的指南。而在治疗 HER-2 阳性乳腺癌方面，还有很多探索来那替尼其他使用方案的临床研究正在开展，包括来那替尼在新辅助治疗的双靶向应用，以及新辅助治疗后未达到病理完全缓解患者的辅助治疗等。ASCO2017 还报道了来那替尼联合卡培他滨治疗 HER-2 阳性脑转移患者的 Ⅱ 期研究。而对于来那替尼的不良反应，也有研究进行了探索。在一项 Ⅱ 期研究中，研究人员对未接受过预防性洛哌丁胺的患者给予洛哌丁胺预防来那替尼相关腹泻，结果发现 3 级腹泻发生率为 16%。对于真正需要双靶向治疗的高危目标人群，还需要更多的随机对照研究来确定。

（复旦大学附属华东医院　葛　睿）

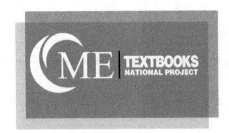

ABC 试验：早期乳腺癌中蒽环类化疗药物临床试验的联合分析

第 39 章

一、概　述

【文献来源】

Blum JL，Flynn PJ，Yothers G，et al. Anthracyclines in early breast cancer：The ABC trials-USOR 06-090，NSABP B-46-I/USOR 07132，and NSABP B-49（NRG Oncology）. J Clin Oncol，2017，11：JCO2016714147.

【研究背景】

对比多西他赛联合环磷酰胺（TC）与蒽环紫杉联合方案（TaxAC）在高危人类表皮生长因子受体 2（human epidermal growth factor receptor 2，HER-2）阴性乳腺癌患者中的疗效，对 3 个临床试验（USOR 06-090、NSABP B-46-I/USOR 07132、NSABP B-49）中涉及 TC 及 TaxAC 组进行联合分析。

【入组条件】

1. HER-2 阴性乳腺癌患者。

2. 既往无乳腺癌病史。

3. 左心室射血分数（left ventricular ejection fraction，LVEF）≥50%。

4. 病理分期是以下其中之一。①$pT_{1~3}$，如果 pN_1、pN_{2a}、pN_{3a}、pN_{3b}；②$pT_{2~3}$，如果 pN_0；③pT_{1c}，如果 pN_0 且同时满足以下条件之一：雌激素受体（estrogen receptor，ER）和孕激素受体（progesterone receptor，PR）阴性；ER（+）或 PR（+）同时组织学分级 3 级或 USOR-090 试验中 21 基因复发风险评分≥31，B-46-I/USOR 07132 和 B-49 临床试验中 21 基因复发风险评分≥25。

【试验设计】

本研究是对 3 个临床试验（USOR 06-090、NSABP B-46-I/USOR 07132、NSABP B-49）中涉及 TC 及 TaxAC 组进行联合分析，主要研究终点是无浸润性疾病生存期（invasive disease free survival，IDFS），次要研究终点是无复发间期、总生存期（overall survival，OS）、毒性。采用非劣效检验，劣效定义为 Cox 模型中 $HR≥1.18$。

【试验流程】

试验流程见图 39-1。

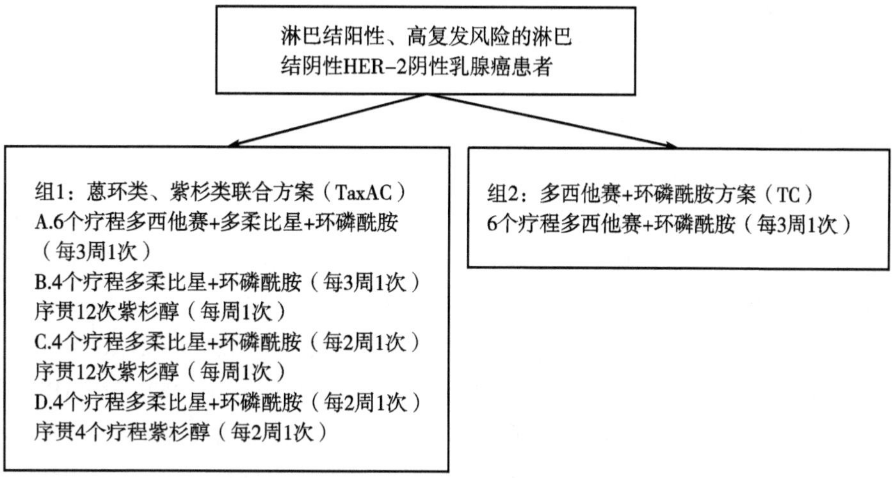

注：组 1 根据每个研究选择 USOR 06-090 研究 1A 组、USABP B-46-I/USOR 07132 研究 1A 组、NSABP B-49 研究 1A~1D 组，ER 阳性或 PR 阳性患者内分泌治疗至少满 5 年

图 39-1　ABC 试验流程图

【结果】

1. 报告中期分析　是因为 IDFS 在 TC 组对比 TaxAC 组中 *HR* 为 1.202，超过事先规定的临界值 1.18。

2. IDFS　在 TC 组，4 年 IDFS 为 88.2%；在 TaxAC 组，4 年 IDFS 为 90.7%，并不能证明 TC 组非劣效于 TaxAC 组，即 IDFS 在 TaxAC 组中具有显著优势（*HR* 1.23，95%*CI* 1.01~1.50，*P* = 0.04）。

3. 总生存率　在 TC 组，4 年总生存率为 94.7%；在 TaxAC 组，4 年总生存率为 95.0%，两组均较高，并无显著差异（*HR* 1.08，95%*CI* 0.82~1.41，*P* = 0.60）。

4. 亚组分析中 TaxAC 方案的获益　在 ER 阳性/淋巴结阴性亚组中较微小，在 ER 阳性/阳性淋巴结 1~3 个和 ER 阴性/淋巴结阴性亚组中较小（2.0%~2.5%），在 ER 阳性/阳性淋巴结≥4 个和 ER 阴性/淋巴结阳性亚组中较大（5.8%~11.0%）。

5. 毒性　急性白血病作为首发事件在 TaxAC 组有 5 例/2050 例（0.24%）患者发生，在 TC 组中无类似事件发生。

【结论】

对比 6 个疗程的 TC 方案，TaxAC 方案显著改善 IDFS。

（上海交通大学医学院附属仁济医院　王耀辉　陆劲松）

二、专家解读一

对于可手术的早期乳腺癌患者来说，术后辅助化疗已经极大地改善了患者的预后。经过两代里程碑式的临床试验研究，发现以蒽环类（anthracycline，A）为基础的化疗具有更出色的治疗优势。第一代临床试验，证明了以蒽环类为基础的标准 4AC 化疗方案与 CMF 方案相比未能降低 10 年死亡率（RR 0.99，95%CI 0.90~1.08）。第二代临床试验，将紫杉烷类（taxanes，T）药物加入到以蒽环类为基础的化疗方案中降低了乳腺癌患者 8 年的复发率及死亡率（RR 0.86，$P<0.000$ 01）。然而，蒽环类所带来的心脏毒性及其他严重的不良反应却不容忽视。对于标准的 TaxAC 及具有更低心脏毒性的 TC6 化疗方案，目前还没有可用的临床试验能够解释这两个一线化疗方案哪一个具有更佳的治疗结局。ABC 试验（USOR 06-090、NSABP B-46-I/USOR 07132、NSABP B-49）结果弥补了我们针对 HER-2 阴性乳腺癌辅助化疗方案这一领域的空白。ABC 临床试验解读如下。

ABC 试验是第一个关于 HER-2 阴性早期可手术乳腺癌患者术后辅助 TaxAC 及 TC6 化疗疗效对比的试验。该试验是由 3 个临床试验联合分析得出，包括 USOR 06-090、NSABP B-46-I/USOR 07132 和 NSABP B-49（汇总如表 39-1）。采用随机分组的方式，共纳入乳腺癌患者 4242 例，其中 TC6 组纳入患者 2125 例，TaxAC 组纳入患者 2117 例。试验纳入标准为 HER-2 阴性早期可手术乳腺癌患者，排除 T_4 期及已远处转移不能手术的患者。试验研究的主要终点为 IDFS，次要终点为无复发间期（recurrence-free interval，RFI）、OS、无导管原位癌生存期（disease-free survival-DCIS，DFS-DCIS）。结果：总的中位随访时间为 3.3 年，共有 334 例患者发生 IDFS；TC6 组与 TaxAC 组相比，TaxAC 组获益明显，IDFS 的风险比（hazard ratio，HR）为 1.202（95% CI 0.97~1.49）；TC6 组 4 年的 IDFS 发生率为 88.2%，而 TaxAC 组 4 年的 IDFS 发生率为 90.7%，IDFS 发生率之间具有统计学差异（$P=0.04$）。交互作用分析显示，在激素受体阳性的患者中淋巴结转移数目与不同方案 IDFS 获益之间存在交互作用（$P=0.026$），而在激素受体阴性患者中未见该效应（$P=0.71$）。对于次要终点的分析，TC6 组有 179 例 RFI 事件发生，TaxAC 组有 121 例 RFI 事件发生，两组间具有统计学差异（$HR=1.51$，$P<0.001$），但两组间 OS 没有统计学差异（$HR=1.08$，$P=0.60$）。仅有 7 例患者发生了 DFS-DCIS，因此，DFS-DCIS 的分析结果与主要终点 IDFS 的分析结果相似。与 TC6 化疗方案相比，TaxAC 方案能够改善 HER-2 阴性早期可手术乳腺癌患者的 IDFS。

ABC 临床试验是一项源于 3 个多中心临床试验的联合分析，也是第一个比较 TC6 及 TaxAC 化疗方案疗效的试验，整个试验设计严谨，结论准确且具有较高的可信性及科学价值。然而这一联合分析也存在些许不足。虽然 ABC 试验一共纳入了多达 4242 例 HER-2 阴性乳腺癌患者，但要知道整个 ABC 试验仅有 344 例患者发生 IDFS，不同的治疗亚组中 IDFS 发生例数就会更少，因此，在实际获益人数有限的情况下得出 TaxAC 方案更优的结论不免有些牵强。同时，也不可否认绝大多数接受 TC6 化疗方案的患者亦具有较好的预后，其治疗优势亦不容忽视，依据目前的数据做出孰优孰劣的结论还为时过早。试验中几乎所有患者均来自于美国，并未纳入亚洲及欧洲的病例，那么对于治疗我们自己的患者，结果又会如何呢？这亦需要进一步的临床试验支持。ABC 试验中 NSABP B-49 试验纳入人数最多但是随访时间却最短，中位随访时间仅有 2.2 年（表 39-1），更长的随访时间是必要的，也是下一步我们应该做的。或许更详细的患者亚组分类（如激素受体状态、表达谱的不同及预后指标的分类等）及更深入的关于化疗相关不良事件的研究，是我们下一步的努力方向，精准的分组及个体化的治疗策略会进一步帮助我们区分哪些患者更适合应用 TaxAC（或 TC6）化疗方案。

表 39-1　ABC 试验的基本信息汇总

临床试验	纳入患者数		中位随访时间（年）	开始时间	关闭时间	注册号
	TC 组	TaxAC 组				
USOR 06-090	648	647	6.3	2007-05-29	2009-06-01	—
NSABP B-46-I/USOR 07132	539	538	4.8	2009-05-08	2012-01-11	NCT00887536
NSABP B-49	938	932	2.2	2012-05-08	2013-11-21	NCT01547741

（大连医科大学附属第二医院　李学璐　李　曼）

三、专家解读二

本试验试图解决在高危的 HER-2（-）乳腺癌中蒽环类药物是否可以被取代这样一个问题。这是一个经常会被提起也是在临床上备受争议的问题。

ABC 试验的联合分析纳入多个临床试验（USOR 06-090、NSABP B-46-I/USOR 07132、NSABP B-49），有 4000 余例入组患者，目的是比较 6 个疗程 TC 方案和标准 TaxAC 方案在高危 HER-2（-）乳腺癌中的疗效差异。试验的设计是非劣效检验，试图证明 TC 方案非劣效于 TaxAC 方案，但是因为 IDFS 在 TC 方案对比 TaxAC 方案中 *HR* 为 1.202，超过事先规定的临界值 1.18，所以中期分析结果无法证明 TC 方案不劣于 TaxAC 方案。因此，在 HER-2（-）高危乳腺癌人群中 TC 方案劣于 TaxAC 方案。亚组分析显示，在 ER（+）/淋巴结阳性≥4 个和 ER（-）/淋巴结阳性患者中 TaxAC 方案的获益更大，但是同时发现所有的亚组都有倾向于 TaxAC 方案获益的趋势。虽然 USOR 研究中 TC 方案是优于 AC 方案的，但是 TC 方案并没有与蒽环联合紫杉的方案（TaxAC 方案，无论是 AC→T 方案还是 TAC 方案）相比较。因此，4 个疗程 TC 方案可能并不足以治疗高危乳腺癌患者。很多临床实践者简单地将 TC 方案延长至 6 个疗程以确保疗效，但是 CALGB 40101 研究发现 6 个疗程 T 或 AC 方案不能较 4 个疗程 T 或 AC 方案进一步提高疗效。

本试验明确了蒽环类药物在 HER-2（-）高危乳腺癌治疗中的地位，其结果不仅说明 TC 方案并不能取代 TaxAC 方案，也说明 6 个疗程 TC 方案可能并不充分，对于绝大多数 HER-2（-）高危乳腺癌患者而言，TaxAC 方案仍是首选。但对于那些低危的患者及有基础心脏疾病的患者，TC 方案仍然是一个较好的选择。

这个临床试验具有非常重要的临床实践指导意义。在这个分析之前，可能很多临床实践者会把 TC 方案作为 HER-2（-）乳腺癌患者的一个首选方案，但在该研究结果公布之后，可能会有更多医师将 TaxAC 方案作为首选，从而改变临床实践。

（上海交通大学医学院附属仁济医院　王耀辉　陆劲松）

参考文献

[1] Shulman LN, Cirrincione CT, Berry DA, et al. Six cycles of doxorubicin and cyclophosphamide or Paclitaxel are not superior to four cycles as adjuvant chemotherapy for breast cancer in women with zero to three positive axillary nodes: Cancer and Leukemia Group B 40101. J Clin Oncol, 2012, 30 (33): 4071-4076.

[2] Peto R, Davies C, Godwin J, et al. Comparisons between different polychemotherapy regimens for early breast cancer: Meta-analyses of long-term outcome among 100, 000 women in 123 randomised trials. Lancet, 2012, 379 (9814): 432-444.

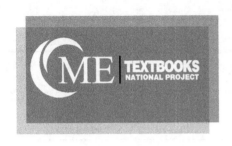

OPTIMIZE-2 和 CALGB 70604 研究：骨转移中对比唑来膦酸每 12 周给药和每 4 周给药的临床试验

第 40 章

一、OPTIMIZE-2 研究概述

【文献来源】

Hortobagyi GN，Van Poznak C，Harker WG，et al. Continued treatment effect of zoledronic acid dosing every 12 vs 4 weeks in women with breast cancer metastatic to bone：The OPTIMIZE-2 randomized clinical trial. JAMA Oncol，2017，3（7）：906-912.

【研究背景】

唑来膦酸通常用于乳腺癌骨转移患者以减少骨相关事件（skeletal-related events，SREs）。但是临床上长期每月给药方案的疗效和安全性值得担忧。OPTIMIZE-2 临床试验旨在既往使用过标准剂量方案唑来膦酸和（或）帕米膦酸二钠的乳腺癌骨转移患者中评估唑来膦酸每 12 周给药方案是否不劣于每 4 周给药方案。

【入组条件】

1. ≥18 岁、组织学证实乳腺癌、1 个或更多影像学检查确认骨转移。

2. 美国东部肿瘤协作组（Eastern Cooperative Oncology Group，ECOG）评分≤2 分，预计寿命≥1 年。

3. 在开始治疗的 10~15 个月内接受过唑来膦酸、帕米膦酸二钠或两者序贯治疗≥9 次，并且在入组时正在使用唑来膦酸或帕米膦酸二钠的患者也可入组。

【试验设计】

1. OPTIMIZE-2 是一个前瞻性、随机、双盲、多中心临床试验。入组 416 例患者，200 例分配至唑来膦酸 4 周方案组，203 例分配至 12 周方案组，13 例接受安慰剂治疗。使用符合方案数据分析。

2. 首要研究终点为出现 1 个或更多骨相关事件的患者比例（SREs rate）

3. 关键次要研究终点为出现第 1 个 SRE 的时间、骨发病率（skeletal morbidity rate，SMR）和安全性。SMR 定义为任何 SRE 的发生次数，在临床试验期间，任一 3 周间期内有 1 个事件即可计算。

【试验流程】

试验流程见图 40-1。

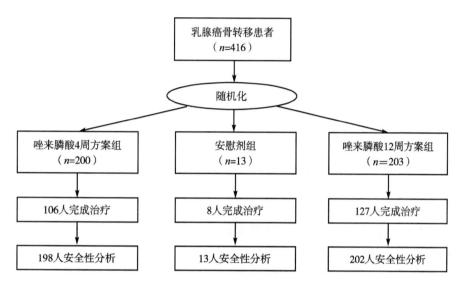

图 40-1　OPTIMIZE-2 试验流程图

【结果】

1. 随访 1 年时，唑来膦酸每 4 周组 44 例（22%）患者出现 SRE，每 12 周组有 47 例（23.2%）患者出现 SRE（非劣效 $P=0.02$）。

2. 随访 1 年时，第 1 个 SRE 出现时间两组没有统计学显著性差异（$P=0.79$）。

3. 随访 1 年时，每 4 周组对比每 12 周组，SMR 的均数（标准差 SD）分别为 0.46（1.06）和 0.50（1.50）（$P=0.85$）。

4. 随访 1 年时，每 4 周组对比每 12 周组的安全性相似，至少出现 1 个不良事件人数均为 189（95.5% 和 93.5%）。

【结论】

在出现至少 1 个 SRE 的患者比例方面，唑来膦酸每 12 周给药方案非劣效于 4 周给药方案。这些结果可能显著影响目前乳腺癌骨转移患者的临床治疗实践。

（上海交通大学医学院附属仁济医院　殷　凯　陆劲松）

二、CALGB 70604 研究概述

【文献来源】

Himelstein AL，Foster JC，Khatcheressian JL，et al. Effect of longer-interval vs standard dosing of zoledronic acid on skeletal events in patients with bone metastases: a randomized clinical trial. JAMA, 2017, 317（1）: 48-58.

【研究背景】

唑来膦酸是一种第三代双膦酸盐类药物，能减少骨转移患者的骨相关事件和疼痛。临床上，唑来膦酸的最佳给药剂量和间期仍未明确。为了明确唑来膦酸每 12 周给药是否不劣于 4 周给药方案，研究者在转移性乳腺癌、转移性前列腺癌和多发性骨髓瘤患者中进行了随机对照临床试验。

【入组条件】

1. 组织学证实的乳腺癌、前列腺癌或多发性骨髓瘤患者。

2. 至少有 1 处影像学检查发现的骨转移病灶。

3. 年龄≥18 岁，ECOG 评分≤2 分。

4. 肌酐清除率≥30 ml/min。

5. 血清钙≥2.00 mmol/L 但<2.90 mmol/L。

【试验设计】

1. 首要研究终点　在随机分组后的 2 年内出现至少一个 SRE 的患者比例。

2. 预设次要研究终点　不同病种在随机分组后的 2 年内出现至少一个 SRE 的患者比例、疼痛评分、ECOG 评分、下颌骨坏死和肾功能不全发生率、骨发病率（指每年 SRE 的平均值）、骨代谢标志物（检测 C-末端肽水平）的抑制。

【试验流程】

试验流程见图 40-2。

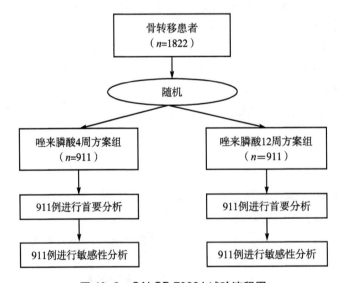

图 40-2　CALGB 70604 试验流程图

【结果】

1. 唑来膦酸每 4 周组 260 例（29.5%）患者出现至少 1 个 SRE，每 12 周组有 253 例（28.6%）患者出现至少一个 SREs（非劣效 $P<0.01$）。

2. 在各个疾病组中，12 周组对比 4 周组出现至少 1 个 SRE 的患者比例并没有显著性差异。

3. 疼痛评分、ECOG 评分、下颌骨坏死和肾功能不全发生率在两组中没有显著性差异；骨发病率两组数据相同。

4. 唑来膦酸每 12 周给药组的 C-末端肽水平更高。

【结论】

在因乳腺癌、前列腺癌或多发性骨髓瘤而出现骨转移的患者中，每 12 周使用唑来膦酸对比每 4 周的标准给药方案在 2 年内并没有导致 SRE 风险的增加，这种更长间期的给药方案或能成为新的治疗选择。

三、专 家 解 读

乳腺癌骨转移发生率高、病程长、缺乏有效治疗手段，骨痛、骨损伤及 SRE 将严重影响患者的生活质量，甚至威胁生命。双膦酸盐可抑制破骨细胞活性、减少骨破坏、预防和治疗 SRE。虽然唑来膦酸作为第三代双膦酸盐已广泛应用于临床，疗效最高，但是其治疗骨转移的合适疗程间隔和期限仍有争议。以往常规推荐的是每 4 周重复，用药期限约 2 年，多数专家认为，如果患者对唑来膦酸治疗的耐受性良好，则延长治疗可能对患者带来获益。

2013 年发表在 *Lancet Oncology* 上的来自意大利的 ZOOM 研究，首次对唑来膦酸标准给药 1 年后的乳腺癌骨转移患者进行用药间隔的比较。无独有偶，今年先后发表在 JAMA 系列杂志上的 OPTIMIZE-2 研究和 CALGB 70604 研究又再次进行了类似的研究。这 3 项多中心、前瞻性、随机、Ⅲ 期临床研究的结果，证明了延长唑来膦酸用药间隔的方案（12 周）不劣于标准治疗（4 周）。

1. OPTIMIZE-2 研究　该研究共纳入 416 例既往在 10~15 个月内至少接受过双膦酸盐（唑来膦酸或帕米膦酸）静脉治疗的乳腺癌骨转移女性患者，随机分为唑来膦酸每 4 周 1 次给药组、每 12 周 1 次给药组和安慰剂组，持续治疗 1 年，主要终点为 SRE 发生率。结果显示，唑来膦酸每 12 周间隔给药组的有效性非劣效于每 4 周间隔给药组。SRE 发生率的组间差异为 1.2%（非劣效性检验 $P=0.02$），两个用药组首次发生 SRE 的时间（$P=0.79$）相似、安全性数据相似、骨标志物［尿 N-端肽/肌酐的比值（uNTX/Cr）和骨特异性碱性磷酸酶（BSAP）］指标较基线时的变化也相似。值得一提的是，该研究最初设定的主要终点是比较用药组与安慰剂组的疗效，是一项优效性临床研究，后安慰剂对照组因获益有效而被取消，因此，修改为比较 12 周方案与 4 周方案的非劣效性研究。

该研究主要不足之处在于：①其非劣效性的界值和样本量是根据唑来膦酸治疗的第 1 年情况来估算的，第 2 年治疗组与安慰剂组对比的 SREs 数据是缺失的；②安慰剂组的删除影响了对唑来膦酸治疗 1 年后继续治疗的疗效判定。

2. CALGB 70604（Alliance）研究　该研究同样比较了唑来膦酸标准治疗（每 4 周 1 次）与延长给药间隔（每 12 周 1 次）治疗癌症骨转移患者的疗效，与 ZOOM 和 OPTIMIZE-2 研究不同，该研究除 855 例乳腺癌患者外，还纳入了前列腺癌和多发性骨髓瘤骨转移患者，共计 1822 例。所有患者随机分组接受唑来膦酸每 4 周 1 次或每 12 周 1 次治疗，持续 2 年。结果再次证实延长给药间隔不劣于标准治疗。主要终点 2 年内 SRE 发生率的组间差异为 0.3%（非劣效性检验 $P<$

0.001），次要终点中 SRE 的比例、骨疼痛评分、ECOG 评分、下颌骨坏死的发生率、肾功能不全、骨相关死亡率在两组间未见显著差异，但是骨代谢标志物（C-末端肽水平）水平在每 12 周 1 次治疗组中更高。此外，该研究得出 2 年内 SRE 发生率在每 4 周 1 次和每 12 周 1 次组分别为 29.5% 和 28.6%，与既往研究的 29.8%~38.5% 相近，但既往研究治疗时间均小于 2 年（9~15 个月），无法估算出第 1 次出现 SRE 的中位时间，而这项研究估算出每 4 周 1 次和每 12 周 1 次组的第 1 次出现 SRE 的中位时间分别为 15.7 个月和 16.8 个月。

　　该研究的优点：①该研究除了入组乳腺癌患者之外，还有前列腺癌和多发性骨髓瘤患者，扩大了该研究结果的适用患者群；②随机点与 ZOOM、OPTIMIZE-2 不同，随机前患者既往未接受过唑来膦酸的治疗，不需要等待每 4 周 1 次治疗的清洗期；③入组了超过 800 例的晚期乳腺癌骨转移患者，是其他同类研究的 2 倍之多；④该研究是由 26 个学术和社区中心组成的一个合作组织来完成，而其他同类研究主要还是由公司赞助下完成的，过程和结果相对更为客观。

　　研究的不足之处为：①40% 的患者因为各种原因没有完成 2 年的治疗，比预期的 30% 多；②与 OPTIMIZE-2 是随机双盲设计不同，这是一项开放性研究，可能导致患者和医师在面临 SRE 发生时选择的处理方式及对毒性反应的判断产生偏倚；③非劣效性研究的检验效能相对偏低；④研究未对唑来膦酸治疗 2 年后的生存或风险获益进行分析。

　　唑来膦酸长期应用除了疗效因素外，还需要关注患者用药的依从性和安全性问题。CALGB 70604 研究中每 12 周 1 次用药组的无治疗拖延比例较每 4 周 1 次用药组高（63% 与 38% 比较）。下颌骨坏死的发生率在每 12 周 1 次组（2%）相对每 4 周 1 次组（1%）偏低，而既往报道的发生率为 7.7%，这个可能与唑来膦酸治疗时间不同（24 个月与 37~48 个月比较）有关，因此，强烈建议临床重视这项不良反应，治疗前患者需到口腔科就诊，确定是否有牙齿的问题。该研究中的肾功能异常，表现为肌酐水平的升高在每 4 周 1 次组较多见（19.9% 与 15.5% 比较），比既往报道（11%~17%）多，可能与当肌酐水平仍未降到基线水平的 10% 以内时，唑来膦酸就又开始继续使用有关。此外，该研究中也看到对于 C-末端肽水平的抑制，每 12 周 1 次组的抑制水平较每 4 周 1 次组更弱一些。虽然两组差异无统计学意义，但每个时间点都是 12 周组更高。然而，由于该研究主要研究终点的非劣效性结果成立，因此作者认为该次要研究终点的差异并不具有临床意义。ZOOM 研究中也观察到类似现象，研究第 6 个月起就可以观察到每 12 周组的 C-末端肽水平较每 4 周组偏高。之前的小样本 REFORM 研究中也发现 C-末端肽及 BSAP 水平在 13 例 12 周组明显升高，而 OPTIMIZE-2 中 uNTX/Cr 比值和 BSAP 在每 12 周组中只在第 36 周的那 1 个时间点比较高，原因不明确。也就是说，虽然每 12 周组的骨代谢抑制率低于每 4 周组，但是该微弱的外周血骨代谢标志物的变化还不足以引起临床骨吸收抑制率的明显改变，其中的机制有待进一步研究。

　　基于目前的临床研究证据，美国国家综合癌症网络（National Comprehensive Cancer Network，NCCN）与欧洲肿瘤内科学会（European Society For Medical Oncology，ESMO）指南在唑来膦酸治疗乳腺癌骨转移需要早期、长期使用的共识方面是一致的，而从 2015 年起美国 NCCN 指南已推荐唑来膦酸每 4 周用药 1 年后可转为每 12 周用药，但是选择哪些患者可以转换用药频率未作特别说明。临床上需要结合乳腺癌骨转移患者发生 SRE 的高危因素、全身肿瘤负荷、分子分型及疾病进展情况进行个体化判定 SRE 发生的高危人群，对于这些高危人群过早地转换唑来膦酸的用药频率显然是不合适的。基于 ZOOM、CALGB 70604、OPTIMIZE-2 这 3 项研究的疗效和安全性数据，起始选择每 12 周 1 次是没有依据的，而治疗后的第 2 年转换成每 12 周 1 次是可行的。更有意义的是，这些研究似乎为唑来膦酸治疗 2 年以后选择继续每 12 周用药的维持治疗给出了提示。当然我们期待开展更多前瞻性的及针对我国晚期乳腺癌骨转移患者的临床研究，用于指导临床实践。

（浙江省肿瘤医院　王晓稼）

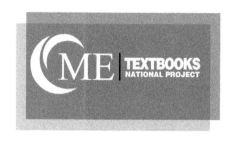

TURANDOT 研究：贝伐珠单抗联合紫杉醇方案对比贝伐珠单抗联合卡培他滨方案一线治疗 HER-2 阴性转移性乳腺癌

第 41 章

一、概　　述

【文献来源】

Zielinski C，Lang I，Inbar M，et al. Bevacizumab plus paclitaxel versus bevacizumab plus capecitabine as first-line treatment for HER2-negative metastatic breast cancer（TURANDOT）：primary endpoint results of a randomised，open-label，non-inferiority，phase 3 trial. Lancet Oncol，2016，17（9）：1230-1239.

【研究背景】

TURANDOT 研究是在人类表皮生长因子受体 2（human epidermal growth factor receptor 2，HER-2）阴性转移性乳腺癌患者中对比 2 种已批准的含贝伐珠单抗方案的疗效、安全性和生活质量。该临床试验的中期分析未能证明总生存的非劣效性。本文将报道最终结果，旨在探究贝伐珠单抗联合卡培他滨方案一线治疗复发或转移性乳腺癌时是否在总生存上非劣效于贝伐珠单抗联合紫杉醇方案。

【入组条件】

1. 年龄≥18 岁。

2. 美国东部肿瘤协作组（Eastern Cooperative Oncology Group，ECOG）评分≤2 分，预计寿命≥1 年。

3. 有可测量或不可测量的 HER-2 阴性局部复发或转移性乳腺癌。

4. 既往接受过新辅助或辅助化疗或放疗。如果这 2 种治疗都接受过，只有在随机分组前≥6个月结束治疗方可入组。

5. 所有患者必须有足够的血液、肝及肾功能储备。

【试验设计】

1. TURANDOT 研究是一个多中心、随机、开放、Ⅲ期临床试验。从 2008-9-10 到 2010-8-30

共有564例患者入组，符合方案人群共531例，其中贝伐珠单抗联合紫杉醇组266例，贝伐珠单抗联合卡培他滨组265例。使用意向性分析和符合方案数据分析。

2. 首要研究终点如下。在符合方案人群的分层Cox比例风险模型中，若HR≥1.33，则支持无效假设，即贝伐珠单抗联合卡培他滨方案在总生存期方面劣效于贝伐珠单抗联合紫杉醇方案。

3. 次要研究终点如下。达到总体缓解的患者比例、无进展生存率、至缓解时间、缓解持续时间、至治疗失败时间、安全性和患者报告的结局。

【试验流程】

试验流程见图41-1。

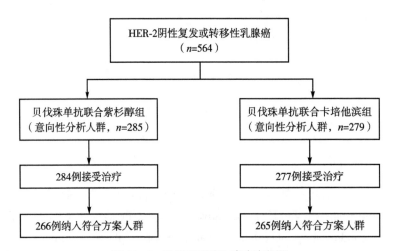

图 41-1　TURANDOT 试验流程图

【结果】

1. 总生存期　在符合方案人群中，贝伐珠单抗联合紫杉醇组183例（69%）死亡，贝伐珠单抗联合卡培他滨组201例（76%）死亡，中位总生存期分别为30.2个月和26.1个月（HR 1.02，P=0.007），提示非劣效性。

2. 无进展生存率　贝伐珠单抗联合紫杉醇组显著优于贝伐珠单抗联合卡培他滨组［209/285（73%）与246/279（88%）比较，P=0.006 6］。

3. 缓解持续时间和至治疗失败时间　两组缓解持续时间和至治疗失败时间无显著性差异。

4. 安全性　贝伐珠单抗联合紫杉醇组出现较多3级或更严重的中性粒细胞减少（19%与2%比较）和周围神经病变（14%与<1%比较），但3级或更严重的手足综合征较少（<1%与16%比较），两组严重不良事件发生率分别为23%、25%。

【结论】

贝伐珠单抗联合卡培他滨方案对于HER-2阴性复发或转移性乳腺患者是有效的一线治疗选择，和贝伐珠单抗联合紫杉醇相比，其耐受性良好而且总生存期没有缩短。虽然贝伐珠单抗联合卡培他滨方案的无进展生存率劣于贝伐珠单抗联合紫杉醇，但建议临床医师应在考虑总生存期、个人治疗选择和安全性等情况的基础上来制订方案。

（上海交通大学医学院附属仁济医院　殷　凯　陆劲松）

二、专　家　解　读

　　E2100 研究显示紫杉醇联合贝伐珠单抗相比于单用紫杉醇可以明显改善 HER-2 阴性晚期乳腺癌患者的无进展生存期；AVADO 研究显示多西他赛联合贝伐珠单抗相比于单用多西他赛可以明显改善 HER-2 阴性晚期乳腺癌患者的无进展生存期；RIBBON-1 研究显示卡培他滨联合贝伐珠单抗相比于单用卡培他滨可以明显改善 HER-2 阴性晚期乳腺癌患者的无进展生存期。基于上述这些相关试验的结果，欧洲的部分国家批准紫杉类联合贝伐珠单抗或卡培他滨联合贝伐珠单抗用于 HER-2 阴性晚期乳腺癌的一线治疗。TURANDOT 研究就是在上述背景下探索这两个一线治疗选择的优劣，考虑到卡培他滨相比于紫杉醇存在毒副反应低、口服方便等优点，试验采用探索卡培他滨联合贝伐珠单抗总生存期非劣效于紫杉醇联合贝伐珠单抗的统计学设计。该试验启动于 2008 年，中期分析显示未能达到卡培他滨联合贝伐珠单抗总生存期非劣效于紫杉醇联合贝伐珠单抗的主要研究终点，且对无进展生存期的分析显示，卡培他滨联合贝伐珠单抗的无进展生存期明显劣于紫杉醇联合贝伐珠单抗。在 TURANDOT 研究的最终分析中达到了卡培他滨联合贝伐珠单抗总生存期非劣效于紫杉醇联合贝伐珠单抗的主要研究终点，因此作者推荐卡培他滨联合贝伐珠单抗是 HER-2 阴性晚期乳腺癌的一个有效的合理选择。鉴于 E2100 等研究及相关的 meta 分析显示化疗联合贝伐珠单抗相比于单用化疗未能改善总生存，美国食品药品管理局已经取消了贝伐珠单抗治疗乳腺癌的适应证，贝伐珠单抗在中国也未被批准治疗乳腺癌。因此，TURANDOT 研究及其结论并无较大的现实意义。目前我们需要探索的是哪些乳腺癌患者更有可能从贝伐珠单抗治疗中获益，以期发现贝伐珠单抗获益的优势人群。

（中山大学肿瘤预防治疗中心　王树森）

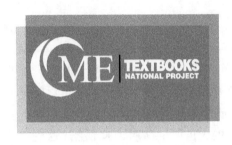

SELECT BC 研究：紫杉醇对比替吉奥一线治疗转移性乳腺癌的非劣效性、随机 Ⅲ 期临床试验

第 42 章

一、概　　述

【文献来源】

Takashima T, Mukai H, Hara F, et al. Taxanes versus S-1 as the first-line chemotherapy for metastatic breast cancer（SELECT BC）: an open-label, non-inferiority, randomised phase 3 trial. Lancet Oncol, 2016, 17（1）: 90-98.

【研究背景】

为避免严重不良反应，口服氟尿嘧啶可用于转移性乳腺癌的一线治疗。但是这种治疗方案缺少确凿的支持证据。研究者试图明确在转移性乳腺癌一线治疗中替吉奥（S-1）的疗效不劣于紫杉醇。

【入组条件】

1. 20~75 岁，组织学确认人类表皮生长因子受体 2（human epidermal growth factor receptor 2, HER-2）阴性、内分泌治疗耐药的转移性或术后复发乳腺癌。

2. 美国东部肿瘤协作组（Eastern Cooperative Oncology Group, ECOG）评分 0 分或 1 分。

3. 没有接受过针对复发或转移性乳腺癌的化疗（如果患者既往在术前或术后辅助治疗中使用过紫杉醇或口服氟尿嘧啶，那么距离末次用药至少 24 周的患者也可入组）。

4. 至少 1 处可评估病灶。

5. 中性粒细胞计数至少为 1.5×10^9/L，丙氨酸氨基转移酶和天冬氨酸氨基转移酶不超过正常值上限 2.5 倍，肌酐浓度不超过正常值上限。

【试验设计】

1. SELECT BC 是一个多中心、随机、Ⅲ 期非劣效性临床试验。使用意向性分析和安全性分析。

2. 首要研究终点为总生存期。

3. 次要研究终点为至治疗失败时间、无进展生存期、安全性、健康相关的生活质量、成本效益等。

【试验流程】

试验流程见图 42-1。

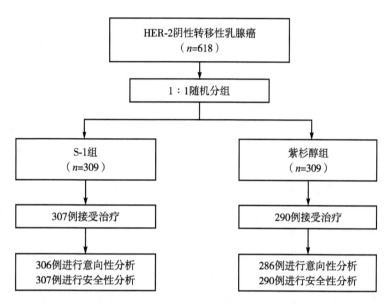

图 42-1　SELECT BC 试验流程图

【结果】

1. S-1 组中位总生存期为 35 个月，紫杉醇组为 37.2 个月（*HR* 1.05，95%*CI* 0.86~1.27，非劣效性 *P* = 0.015）。

2. S-1 组中位至治疗失败时间为 8.0 个月，紫杉醇组为 8.9 个月（*HR* 1.10，95%*CI* 0.93~1.30）。

3. S-1 组中位无进展生存期为 9.6 个月，紫杉醇组为 11 个月（HR 1.18，95% *CI* 0.99~1.40）。

4. 最常见药物相关 3 级或更严重不良事件为中性粒细胞减少。S-1 组中性粒细胞减少发生率为 7%（20 例/307 例），紫杉醇组为 3%（9 例/290 例）；两组患者的疲乏发生率分别为 3%（10 例）和 4%（12 例）；两组患者的水肿发生率分别为<1%（1 例）和 12 例（4%）。

【结论】

替吉奥（S-1）作为转移性乳腺癌的一线治疗，其总生存期并不劣于紫杉醇。替吉奥（S-1）可考虑作为 HER-2 阴性转移性乳腺癌一线化疗的新选择。

（上海交通大学医学院附属仁济医院　殷　凯　陆劲松）

二、专　家　解　读

晚期乳腺癌治疗以提高生活质量、延长患者生存为目的。实现该目标的关键在于提高一线治疗有效率，尽量延缓一线进展时间。2012年江泽飞等中国专家提出了晚期乳腺癌全程管理理念，主张晚期乳腺癌按照慢性病观念进行维持治疗、全程管理、单药维持、重视患者的依从性，树立了"一线+维持"的理念。单药（序贯）治疗是晚期乳腺癌患者的优选方案。蒽环类和紫杉类药物是目前晚期乳腺癌治疗的优选药物，已被临床证实可以改善生存，但同时它们也能引起严重的不良反应，因此寻找高效低毒的药物是临床中迫切需要解决的问题。

氟尿嘧啶类药物已被广泛用于消化道肿瘤等实体瘤的治疗。卡培他滨作为一种氟尿嘧啶类药物，经体内代谢后主要在肿瘤组织中产生5-FU而发挥抗肿瘤作用。近年来，不断有研究者尝试将卡培他滨用于晚期乳腺癌的一线治疗。ANZBCTG0001比较了卡培他滨和CMF方案治疗晚期乳腺癌的无进展生存期（progression free survival，PFS），结果没有显示出统计学差异（$HR\ 0.86$，95% $CI\ 0.67 \sim 1.10$）。2012年，Kamal教授进行了一项卡培他滨对照紫杉类药物一线治疗晚期乳腺癌的临床研究，该试验自1998至2005年共纳入转移性乳腺癌患者257例，卡培他滨组71例，紫杉组186例，结果认为，卡培他滨组和紫杉组患者有着相同的预后。目前，晚期乳腺癌卡培他滨单药维持治疗至疾病进展已成为各大指南、共识的一致推荐。

和卡培他滨一样，替吉奥（S-1）也是一种氟尿嘧啶类药物，其成分为替加氟、吉美嘧啶与奥替拉西钾，口服给药后替加氟在体内缓慢转变为5-FU而发挥抗肿瘤作用。吉美嘧啶主要在肝内分布，对5-FU分解代谢酶DPD具有选择性拮抗作用，从而使由替加氟转变成5-FU的浓度增加，继而使肿瘤内5-FU的磷酸化代谢产物5-FUMP以高浓度持续存在，增强了抗肿瘤作用。奥替拉西钾主要对消化道内分布的乳清酸磷酸核糖基转移酶有选择性拮抗作用，从而选择性地抑制5-FU转变为5-FUMP。上述作用的综合结果使得替吉奥（S-1）口服后抗肿瘤作用增强，但消化道毒性降低。虽然替吉奥（S-1）与卡培他滨同为口服氟尿嘧啶类药物，但它们的药理作用和毒副作用是有区别的。替吉奥（S-1）已经在多种实体肿瘤中表现出良好的抗肿瘤活性，但在乳腺癌中的地位一直未确立。

2005年，替吉奥（S-1）在日本被批准用于转移性乳腺癌的治疗。2013年美国临床肿瘤学会（American Society of Clinical Oncology，ASCO）公布的一项随机多中心的Ⅱ期研究JBCRN 05试验，评估了替吉奥（S-1）和卡培他滨治疗转移性乳腺癌的疗效和安全性。随机分配的65例转移性乳腺癌患者接受替吉奥（40~60 mg，每天2次，第1~28天，每6周1次）单药治疗，与71例接受卡培他滨治疗的患者进行对比。结果显示，卡培他滨组中位无进展生存期（progression free survival，PFS）为1.4年，S-1组为1.3年（$P = 0.05$）；卡培他滨组有效率为24.0%、S-1组为23.1%，差异均无统计学意义（$P = 0.938$）。而卡培他滨组手足综合征的发生率（25.4%）显著高于S-1组（10.8%）（$P = 0.029$）。试验认为，替吉奥（S-1）治疗转移性或复发乳腺癌的疗效与卡培他滨基本相同，而S-1组的手足综合征发生率更低。

SELECT BC是第一个探讨替吉奥（S-1）对比紫杉类药物在晚期乳腺癌一线治疗的Ⅲ期临床试验。该项开放、非劣效性研究在日本的154个医院展开。纳入标准为既往未接受化疗的、对内分泌治疗耐药、HER-2阴性转移性乳腺癌患者，并且根据治疗中心的不同、是否发生肝转移、雌激素和孕激素受体状态、之前治疗是否应用紫杉类药物或口服氟尿嘧啶类药物、肿瘤复发距离手术的时间等因素进行分层。

随访结果显示S-1组中位总生存期（overall survival，OS）为35个月（$95\% CI\ 31.1 \sim 39.0$个月），紫杉醇组为37.2个月（$95\% CI\ 33.0 \sim 40.1$个月）（$HR\ 1.05$，$95\% CI\ 0.86 \sim 1.27$，$P = 0.015$）。不良反应方面，3级或以上中性粒细胞减少发生率在S-1组和紫杉醇组分别为7%（20/307例）和3%（9/290例）（$P < 0.0001$），疲乏的发生率分别为3%和4%（$P = 0.013$），水肿的发生率分别为$<1\%$和4%（$P = 0.013$），紫杉醇组发生2例治疗相关性死亡，S-1组生活质量明显优于

紫杉醇组。该研究显示，在 HER-2 阴性转移性乳腺癌的一线治疗中，替吉奥（S-1）的疗效并不劣于紫杉类药物，并且在不良反应发生率方面 S-1 组更低，患者生活质量高，替吉奥（S-1）可考虑作为晚期乳腺癌一线治疗的新选择。卡培他滨在三阴性乳腺癌治疗中的地位进一步提高，已被批准进入辅助治疗，理论上来说，替吉奥对于三阴性乳腺癌的疗效也应如此，但亚组分析发现在三阴性乳腺癌患者中，紫杉类药物的疗效可能优于替吉奥（S-1）。我们分析可能与入组患者数过少有关，替吉奥（S-1）是否在这一部分群体中有突出表现值得进一步研究。

该试验以总生存期为主要研究终点，并且选择了紫杉类药物这一标准治疗药物作为对照进行一线治疗，结果达到了非劣效性检验，提示了替吉奥（S-1）在一线治疗中的价值。但值得注意的是，在紫杉醇组，药物选择不同、剂量存在差异，可能导致了剂量密度及疗效的差异。现在定论替吉奥（S-1）可以比肩紫杉类或蒽环类药物的一线治疗地位还为时过早，对于某些特殊患者，如追求较高生活质量或者卡培他滨疗效好但不能耐受的患者，替吉奥（S-1）的价值可能更大。

鉴于目前晚期乳腺癌已有比较规范和被认可的一线治疗方案可供选择，替吉奥（S-1）若应用于晚期乳腺癌的一线治疗，在持续用药时间、间隔时间、与靶向药物的联合等各方面，仍需大规模的临床研究来进一步证实其疗效与安全性。文中提到，作者正在进行替吉奥（S-1）与蒽环类药物在晚期乳腺癌一线治疗中的疗效评价研究，若结果有利于替吉奥（S-1），那么替吉奥（S-1）在晚期乳腺癌中的一线治疗地位将得以提升。在此基础上，未来还可开展卡培他滨与替吉奥（S-1）的大型临床对照研究。目前，国内已开展比较国产替吉奥（S-1）与卡培他滨在晚期乳腺癌中的一线治疗作用的临床研究，结果值得期待。

（安徽省立医院　潘跃银）

参考文献

[1] Yamamoto D, Iwase S, Tsubota Y, et al. Randomized study of orally administered fluorinated pyrimidines（capecitabine versus S-1）in women with metastatic or recurrent breast cancer：Japan Breast Cancer Research Network 05 Trial. Cancer Chemother Pharmacol, 2015, 75（6）：1183-1189.

[2] Partridge AH, Rumble RB, Carey LA, et al. Chemotherapy and targeted therapy for women with human epidermal growth factor receptor 2-negative（or unknown）advanced breast cancer：American Society of Clinical Oncology Clinical Practice Guideline. J Clin Oncol, 2014, 32（29）：3307-3329.

[3] Stockler MR, Harvey VJ, Francis PA, et al. Capecitabine versus classical cyclophosphamide, methotrexate, and fluorouracil as first-line chemotherapy for advanced breast cancer. J Clin Oncol, 2011, 29（34）：4498-4504.

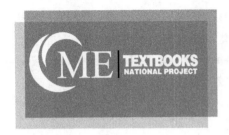

OlympiAD 研究：奥拉帕尼治疗 *BRCA* 胚系突变转移性乳腺癌患者的临床试验

第 43 章

一、概　　述

【文献来源】

Robson M，Im SA，Senkus E，et al. Olaparib for metastatic breast cancer in patients with a germline BRCA mutation. N Engl J Med，2017.

【研究背景】

BRCA1 及 *BRCA2* 是 2 个抑癌基因，它们所编码的蛋白质参与 DNA 双链断裂后的同源重组修复。PARP 家族是 DNA 单链断裂修复的核心蛋白。体外研究显示，*BRCA1* 及 *BRCA2* 缺失的细胞对 PARP 抑制剂敏感。同时，PARP 抑制剂奥拉帕尼对 *BRCA* 胚系突变转移性乳腺癌效果显著。因此，OlympiAD 试验旨在在 *BRCA* 胚系突变转移性乳腺癌患者中研究奥拉帕尼对比标准治疗（由医师选择的单药化疗方案）的有效性及安全性。

【入组条件】

1. ≥18 岁的人类表皮生长因子受体 2（human epidermal growth factor receptor 2，HER-2）阴性/激素受体阳性或三阴性转移性乳腺癌患者。

2. 确定或可疑 *BRCA* 胚系突变。

3. 没有因转移接受过 2 种以上的化疗方案。

4. 接受过蒽环类（禁忌除外）及紫杉类药物治疗。

5. 激素受体阳性患者需接受过至少 1 种内分泌药物治疗（辅助治疗或解救治疗），且在治疗期间疾病进展。

6. 在新辅助或辅助治疗时接受过铂类药物的患者需有 12 个月的洗脱期；因转移接受铂类药物治疗的患者需在治疗期间无疾病进展。

7. 入组时脏器及骨髓功能正常。

8. 有可测量病灶。

【试验设计】

1. 一项国际多中心、随机、对照、开放的 Ⅲ 期临床试验。

2. 2 ： 1 入组。

3. 主要研究终点为无进展生存期（progression free survival，PFS）。

4. 次要研究终点为安全性、总生存期（overall survival，OS），PFS 2（自随机分组至第二次进展事件或第一次进展后出现死亡的时间）、客观缓解率及健康相关生活质量评分。

5. 采用意向性分析。

6. 需要 230 个 PFS 事件以获得 90% 的检验效能（双侧显著性水平 5%），估计 *HR* 为 0.635。

【试验流程】

试验流程见图 43-1。

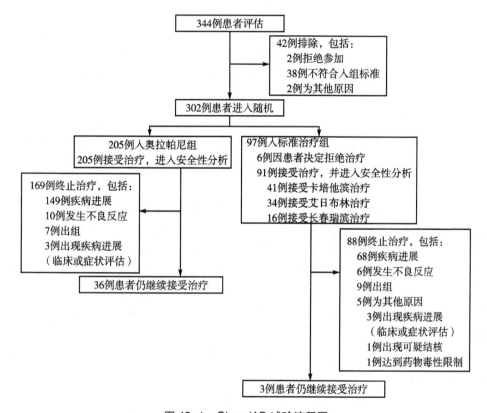

图 43-1　OlympiAD 试验流程图

【结果】

1. 奥拉帕尼组的中位 PFS 优于标准治疗组（7.0 个月与 4.2 个月比较）（*HR* 0.58，95% *CI* 0.43~0.80，*P*<0.001）。

2. 奥拉帕尼组的中位 PFS 2 优于标准治疗组（13.2 个月与 9.3 个月比较）（*HR* 0.57，95% *CI* 0.40~0.83，*P* = 0.003）。

3. 两组 OS 未见显著性差异（*HR* 0.90，95% *CI* 0.63~1.29，*P* = 0.57）。

4. 奥拉帕尼组的客观缓解率为 59.9%（95% *CI* 52.0%~67.4%），标准治疗组为 28.8%（95% *CI* 18.3%~41.3%）。奥拉帕尼组的完全缓解率为 9.0%，标准治疗组的完全缓解率为 1.5%。

5. 奥拉帕尼组的 3 级及 3 级以上不良反应发生率低于标准治疗组（36.6% 与 50.5% 比较）。奥拉帕尼组最常见的减量原因为贫血（13.7%），标准治疗组为手足综合征（7.7%）。

【结论】

BRCA 胚系突变的转移性乳腺癌人群中，奥拉帕尼的疗效显著优于标准治疗，中位 PFS 延长 2.8 个月，进展风险下降 42%。

（上海交通大学医学院附属仁济医院　杨　凡　陆劲松）

二、专　家　解　读

1. PARP、BRCA 与 DNA 损伤修复　Poly（ADP 核糖）聚合酶［Poly（ADP-ribose）polymerases，PARP］家族拥有 18 个成员，目前研究较多的成员为 PARP1 和 PARP2，参与 DNA 单链断裂修复［single-strand breaks（SSBs）repair］及碱基切除修复（base excision repair，BER）。如 PARP 被抑制，则 SSBs 无法被修复，DNA 复制叉阻滞，复制停止，并导致 DNA 双链断裂（DNA double-strand breaks，DSBs）。BRCA1 和 BRCA2 是 DNA DSBs 同源重组修复（homologous recombination repair，HRR）的关键蛋白。如 BRCA 功能正常，则 DSBs 经 BRCA 修复，细胞存活。如 BRCA 功能异常，则可能出现 2 种结果：无法修复 DNA 损伤，复制叉阻滞，细胞程序性死亡；少数情况下，非同源性末端接合（non-homologous end joining，NHEJ）修复启动，直接将双股断裂的末端彼此拉近，将断裂的两股重新接合，细胞存活，但可能导致基因突变（碱基缺失常见），称继发突变（secondary mutation）。

2. BRCA、PARP 与乳腺癌　20 年前研究发现 *BRCA1* 及 *BRCA2* 胚系突变可增加乳腺癌风险，且这种风险具有遗传性，*BRCA* 突变的乳腺癌占家族性乳腺癌的 1%～2%。*BRCA1* 或 *BRCA2* 突变通常伴随抑癌基因 *TP53* 突变及癌基因 *MYC* 的高表达。*BRCA1* 或 *BRCA2* 突变的乳腺癌多累及基底细胞，表现为三阴性表型，治疗手段匮乏，且常累及双侧乳腺，病情进展快。如上文提及，PARP 参与 SSBs 修复，在 *BRCA1* 及 *BRCA2* 突变的乳腺癌中，PARP 抑制可与 *BRCA* 功能丢失形成联合致死（synthetic lethal）作用，达到对 *BRCA* 突变乳腺癌细胞的杀伤。根据二次打击理论，*BRCA* 突变的正常细胞通常为杂合子，仍具有 DSBs 修复能力，可抵御 PARP 抑制的杀伤作用；而 *BRCA* 突变的肿瘤细胞通常为纯合子，DSBs 修复能力不足，对 PARP 抑制敏感。故理论上抑制 PARP 可改善 *BRCA* 突变乳腺癌的预后且具有足够的可耐受性。前期已有临床研究证实了这一理论，研究发现口服 PARP 抑制剂奥拉帕尼对 *BRCA* 胚系突变转移性乳腺癌有效。而 OlympiAD 试验进一步比较了奥拉帕尼与单药化疗的疗效与安全性，结果显示奥拉帕尼组的中位 PFS 优于化疗组（7.0 个月与 4.2 个月比较）（*HR* 0.58，95%*CI* 0.43～0.80，*P*<0.001），而 3 级及 3 级以上不良反应发生率低于化疗组（36.6% 与 50.5% 比较），进一步证实了抑制 PARP 对 *BRCA* 突变乳腺癌的有效性及可耐受性。但遗憾的是，尽管本研究中有一小部分患者曾在入组至少 12 个月前接受过新辅助或辅助铂类药物治疗，但无法知晓这些患者是否确实对铂类药物耐药，故研究结果不足以支持奥拉帕尼可用于铂类药物耐药患者的治疗，仍有待进一步研究证实。另外，由于对照组的化疗方案中不包括含铂方案，因此，对于 *BRCA* 胚系突变的乳腺癌患者而言，PARP 抑制剂与铂类药物孰优孰劣仍不确定，需头对头试验进一步探索。

（上海交通大学医学院附属仁济医院　杨　凡　陆劲松）

参考文献

［1］ Amé JC, Spenlehauer C, de Murcia G. The PARP superfamily. Bioessays, 2004, 26 (8): 882-893.

［2］ Venkitaraman AR. Cancer suppression by the chromosome custodians, BRCA1 and BRCA2. Science, 2014, 343 (6178): 1470-1475.

［3］ Couch FJ, Nathanson KL, Offit K. Two decades after BRCA: setting paradigms in personalized cancer care and prevention. Science, 2014, 343 (6178): 1466-1470.

［4］ Turner N, Tutt A, Ashworth A. Hallmarks of 'BRCAness' in sporadic cancers. Nat Rev Cancer, 2004, 4 (10): 814-819.

［5］ Lord CJ, Tutt AN, Ashworth A. Synthetic lethality and cancer therapy: lessons learned from the development of PARP inhibitors. Annu Rev Med, 2015, 66 (1): 455-470.

［6］ Tutt AN, Lord CJ, McCabe N, et al. Exploiting the DNA repair defect in BRCA mutant cells in the design of new therapeutic strategies for cancer. Cold Spring Harb Symp Quant Biol, 2005, 70: 139-148.

［7］ Kaufman B, Shapira-Frommer R, Schmutzler RK, et al. Olaparib monotherapy in patients with advanced cancer and a germline BRCA1/2 mutation. J Clin Oncol, 2015, 33 (3): 244-250.

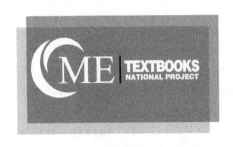

MONARCH 2 研究：abemaciclib 联合氟维司群治疗激素受体阳性、HER-2 阴性、内分泌治疗进展的晚期乳腺癌

第 44 章

一、概　　述

【文献来源】

Sledge GW Jr，Toi M，Neven P，et al. MONARCH 2：abemaciclib in combination with fulvestrant in women with HR+/HER2-advanced breast cancer who had progressed while receiving endocrine therapy. J Clin Oncol，2017，3：JCO2017737585.

【研究背景】

细胞周期 CDK4/6 抑制剂能够克服和延迟内分泌治疗抵抗，延缓疾病进展，是激素受体阳性和人类表皮生长因子受体 2（human epidermal growth factor receptor 2，HER-2）阴性晚期乳腺癌的治疗选择之一。该试验旨在比较 abemaciclib（一种选择性的 CDK4/6 抑制剂）联合氟维司群对比单药氟维司群在晚期乳腺癌中的疗效和安全性。

【入组条件】

1. 激素受体阳性、HER-2 阴性晚期乳腺癌患者。

2. 绝经前/围绝经期或绝经后。

3. 内分泌抵抗——新辅助治疗或辅助内分泌治疗过程中或辅助内分泌治疗完成 1 年内疾病复发或一线内分泌治疗过程中进展。

4. 针对晚期疾病未接受过化疗的患者。

5. 根据 RECIST 1.1 存在可测量病灶或仅有不可测量骨转移病灶。

6. 不能接受超过一线的内分泌治疗。

7. ECOG 评分≤1 分。

【试验设计】

1. 一项随机、安慰剂对照、Ⅲ期临床试验。

2. 按照 2：1 比例随机分为 abemaciclib 联合氟维司群组和安慰剂联合氟维司群组。

3. 主要研究目的是研究者评估的无进展生存期（progression free survival，PFS），定义为从随机入组直至疾病进展或者任何原因引起的死亡的时间。

4. 次要研究目的是客观缓解率（objective response rate，ORR）、缓解持续时间、临床获益率、安全性和耐受性。其他还有总生存期、生活质量评估和药代动力学研究。

【试验流程】

试验流程见图 44-1。

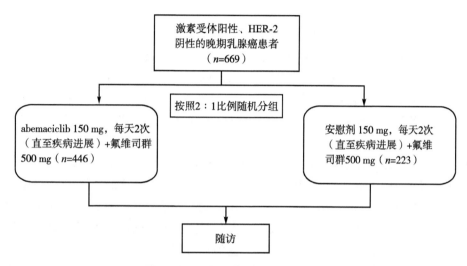

图 44-1　MONARCH 2 试验流程图

【结果】

1. 无进展生存期　中位随访 19.5 个月，abemacicilb 联合氟维司群组中位 PFS 为 16.4 个月，对比安慰剂联合氟维司群组 PFS 为 9.3 个月，PFS 明显延长（HR 0.553，95% CI 0.449~0.681，$P<0.001$）。

2. 客观缓解率　abemacicilb 联合氟维司群组对比安慰剂联合氟维司群组显著提高了 ORR（35.2% 与 16.1% 比较）；在可测量病灶患者中，abemacicilb 联合氟维司群组的 ORR 为 48.1%（95% CI 42.6%~53.6%），而安慰剂联合氟维司群组为 21.3%（95% CI 15.1%~27.6%）。

3. 不良反应　abemacicilb 联合氟维司群组对比安慰剂联合氟维司群组最常见的治疗相关不良反应为腹泻（86.4% 与 24.7% 比较）、中性粒细胞减少（46.0% 与 4.0% 比较）、恶心（45.1% 与 22.9% 比较）、发热（39.9% 与 26.9% 比较）。

【结论】

MONARCH 2 研究评估了 abemacicilb（150 mg，每天 2 次）联合氟维司群在激素受体阳性、HER-2 阴性、内分泌治疗进展的晚期乳腺癌中的疗效和安全性，初步结果显示联合用药能显著延长 PFS 和提高 ORR，并且耐受性良好。abemacicilb 联合氟维司群是激素受体阳性、HER-2 阴性晚期乳腺癌患者出现内分泌治疗进展时的有效治疗方案。

（上海交通大学医学院附属仁济医院　林燕苹　陆劲松）

二、专家解读

内分泌治疗在激素受体阳性乳腺癌中占据重要地位，而内分泌耐药仍是目前乳腺癌治疗面临的困境之一，往往造成疾病进展。CDK4/6 是细胞分裂周期的重要调节蛋白，诱导细胞从 G_1 期到 S 期转化。抑制这两个酶可以阻断细胞的继续分裂，起到肿瘤细胞杀灭作用。同时研究发现 CDK4/6 是激素受体阳性乳腺癌细胞生长的关键蛋白，CDK4/6 抑制剂与内分泌治疗联合方案能克服和延迟内分泌治疗抵抗，延缓疾病进展，是激素受体阳性、HER-2 阴性乳腺癌内分泌治疗的选择之一。

MONARCH 2 研究是一项全球多中心、双盲、随机对照研究，旨在评估内分泌治疗耐药的激素受体阳性晚期乳腺癌患者使用 CDK4/6 抑制剂 abemaciclib 联合氟维司群与氟维司群单药治疗比较的疗效和耐受性。2017 年美国临床肿瘤学会（American Society of Clinical Oncology，ASCO）大会上公布了 MONARCH 2 最新结果，并随后在 *Journal of Clinical Oncology* 杂志上发表，结果显示 abemaciclib 联合氟维司群对比氟维司群单药显著改善了晚期乳腺癌患者的 PFS（16.4 个月与 9.3 个月比较，$P<0.001$）。

与 MONARCH 2 研究设计相类似的有 PALOMA 3 试验，后者比较的是 palbociclib 联合氟维司群对比氟维司群单药的疗效，同样也发现联合用药显著改善了 PFS。这两项试验结果显示了以氟维司群为内分泌治疗基础联合 CDK4/6 抑制剂可较单药氟维司群获得更为显著的临床疗效。两项试验除了 CDK 4/6 抑制剂不同之外，在入组条件上也有所区别。虽然两者均是针对内分泌治疗进展的晚期乳腺癌患者，包括新辅助治疗或辅助内分泌治疗过程中或辅助内分泌治疗完成 1 年内疾病复发或一线内分泌治疗过程中进展的患者，但是 PALOMA 3 研究允许一线以下的解救化疗和任何线的内分泌治疗，而 MONARCH 2 研究则要求患者不能接受过针对晚期疾病化疗及超过一线的内分泌治疗。这些入组条件的限制可能是 MONARCH 2 试验能有更长的 PFS 的原因之一。由于缺乏头对头的比较数据，因此目前还很难判断哪个 CDK4/6 抑制剂更好。

随着新的药物不断研发和临床数据的展现，我们在治疗激素受体阳性进展期乳腺癌方面有了更多选择方案，而内分泌治疗是否敏感是作为选择治疗方案的重要考虑因素。CDK4/6 抑制剂能够逆转内分泌治疗耐药，是内分泌治疗进展后的主要选择，当然仍需开展更多研究来帮助确定最佳用药顺序。

（上海交通大学医学院附属仁济医院　林燕苹　陆劲松）

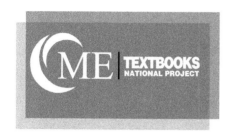

在蒽环类和紫杉类耐药的多线治疗后转移性乳腺癌中比较 utidelone 联合卡培他滨和卡培他滨单药的临床试验

第 45 章

一、概　　述

【文献来源】

Zhang P，Sun T，Zhang Q，et al. Utidelone plus capecitabine versus capecitabine alone for heavily pretreated metastatic breast cancer refractory to anthracyclines and taxanes：a multicentre，open-label，superiority，phase 3，randomised controlled trial. Lancet Oncol，2017，18（3）：371-383.

【研究背景】

utidelone 是一种由基因工程设计合成的微管稳定抗癌药物，为埃博霉素的类似物。在 I 期和 II 期临床试验中表现出对于乳腺癌的潜在治疗前景。此 III 期临床试验的目的是比较 utidelone 联合卡培他滨对比卡培他滨单药治疗转移性乳腺癌的疗效和安全性。

【入组条件】

1. 18~70 岁，组织学或细胞学确认的转移性乳腺癌。

2. 已使用至多 4 种化疗方案，包括 1 种蒽环类和 1 种紫杉类（辅助或新辅助治疗计为 1 个方案）。

3. 美国东部肿瘤协作组（Eastern Cooperative Oncology Group，ECOG）评分 0~2 分，预计寿命至少 3 个月。

4. 至少有 1 个可供影像学评估的靶病灶。

5. 在随机分组前 4 周之内的外周神经病变<2 级（根据 CTCAE 4.03）。

6. 入组前 1 周内必须进行实验室检查（例如血常规和生化检验）。

7. 入组前 4 周内不能接受任何化疗、放疗、内分泌治疗和分子靶向治疗。

8. 既往标准卡培他滨治疗无效（如患者首次疗效评估时疾病进展）则不能入组。

【试验设计】

1. 这是一个多中心、开放、优效性、III 期随机对照临床试验。使用意向性分析、符合方案分析和安全性分析。

2. 首要研究终点为无进展生存期。

3. 次要研究终点包括总生存期、客观缓解率、至缓解时间、缓解持续时间、治疗安全性。

【试验流程】

试验流程见图 45-1。

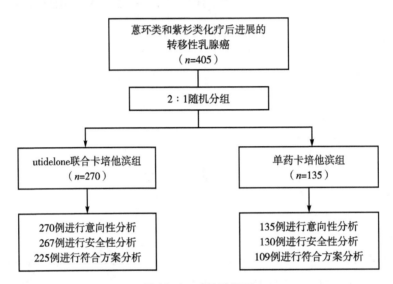

图 45-1 试验流程图

【结果】

根据独立放射学评审委员会（Independent Radiology Review Committee）评估的结果如下。

1. 中位无进展生存期 utidelone 联合卡培他滨组中位无进展生存期显著优于卡培他滨单药组，分别为 8.44 个月和 4.27 个月（$HR\ 0.46$，$95\%CI\ 0.36\sim0.59$，$P<0.001$）。

2. 中位缓解持续时间 utidelone 联合卡培他滨组中位缓解持续时间显著优于卡培他滨单药组，分别为 7.59 个月和 5.62 个月（$P=0.05$）。

3. 客观缓解率 utidelone 联合卡培他滨组客观缓解率显著优于卡培他滨单药组，分别为 40.4% 和 21.5%（$P=0.000\ 2$）。

4. 总生存期 utidelone 联合卡培他滨组对比卡培他滨单药组中位总生存期显著提高，分别为 16.13 个月和 12.78 个月（$HR\ 0.63$，$95\%CI\ 0.45\sim0.88$；log-rank $P=0.005\ 9$）。

5. 安全性 utidelone 联合卡培他滨组中 3 级周围神经病变最多见，为 58 例/267 例（22%），高于卡培他滨单药组 1 例/130 例（<1%）。

【结论】

在对多线化疗后进展的转移性乳腺癌进行治疗时，utidelone 联合卡培他滨比卡培他滨单药获得更好的无进展生存期。除了可控的周围感觉性神经病变外，毒性轻微。此研究结果支持 utidelone 联合卡培他滨方案可作为转移性乳腺癌的一种有效治疗选择。

（上海交通大学医学院附属仁济医院　殷　凯　陆劲松）

二、专 家 解 读

乳腺癌化疗中蒽环类和紫杉类药物的广泛使用，导致患者一旦出现转移后，再次使用蒽环类或紫杉类的缓解持续时间较短，成为多线治疗后转移性乳腺癌患者临床治疗的难题。

在 20 世纪 90 年代，研究者发现微管稳定剂埃博霉素具有优于紫杉醇的抗肿瘤活性，并于 2007 年第一个埃博霉素衍生药物——伊沙匹隆（ixabepilone）上市。但在临床实践中，该药虽然能显著延长无进展生存期，但 2/3 的患者出现 3~4 级血液毒性和神经毒性，限制了埃博霉素类药物的广泛应用。而我国自主研发的 utidelone 在以往的临床试验中已表现出良好的疗效及较低的毒性作用，在此基础上，由中国医学科学院肿瘤医院徐兵河教授主持的Ⅲ期随机对照临床试验进一步明确了该药物广阔的临床应用前景。

该临床试验入组了国内 26 家医院的 405 例患者（本中心为该试验贡献了 2 例患者），2∶1 随机入组到 utidelone 联合卡培他滨组和卡培他滨单药组。两组方案均为 21 天 1 个疗程，utidelone 在第 1~5 天 30 mg/m² 静脉给药，卡培他滨剂量为 1000 mg/m²，每天 2 次，1~14 天，每天口服。单药卡培他滨组剂量为 1250 mg/m²，每天 2 次，1~14 天每天口服。结果显示，utidelone 联合卡培他滨组的中位无进展生存期、中位缓解持续时间和客观缓解率均显著优于卡培他滨组。虽然总生存研究尚未最终完成，但早期的总生存分析中，utidelone 联合卡培他滨组已经显著优于卡培他滨单药组。

目前，唯一应用于临床的埃博霉素类似物是伊沙匹隆，在其上市前的临床试验中，也选择卡培他滨作为对照组药物。卡培他滨作为美国国家综合癌症网络（National Comprehensive Cancer Network，NCCN）推荐的晚期乳腺癌解救治疗药物，广泛用于临床多线解救治疗，因此，也被用于新药优效性研究的标准治疗。在伊沙匹隆的临床试验中，中位无进展生存期在伊沙匹隆联合卡培他滨组为 6.24 个月，优于卡培他滨单药组的 4.4 个月（$P = 0.000\,5$）。由于这两个临床试验均设置卡培他滨单药为对照组，而且卡培他滨单药在两个临床试验中的中位无进展生存期相似，故而以此作为参照对这两个临床试验进行间接对比后提示 utidelone 的疗效似乎较伊沙匹隆更为有效。另外，伊沙匹隆临床试验未能在首要研究终点即总生存上得出较卡培他滨优效的结论，而本试验在早期总生存分析中已经发现 utidelone 联合卡培他滨组的中位总生存期显著长于卡培他滨单药组。虽然这个结果并非最终结果，但有望最终获得总生存期的优效性结果。这也从另一方面提示 utidelone 具有比伊沙匹隆更好的疗效。当然，这需要进一步进行头对头的临床试验来确认 utidelone 的优效性。

在安全性上，utidelone 相关的不良反应主要为轻到中度，且可控。其中血液毒性和骨髓抑制为中度，而其他药物包括伊沙匹隆、紫杉醇、艾日布林等在和卡培他滨联合治疗时，3~4 级中性粒细胞减少和白细胞减少的发生率高达 70%。另外，utidelone 联合卡培他滨组并未表现出高于卡培他滨单药组的肝、肾毒性。而伊沙匹隆在临床试验中则出现严重的肝毒性。这些结果都说明 utidelone 具有比伊沙匹隆更好的安全性。

该临床试验结果提示 utidelone 具有良好的临床应用前景，对比卡培他滨显著延长了蒽环类、紫杉类药物治疗失败的晚期乳腺癌患者的无进展生存期，且安全性较好，宣告我国自主研发的多线解救治疗新药 utidelone 达到世界领先水平。

（上海交通大学医学院附属仁济医院　殷　凯　陆劲松）

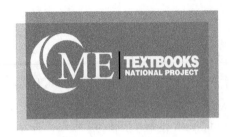

FALCON 研究：氟维司群对比阿那曲唑一线治疗激素受体阳性乳腺癌的临床试验

第 46 章

一、概　　述

【文献来源】

Robertson JF, Bondarenko IM, Trishkina E, et al. Fulvestrant 500 mg versus anastrozole 1mg for hormone receptor-positive advanced breast cancer（FALCON）: an international, randomised, double-blind, phase 3 trial. Lancet, 2016, 388（10063）: 2997-3005.

【研究背景】

芳香化酶抑制剂是激素受体阳性局部晚期或转移性乳腺癌的标准治疗。这项研究目的在于比较选择性雌激素受体降解剂——氟维司群对比阿那曲唑在绝经后激素受体阳性晚期乳腺癌患者中能否延长无进展生存期。

【入组条件】

1. 雌激素受体（estrogen receptor，ER）和（或）孕激素受体（progesterone receptor，PR）阳性。

2. 局部晚期或者转移性乳腺癌。

3. 之前未接受过其他激素治疗。

4. ECOG 评分 0~2 分。

5. 至少一个可测量或不可测量病灶。

【试验设计】

1. 一项随机、双盲、多中心Ⅲ期临床试验。

2. 主要研究目的是无进展生存期（progression free survival，PFS），进展事件是指 RECIST 1.1 版定义的疾病进展或由于疾病恶化而采取手术或放疗干预措施或任何原因引起的死亡。

3. 次要研究目的包括客观缓解率、缓解持续时间和预计缓解持续时间、临床获益率和预计临床获益率、总生存期。

4. 采用意向性分析。

【试验流程】

试验流程见图 46-1。

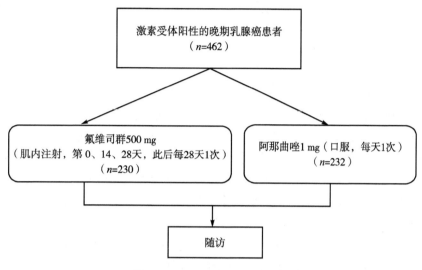

图 46-1　FALCON 试验流程图

【结果】

1. 无进展生存期　中位随访 25 个月后结果显示，相较于阿那曲唑组，氟维司群组的 PFS 显著延长（16.6 个月与 13.8 个月比较，*HR* 0.797，95%*CI* 0.637~0.999，*P* = 0.048 6）。

2. 客观缓解率和缓解持续时间　在有可测量病灶的患者中，氟维司群组的客观缓解率为 46%，阿那曲唑组的客观缓解率为 46%（*OR* 1.07，95%*CI* 0.72~1.61，*P* = 0.729 0）。在缓解持续时间方面，氟维司群组的中位缓解持续时间长于阿那曲唑组（20.0 个月与 13.2 个月比较）。在预计缓解持续时间方面上，氟维司群组是 11.4 个月，而阿那曲唑组为 7.5 个月（*OR* 1.51，95%*CI* 1.03~2.26，*P* = 0.036）。

3. 临床获益率　氟维司群组临床获益率为 78%，阿那曲唑组为 74%（*OR* 1.25，95%*CI* 0.82~1.93，*P* = 0.304 5）。氟维司群组与阿那曲唑组的中位临床获益持续时间分别为 22.1 个月和 19.1 个月，预计临床获益持续时间为 21.9 个月和 17.5 个月（*OR* 1.26，95%*CI* 0.99~1.59，*P* = 0.056 1）。

4. 不良反应　氟维司群和阿那曲唑最常见的不良反应分别为关节疼痛（16.7% 与 10.3% 比较）和潮热（11.4% 与 10.3% 比较）。因不良反应停止治疗比例分别为 7%、5%。

【结论】

在激素受体阳性的局部晚期或转移性乳腺癌患者的一线治疗中，氟维司群对比阿那曲唑显著延长了 PFS，提示早期使用氟维司群可能给患者带来更多获益，是这类患者治疗的标准选择之一。

（上海交通大学医学院附属仁济医院　林燕苹　陆劲松）

二、专家解读一

自 1977 年他莫昔芬获批用于晚期乳腺癌一线内分泌治疗，20 世纪 90 年代芳香化酶抑制剂凭借优于他莫昔芬 3~4 个月的无进展生存期而陆续上市，之后接近 20 年一线内分泌治疗新药再无大的突破。FALCON 研究为一项全球范围的 Ⅲ 期随机、双盲、多中心临床试验，头对头对比氟维司群 500 mg 与阿那曲唑 1 mg 用于绝经后激素受体阳性晚期乳腺癌一线内分泌治疗的疗效和安全性，证实氟维司群在一线治疗中具有更强的疗效，研究结果或将影响今后乳腺癌一线内分泌治疗的临床实践。该研究纳入 462 例经病理证实的 ER 和（或）PR 阳性的局部晚期或转移性乳腺癌患者，入组患者既往均未接受过内分泌治疗，但允许患者接受一线化疗。主要研究终点为 PFS，次要研究终点为总生存期（overall survival，OS）、客观缓解率（objective response rate，ORR）、缓解持续时间（duration of response，DoR）、临床获益率（clinical benefit rate，CBR）、临床获益持续时间（duration of clinical benefit，DoCB）、患者生活质量和安全性等。患者既往是否接受过化疗、基线有无可测量病灶及局部晚期还是远处转移等因素作为预设分层因素。结果显示，在中位随访 25 个月后，与阿那曲唑组相比，氟维司群能够显著改善患者 PFS［16.6 个月与 13.8 个月比较，*HR* 0.797，95%*CI* 0.637~0.999，*P* = 0.048 6］。次要研究终点中，氟维司群一线治疗的 ORR 达到 46%，CBR 达到 78%。而在中位随访 25 个月时，总生存事件仍不充足，目前成熟度仅为 31%。而在亚组分析中发现，基线时未发生内脏转移的患者，其 PFS 改善更为显著，氟维司群延长患者 PFS 达 8.5 个月［22.3 个月与 13.8 个月比较（*HR* 0.59，95%*CI* 0.42~0.84）］，降低患者疾病进展的风险达到 41%。安全性分析结果显示，氟维司群和阿那曲唑最常见的不良反应分别为关节疼痛（16.7% 与 10.3% 比较）和潮热（11.4% 与 10.3% 比较）。

氟维司群有别于他莫昔芬及芳香化酶抑制剂，其作用机制为高亲和力地结合、阻断并降解 ER，但不会干扰自身雌激素水平。FALCON 研究也是第一次证实内分泌治疗药物在疗效上优于第三代芳香化酶抑制剂的 Ⅲ 期临床研究。与阿那曲唑组相比，氟维司群治疗的持续缓解时间明显延长，这可能是氟维司群能够延长无进展生存期的主要原因之一。FALCON 研究根据 Ⅱ 期研究（FIRST）的结果，选择了此前未经过内分泌治疗的人群，在获得性耐药突变最少的患者中，更有利于直接对比两个药物的疗效，使得在此类人群中的研究结果对临床实践具有很强的指导价值。

在结果中，我们看到在意向性分析人群中，氟维司群显著延长了 PFS，而在无内脏转移患者的亚组分析数据显示，氟维司群 500 mg 将患者 PFS 的延长达到 8.5 个月（22.3 个月与 13.8 个月比较，*HR* 0.59），为患者争取到接近 2 年的 PFS，这样的单药延长 PFS 优势在晚期患者中具有很大的突破。因此氟维司群有望成为绝经后激素受体阳性晚期乳腺癌患者的标准一线内分泌治疗方案，尤其是对于无内脏转移的亚组，氟维司群是更为合适的方案，单药即达到了 22.3 个月，和 PALOMA 2 研究中 CDK4/6 抑制剂联合芳香化酶抑制剂的疗效相似，但安全性要远远优于靶向治疗联合内分泌治疗。

该研究结果存在两个问题：第一，FALCON 仅纳入了未曾接受过内分泌治疗的乳腺癌患者，但临床中很多晚期患者在发病初期已经接受了治疗；其次，由于晚期乳腺癌治疗靶向新药层出不穷，美国于 2015 年已批准 CDK4/6 抑制剂 palbociclib 上市并可与芳香化酶抑制剂联合使用，而 FALCON 研究设计的是单药方案。在 PALOMA-3 中氟维司群联合 palbociclib 获得很好的疗效，未来还需要开展相关研究来帮助确定晚期乳腺癌的最佳用药顺序。

FALCON 研究结果显示，对于绝经后激素受体阳性晚期乳腺癌患者，与芳香化酶抑制剂相比，单药氟维司群一线治疗既可以达到较好的 PFS，又能维持生活质量，尤其是对无内脏转移患者，氟维司群治疗有望成为晚期一线标准内分泌治疗方案。

（中国医科大学肿瘤医院 徐君南）

（辽宁省肿瘤医院 孙 涛）

三、专家解读二

氟维司群是选择性雌激素受体下调剂，其作用机制有别于他莫昔芬和芳香化酶抑制剂。其与雌激素受体有强的结合力，阻断并降解雌激素受体，对内分泌治疗进展的患者可能是一种新的选择方案。FALCON 研究是一项随机、双盲、多中心的Ⅲ期临床试验，目的是在激素受体阳性进展期乳腺癌中比较氟维司群 500 mg 和阿那曲唑 1 mg 的疗效和安全性。

2016 年欧洲肿瘤内科学会（European Society for Medical Oncology，ESMO）大会上报道了这项试验的研究结果，并随后在 *Lancet Oncology* 上发表。该试验共纳入 462 例无法手术的局部晚期或转移性乳腺癌患者，患者均为 ER（+）、人类表皮生长因子受体 2（human epidermal growth factor receptor 2，HER-2）（-），此前未接受过其他激素治疗，随机分为氟维司群 500 mg 组和阿那曲唑 1 mg组。经过 25 个月随访结果显示，相比阿那曲唑组，氟维司群组的 PFS 显著延长（16.6 个月与 13.8 个月比较，*HR* 0.797，*P* = 0.048 6）。在不良反应方面，两组的健康相关生活质量相近，氟维司群和阿那曲唑最常见的不良反应分别为关节疼痛（16.7% 与 10.3% 比较）和潮热（11.4% 与 10.3% 比较）。

FALCON 研究结果证实了在未经治疗的激素受体阳性乳腺癌一线内分泌治疗中，氟维司群优于阿那曲唑。而亚组分析显示，在非内脏累及患者中，氟维司群的优势更明显，提示对于肿瘤负荷较轻的患者，一线内分泌治疗选择单药氟维司群是一个不错的方案。

近年来，CDK4/6 抑制剂在乳腺癌治疗中有新的进展，多个临床试验已肯定了 CDK4/6 抑制剂联合内分泌治疗的疗效。在 2017 年美国临床肿瘤学会（American Society of Clinical Oncology，ASCO）大会上公布的 MONARCH 2 研究结果显示，患者 CDK4/6 抑制剂 abemaciclib 联合氟维司群比单药氟维司群显著改善了内分泌治疗进展的晚期乳腺癌患者的 PFS。当然，我们观察到，在该研究中氟维司群单药治疗的 PFS 也达到近 10 个月，与 FALCON 的结果相呼应，似乎我们可以看到以氟维司群为基础的内分泌治疗联合其他药物治疗显然可以获得更为优越的临床疗效。但是在临床应用中，我们还是需要注意到，FALCON 仅纳入了未曾接受过内分泌治疗的患者，而 MONARCH 2 研究入组的为内分泌治疗进展的患者，在临床中很多晚期乳腺癌患者已经接受过多种治疗方案，其身体情况或许无法耐受联合治疗，对于这类患者来说单药氟维司群也是可以选择的方案之一。

随着新药物的不断研发和临床试验的开展，激素受体阳性乳腺癌的治疗手段越来越多，治疗疗效越来越佳，从目前的临床数据来看，氟维司群是一线内分泌治疗的重要药物之一，还需要开展更多研究来帮助确定激素受体阳性晚期乳腺癌的最佳用药顺序。

（上海交通大学医学院附属仁济医院 林燕苹 陆劲松）

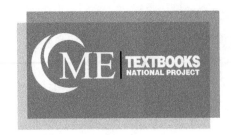

NCIC CTG MA.17 亚研究：延长来曲唑辅助治疗中新发血管舒缩症状与临床预后相关

第 47 章

一、概　　述

【文献来源】

Liedke PE，Tu D，Shepherd L，et al. New onset vasomotor symptoms but not musculoskeletal symptoms associate with clinical outcomes on extended adjuvant letrozole-analyses from NCIC CTG MA.17. Breast，2016，27：99-104.

【研究背景】

激素受体阳性的绝经后乳腺癌患者使用芳香化酶抑制剂辅助治疗时出现的不良反应可能与临床预后有关，该研究旨在从 NCIC CTG MA.17 临床试验的数据中，探索性分析他莫昔芬辅助治疗 5 年后继续来曲唑治疗时新发骨骼肌肉症状和血管舒缩症状与临床预后的关系。

【入组条件】

1. 开始他莫昔芬治疗时，年龄≥50 岁，或年龄<50 岁但已绝经，或年龄<50 岁但已行双侧卵巢切除术，或年龄<50 岁未绝经但在化疗或他莫昔芬治疗中闭经且黄体生成素和卵泡刺激素处于绝经后水平。

2. 已经接受过 4.5~6 年的他莫昔芬辅助治疗，入组前 3 个月内结束他莫昔芬治疗。

3. 雌激素和（或）孕激素受体阳性的原发性乳腺癌患者。

4. 美国东部肿瘤协作组（Eastern Cooperative Oncology Group，ECOG）评分为 0~2 分。

【试验设计】

1. 一项随机、双盲、安慰剂对照的Ⅲ期临床试验。

2. 在基线期及使用来曲唑 1 个月、6 个月、1 年后评估患者是否有骨骼肌肉症状和血管舒缩症状。

3. 该篇的主要研究目标是评估使用来曲唑后新发骨骼肌肉症状和血管舒缩症状与乳腺癌无病生存期（disease free survival，DFS）、无远处转移生存期（distance disease free survival，DDFS）、总生存期（overall survival，OS）之间的关系。

【试验流程】

试验流程见图 47-1。

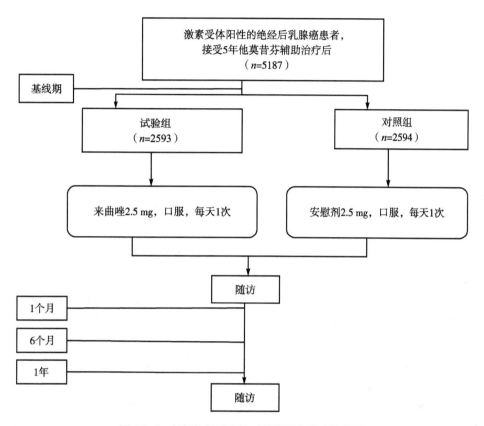

图 47-1　NCIC CTG MA.17 亚研究试验流程图

【结果】

1. 揭盲后的数据显示，在来曲唑治疗 1 个月、6 个月后新发血管舒缩症状的患者 DFS 和 DDFS 显著提高（1 个月：DFS $P=0.04$，DDFS $P=0.046$；6 个月：DFS $P=0.006$，DDFS $P=0.02$）。

2. 来曲唑治疗 12 个月后新发血管舒缩症状的患者 DFS 显著提高（$P=0.01$）。

3. 治疗后 6 个月有血管舒缩症状患者的 OS 仅有提高趋势，但无显著性差异。

4. 未发现新发骨骼肌肉症状与患者的生存之间有显著关系。

【结论】

他莫昔芬辅助治疗 5 年后继续来曲唑治疗时，出现新发血管舒缩症状可能预示着更好的生存获益。

（上海交通大学医学院附属仁济医院　王　岩　陆劲松）

二、专家点评

NCIC CTG MA.17 研究首次探讨了经过他莫昔芬治疗 5 年后处于绝经期激素受体阳性早期乳腺癌患者如何继续降低复发风险，证实了无论腋窝淋巴结是否转移，他莫昔芬治疗 5 年后继续使用芳香化酶抑制剂来曲唑强化治疗能显著降低复发风险（复发风险比为 0.58，$P<0.001$），亚组分析提示淋巴结阳性患者死亡率可降低 39%（$P<0.05$）。后续强化使用芳香化酶抑制剂能给患者带来生存获益，但是强化治疗使用芳香化酶抑制剂的不良反应往往让患者难以坚持完成 5 年的强化治疗。因此，明确不良反应和患者的预后是否存在关联以更好地平衡风险获益，为临床决策提供理论依据，并提高患者的依从性，这是内分泌强化治疗需要进一步解决的问题。

根据芳香化酶抑制剂的作用原理，激素受体阳性早期乳腺癌使用芳香化酶抑制剂作为辅助内分泌治疗时常见的肌肉骨骼症状和血管舒缩不良反应可能会预示着更好的临床预后，一些既往大型的辅助内分泌治疗临床试验，如 BIG 1-98、ATAC 等，将不良反应作为一种疗效的预测标志进行研究，但结果不一致或互相矛盾，同时目前尚没有相关前瞻性研究来揭示芳香化酶抑制剂的不良反应与强化治疗疗效之间的关系。Liedke 等为此进行了一项回顾性的探索性分析。他们使用 NCIC CTG MA.17 研究的资料，回顾性地分析了患者使用芳香化酶抑制剂延长或强化辅助治疗后新发肌肉骨骼症状和血管舒缩症状不良反应与临床预后的关系。肌肉骨骼症状包括关节症状（如关节炎等）、疼痛（如关节痛、肌痛和骨痛）。血管舒缩症状包括潮热、皮肤潮红和流感样症状-出汗等。

该项探索性分析的研究方法是在基线和第 1、6 个月和每 12 个月收集相关症状，比较那些具有肌肉骨骼症状或血管舒缩症状和没有这些症状的患者的 DFS、DDFS、OS 在揭盲前后的差别。基线具有症状或激素受体阴性，在用药第 1、6、12 个月时间点之前发生死亡及复发的患者被排除在分析之外。

分析结果的亮点在于找到了所谓能预测芳香化酶抑制剂疗效和预后的标记和时间节点。基于包括揭盲后数据，试验强化治疗组在开始来曲唑治疗后 1 个月和 6 个月新发血管舒缩症状的患者较没有新发血管舒缩症状的患者 DFS 和 DDFS 显著延长（1 个月 DFS：HR 0.52，95% CI 0.28~0.96，$P=0.04$；1 个月 DDFS：HR 0.49，95% CI 0.24~0.99，$P=0.046$；6 个月 DFS：HR 0.43，95% CI 0.24~0.78，$P=0.006$；6 个月 DDFS：HR 0.44，95% CI 0.22~0.85，$P=0.02$），新发血管舒缩症状的患者在 12 个月时也有明显改善 DFS（HR 0.47，95% CI 0.26~0.84，$P=0.01$），并有改善 DDFS（HR 0.53，95% CI 0.28~1.01，$P=0.053$）的趋势，但是只在第 6 个月时在新发血管舒缩症状患者中观察到有 OS 改善（HR 0.63，95% CI 0.37~1.07，$P=0.09$）的趋势。在任何时间点新发的肌肉骨骼症状与 DFS、DDFS 和 OS 的改善无显著关系。而在对照组，在试验治疗开始后 1 个月新发血管舒缩症状或肌肉骨骼症状患者的 DDFS 有改善，而在其他分析时间节点新发症状和预后无明显关联，故分析认为对照组新发症状与预后相关是偶然的。该分析显示年龄和既往是否接受化疗也是发生肌肉骨骼或血管舒缩症状的显著影响因子，而淋巴结转移状态和既往他莫昔芬治疗时间不是发生肌肉骨骼或血管舒缩症状的显著影响因子。该分析最终得出了 12 个月内的时间节点新发的血管舒缩症状不良反应可以用来预测来曲唑强化治疗的疗效和获益。

同时，该研究分析解释了为何是血管舒缩症状而非肌肉骨骼症状成为预后的预测指标，这可能与其不同的发生率有关。在试验组，第 1 个月新发血管舒缩症状出现在 22.5% 的女性，而新发肌肉骨骼症状出现在 2.7% 的女性，两者皆有为 1.1%。在第 6 个月时，新发血管舒缩症状出现在 26.9% 的妇女，新发肌肉骨骼症状出现在 8.5% 的妇女，两者皆有为 6%。在第 12 个月时，新发的血管舒缩症状出现在 27.6% 的妇女，新发肌肉骨骼症状出现在 12.9% 的妇女，两者皆有为 10.6%。

肌肉骨骼症状与预后无显著关联，可能是其发生率较血管舒缩症状明显低下所致。

该研究结论的重要临床意义在于对既往使用过他莫昔芬后选择芳香化酶抑制剂进行强化治疗的患者，提供了疗效预测指标的参考。该研究设计排除了他莫昔芬对于症状的影响，即 12 个月内新发的血管舒缩症状不良反应可以用来预测来曲唑强化治疗的疗效和获益，对我们临床工作中遇到血管舒缩症状明显的患者是否建议继续治疗提供一定的理论依据，但因其结果与以往研究不一致，暂不能改变目前的指南。

既往辅助内分泌治疗的大型临床研究也提供了芳香化酶抑制剂及他莫昔芬的不良反应能改善临床预后的依据。对 ATAC 的资料做了回顾性研究，3964 例患者中 1486 例（37.5%）患者在治疗后 3 个月的随访中报告新发血管舒缩症状，这些患者比那些没有报告这些症状的患者复发率降低（$HR\ 0.84$，$95\%CI\ 0.71\sim1.00$，$P=0.04$）。3964 例患者中 1245 例（31.4%）患者在治疗后报告了新的关节症状，这些患者比未出现这些症状的患者在乳腺癌复发率方面的下降幅度更大（$HR\ 0.60$，$95\%CI\ 0.50\sim0.72$，$P<0.0001$）。BIG 1-98 研究的回顾性分析认为，在开始治疗后 3 个月及 12 个月内具有骨关节痛、肌痛、腕管症状者具有较好的预后，且有较长的 DFS（$HR\ 0.65$，$95\%CI\ 0.49\sim0.87$）和更长的乳腺癌相关无病生存期（HR 为 0.70，$95\%CI\ 0.49\sim0.99$）。相反，血管舒缩症状与 DFS 和乳腺癌相关无病生存间期无关。但是，关于芳香化酶抑制剂辅助治疗的 NCIC-CTC MA.27 却并没有发现这样的关联。

MA.17 试验是一项大样本、多中心的随机双盲安慰剂对照试验，患者在试验中被要求完成他莫昔芬内分泌治疗大约 5 年（4.5~6 年）后再进行最长 5 年的来曲唑或安慰剂强化内分泌治疗。主要研究终点是 DFS，次要研究终点包括了安全性、生活质量及 OS 等内容。患者均为绝经后患者，50% 的患者无腋窝淋巴结转移。在中位随访期为 2.4 年的首次分析中显示他莫昔芬治疗 5 年后继续使用来曲唑治疗能显著降低复发率（无论腋窝淋巴结是否转移），试验破盲并要求所有对照组患者均转入治疗组，接受来曲唑治疗。这也许是该研究 OS 没有产生差异的主要原因。

该研究的不足首先是该研究中 2572 例接受来曲唑治疗的患者，50.8%（1307 例）的患者由于基线具有症状或激素受体阴性或不明的原发肿瘤被排除在分析人群之外，这降低了该分析的统计学效能。为弥补这个缺陷，该分析包括了揭盲后的数据，使得事件数增加。其次，该分析由于研究设计的原因，缺乏如 ATAC 试验开始随机化治疗后 3 个月的新发症状的数据，但是作为补充，有最近的随机化治疗后 1 个月的新发症状数据。另外一个不足是没有分析停药的影响。但分析认为在 60 岁以上患者中来曲唑组和安慰剂组的停药率没有统计学差异（24% 与 23% 比较），在年龄不超过 60 岁组由于不良反应而出现的停药率，在两组间差异具有统计学意义（5% 与 3% 比较），然而安慰剂组中因其他原因停药则更为多见（3% 与 5% 比较）。因此，研究中认为停药对于该分析的结果没有影响。这些不足提示我们在今后的此类临床设计中要考虑到统计学效能的问题及停药带来的影响，同时设计更多有意义的时间节点。

（浙江省肿瘤医院　黄　平　陈占红）

参考文献

［1］ Henry NL, Azzouz F, Desta Z, et al. Predictors of aromatase inhibitor discontinuation as a result of treatment-emergent symptoms in early-stage breast cancer. J Clin Oncol, 2012, 30 (9)：936-942.

［2］ Ingle JN, Schaid DJ, Goss PE, et al. Genomewide associations and functional genomic studies of musculoskeletal adverse events in women receiving aromatase inhibitors. J Clin Oncol, 2010, 28：4674-4682.

［3］ Henry NL, Skaar TC, Dantzer J, et al. Genetic associations with toxicity-related discontinuation of aromatase inhibitor therapy for breast cancer. Breast

Cancer Res Treat, 2013, 138 (3): 807-816.

[4] Cuzick J, Sestak I, Cella D, et al. Treatment-emergent endocrine symptoms and the risk of breast cancer recurrence: a retrospective analysis of the ATAC trial. Lancet Oncol, 2008, 9 (12): 1143-1148.

[5] Huober J, Cole BF, Rabaglio M, et al. Symptoms of endocrine treatment and outcome in the BIG 1-98 study. Breast Cancer Res Treat, 2014, 143 (1): 159-169.

[6] Mieog JS, Morden JP, Bliss JM, et al. Carpal tunnel syndrome and musculoskeletal symptoms in postmenopausal women with early breast cancer treated with exemestane or tamoxifen after 2-3 years of tamoxifen: a retrospective analysis of the Intergroup Exemestane Study (IES). Lancet Oncol, 2012, 13 (4): 420-432.

[7] Fontein DB, Seynaeve C, Hadji P, et al. Specific adverse events predict survival benefit in women treated with tamoxifen or aromatase inhibitors: an international tamoxifen exemestane adjuvant multinational trial analysis. J Clin Oncol, 2013, 31 (18): 2257-2264.

[8] Stearns V, Chapman JW, Ma CX, et al. Treatment-associated musculoskeletal and vasomotor symptoms and relapse-free survival in the NCIC CTG MA. 27 adjuvant breast cancer aromatase inhibitor trial. J Clin Oncol, 2015, 33 (3): 265-271.

[9] Goss PE, Ingle JN, Martino S, et al. A randomized trial of letrozole in postmenopausal women after five years of tamoxifen therapy for early-stage breast cancer. N Engl J Med, 2003, 349 (19): 1793-1802.

[10] Jin H, Tu D, Zhao N, et al. Longer-term outcomes of letrozole versus placebo after 5 years of tamoxifen in the NCIC CTG MA. 17 trial: analyses adjusting for treatment crossover. J Clin Oncol, 2012, 30 (7): 718-721.

[11] Goss PE, Ingle JN, Martino S, et al. Randomized trial of letrozole following tamoxifen as extended adjuvant therapy in receptor-positive breast cancer: updated findings from NCIC CTG MA. 17. J Natl Cancer Inst, 2005, 97 (17): 1262-1271.

[12] Muss HB, Tu D, Ingle JN, et al. Efficacy, toxicity, and quality of life in older women with early-stage breast cancer treated with letrozole or placebo after 5 years of tamoxifen: NCIC CTG intergroup trial MA. 17. J Clin Oncol, 2006, 26 (12): 1956-1964.

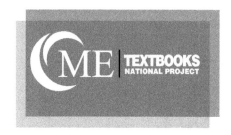

ALTTO 亚研究：糖尿病、胰岛素及二甲双胍的使用对 HER-2 阳性乳腺癌预后的影响

第 48 章

一、概　述

【文献来源】

Sonnenblick A，Agbor-Tarh D，Bradbury I，et al. Impact of diabetes，insulin，and metformin use on the outcome of patients with human epidermal growth factor receptor 2-positive primary breast cancer：analysis from the ALTTO phase Ⅲ randomized trial. J Clin Oncol，2017，35（13）：1421-1429.

【研究背景】

已有研究表明，患糖尿病的乳腺癌患者使用二甲双胍可能预后较好。本研究的目的是在 ALTTO 这一大型 Ⅲ 期临床试验中进一步探究二甲双胍与人类表皮生长因子受体 2（human epidermal growth factor receptor 2，HER-2）阳性原发性乳腺癌患者预后的关系。

【入组条件】

1. HER-2 阳性浸润性乳腺癌。

2. 无远处转移。

3. 病理学肿瘤大小≥1 cm。

【试验设计】

1. 一项国际性、开放、随机 Ⅲ 期临床试验。

2. 该篇研究收集了入组患者是否患有糖尿病及二甲双胍的使用情况。

3. 研究终点包括无病生存、无远处转移生存、总生存等。

【试验流程】

试验流程见图 48-1。

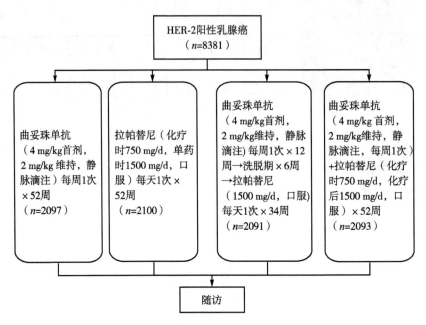

图 48-1　ALTTO 亚研究试验流程图

【结果】

1. 共有 260 例乳腺癌患者同时患糖尿病并使用二甲双胍，共有 186 例乳腺癌患者同时患糖尿病但未使用二甲双胍。

2. 同时患有糖尿病但未使用二甲双胍的患者无病生存（$HR\ 1.40$，$95\% CI\ 1.01 \sim 1.94$，$P = 0.043$）、无远处转移生存（$HR\ 1.56$，$95\% CI\ 1.10 \sim 2.22$，$P = 0.013$）和总生存（$HR\ 1.87$，$95\% CI\ 1.23 \sim 2.85$，$P = 0.004$）劣于非糖尿病患者，但这一效应仅限于激素受体阳性患者。

3. 在 HER-2 阳性且激素受体阳性的糖尿病患者中，使用胰岛素对预后不利，而使用二甲双胍对预后有益。

【结论】

在 HER-2 阳性且激素受体阳性的乳腺癌患者中，若同时患有糖尿病，二甲双胍的使用可以逆转因糖尿病及胰岛素使用而造成的不良预后。

（上海交通大学医学院附属仁济医院　王　岩　陆劲松）

二、专家解读

本研究是 ALTTO Ⅲ 期临床试验的一项非计划性分析，发现使用二甲双胍治疗可能会改善 HER-2 阳性乳腺癌合并糖尿病患者的预后。

以往的研究发现，乳腺癌合并糖尿病患者的预后比不合并糖尿病者更差，临床前和临床资料显示，二甲双胍具有抗癌作用，尤其是对乳腺癌。胰岛素抵抗和高胰岛素血症可能是这一效应的潜在介导因子，这引起了针对降糖药物提高乳腺癌预后的评估研究。

二甲双胍的抗癌机制可能包括直接和间接作用。该药物可通过下调胰岛素、葡萄糖、瘦素和炎症水平，间接影响宿主代谢。这些间接效应可能导致直接的抗癌效果，比如抑制或降低瘦素水平，降低癌细胞内的 JAK2-STAT3 和 PI3K/AKT/mTOR 信号通路；直接通过激活 AMPK，抑制下游的 mTOR 和 JAK2-STAT3 通路来抑制乳腺癌细胞的生长。一些流行病学、观察性和临床研究也表明二甲双胍具有抗癌作用。比如在接受二甲双胍治疗的糖尿病患者中，乳腺癌的发病率降低，并且早期乳腺癌患者新辅助治疗后有更高的病理完全缓解率；同时也发现二甲双胍治疗可以提高某些类型乳腺癌的生存。

此项分析纳入了 ALTTO Ⅲ 期临床试验入组的 8381 例乳腺癌患者，其中 7935 例（94.7%）在研究入组时没有糖尿病，而合并糖尿病的患者中 186 例（2.2%）未接受二甲双胍治疗，260 例（3.1%）接受了二甲双胍治疗。中位随访 4.5 年后，共有 1205 个无病生存事件，929 个无远处转移生存事件，528 个总生存事件。研究结果发现，合并糖尿病且未使用二甲双胍治疗的患者其无病生存、无远处转移生存和总生存更差。合并糖尿病且接受二甲双胍治疗的患者与长期的无病生存、无远处转移生存和总生存间没有观察到显著的相关性。值得注意的是，合并糖尿病和二甲双胍治疗对预后的影响仅限于激素受体阳性乳腺癌患者，而不影响激素受体阴性乳腺癌患者的预后。另外在合并糖尿病的患者中，与没有接受二甲双胍治疗的人群相比，二甲双胍可改善 HER-2 阳性、激素受体阳性乳腺癌患者的预后。与此相反，胰岛素治疗对此类患者预后有不利影响。使用其他治疗糖尿病药物（如吡格列酮或格列美脲）患者的样本量小，与乳腺癌的预后没有明显相关性。对乳腺癌特异性生存评估同样发现二甲双胍有益于 HER-2 阳性、激素受体阳性且合并糖尿病的乳腺癌患者。

该研究是第一个从前瞻性临床试验中分析并证实合并糖尿病的 HER-2 阳性乳腺癌患者可以从二甲双胍治疗中获益。先前的临床前鼠模型和回顾性临床研究提示糖尿病和高胰岛素血症可以促进 HER-2 阳性乳腺癌转移且具有更差的临床结局，而二甲双胍可以逆转这一作用。此项对 HER-2 阳性乳腺癌临床 Ⅲ 期随机研究数据的探索性分析证实了这些相关性。此外，研究数据也证实糖尿病和二甲双胍治疗对患者预后的影响与现行的标准辅助治疗有关。在 HER-2 阳性细胞系，二甲双胍降低 HER-2/neu 原癌基因酪氨酸激酶的活性和表达，这可以解释该药物在改善糖尿病患者和 HER-2 阳性乳腺癌患者疗效方面的保护作用。JAK2-STAT3 和 AKT-mTOR 通路活化也与曲妥珠单抗耐药相关，由此，二甲双胍克服曲妥珠单抗耐药可能是抑制 JAK2-STAT3 和 AKT-mTOR 通路的效应。糖尿病和高胰岛素血症可以通过激活胰岛素生长因子受体和它下游的 AKT-mTOR 通路增加 HER-2 阳性肿瘤的内分泌治疗耐药，而这种效果可以被二甲双胍逆转。当 AKT-mTOR 和 ER 信号通路在多个连接处相交时，直接和间接的相互作用发生在多个层面，糖尿病状态和胰岛素使用的恶性循环可能会通过二甲双胍抑制 AKT-mTOR 通路而被打破。BOLERO-2 研究结果显示了 mTOR 抑制剂在内分泌治疗耐药的转移性乳腺癌中的效果，表明 PI3K/AKT/mTOR 的过度激活是内分泌治疗继发耐药的主要机制，而 ER、HER-2 和 mTOR 的联合抑制可能是一种有效的治疗方法。

这项研究的优势是分析人群的均匀性，这是一项现行辅助治疗方案的前瞻性观察研究。尽管糖尿病患者和接受二甲双胍治疗的患者人数相对较少，但毕竟是基于最大的 HER-2 阳性乳腺癌辅助试验的分析，其他预后因素和体质量指数状态等潜在的混杂因素可以调整。当然，该项研究也有一些限制因素。由于这是一个非计划性分析，可能有未识别的混杂因素在不同群组间非随机分布，包括糖尿病二甲双胍和非二甲双胍组间血糖水平的潜在差异可能混淆研究的观察结果。由于没有收集到胰岛素和糖化血红蛋白（HbA1c）水平的数据，有关糖尿病和糖尿病治疗的信息仅根据基线数据进行分析，未包含治疗效果和动态变化的影响，因此，这可能是二甲双胍治疗患者较少使用胰岛素等其他降糖药物造成的。虽然在胰岛素使用方面存在显著差异，但糖尿病非二甲双胍组中 75.27% 的患者及二甲双胍组中 86.92% 的患者没有使用胰岛素治疗，这表明胰岛素治疗和糖尿病控制不可能是二甲双胍组生存获益的唯一原因。尽管如此，胰岛素显然对这一组的糖尿病患者预后造成了不利影响。因此，合理的假设是，二甲双胍对 HER-2 阳性且激素受体阳性并伴有糖尿病的乳腺癌患者的预后有利，而胰岛素治疗则对其有不利影响。

尽管缺乏 I 类证据，但该研究认为合并糖尿病的 HER-2 阳性、激素受体阳性乳腺癌患者，在开始治疗同时推荐二甲双胍是合理的，使用胰岛素治疗的患者应考虑存在更高的复发风险，应尽可能避免使用。

其他相关的研究也在进行中。NCIC CTG MA.32 是一项 III 期随机研究，入组的均为非糖尿病、接受标准手术及辅助治疗的早期乳腺癌患者，排除了糖尿病对研究结果的干扰。前期安全性评估证明，与安慰剂对比，二甲双胍可以改善体重及与胰岛素抵抗有关的代谢因素，且这些影响并不取决于基线的体质量指数或胰岛素水平。二甲双胍对癌症与非癌症相关预后的影响仍在观察中，由于该研究入组了不同激素受体和 HER-2 状态的患者，该药物与不同亚型乳腺癌预后的关系值得期待。针对绝经后非合并糖尿病的乳腺癌患者来曲唑联合二甲双胍的新辅助治疗 II 期试验（METEOR 研究）也已开展，这项研究将提供二甲双胍在非合并糖尿病的绝经后乳腺癌患者中抗肿瘤效果的直接证据。

由于糖尿病患者中只有大约 5% 的乳腺癌患者，未来可能的方向是通过新辅助治疗策略来筛选二甲双胍对乳腺癌的活性，同时探索安全、有效的剂量和疗程。如果二甲双胍改善乳腺癌预后的相关研究得到进一步验证，在早期乳腺癌（新）辅助治疗阶段联合二甲双胍，以及乳腺癌合并糖尿病患者选择合理的降糖药物，降低复发转移风险、提高抗癌治疗效果，甚至向前延伸到特定人群的乳腺癌预防阶段，在药物经济学和乳腺癌预防、治疗方面将有重要意义。

（北京大学首钢医院　莫雪莉）

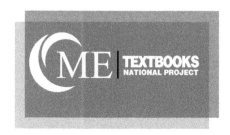

BIG 1-98 亚研究：胆固醇水平、降胆固醇药的使用与乳腺癌的预后

第 49 章

一、概　述

【文献来源】

Borgquist S，Giobbie-Hurder A，Ahern TP，et al. Cholesterol，cholesterol-lowering medication use，and breast cancer outcome in the BIG 1-98 study. J Clin Oncol，2017，35（11）：1179-1188.

【研究背景】

已有研究报道，降胆固醇药可能有预防乳腺癌复发的作用。降胆固醇药可降低胆固醇代谢产物 27-羟基胆固醇，后者是雌激素受体（estrogen receptor，ER）的配体，可调节 ER 依赖的肿瘤生长。而内分泌治疗对胆固醇水平的影响和高胆固醇血症本身的作用可能会抵消芳香化酶抑制剂的预期效果。

【入组条件】

1. 绝经后患者。

2. 激素受体阳性的早期浸润性乳腺癌。

3. 排除远处转移的患者。

【试验设计】

1. 一项随机、双盲的Ⅲ期临床试验。

2. 主要研究内容为基线期的总胆固醇水平、降胆固醇药的使用，每 6 个月评估胆固醇水平及降胆固醇药的使用情况。

3. 研究终点包括无病生存期、乳腺癌相关无病生存间期、无远处转移间期。

【试验流程】

试验流程见图 49-1。

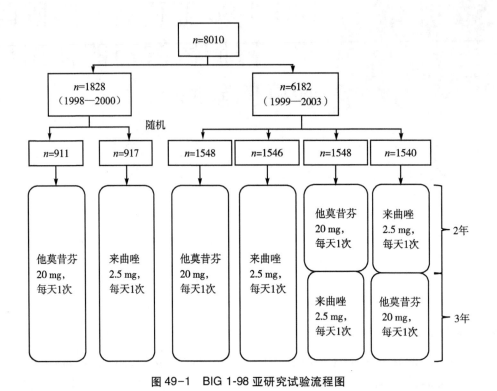

图 49-1　BIG 1-98 亚研究试验流程图

【结果】

1. 在他莫昔芬使用过程中，胆固醇水平降低。

2. 共有 789 例患者在内分泌治疗中使用了降胆固醇药，其中 318 例来自来曲唑单药组，189 例来自他莫昔芬-来曲唑组，176 例来自来曲唑-他莫昔芬组，106 例来自他莫昔芬单药组。

3. 使用降胆固醇药与更长的无病生存期（*HR* 0.79，95%*CI* 0.66~0.95，*P* = 0.01）、乳腺癌相关无病生存间期（*HR* 0.76，95%*CI* 0.60~0.97，*P* = 0.02）、无远处转移间期（*HR* 0.74，95%*CI* 0.56~0.97，*P* = 0.03）有关。

【结论】

在激素受体阳性早期乳腺癌的辅助内分泌治疗中，降胆固醇药可能有预防乳腺癌复发的作用。

（上海交通大学医学院附属仁济医院　王　岩　陆劲松）

二、专　家　解　读

绝经后乳腺癌妇女的雌激素水平同时受到卵巢功能减退和药物治疗的双重影响而明显下降，常见血脂异常是动脉粥样硬化性心血管疾病的独立危险因素之一。来自美国 SEER 数据库的63 566 例流行病学调查显示，诊断年龄在 66 岁以上的乳腺癌患者，乳腺癌相关死亡事件占比 15.1%，心血管疾病导致的死亡率高达 15.9%，血脂相关心脑血管疾病事件成为绝经后早期乳腺癌患者的首要死亡原因。但临床医师往往忽视患者的血脂异常和心血管疾病风险。我们知道，胆固醇在血管里积聚会导致心脏病和脑卒中，而胆固醇代谢产物 27-羟基胆固醇具有雌激素样作用，能促进乳腺肿瘤的生长与扩散。那么使用降胆固醇药能降低乳腺癌的发生，预防激素受体阳性早期乳腺癌的复发吗？近期，一项发表于 *Journal of Clinical Oncology* 的 BIG1-98 研究回答了这个问题。

BIG 1-98 是国际乳腺癌研究组织开展的随机、Ⅲ期、双盲试验，该试验于 1998—2003 年入组了 8010 例绝经后激素受体阳性早期浸润性乳腺癌患者，在研究入组时评估总胆固醇水平和降胆固醇药的使用情况，之后每 6 个月评估 1 次直至第 5.5 年。考虑应用的 3 个时间-事件终点为：无病生存期、乳腺癌相关无病生存间期和无远处转移间期。在存在竞争性风险条件下应用累积发病率函数描述降胆固醇药的使用情况。边缘性结构 Cox 比例风险模型研究了内分泌治疗期间启用降胆固醇药和患者预后的关系。在内分泌治疗期间应用降胆固醇药的 789 例患者主要来自来曲唑单药组（$n=318$），其次为他莫昔芬-来曲唑序贯治疗组（$n=189$）、来曲唑-他莫昔芬序贯治疗组（$n=176$）和他莫昔芬单药组（$n=106$）。

无论是单独使用降胆固醇药还是在来曲唑之前或之后使用降胆固醇药，他莫昔芬治疗时血清胆固醇水平下降，他莫昔芬治疗结束后，血清胆固醇水平恢复到他莫昔芬治疗前水平。无论是单独使用降胆固醇药还是在他莫昔芬之前或之后使用降胆固醇药，在来曲唑治疗期间，血清胆固醇水平与基线水平保持不变。在内分泌治疗开始时就使用降胆固醇药 637 例（8%），与那些未使用降胆固醇药的患者相比疾病复发风险降低 18%（$n=7326$，无病生存期：$HR\ 0.82$，$95\%\ CI$ $0.68\sim0.99$），乳腺癌复发风险降低 17%（乳腺癌相关无病生存间期：$HR\ 0.83$，$95\%\ CI\ 0.65\sim1.06$），远处转移的风险降低 19%（无远处转移间期：$HR\ 0.81$，$95\%\ CI\ 0.61\sim1.09$）。

789 例（10.8%）患者在某个节点开始使用降胆固醇药。降胆固醇药的使用在每个治疗组不同，来曲唑治疗组比例最高，其次是含有来曲唑的治疗组。经过 5 年的治疗，约 5% 接受他莫昔芬治疗的患者同时使用降胆固醇药。相比之下，含有来曲唑的治疗组有较高的降胆固醇药使用率，序贯组使用降胆固醇药的累积发生率类似于来曲唑单药治疗组（来曲唑单药治疗组为 18%，他莫昔芬-来曲唑组为 15%，来曲唑-他莫昔芬组为 14%）。

根据内分泌治疗期间是否开始使用降胆固醇药的患者、疾病和治疗特点显示，不同降胆固醇药组间的内分泌治疗、入组年份、肿瘤分级、体质量指数、糖尿病病史、入组地点和吸烟史并不均衡。根据边缘性结构 Cox 模型，在任何内分泌治疗期间使用降胆固醇药可以提高无病生存期（$HR\ 0.79$，$95\%\ CI\ 0.66\sim0.95$，$P=0.01$）、乳腺癌相关无病生存间期（$HR\ 0.76$，$95\%\ CI\ 0.60\sim0.97$，$P=0.02$）、无远处转移间期（$HR\ 0.74$，$95\%\ CI\ 0.56\sim0.97$，$P=0.03$）。两个单药治疗组的分析，在他莫昔芬组中使用降胆固醇药没有显示无病生存期（$HR\ 0.99$，$95\%\ CI\ 0.56\sim1.74$，$P=0.97$）、乳腺癌相关无病生存间期（$HR\ 0.85$，$95\%\ CI\ 0.42\sim1.74$，$P=0.44$）、无远处转移间期（$HR\ 0.57$，$95\%\ CI\ 0.24\sim1.35$，$P=0.20$）的临床获益，来曲唑治疗组的无病生存期（$HR\ 0.66$，$95\%\ CI\ 0.40\sim1.08$，$P=0.10$）、乳腺癌相关无病生存间期（$HR\ 0.77$，$95\%\ CI\ 0.40\sim1.48$，$P=0.44$）、无远处转移间期（$HR\ 0.70$；$95\%\ CI\ 0.31\sim1.59$，$P=0.40$）有获益趋势。

因此，该研究认为接受辅助内分泌治疗的乳腺癌患者中，他莫昔芬单药治疗组胆固醇降低，来曲唑组血清胆固醇保持在内分泌治疗前水平。在内分泌治疗中使用降胆固醇药可能在预防激素受体阳性的早期乳腺癌的复发中起作用。降胆固醇药可通过降低雌激素性胆固醇代谢物 27-羟基胆固醇的水平来减弱通过雌激素受体的信号传导。

他莫昔芬是一种雌激素受体调节剂，对血脂有双重作用，可降低总胆固醇和低密度脂蛋白胆固醇水平，升高三酰甘油和高密度脂蛋白胆固醇水平。在绝经后乳腺癌患者，他莫昔芬因其雌激素样作用，普遍认为对血脂有利。大量临床试验表明，他莫昔芬可降低心血管疾病的危险。绝经后早期乳腺癌患者大部分为激素受体依赖性乳腺癌，以阿那曲唑为代表的内分泌治疗可使雌激素的水平进一步下降 90%，这将对雌激素敏感的靶器官造成影响，包括其对血脂的影响。ATAC 试验比较了阿那曲唑和他莫昔芬在绝经后乳腺癌患者中的辅助治疗疗效及不良反应，随访 100 个月的结果表明，高胆固醇血症的发生率明显高于他莫昔芬组（9% 与 3% 比较，$P<0.05$）。MA27 试验比较非甾体类与甾体类芳香化酶抑制剂对脂质代谢的影响，表明甾体类和非甾体类芳香化酶抑制剂对血脂的影响不同，依西美坦对血脂的负面影响相对较小。

2017 年中国抗癌协会制定的《绝经后早期乳腺癌患者血脂异常管理专家共识》，该共识指出他汀类药物是唯一有循证证据的调脂药物，通过抑制胆固醇合成的限速酶——肝细胞 HMG-CoA 还原酶来降低血浆胆固醇水平。药代动力学研究未发现他汀类药物会引起肿瘤复发风险，且与芳香化酶抑制剂之间不存在药物间的相互作用。该共识填补了中国乳腺癌患者血脂管理的空白并指导临床。

BIG 1-98 研究是第一次支持降胆固醇药对乳腺癌的预后有益。这项研究结论是基于常规临床试验数据收集，包括诊断前使用降胆固醇药和在内分泌治疗期间使用降胆固醇药，使本研究能够有机会考虑降胆固醇药和预后之间的关系。希望这项观察性结果能在前瞻性随机试验中得到进一步验证。但这项研究仅纳入绝经后、激素受体阳性浸润性乳腺癌早期患者，那么对于绝经前、激素受体阳性的浸润性乳腺癌患者，以上结论能否适用？期待更多的研究结果。

（宁夏医科大学总医院　刘新兰）

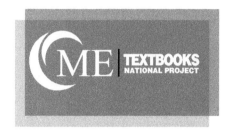

NTR5446 研究：ADM 辅助 I 期假体乳腺重建应慎重选择

第 50 章

一、概　　述

【文献来源】

Dikmans RE, Negenborn VL, Bouman MB, et al. Two-stage implant-based breast reconstruction compared with immediate one-stage implant-based breast reconstruction augmented with an acellular dermal matrix: an open-label, phase 4, multicentre, randomised, controlled trial. Lancet Oncol, 2017, 18 (2): 251-258.

【研究背景】

目前判断脱细胞真皮基质（acellular dermal matrix，ADM）在假体植入式乳腺重建（implant-based breast reconstruction，IBBR）中作用的证据有限，该研究是一项前瞻性随机对照研究，用来比较保留皮肤的乳腺切除术后使用 ADM 进行 I 期 IBBR 和 II 期 IBBR 的安全性。该篇文章首先对早期安全性进行了分析报道。

【入组条件】

1. 年龄≥18 岁。

2. 确诊乳腺癌或者有乳腺癌遗传易感性。

3. 计划在保留皮肤的乳腺切除术后行 IBBR。

4. 排除体质量指数（body mass index）>30 kg/m² 者、乳房大于 C 罩杯者、要求使用聚氨酯假体者、术前吸烟 2 周者、酗酒者、吸毒者、需要术后放疗者、妊娠或近期计划妊娠者、免疫缺陷者等。

【试验设计】

1. 一项前瞻性、多中心、开放、随机对照研究。

2. 主要研究终点是永久假体植入 1 年后的生活质量。

3. 次要研究终点是围术期和术后并发症、美观程度、疼痛、手术程序及手术时间带给患者的负担。

【试验流程】

试验流程见图 50-1。

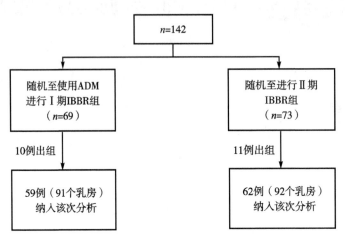

图 50-1　NTR5446 试验流程图

【结果】

1. 使用 ADM 的 I 期 IBBR 明显增加了每个乳房发生手术并发症的风险（粗 OR 3.81，95%CI 2.67~5.43，$P<0.001$）、再次手术的风险（粗 OR 3.38，95%CI 2.10~5.45，$P<0.001$）、移除假体或 ADM 或两者均移除的风险（粗 OR 8.80，95%CI 8.24~9.40，$P<0.001$）。

2. 严重不良事件发生率在 I 期 IBRR 组为 29%，II 期 IBRR 组为 5%。两组轻、中度不良反应发生率相似。

【结论】

使用 ADM 进行 I 期假体植入乳腺重建容易引起不良反应，需要谨慎使用。

（上海交通大学医学院附属仁济医院　王　岩　陆劲松）

二、专家解读一

乳腺癌是女性最常见的恶性肿瘤，每年全世界新增病例 180 万。在发达国家，乳腺癌的生存率得到很大改善，这意味着长期临床治疗在提高女性乳腺癌生活质量方面变得越来越重要。乳房切除是大多数乳腺癌患者需要面对的问题，毫无疑问，术后的乳房缺失会严重影响女性患者的生活质量。在发达国家，乳腺重建手术已经成为乳腺癌治疗重要的一部分。与此同时，越来越多的伴有乳腺癌基因突变的女性选择预防性乳腺切除加同期乳腺重建手术。在大多数国家，对于没有手术禁忌证的女性乳腺癌患者，乳房切除加乳腺重建手术已经成为常规选择。

乳腺重建有多种外科式选择，大致可分为 IBBR 和自体植入式乳腺重建。其中，根据重建手术的步骤不同，IBBR 可分为 I 期假体乳腺重建（即刻乳腺假体重建）和 II 期假体乳腺重建（延期乳腺假体重建）。考虑到安全性问题，大多数外科医师会选择 II 期假体乳腺重建，这不仅需要增加一次手术及多次扩张组织，同时也导致了患者的负担加重（花费更多的时间和费用）。一般来说，传统术式是将假体植入胸大肌后间隙，假体上部可被胸大肌覆盖，外下部往往不能，可通过提拉前锯肌和部分腹外斜肌筋膜实现与胸大肌外下缘吻合，从而覆盖假体，也可不提拉肌肉直接将假体下极暴露在皮下。为保持与健侧乳房对称，植入的假体体积往往超过胸大肌后间隙的大小，植入后肌肉组织被过度拉伸、变薄，肌肉张力大，有时甚至形成假体疝。患者多会出现胸部压迫感，术后假体位置相对固定，不能呈现自然乳房下皱襞形态，美容效果不佳。

ADM 是应用组织工程技术，将供体皮肤经过脱细胞技术处理，去除能引起人体排斥反应的抗原成分，保留细胞外基质和三维骨架结构，为宿主细胞的生长提供场所。细胞外基质为胶原纤维和弹性纤维组成的网状结构，具有良好的机械力学性能。植入人体后，ADM 成为宿主细胞生长黏附的底物，周围组织会逐渐长入基质骨架中，并形成新生血管，并与周围组织有效融合。1992 年 ADM 最早应用于烧伤患者，1994 年开始用于整形修复外科。在乳腺整形方面，Duncan 于 1998 年在假体植入术中首次运用 ADM，效果满意。此后，陆续有报道 ADM 在乳腺重建术中的应用，目前在欧美，ADM 在Ⅰ期假体乳腺重建术中得到广泛应用。

采用 ADM 加宽和延长胸大肌，可以增加胸大肌后间隙，达到假体的有效覆盖，同时可重建乳房下皱襞，术后乳房呈现自然状态，因此，ADM 辅助Ⅰ期假体乳腺重建较Ⅱ期假体乳腺重建具有更好的美容效果。尽管早期研究报道普遍推荐 ADM 辅助Ⅰ期假体乳腺重建，但实践中仍没有高质量的循证医学证据证实其潜在的优势和效果，相关的对照研究仍很缺乏。

2017 年最新发表于 *Lancet Oncology* 的 NTR5446 研究是一项前瞻性的多中心随机对照研究。入组患者全部来自荷兰的 8 家具有实施Ⅱ期假体乳腺重建手术经验的医院。入组条件为：年龄>18 岁，确诊乳腺癌或者乳腺癌相关基因突变（*BRCA1* 或 *BRCA2*）的女性患者，计划实施保留皮肤的乳房切除手术和随后的假体植入手术。排除标准为：体质量指数（body mass index，BMI）>30 kg/m²，乳腺大于 C 罩杯，要求使用聚氨酯假体，术前吸烟时间>2 周，滥用酒精或毒品，精神疾病患者或没有能力填写术后问卷等。2013-04-14 至 2015-03-29，共有 142 例患者登记并随机分配到 ADM 辅助Ⅰ期假体植入式乳腺重建组（*n* = 69）与传统Ⅱ期假体植入式乳腺重建组（*n* = 73），其中 21 例患者因为各种原因中途退出了试验或选择了其他治疗方案和医院。试验的主要观察终点为生活质量和安全性（通过评估不良事件的发生率）。这项研究在荷兰试验注册中心登记号为 NTR5446。

该研究所有的患者均被肿瘤外科医师实施了保留皮肤的乳房切除术。随后，ADM 辅助Ⅰ期假体植入式乳腺重建组患者直接植入了最终的假体和 ADM 复合物；Ⅱ期假体植入式乳腺重建组患者先植入了组织扩张器，3 个月以后再次手术植入最终的假体，以上均由有经验的乳腺重建整形外科医师实施。所有的患者假体均一致，手术期间均按照标准给予抗生素预防感染。

单侧乳腺手术的不良反应方面，ADM 辅助Ⅰ期假体植入式乳腺重建组的皮肤坏死率（8%与 2%比较）和切口感染发生率（12%与 1%比较）显著高于Ⅱ期假体植入式乳腺重建组。轻微不良反应如血肿、皮下积液等无明显差异。

二次手术方面，ADM 辅助Ⅰ期假体植入式乳腺重建组由于手术原因导致假体取出为 10 例，占 11%，而Ⅱ期假体植入式乳腺重建组仅为 1 例，占 1%。此外，由于美观原因导致二次手术的例数在 ADM 辅助Ⅰ期假体植入式乳腺重建组与Ⅱ期假体植入式乳腺重建组相差不大，分别为 11 例和 12 例。

该研究排除了个人主观美容原因导致的统计偏倚，将年龄、肿瘤大小、糖尿病、化疗时间（术前或术后）、放疗（术后）、内分泌治疗及靶向治疗等纳入试验的影响因素，修正后的统计结果显示，ADM 辅助Ⅰ期假体植入式乳腺重建组的平均每例乳房手术比Ⅱ期假体植入式乳腺重建组具有更高的手术并发症（修正后 *OR* 3.42，95%*CI* 2.28~5.12，*P*<0.001）、二次手术率（*OR* 2.91，95%*CI* 1.34~6.34，*P*<0.001）、假体取出率（*OR* 8.28，95%*CI* 5.22~13.14，*P*<0.001）。严重不良事件（3级）发生率分别为29%（26例/91例）和5%（5例/92例）。轻微或者中度的不良事件发生率基本类似。

本项前瞻性研究表明，ADM辅助Ⅰ期IBBR组比Ⅱ期IBBR组具有明显更高的安全性风险。但与之前的一项回顾性研究相比，ADM辅助Ⅰ期IBBR与无ADM辅助Ⅰ期IBBR在手术并发症和假体取出发生率方面相差不大。在这项研究中，入组309例女性患者，121例（39%）患者出现手术并发症，63例（20%）患者需要假体取出。Ⅰ期IBBR手术并发症发生率高的原因可能为术中乳房皮肤过度拉伸、肿胀导致对假体植入的大小产生误判。此外，实施保留乳头、乳晕的乳房切除术也会增加术后并发症发生率高的风险，如果切缘阳性，二次手术中必须将乳头、乳晕切除，这势必会导致乳房皮肤张力不够，从而减小假体的体积。此外，在以往的大多数回顾性或前瞻性研究中，ADM多采用人类细胞来源，很少采用猪源性细胞，手术并发症的发生率差异较大，为5%~46%。一项系统回顾性研究显示，ADM辅助Ⅰ期IBBR手术并发症发生率的中位数为18%，ADM辅助Ⅱ期IBBR手术并发症发生率的中位数为14%。在欧洲，人源性ADM被禁止使用，NTR5446研究中采用的是猪源性ADM，是否会对结果产生影响还有待证实。

在ADM辅助Ⅰ期IBBR组中，大多数不良反应与切口愈合有关，包括皮肤坏死、切口裂开和感染。这些问题很大程度上导致了ADM或假体取出的二次手术。对假体的排斥反应或炎性反应也会潜在地导致不良事件的发生，NTR5446研究主要对比两项术式对患者的利弊，但现在还无法评估ADM在手术并发症方面的影响。在另一项随机对照研究中，ADM辅助Ⅱ期IBBR与无ADM辅助Ⅱ期IBBR相比，手术并发症无明显差异（17%与15%比较）。这项研究证实在Ⅱ期IBBR手术中，ADM的应用并不会导致不良事件的发生。

术后放疗也是已经被证实影响乳腺重建术的重要因素。一项入组121例患者的研究显示，ADM辅助Ⅰ期IBBR联合术后放疗可能会增加不良事件发生的风险。但这项研究的入组例数太少，也没有将危险因素排除。

NTR5446研究也有很多不足之处。第一，随访时间的差异性。试验没有结束就开始统计分析，虽然很多手术并发症是在术后很短的时间内发生，但有一部分后期入组的患者可能没有足够的随访时间，从而导致手术并发症数据的差异性。第二，整形外科医师对于ADM辅助Ⅰ期IBBR术式存在学习曲线，这也可能导致手术并发症的增多。第三，NTR5446研究没有系统评估乳房皮肤厚度及血运情况，也没有对肿瘤外科医师的经验进行统一化评估，这可能导致后期乳腺重建手术中出现皮肤坏死、切口裂开、愈合不良及感染等并发症。

最后，NTR5446研究是第一个前瞻性随机对照研究，对比ADM辅助Ⅰ期IBBR与Ⅱ期IBBR，结果显示ADM辅助Ⅰ期IBBR组具有更高的手术并发症发生率，包括切口愈合不良、切口裂开、感染及皮肤坏死，导致二次手术发生率和假体取出率升高。NTR5446研究也发现组织本身对ADM无不良反应发生。综合试验结果，ADM辅助Ⅰ期假体植入式乳腺重建手术需要慎重选择。

（第四军医大学西京医院　李南林）

三、专家解读二

ADM最早是在2001年被提出，从那时起，此类人工材料的使用逐渐普及，在假体植入式乳腺重建中的应用也得到推广。超过50%的美国整形外科协会的医师都会在乳腺重建中使用ADM。ADM可以很好地覆盖乳房下皱襞处的扩张器或假体，而无需分离前锯肌和腹直肌前鞘；ADM的使用使得术中植入物周围的腔隙更富有弹性、容积更大，有助于精确定位乳房下皱襞和外侧皱襞，更好地将假体覆盖，有效支撑植入物，避免假体暴露，对再造乳房的外形和手感均能改善，并能防止假体的移位。

　　早期关于此类材料的临床研究都认为其最大的优势在于 ADM 植入后血管再生，包膜挛缩的发生率可以减少，尤其是未接受放疗的患者，理论上推测血管化后的 ADM 提供了弹性环境，干扰了与包膜挛缩相关的进程。但是 ADM 在乳腺重建中的安全性究竟如何，依然存在争议。曾有学者将 99 篇相关研究文章的数据纳入 Meta 分析，结果显示总体并发症发生率为 18.7%。但是这些数据大部分是回顾性的，各研究间存在很大的异质性，关于并发症的数据差异也很大。在当下广泛使用 ADM 的情况下，评估 ADM 在乳腺重建中的安全性有了更重要的现实意义。此外，ADM 联合假体重建和传统的假体植入式乳腺重建技术缺乏头对头的比较，需要前瞻性的临床研究来深入阐述这个问题。这篇 IV 期临床研究的数据显示，ADM 联合假体的一步法乳腺重建较既往常规的二步法 IBBR 有更多的术后早期并发症，尤其是在伤口愈合问题上，比如伤口开裂、皮肤坏死、伤口感染、再次手术甚至假体移除。因此，在开展联合 ADM 的一步法 IBBR 时需要慎重考虑，患者的选择、风险因素、手术操作和术后管理等均需要进一步优化。虽然安全性在这个研究设计中只是次要研究终点，但是这部分内容显然更有价值，引发更多关于 ADM 安全性的思考。

　　此外，笔者认为并发症发生率高的原因可能在于 ADM 的应用使得外科医师在植入假体的容量上有了更大的选择性，而这也会客观上造成皮瓣张力增加，影响了皮瓣的血供，从而增加各类并发症的发生；当然 ADM 本身的安全性也是需要重新考量的。对于前者，有评论认为今后的研究中将引入皮瓣血供的实时观察，从而更好地选择施行联合 ADM。

（上海交通大学医学院附属仁济医院　徐曙光　陆劲松）

参考文献

［1］Gougoutas AJ, Anderson BO. One-stage versus two-stage breast reconstruction：prudence in surgical decision-making. Lancet Oncol, 2017, 18 （2）：166-167.

［2］Gabriel A, Maxwell GP. Discussion：Acellular dermal matrices in primary breast reconstruction：principles, concepts, and indications. Plast Reconstr Surg, 2012, 130 （5 Suppl 2）：S 54-S 56.

［3］Ho G, Nguyen TJ, Shahabi A, et al. A systematic review and meta-analysis of complications associated with acellular dermal matrix-assisted breast reconstruction. Ann Plastic Surg, 2012, 68 （4）：346-356.

［4］Martin L, O'Donoghue JM, Horgan K, et al. Acellular dermal matrix （ADM） assisted breast reconstruction procedures：joint guidelines from the Association of Breast Surgery and the British Association of Plastic, Reconstructive and Aesthetic Surgeons. Eur J Surg Oncol, 2013, 39 （5）：425-429.

［5］Rao R, Shukla BM, Saint-Cyr M, et al. Take two and text me in the morning：optimizing clinical time with a short messaging system. Plastic Reconstr Surg, 2012, 130 （1）：44-49.

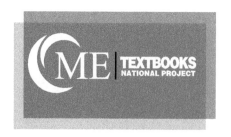

第二篇

临床试验介绍篇

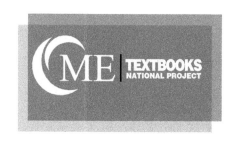

HERA 试验心脏标志物亚研究：在接受曲妥珠单抗治疗的 HER-2 阳性早期乳腺癌患者中肌钙蛋白 I 和 T 及氨基末端脑钠肽前体在监测心脏安全性方面的作用

第 51 章

【文献来源】

Zardavas D, Suter TM, Van Veldhuisen DJ, et al. Role of troponins I and T and N-Terminal prohormone of brain natriuretic peptide in monitoring cardiac safety of patients with early-stage human epidermal growth factor receptor 2-positive breast cancer receiving trastuzumab：A herceptin adjuvant study cardiac marker substudy. J Clin Oncol，2017，35（8）：878-884.

【研究背景】

曲妥珠单抗相关的心功能异常（trastuzumab-related cardiac dysfunction，TRCD）与蒽环类药物心脏毒性不同，蒽环类药物所致的心肌超结构改变并不见于 TRCD 中。TRCD 通常可逆转，但却缺乏早期发现的手段。左心室射血分数（left ventricular ejection fraction，LVEF）通常作为心功能的评价标准，但却难以发现 TRCD 的征兆，也不能评估其造成的心功能损害程度。因此，本研究拟根据 HERA 研究数据探索心功能标志物［肌钙蛋白 I 和 T、氨基末端脑钠肽前体（N-terminal prohormone of brain natriuretic peptide，NT-proBNP）］是否与发生 TRCD 或 LVEF 下降相关。

【入组条件】

检测 533 例 HERA 研究中同意参与本研究的患者在不同时间点的心功能标志物及 LVEF 数值。排除无心功能标志物数据的患者后剩余 452 例。

【试验设计】

主要心功能事件定义为经心内科医师认定的美国心脏协会Ⅲ或Ⅳ级充血性心力衰竭症状、LVEF 显著下降、明确或可能的心源性死亡。次要心功能事件定义为无症状或症状轻微的 LVEF 下降。

【试验流程】

试验流程见图 51-1。

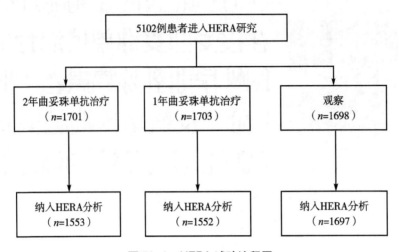

图 51-1　HERA 试验流程图

【结果】

1. 13.6%（56 例/412 例）的患者肌钙蛋白 I 增高（>40 ng/L），24.8%（101 例/407 例）的患者肌钙蛋白 T 增高（>14 ng/L），均与 LVEF 下降风险显著相关（单因素分析：肌钙蛋白 I 风险比 4.52，$P<0.001$；肌钙蛋白 T 风险比 3.57，$P<0.001$）。

2. 少数患者在本研究期间出现首次肌钙蛋白水平增高（肌钙蛋白 I 水平升高 6 例，肌钙蛋白 T 水平升高 25 例）。2 例出现主要心功能事件，31 例出现次要心功能事件（恢复率为 74%，23 例/31 例）。

3. 基线 NT-proBNP 增高见于 LVEF 显著下降的患者。

【结论】

曲妥珠单抗使用前肌钙蛋白 I 和 T 增高与 TRCD 风险上升相关。与未出现 TRCD 的患者相比，TRCD 患者中 NT-proBNP 水平较基线明显上升，但由于缺乏公认的界值，因此 NT-proBNP 无法得出与肌钙蛋白 I 和 T 相同的结论。

（上海交通大学医学院附属仁济医院　杨　凡　陆劲松）

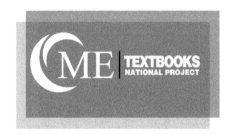

Beverly-1 研究：贝伐珠单抗联合新辅助化疗治疗 HER-2 阴性炎性乳腺癌

第 52 章

【文献来源】

Bertucci F, Fekih M, Autret A, et al. Bevacizumab plus neoadjuvant chemotherapy in patients with HER2-negative inflammatory breast cancer (BEVERLY-1): a multicentre, single-arm, phase 2 study. Lancet Oncol, 2016, 17 (5): 600-611.

【研究背景】

对于人类表皮生长因子受体 2 (human epidermal growth factor receptor 2, HER-2) 阴性炎性乳腺癌，评估在新辅助化疗的基础上联合贝伐珠单抗的疗效。

【入组条件】

1. 年龄≥18 岁。
2. 病理证实的 HER-2 阴性非转移性炎性乳腺癌。
3. 5 年内无其他肿瘤病史（已治愈的皮肤基底细胞癌和鳞状细胞癌及宫颈原位癌除外）。
4. 针对该疾病既往未接受过化疗、放疗或内分泌治疗。

【试验设计】

1. 一项多中心、单臂、Ⅱ期临床试验。
2. 首要研究终点是上级医院病理医师评估的乳腺和腋窝病理完全缓解率（Sataloff 标准）。
3. 次要研究终点是当地医院评估的乳腺和腋窝病理完全缓解率（Sataloff 标准）、3 年及 5 年的无病生存和总生存、毒副反应等。
4. 试验在意向性分析人群中进行二项分布比例的单侧检验，无效假设为病理完全缓解率≤15%。

【试验流程】

试验流程见图 52-1。

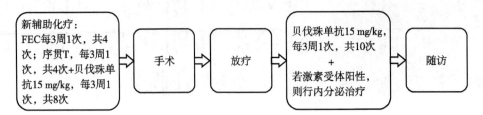

图 52-1　Beverly-1 试验流程图

【结果】

1. 从 2009 年 1 月至 2010 年 8 月，共入组 101 例患者。中位随访时间是 45 个月。

2. 对意向性分析人群进行上级医院病理评估后，病理完全缓解率为 19%（95%CI 12%~28%，$P = 0.16$）。

3. 3 年无病生存率为 57%，总生存率为 75%。

4. 新辅助化疗治疗期间最常见的 3~4 级毒副反应为中性粒细胞减少（89%）、粒细胞减少性发热（37%）、黏膜炎（23%），辅助化疗治疗期间最常见的 3~4 级毒副反应为蛋白尿（7%）。

【结论】

对于 HER-2 阴性非转移性炎性乳腺癌患者，在新辅助化疗的基础上联合贝伐珠单抗未能提供有效的临床获益。

（上海交通大学医学院附属仁济医院　吴子平　陆劲松）

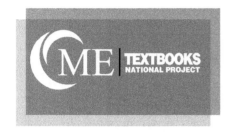

I-SPY 2 研究：在早期乳腺癌中来那替尼的自适应性随机应用

第 53 章

【文献来源】

Park JW, Liu MC, Yee D, et al. Adaptive randomization of neratinib in early breast cancer. N Engl J Med, 2016, 375（1）：11-22.

【研究背景】

乳腺癌是一种异质性很强的肿瘤（包括临床的异质性和基因的异质性），I-SPY 2 研究是一项多中心、自适应性随机分组的 II 期"平台型"临床试验，其目的是在高危乳腺癌的标准新辅助化疗中，根据基因检测的靶点加入多个研究新药，以评估病理完全缓解率。

【入组条件】

1. ≥18 岁，女性患者。

2. II 期或 III 期原发性乳腺癌。

3. 任何临床评估的肿瘤最大径≥2.5 cm，影像测量应≥2 cm。

4. 之前未接受过针对该病的手术或系统治疗。

5. 美国东部肿瘤协作组（Eastern Cooperative Oncology Group，ECOG）评分 0~1 分。

6. 愿意接受空芯针活检和磁共振成像检查。

7. 激素受体阳性且 70 基因检测结果为低危的患者不予入组，但激素受体阴性、人类表皮生长因子受体 2（human epidermal growth factor receptor 2，HER-2）阳性患者无论 70 基因检测结果如何均可入组。

【试验设计】

1. 一项多中心、随机的 II 期临床试验。

2. 主要研究终点是病理完全缓解，次要研究终点是无事件生存、总生存、残留肿瘤负荷、安全性等。

【试验流程】

试验流程见图 53-1。

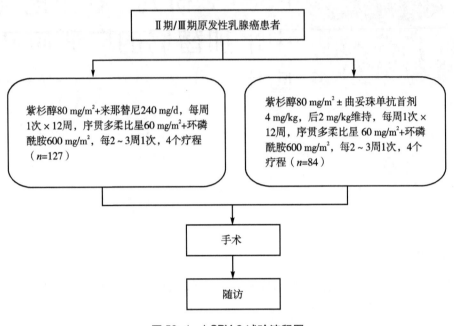

图 53-1　I-SPY 2 试验流程图
注：曲妥珠单抗仅在 HER-2 阳性患者中使用

【结果】

来那替尼治疗组 115 例患者，对照组 78 例患者。来那替尼在 HER-2 阳性/激素受体阴性特征的乳腺癌中，平均病理完全缓解率为 56%［95%贝叶斯可能性区间（Bayesian probability interval，*PI*）37%～73%］，对比对照组为 33%（95%*PI* 11%～54%）。在Ⅲ期临床试验中预测来那替尼试验成功的可能性为 79%。

【结论】

自适应性、多臂临床试验有利于我们评估不同肿瘤亚型的反应率。与标准化疗联合曲妥珠单抗相比，标准化疗联合来那替尼有很大可能提高 HER-2 阳性/激素受体阴性乳腺癌的病理完全缓解率。进一步的确认试验即Ⅲ期新辅助化疗注册试验 I-SPY 3 即将开展。

（上海交通大学医学院附属仁济医院　林燕苹　陆劲松）

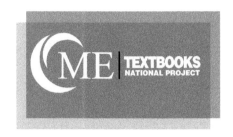

GeparSepto-GBG69 研究：比较早期乳腺癌新辅助化疗中白蛋白结合型紫杉醇与紫杉醇的Ⅲ期随机试验

第54章

【文献来源】

Untch M, Jackisch C, Schneeweiss A, et al. Nab-paclitaxel versus solvent-based paclitaxel in neoadjuvant chemotherapy for early breast cancer (GeparSepto-GBG 69)：a randomised, phase 3 trial. Lancet Oncol, 2016, 17 (3)：345-356.

【研究背景】

在转移性乳腺癌中，白蛋白结合型紫杉醇与溶剂型紫杉醇相比可显著改善患者的无进展生存。本试验旨在评估在表柔比星和环磷酰胺之后序贯每周白蛋白结合型紫杉醇对比序贯溶剂型紫杉醇的疗效差异。

【入组条件】

1. 年龄≥18岁，KPS评分≥80分。

2. 未经治疗的单侧或双侧原发浸润性乳腺癌。

3. 肿块大小>2 cm（cT_2到$cT_{4a\sim d}$）或肿块大小为1~2 cm（cT_{1c}）同时满足以下标准中的一个：临床或病理评估有淋巴结转移或激素受体阴性或人类表皮生长因子受体2（human epidermal growth factor receptor 2，HER-2）阳性，或Ki-67>20%。

4. 左心室射血分数≥55%。

5. 无远处转移。

6. 没有已知或潜在的心脏疾病、既往血栓、2级以上的感觉神经异常、临床有症状的胃肠疾病。

7. 没有接受其他抗肿瘤的治疗。

8. 实验室检查需要满足：中性粒细胞绝对计数≥2.0×10^9/L，血小板≥100×10^9/L，血红蛋白≥100 g/L，总胆红素≤1.5倍正常值的上限值，天门冬氨酸氨基转移酶和丙氨酸氨基转移酶≤1.5倍正常值的上限值，碱性磷酸酶≤2.5倍正常值的上限值。

【试验设计】

1. 一项随机、对照、非劣效的Ⅲ期临床试验。

2. 主要研究终点是病理完全缓解率，定义为 ypT_0ypN_0。

3. 次要研究终点是用其他方式定义的病理完全缓解率（例如，$ypT_{0/is}ypN_0$，$ypT_{0/is}ypN_{0/+}$，ypN_0）、化疗完成后的临床影像评估、保乳率、局部区域无复发生存、无远处转移生存、无浸润性疾病生存、总生存、不良反应。

4. 采用意向性分析。

【试验流程】

试验流程见图 54-1。

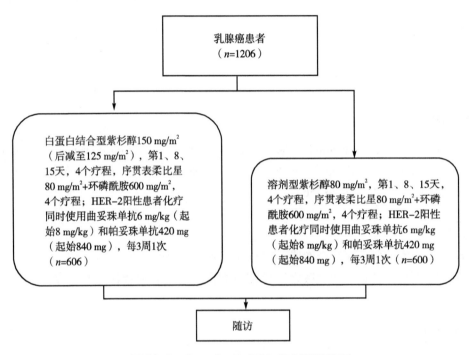

图 54-1 GeparSepto-GBG 69 试验流程图

【结果】

1. 病理完全缓解率 白蛋白结合型紫杉醇组较溶剂型紫杉醇组具有更高的病理完全缓解率（OR 1.53，95%CI 1.20~1.95，$P=0.00065$）。

2. 不良反应 白蛋白结合型紫杉醇组较溶剂型紫杉醇组不良反应更多，其中结合型紫杉醇组 3~4 级贫血发生率为 2%（13 例），溶剂型紫杉醇组为 1%（4 例）（$P=0.048$）；白蛋白结合型紫杉醇组 3~4 级周围神经病变发生率为 10%（63 例），溶剂型紫杉醇组为 3%（16 例）（$P<0.001$）。

【结论】

白蛋白结合型紫杉醇较溶剂型紫杉醇可以显著增加新辅助治疗患者的病理完全缓解率。

（上海交通大学医学院附属仁济医院　王耀辉　陆劲松）

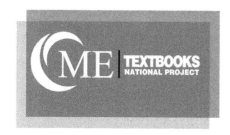

APHINITY 研究：帕妥珠单抗用于 HER-2 阳性早期乳腺癌辅助治疗的临床试验

第 55 章

【文献来源】

von Minckwitz G，Procter M，de Azambuja E，et al. Adjuvant pertuzumab and trastuzumab in early HER2-positive breast cancer. N Engl J Med，2017，377（2）：122-131.

【研究背景】

对于人类表皮生长因子受体 2（human epidermal growth factor receptor 2，HER-2）阳性早期乳腺癌，在常规辅助化疗和曲妥珠单抗治疗的基础上，评估加用帕妥珠单抗的疗效。

【入组条件】

1. HER-2 阳性早期乳腺癌。

2. 具有以下高危因素。①淋巴结阳性。②淋巴结阴性，肿瘤大小>1 cm。③淋巴结阴性，肿瘤大小为 0.5~1 cm，至少满足以下一项因素：组织学分级 3 级；激素受体阴性；小于 35 岁。

【试验设计】

1. 一项多中心、双盲、随机对照试验。

2. 首要研究终点是无浸润疾病生存期。

3. 次要研究终点是总生存期、无病生存期（包括非浸润性癌）、无复发间期、无远处转移间期、安全性和健康相关的生活质量。

【试验流程】

所有患者按照指南进行辅助化疗联合曲妥珠单抗治疗，并按指南进行放疗或内分泌治疗。试验组在曲妥珠单抗治疗同时加用帕妥珠单抗，首剂 840 mg，后 420 mg 维持，每 3 周 1 次。对照组使用安慰剂。

【试验流程图】

试验流程见图 55-1。

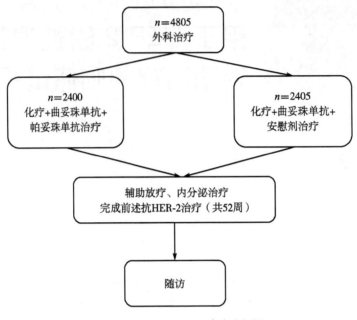

图 55-1 APHINITY 试验流程图

【结果】

1. 从 2011 年 11 月至 2013 年 8 月，共入组 4805 例患者。其中帕妥珠单抗组 2400 例患者，安慰剂组 2405 例患者。中位随访时间是 45.4 个月。

2. 帕妥珠单抗组 3 年无浸润疾病生存率为 94.1%，安慰剂组为 93.2%（HR 0.81，$P = 0.045$）；对于淋巴结阳性患者，帕妥珠单抗组 3 年无浸润疾病生存率为 92%，安慰剂组为 90.2%（HR 0.77，$P = 0.02$）；对于淋巴结阴性患者，帕妥珠单抗组 3 年无浸润疾病生存率为 97.5%，安慰剂组为 98.4%（HR 0.77，$P = 0.64$）。

3. 两组 3 年总生存期未见显著差异。

4. 心脏毒性反应两组无显著差异；≥3 级腹泻几乎仅发生在化疗期间，帕妥珠单抗组的发生率（9.8%）高于安慰剂组（3.7%）。

【结论】

对于 HER-2 阳性早期乳腺癌，在常规辅助化疗和曲妥珠单抗治疗的基础上，加用帕妥珠单抗可以显著改善患者的无浸润疾病生存期。

（上海交通大学医学院附属仁济医院　吴子平　陆劲松）

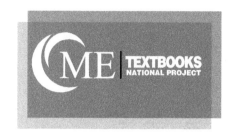

IBCSG 22-00 研究：激素受体阴性早期乳腺癌辅助化疗后维持使用低剂量环磷酰胺和甲氨蝶呤的临床试验

第56章

【文献来源】

Colleoni M, Gray KP, Gelber S, et al. Low-dose oral cyclophosphamide and methotrexate maintenance for hormone receptor-negative early breast cancer：International Breast Cancer Study Group Trial 22-00. J Clin Oncol, 2016, 34（28）：3400-3408.

【研究背景】

激素受体阴性早期乳腺癌患者在标准辅助化疗后是否能从低剂量环磷酰胺和甲氨蝶呤维持化疗中获益。

【入组条件】

1. 雌激素受体（estrogen receptor，ER）和孕激素受体（progesterone receptor，PR）阴性（免疫组织化学<10%）。

2. 任意淋巴结和 HER-2 状态。

3. $T_{1\sim3}$ 或者 pT_4 伴极少真皮侵犯（minimal dermal invasion）。

4. 无远处转移。

【试验设计】

1. 一项开放、随机、对照、Ⅲ期临床试验。

2. 主要研究终点是无病生存。

3. 次要研究终点是无乳腺癌间期、无远处转移间期、总生存。

【试验流程】

试验流程见图 56-1。

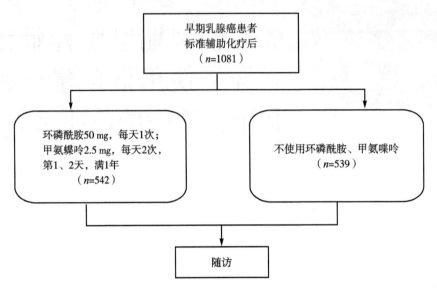

图 56-1 IBCSG 22-00 试验流程图

【结果】

1. 无病生存 维持使用低剂量口服环磷酰胺和甲氨蝶呤未能改善患者无病生存（*HR* 0.84；95%*CI* 0.66~1.06，*P*=0.14）。

2. 亚组分析 三阴性乳腺癌患者中，低剂量口服环磷酰胺和甲氨蝶呤组与对照组的无病生存无显著差异（78.7%与74.6%比较，*HR*=0.80）。

3. 不良反应 在低剂量口服环磷酰胺和甲氨蝶呤组，64例（14%）发生3~4级治疗相关不良反应，最常见的是氨基转移酶水平升高（7%），其次为白细胞减少（2%）。

【结论】

低剂量口服环磷酰胺和甲氨蝶呤维持化疗未能显著改善激素受体阴性早期乳腺癌的无病生存。

（上海交通大学医学院附属仁济医院　王耀辉　陆劲松）

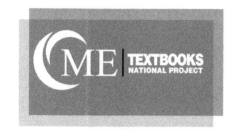

第57章

PANTHER 研究：对比剂量密集化疗与标准化疗对高危早期乳腺癌无复发生存的作用

【文献来源】

Foukakis T, von Minckwitz G, Bengtsson NO, et al. Effect of tailored dose-dense chemotherapy vs standard 3-weekly adjuvant chemotherapy on recurrence-free survival among women with high-risk early breast cancer: a randomized clinical trial. JAMA, 2016, 316 (18): 1888-1896.

【研究背景】

本试验旨在判断剂量密集化疗是否能够较标准3周化疗方案进一步提高早期乳腺癌的疗效。

【入组条件】

1. 18~65岁，组织学确诊的原发性浸润性乳腺癌。

2. 淋巴结阳性或者高危淋巴结阴性（肿瘤>2 cm、激素受体阴性、组织学分级3级或年龄≤35岁）。

3. 无远处转移。

4. 美国东部肿瘤协作组（Eastern Cooperative Oncology Group，ECOG）评分0分或1分。

5. 没有严重的心血管疾病及其他严重疾病。

【试验设计】

1. 一项开放、随机、Ⅲ期临床试验。

2. 主要研究终点是无乳腺癌复发生存期（BCRFS），定义为自随机分组至局部区域复发、远处转移或因乳腺癌死亡的时间。

3. 次要研究终点是无事件生存期（event free survival，EFS，定义为自随机分组至乳腺癌复发、发生对侧乳腺癌、发生其他恶性肿瘤或任何原因死亡的时间）、无远处转移生存期（distant disease free survival，DDFS，定义为自随机分组至远处转移或因乳腺癌死亡的时间）、总生存期（overall survival，OS，定义为自随机分组至任何原因死亡的时间）和安全性。

4. 采用意向性分析。

【试验流程】

试验流程见图57-1。

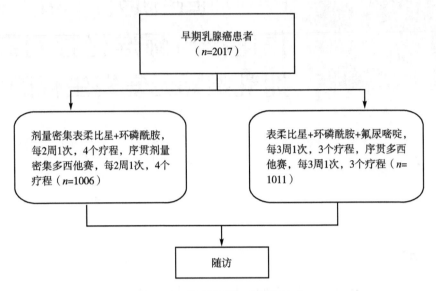

图 57-1　PANTHER 试验流程图

【结果】

1. 无乳腺癌复发生存期　269 个无乳腺癌复发生存事件，其中剂量密集化疗组 118 个，对照组 151 个（*HR* 0.79；95%*CI* 0.61~1.01，*P* = 0.06），两组之间无显著差异。

2. EFS　剂量密集化疗组优于对照组（*HR* 0.79，95%*CI* 0.63~0.99，*P* = 0.04）。

3. OS　剂量密集化疗组与对照组无显著差异（*HR* 0.77，95%*CI* 0.57~1.05，*P* = 0.09）。

4. DDFS　剂量密集化疗组与对照组无显著差异（*HR* 0.83，95%*CI* 0.64~1.08，*P* = 0.17）。

5. 3 或 4 级非血液不良反应　剂量密集化疗组 3 或 4 级非血液不良反应 527 例（52.6%），对照组 3 或 4 级非血液不良反应 366 例（36.6%）。

【结论】

在高危乳腺癌中，剂量密集化疗对比标准化疗并不能显著提高无乳腺癌复发生存期，而非血液不良反应在剂量密集化疗中更常见。

（上海交通大学医学院附属仁济医院　王耀辉　陆劲松）

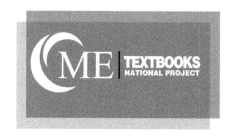

FACE 研究：在绝经后激素受体阳性、淋巴结阳性的早期乳腺癌中对比辅助来曲唑和阿那曲唑治疗的疗效和安全性

第 58 章

【文献来源】

Smith I，Yardley D，Burris H，et al. Comparative efficacy and safety of adjuvant letrozole versus anastrozole in postmenopausal patients with hormone receptor-positive，node-positive early breast cancer: final results of the randomized phase Ⅲ Femara Versus Anastrozole Clinical Evaluation（FACE）Trial. J Clin Oncol，2017，35（10）：1041-1048.

【研究背景】

ATAC 和 BIG 1-98 研究均显示阿那曲唑和来曲唑均优于他莫昔芬，但尚缺乏直接比较阿那曲唑和来曲唑的头对头研究。

【入组条件】

1. 绝经后激素受体阳性、淋巴结阳性的早期乳腺癌（ⅡA～ⅢC 期的浸润性癌），手术或辅助化疗完成后的 12 周内。

2. 接受新辅助化疗或辅助曲妥珠单抗治疗的患者可以入组。

3. 美国东部肿瘤协作组（Eastern Cooperative Oncology Group，ECOG）评分 0～1 分。

【试验设计】

1. 一项Ⅲb 期、开放性、多中心的临床试验。

2. 主要研究终点为无病生存率。

3. 次要研究终点包括总生存率、至远处转移时间、无远处转移生存期和安全性。

【试验流程】

试验流程见图 58-1。

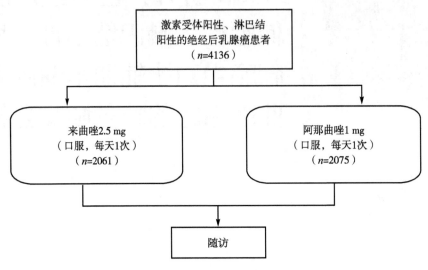

图 58-1　FACE 试验流程图

【结果】

1. 总共 4136 例患者随机入组至来曲唑组（$n=2061$）或阿那曲唑组（$n=2075$）。发生 709 例无病生存事件［来曲唑组 341 例（16.5%），阿那曲唑组 368 例（17.7%）］时进行最终分析。

2. 来曲唑组的 5 年无病生存率为 84.9%，阿那曲唑组为 82.9%（HR 0.93，95% CI 0.80～1.07，$P=0.3150$）。探索性分析显示来曲唑组和阿那曲唑组在各个亚组中的无病生存率相似。

3. 来曲唑组的 5 年总生存率为 89.9%，阿那曲唑组为 89.2%（HR 0.98，95% CI 0.82～1.17，$P=0.7916$）。

4. 最常见的 3～4 级不良反应（指>5%的患者发生）中，来曲唑组发生率高于阿那曲唑组的不良反应包括关节痛（3.9% 和 3.3%，分别占所有不良事件的 48.2% 和 47.9%）、高血压（1.2% 和 1.0%）、潮红（0.8% 和 0.4%）、肌痛（0.8% 和 0.7%）、呼吸困难（0.8% 和 0.5%）和抑郁（0.8% 和 0.6%）。

【结论】

对于激素受体阳性且淋巴结阳性的绝经后乳腺癌患者，来曲唑在疗效及安全性方面并未显著优于阿那曲唑。

（上海交通大学医学院附属仁济医院　杜跃耀　陆劲松）

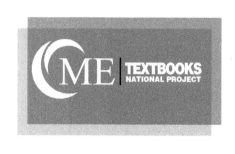

LUX-Breast 1 研究：曲妥珠单抗治疗后进展的 HER-2 过表达转移性乳腺癌患者中对比阿法替尼联合长春瑞滨和曲妥珠单抗联合长春瑞滨疗效的临床试验

第 59 章

【文献来源】

Harbeck N, Huang CS, Hurvitz S, et al. Afatinib plus vinorelbine versus trastuzumab plus vinorelbine in patients with HER2-overexpressing metastatic breast cancer who had progressed on one previous trastuzumab treatment（LUX-Breast 1）: an open-label, randomised, phase 3 trial. Lancet Oncol, 2016, 17（3）: 357-366.

【研究背景】

曲妥珠单抗耐药是转移性乳腺癌治疗中的难题，研究者假设在曲妥珠单抗治疗后进展的患者中，用阿法替尼更广泛地抑制 ErbB 受体可较单独抑制人类表皮生长因子受体 2（human epidermal growth factor receptor 2, HER-2）改善预后。

【入组条件】

1. ≥18 岁，组织学确认的 HER-2 过表达转移性乳腺癌。

2. 接受一线治疗的患者必须在辅助曲妥珠单抗治疗过程中或完成辅助曲妥珠单抗治疗（治疗必须≥9 周）后 12 个月内出现进展。

3. 接受二线治疗的患者必须在一线曲妥珠单抗治疗过程中或完成一线曲妥珠单抗治疗（治疗必须≥6 周）后 6 个月内出现进展。

4. 患者既往在辅助或一线治疗过程中接受过以蒽环类为基础、以紫杉类为基础或者两者联合的化疗。

5. 既往不能接受过长春瑞滨、抗表皮生长因子受体（EGFR）或抗 HER-2 药物（曲妥珠单抗除外）治疗。

6. 美国东部肿瘤协作组（Eastern Cooperative Oncology Group, ECOG）评分 0 分或 1 分，预计寿命≥6 个月。

【试验设计】

1. LUX-Breast 1 研究是一个多中心、随机、开放、Ⅲ期临床试验。使用意向性分析和安全性分析。

2. 主要研究终点为无进展生存期。

3. 次要研究终点为总生存期、RECIST 最佳疗效评估、客观缓解率。

【试验流程】

试验流程见图 59-1。

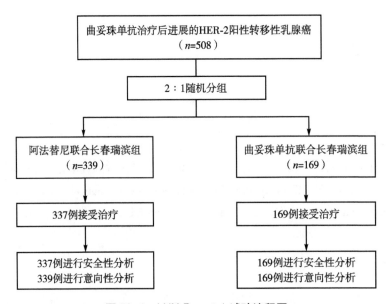

图 59-1 LUX-Breast 1 试验流程图

【结果】

1. 中位无进展生存期 阿法替尼联合长春瑞滨组中位无进展生存期为 5.5 个月，曲妥珠单抗联合长春瑞滨组为 5.6 个月（HR 1.10，95%CI 0.86～1.41，$P=0.43$）。

2. 中位总生存期 阿法替尼联合长春瑞滨组为 20.5 个月，曲妥珠单抗联合长春瑞滨组为 28.6 个月（HR 1.48，95%CI 1.12～1.95，$P=0.004\,8$）。

3. 客观缓解率 阿法替尼联合长春瑞滨组客观缓解率为 46%（154 例/334 例），曲妥珠单抗联合长春瑞滨组为 47%（79 例/168 例），两组比较差异无显著性（OR 1.04，95%CI 0.71～1.51，$P=0.85$）。

4. 安全性 最常见药物相关 3 级或更严重的不良事件为中性粒细胞减少。阿法替尼联合长春瑞滨组中性粒细胞减少发生率为 56%（190 例/337 例），曲妥珠单抗联合长春瑞滨组为 60%（102 例/169 例）；阿法替尼联合长春瑞滨组、曲妥珠单抗联合长春瑞滨组白细胞减少症发生率分别为 19%（64 例）、20%（34 例）；阿法替尼联合长春瑞滨组、曲妥珠单抗联合长春瑞滨组腹泻发生率分别为 18%（60 例）、0。

【结论】

曲妥珠单抗治疗后进展的 HER-2 阳性转移性乳腺癌患者的治疗选择仍然为以曲妥珠单抗为基础的治疗。

（上海交通大学医学院附属仁济医院　殷　凯　陆劲松）

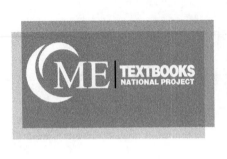

MARIANNE 研究：T-DM1 联合或不联合帕妥珠单抗对比曲妥珠单抗联合多西他赛治疗 HER-2 阳性晚期乳腺癌的临床试验

第 60 章

【文献来源】

Perez EA, Barrios C, Eiermann W, et al. Trastuzumab emtansine with or without pertuzumab versus trastuzumab plus taxane for human epidermal growth factor receptor 2-positive, advanced breast cancer: primary results from the phase Ⅲ MARIANNE study. J Clin Oncol, 2017, 35（2）: 141-148.

【研究背景】

曲妥珠单抗和帕妥珠单抗是抗人类表皮生长因子受体 2（human epidermal growth factor receptor 2，HER-2）的靶向单克隆抗体，T-DM1 是曲妥珠单抗与细胞毒药物 emtansine 共轭的药物。T-DM1 在Ⅱ期研究中已在初治的 HER-2 阳性转移性乳腺癌中显示出令人鼓舞的疗效和安全性。体外研究中显示出 T-DM1 和帕妥珠单抗的协同增效作用，同时在Ⅰb 和Ⅱ期试验中两者合用的安全性较好。

【入组条件】

1. HER-2 阳性［免疫组织化学 3+ 和（或）原位荧光杂交阳性］。

2. 晚期乳腺癌，包括不可切除、疾病进展或复发的局部晚期乳腺癌或者未经治疗的转移性乳腺癌。

3. 年龄≥18 岁。

4. 美国东部肿瘤协作组（Eastern Cooperative Oncology Group，ECOG）评分 0~1 分。

5. 由 RECIST 1.1 评估的可测量和（或）不可测量病灶。

6. 既往不能接受过针对晚期乳腺癌的化疗，但允许接受针对晚期乳腺癌的内分泌治疗。

7. 若新辅助和（或）辅助化疗治疗过程中使用过长春花生物碱或紫杉类药物，末次给药距离诊断为晚期乳腺癌至少 6 个月。

8. 基线左心室射血分数（left ventricular ejection fraction，LVEF）≥50%。

【试验设计】

1. 一项随机、双盲、多中心、Ⅲ期临床试验。

2. 主要研究目的是无进展生存期（progression free survival，PFS），定义为从随机入组到疾病进展或任何原因引起死亡的时间。

3. 次要研究目的包括总生存期（overall survival，OS）、客观缓解率（objective response rate，ORR）、缓解持续时间、健康相关的生活质量和安全性。总生存期定义为从随机入组到任何原因引起死亡的时间。

4. 采用意向性分析，并对 PFS 分别进行非劣效性和优效性检验。

【试验流程】

试验流程见图 60-1。

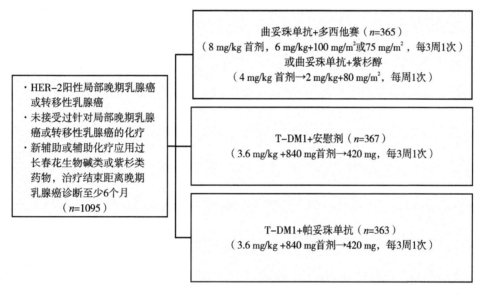

图 60-1　MARIANNE 试验流程图

【结果】

1. 无进展生存期　中位随访时间 35 个月，T-DM1+帕妥珠单抗组、T-DM1 单药组、曲妥珠单抗+多西他赛组化疗的中位 PFS 分别为 15.2 个月、14.1 个月和 13.7 个月，含 T-DM1 的两组均不劣于曲妥珠单抗+多西他赛方案，但均未显示出其优效性。

2. 客观缓解率　对照组（曲妥珠单抗+多西他赛组）患者达到 67.9%，单药 T-DM1 组为 59.7%，T-DM1+帕妥珠单抗组为 64.2%。

3. 中位缓解持续时间　T-DM1+帕妥珠单抗组、T-DM1 单药组、曲妥珠单抗+多西他赛组分别为 21.2 个月、20.7 个月和 12.5 个月。

4. 总生存期　在第一次中期分析中，所有治疗组均未达到中位 OS。2017 年美国临床肿瘤学会（American Society of Clinical Oncology，ASCO）更新报告显示，3 个治疗组中位 OS 相似，对照组、T-DM1 单药组和 T-DM1+帕妥珠单抗组的中位 OS 分别为 50.9 个月、53.7 个月和 51.8 个月。

5. 不良反应　对照组的 ≥3 级不良事件发生率稍高，为 54.1%；而 T-DM1 单药组为 45.4%，T-DM1+帕妥珠单抗组为 46.2%。对照组治疗过程中最常见的 ≥3 级不良事件为中性粒细胞减少（19.8%）、发热性中性粒细胞减少（6.5%）和腹泻（4.2%）；T-DM1 单药组为天冬氨酸氨基转移酶水平升高（6.6%）、血小板减少（6.4%）及贫血（4.7%）；T-DM1+帕妥珠单抗组为血小板减少（7.9%）、贫血（6%）和丙氨酸氨基转移酶水平升高（5.2%）。3个治疗组因不良事件停药的患者比例分别为29.7%、18.3%和19.1%。LVEF<50%且自基线水平下降超过15%在对照组中的发生率为4.5%，T-DM1单药组为0.8%，而T-DM1+帕妥珠单抗组为2.5%。自基线至具有临床意义的健康相关的生活质量下降（指自基线下降5个百分点以上）的中位时间，对照组为3.6个月，T-DM1单药组7.7个月，T-DM1+帕妥珠单抗组为9.0个月。

【结论】

含有T-DM1的方案在PFS方面不劣于曲妥珠单抗联合多西他赛方案，但也未显示出其优效于后者。基于单药T-DM1有更好的耐受性及其在PFS方面的非劣效性结果，该方案可能成为HER-2阳性晚期乳腺癌治疗的替代方案。美国国家综合癌症网络（National Comprehensive Cancer Network，NCCN）乳腺癌指南里已将T-DM1作为不适合帕妥珠单抗、曲妥珠单抗和紫杉类HER-2阳性转移性乳腺癌患者的一线治疗方案之一。

（上海交通大学医学院附属仁济医院　林燕苹　陆劲松）

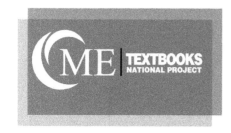

第 61 章

PALOMA-2：palbociclib 联合来曲唑对比来曲唑单药一线治疗晚期乳腺癌的临床试验

【文献来源】

Finn RS，Martin M，Rugo HS，et al. Palbociclib and letrozole in advanced breast cancer. N Engl J Med，2016，375（20）：1925-1936.

【研究背景】

Ⅱ期临床试验显示在绝经后雌激素受体（estrogen receptor，ER）阳性、人类表皮生长因子受体 2（human epidermal growth factor receptor 2，HER-2）阴性晚期乳腺癌中，palbociclib 联合来曲唑的无进展生存期优于来曲唑单药治疗。该研究为Ⅲ期临床试验，目的是验证 palbociclib 联合来曲唑的疗效和安全性。

【入组条件】

1. ER 阳性、HER-2 阴性的复发或转移性乳腺癌。

2. 绝经后女性患者。

3. 允许在辅助或新辅助治疗期间使用过一种非甾体类芳香化酶抑制剂，但患者必须是在该内分泌治疗过程中或治疗结束后 12 个月内复发。

4. 既往未接受过针对晚期乳腺癌的全身系统治疗。

5. 患者有可测量的病灶或者仅有骨转移病灶。

6. 美国东部肿瘤协作组（Eastern Cooperative Oncology Group，ECOG）评分 ≤2 分，骨髓和器官功能耐受。

【试验设计】

1. 一项随机、双盲、Ⅲ期临床试验。

2. 患者按 2∶1 比例随机分为 palbociclib 联合来曲唑组和安慰剂联合来曲唑组。

3. 主要研究目的是研究者评估的无进展生存期（progression free survival，PFS）。

4. 次要研究目的是总生存期、客观缓解率、缓解持续时间、临床获益率、患者报道的结局、药代动力学、安全性和组织生物标志物评估。

【试验流程】

试验流程见图 61-1。

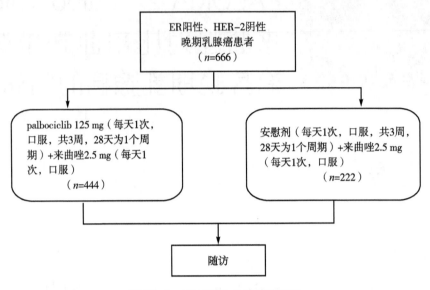

图 61-1 PALOMA-2 试验流程图

【结果】

1. 无进展生存期 palbociclib 联合来曲唑组对比安慰剂联合来曲唑组的 PFS 明显延长（中位 PFS：24.8 个月与 14.5 个月比较，*HR* 0.58，95%*CI* 0.46~0.72，*P*<0.001）。

2. 客观缓解率 palbociclib 联合来曲唑组的客观缓解率较安慰剂联合来曲唑组显著提高（42.1%与34.7%比较，*P*=0.06）。临床获益率方面 palbociclib 联合来曲唑组也显著高于安慰剂联合来曲唑组（84.9%与70.3%比较，*P*<0.001）。

3. 不良反应 最常见的 3/4 级不良反应是中性粒细胞减少，palbociclib 联合来曲唑组的中性粒细胞减少（66.4%与1.4%比较）、白细胞减少（24.8%与0比较）、贫血（5.4%与1.8%比较）和乏力（1.8%与0.5%比较）的发生率均显著高于安慰剂联合来曲唑组。palbociclib 联合来曲唑组因为不良反应而永久停药的比例为9.7%（43例），安慰剂组为5.9%（13例）。

【结论】

在既往未接受过系统治疗的 ER 阳性、HER-2 阴性晚期乳腺癌中，虽然 palbociclib 联合来曲唑的骨髓抑制事件明显多于来曲唑单药，但是 palbociclib 联合来曲唑可较单药来曲唑显著延长 PFS。

（上海交通大学医学院附属仁济医院　林燕苹　陆劲松）

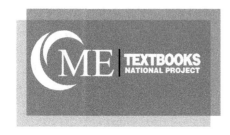

TH3RESA 研究：T-DM1 对比医师选择方案治疗 HER-2 阳性晚期乳腺癌的 Ⅲ 期研究

第 62 章

一、生存分析概述

【文献来源】

1. Krop IE, Kim SB, Martin AG, et al. Trastuzumab emtansine versus treatment of physician's choice in patients with previously treated HER2-positive metastatic breast cancer（TH3RESA）：final overall survival results from a randomised open-label phase 3 trial. Lancet Oncol, 2017, 18（6）：743-754.

2. Krop IE, Kim SB, González-Martín A, et al. Trastuzumab emtansine versus treatment of physician's choice for pretreated HER2-positive advanced breast cancer（TH3RESA）：a randomised, open-label, phase 3 trial. Lancet Oncol, 2014, 15（7）：689-699.

【研究背景】

TH3RESA 试验已报道 T-DM1 可较医师选择方案显著改善人类表皮生长因子受体2（human epidermal growth factor receptor 2，HER-2）阳性转移性乳腺癌患者的无进展生存期，此次公布了最终生存分析结果。

【入组条件】

1. 18 岁及以上。

2. HER-2 阳性，无法切除、局部晚期、复发或转移性乳腺癌。

3. 接受过针对转移性乳腺癌的曲妥珠单抗及拉帕替尼治疗，且既往接受过紫杉类药物治疗，这些药物至少治疗 6 周（拉帕替尼不耐受除外）。

4. 针对转移性乳腺癌至少接受过 2 种抗 HER-2 方案治疗，并需在含曲妥珠单抗和拉帕替尼方案治疗过程中出现进展（需经研究者评估后确认）。

5. HER-2 受体需将既往收集的组织标本送至中心实验室进行前瞻性评估。

6. 根据 RECIST 1.1 有可测量或不可测量病灶。

【试验设计】

1. 一项国际多中心、随机、对照、双臂、开放的Ⅲ期临床试验。

2. 主要研究终点为意向性分析人群中经研究者评估的无进展生存期（progression free survival，PFS）和总生存期（overall survival，OS）。

3. 次要研究终点为安全性、研究者评估的客观缓解率、客观缓解持续时间、6个月生存率、1年生存率、总体健康状态或生活质量及健康相关的生活质量等。

4. 采用意向性分析。

【试验流程】

试验流程见图 62-1。

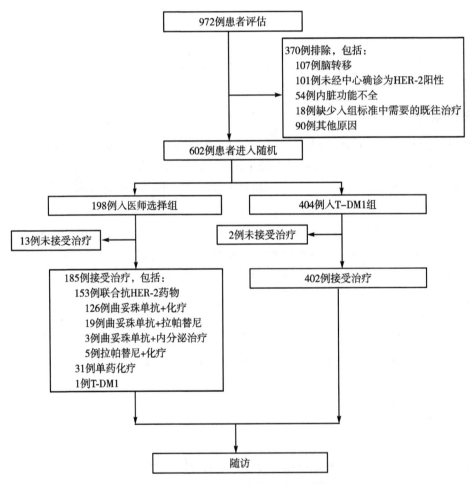

图 62-1　TH3RESA 生存分析试验流程图

【结果】

1. T-DM1 组的中位 OS 显著优于医师选择组（22.7 个月与 15.8 个月比较）（*HR* 0.68，95%*CI* 0.54~0.85，*P*=0.000 7）。

2. T-DM1 组的中位 PFS 显著优于医师选择组（6.2 个月与 3.3 个月比较）（*HR* 0.528，95%*CI* 0.422~0.661，*P*<0.000 1）。

3. T-DM1 组最常见的不良反应是血小板减少症［16 例（4%）］。

4. T-DM1 组 3 级及以上不良反应发生率为 40%（161 例/403 例），医师选择组为 47%（87 例/184 例）。

【结论】

在接受 2 种或更多抗 HER-2 方案治疗后进展的 HER-2 阳性转移性乳腺癌患者改用 T-DM1 可较医师选择方案显著改善总生存期，因此该试验确立了 T-DM1 在这类患者治疗中的地位。

（上海交通大学医学院附属仁济医院　杨　凡　陆劲松）

二、生物标志物研究概述

【文献来源】

Kim SB, Wildiers H, Krop IE, et al. Relationship between tumor biomarkers and efficacy in TH3RESA, a phase III study of trastuzumab emtansine（T-DM1）vs. treatment of physician's choice in previously treated HER2-positive advanced breast cancer. Int J Cancer, 2016, 139（10）：2336-2342.

【研究背景】

T-DM1 是曲妥珠单抗和细胞毒药物 emtansine 通过巯基共价结合到抗体上的一种抗体-药物偶联物。TH3RESA 试验结果提示 T-DM1 组的中位 OS 及中位 PFS 均显著优于医师选择组。前期探索性研究发现 TH3RESA 试验中 HER-2 mRNA 高水平亚组比 HER-2 mRNA 低水平亚组更能从治疗中获益。

【入组条件】

TH3RESA 试验入组患者。

【试验设计】

探索性检验了 PFS 与 HER-2 相关生物标志物之间的关系，包括 HER-2（*n* = 505）、HER-3（*n* = 505）的 mRNA 表达量、*PIK3CA* 的突变状态（*n* = 410）及 PTEN 的蛋白表达量。

【试验流程】

试验流程见图 62-2。

【结果】

1. T-DM1 组的中位 PFS 在所有生物标志物亚组中均优于医师选择组。

2. 在 HER-2 mRNA 高水平亚组（高于中位值）中，T-DM1 组的 PFS 较医师选择组优势更加明显（7.2 个月与 3.4 个月比较，非分层风险比为 0.40，95%*CI* 0.28~0.59，*P*<0.000 1）；而在 mRNA 低水平亚组中，T-DM1 组与医师选择组的 PFS 分别为 5.5 个月、3.9 个月（风险比为 0.68，95%*CI* 0.49~0.92，*P* = 0.013 1）。

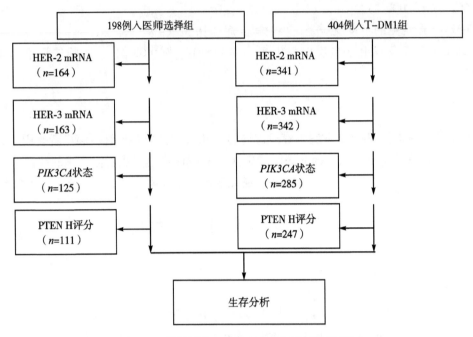

图 62-2　TH3RESA 生物标志物研究试验流程图

3. 在 HER-3 mRNA 水平、*PIK3CA* 突变状态及 PTEN 蛋白表达亚组分析中 T-DM1 的优势类似。

4. 与其他报道类似，T-DM1 的获益与 *PIK3CA* 的突变状态无关。

5. 包括交互项（HER-2 mRNA 表达量 log2 变换值分组）在内的多因素分析显示，HER-2 mRNA 高水平患者更易从 T-DM1 治疗中获益（风险比 0.84，95% *CI* 0.75～0.94，交互检验 *P* = 0.002 7）。

【结论】

在所有生物标志物亚组中，包括 *PIK3CA* 突变激活亚组在内，T-DM1 均延长了中位 PFS。在 HER-2 mRNA 高水平亚组中 T-DM1 的获益显著高于 HER-2 mRNA 低水平亚组。

（上海交通大学医学院附属仁济医院　杨　凡　陆劲松）

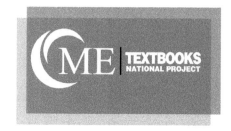

SCALP 研究：接受化疗的乳腺癌患者使用头皮冷却设备防止脱发的临床试验

第 63 章

【文献来源】

Nangia J, Wang T, Osborne C, et al. Effect of a scalp cooling device on alopecia in women undergoing chemotherapy for breast cancer: the SCALP randomized clinical trial. JAMA, 2017, 317 (6): 596-605.

【研究背景】

化疗可能导致脱发。尽管头皮冷却设备已经用于预防脱发，但其有效性还未经随机临床试验评估。此临床试验将评估其减少化疗导致脱发的有效性和不良反应。

【入组条件】

1. Ⅰ～Ⅱ期乳腺癌患者。

2. 计划接受至少 4 个疗程的紫杉类和（或）蒽环类为基础的化疗。

【试验设计】

1. SCALP 是一个多中心、随机、非盲临床试验。使用改良意向性分析。

2. 首要有效性终点是 4 个疗程化疗后头发保留成功，成功定义为 CTCAE 4.0 中的脱发 0 级（无脱发）或 1 级（<50%脱发而无需假发）。

3. 探索性次要有效性终点是由参与者及其医师评估的头发保留成功；使用假发和（或）头巾；参与者报道的舒适度和生活质量。

【试验流程】

试验流程见图 63-1。

【结果】

1. 头发保留成功 头皮冷却组 95 例患者中有 48 例（50.5%），而对照组 47 例中有 0 例（0%）（P<0.001）。

2. 生活质量 头皮冷却组和对照组从基线到 4 个疗程化疗后的生活质量差异无统计学意义。

3. 不良事件 头皮冷却组收集了 54 例不良事件，均为 1～2 级；未发生严重不良事件。

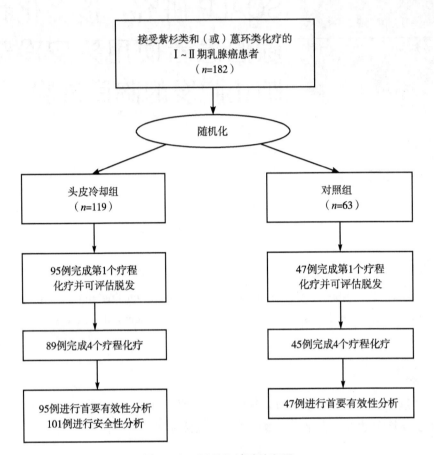

图 63-1　SCALP 试验流程图

【结论】

在接受紫杉类和（或）蒽环类化疗的Ⅰ～Ⅱ期乳腺癌患者中，接受头皮冷却的患者在 4 个疗程化疗后较未行头皮冷却的患者更易发生少于 50% 的脱发，但这一结果仍需要进一步研究评估长期有效性和不良反应。

（上海交通大学医学院附属仁济医院　殷　凯　陆劲松）

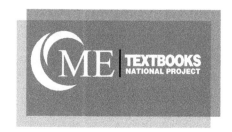

DBCG-IMN 研究：评估内乳淋巴结放疗在淋巴结阳性早期乳腺癌中的作用

第 64 章

【文献来源】

von Minckwitz G，Procter M，de Azambuja E，et al. DBCG-IMN：a population-based cohort study on the effect of internal mammary node irradiation in early node-positive breast cancer. J Clin Oncol，2016，34（4）：314-320.

【研究背景】

目前尚不知晓内乳淋巴结放疗是否可以改善早期乳腺癌患者的生存，其潜在生存获益有可能被放疗引起的心脏疾病所抵消。该研究旨在评估内乳淋巴结放疗在淋巴结阳性早期乳腺癌患者中的疗效。

【入组条件】

1. 术后单侧淋巴结阳性、需要放疗的早期乳腺癌患者。

2. 排除放疗前出现复发者、不适合标准放疗者、仅有淋巴结微转移者、手术时年龄>70 岁者、既往患有其他恶性肿瘤者。

【试验设计】

1. 一项前瞻性的基于人群的队列研究。

2. 首要研究终点为总生存期。

3. 次要研究终点为乳腺癌病死率、远处转移率。

【试验流程】

试验流程见图 64-1。

【结果】

1. 8 年总生存率 接受内乳淋巴结放疗组（75.9%）优于未接受内乳淋巴结放疗组（72.2%）（校正 HR 0.82，95%CI 0.72~0.94，P=0.005）。

2. 乳腺癌病死率 接受内乳淋巴结放疗组（20.9%）低于未接受内乳淋巴结放疗组（23.4%）（校正 HR 0.85，95%CI 0.73~0.98，P=0.03）。

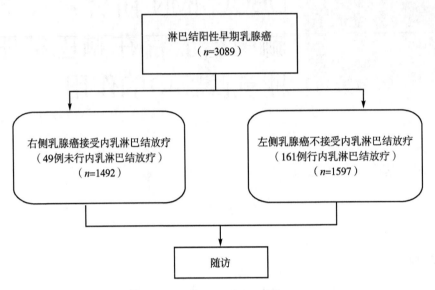

图 64-1   DBCG-IMN 试验流程图

3. 8 年远处转移率   接受内乳淋巴结放疗组为 27.4%，未接受内乳淋巴结放疗组为 29.7%（校正 *HR* 0.89，95%*CI* 0.78~1.01，*P*=0.07）。

4. 两组死于缺血性心脏病的患者数量相同。

【结论】

内乳淋巴结放疗可以提高淋巴结阳性早期乳腺癌患者的总生存率。

（上海交通大学医学院附属仁济医院　王　岩　陆劲松）

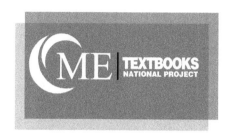

Z0011 研究：前哨淋巴结阳性的浸润性乳腺癌患者腋窝淋巴结清扫对比不清扫的 10 年随访结果

第 65 章

【文献来源】

Giuliano AE, Ballman K, McCall L, et al. Locoregional recurrence after sentinel lymph node dissection with or without axillary dissection in patients with sentinel lymph node metastases: long-term follow-up from the American College of Surgeons Oncology Group (Alliance) ACOSOG Z0011 randomized trial. Ann Surg, 2016, 264 (3): 413-420.

【研究背景】

对于临床 $T_{1\sim2}$、N_0 期浸润性乳腺癌，在前哨淋巴结活检后随机进行腋窝淋巴结清扫（Ⅰ、Ⅱ 水平）或观察。早期研究结果显示两组局部复发率、无病生存期（disease free survival，DFS）无差别。现更新其局部区域复发的 10 年随访结果。

【入组条件】

1. ≥18 岁。
2. 临床分期为 $T_{1\sim2}N_0M_0$ 的浸润性乳腺癌。
3. 接受前哨淋巴结活检和保乳治疗，且保乳手术切缘阴性。
4. 未接受过新辅助治疗（包括化疗和内分泌治疗）。
5. HE 染色确诊 1~2 枚阳性前哨淋巴结。
6. 术后接受全乳切线野放疗（不采用第三野淋巴结定向放疗）及后续辅助治疗。
7. 美国东部肿瘤协作组（Eastern Cooperative Oncology Group，ECOG）评分≤2 分。

【试验设计】

1. 一项多中心、Ⅲ期、前瞻性、随机对照临床试验。
2. 主要研究终点是总生存。
3. 次要研究终点是无病生存。
4. 本试验采用非劣效性检验（前哨淋巴结活检不劣于腋窝淋巴结清扫），本文只报道了意向性分析结果。

【试验流程】

试验流程见图 65-1。

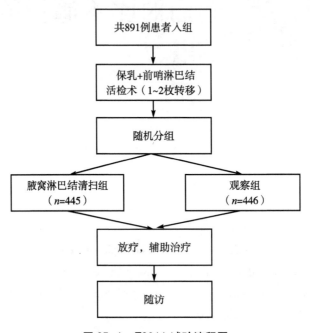

共891例患者入组

保乳+前哨淋巴结
活检术（1~2枚转移）

随机分组

腋窝淋巴结清扫组
（n=445）

观察组
（n=446）

放疗，辅助治疗

随访

图 65-1　Z0011 试验流程图

【结果】

1. 从 1999 年 5 月到 2004 年 12 月，445 例患者随机分配到腋窝淋巴结清扫组，446 例患者随机分配到对照组。中位随访时间是 9.25 年。

2. 两组的 10 年无局部复发生存期无显著差异（$P = 0.13$），对照组的 10 年累积局部复发率为 3.8%，腋窝淋巴结清扫组为 5.6%。两组的 10 年累积淋巴结复发率无显著差异（$P = 0.28$），对照组为 1.5%，腋窝淋巴结清扫组为 0.5%。两组的 10 年累积局部区域复发率无显著差异（$P = 0.36$），对照组为 5.3%，腋窝淋巴结清扫组为 6.2%。

3. 多因素分析提示患者激素受体表达、病理肿瘤大小、改良 Bloom-Richardson 评分与局部复发相关。

【结论】

对于接受保乳治疗和辅助全身治疗的腋窝淋巴结早期转移（1~2 枚阳性）患者，长期随访结果显示前哨淋巴结活检的局部区域控制较好，可无需行腋窝淋巴结清扫。

（上海交通大学医学院附属仁济医院　吴子平　陆劲松）

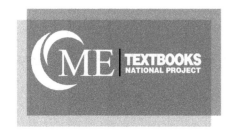

乳腺癌新辅助化疗后腋窝淋巴结病理完全缓解与远期生存的关系

第66章

【文献来源】

Mougalian SS, Hernandez M, Lei X, et al. Ten-year outcomes of patients with breast cancer with cytologically confirmed axillary lymph node metastases and pathologic complete response after primary systemic chemotherapy. JAMA Oncol, 2016, 2 (4): 508-516.

【研究背景】

对于腋窝淋巴结转移的乳腺癌患者，予以新辅助化疗后腋窝达到病理完全缓解是否可以改善远期生存目前尚不明了。

【入组条件】

1. 1989—2007 年在 MD Anderson 癌症中心确诊的 Ⅱ ~ Ⅲ 期乳腺癌患者。

2. 组织学确诊的腋窝淋巴结转移。

3. 接受新辅助化疗。

【试验设计】

1. 一项回顾性研究。

2. 主要观察患者的总生存率和无复发生存率。

【结果】

1. 共纳入 1600 例患者，中位随访时间是 79 个月。

2. 人类表皮生长因子受体 2（human epidermal growth factor receptor 2，HER-2）阳性、三阴性乳腺癌、高组织学分级及低临床病理肿瘤大小（T）分期的患者易达到病理完全缓解。

3. 达到腋窝病理完全缓解的患者，10 年无复发生存率（79% 与 50% 比较，$P<0.001$）和总生存率（84% 与 57% 比较，$P<0.001$）皆优于未达到病理完全缓解的患者。

4. 总病理完全缓解率为 28.4%，HER-2 阳性且接受靶向治疗的患者具有较高的病理完全缓解率（67.1%）；且在这群患者中，达到病理完全缓解的患者也拥有较高的无复发生存率（89% 与 44% 比较，$P<0.001$）和总生存率（92% 与 57% 比较，$P=0.003$）。

【结论】

接受新辅助化疗并达到腋窝病理完全缓解的患者拥有较高的远期无复发生存率和总生存率。HER-2 阳性且接受靶向治疗的患者具有较高的病理完全缓解率。

（上海交通大学医学院附属仁济医院　吴子平　陆劲松）

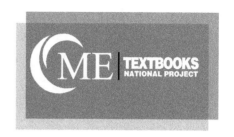

第三篇

系列临床试验解读篇

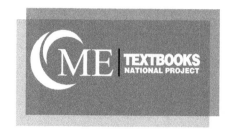

BOLERO 系列重要临床试验解读

第 67 章

一、BOLERO-1 研究：曲妥珠单抗联合紫杉醇±依维莫司一线治疗 HER-2 阳性晚期乳腺癌患者的临床试验概述

【文献来源】

Hurvitz SA，Andre F，Jiang Z，et al. Combination of everolimus with trastuzumab plus paclitaxel as first-line treatment for patients with HER2-positive advanced breast cancer（BOLERO-1）：a phase 3，randomised，double-blind，multicentre trial. Lancet Oncol，2015，16（7）：816-829.

【研究背景】

临床前研究表明，*PTEN* 基因丢失可导致 PIK/AKT/mTOR 信号通路的过度活化，从而产生曲妥珠单抗的耐药，而抑制 mTOR 通路可逆转曲妥珠单抗耐药。BOLERO-1 研究旨在评估紫杉醇+曲妥珠单抗联合依维莫司一线治疗人类表皮生长因子受体 2（human epidermal growth factor receptor 2，HER-2）阳性晚期乳腺癌的有效性和安全性。

【入组条件】

1. ≥18 岁。
2. HER-2 阳性。
3. 无法根治的局部复发浸润性乳腺癌或者转移性乳腺癌。
4. 美国东部肿瘤协作组（Eastern Cooperative Oncology Group，ECOG）评分 0~1 分。
5. 既往（新）辅助曲妥珠单抗治疗和化疗需在随机分组前至少 12 个月中止用药。
6. 根据 RECIST 标准存在可测量病灶，或者无可测量病灶情况下存在骨转移。
7. 除内分泌治疗外既往未接受过针对晚期乳腺癌的系统治疗，但要求内分泌治疗在随机分组前因疾病进展而中止用药。

【试验设计】

1. 一项国际多中心、随机、双盲、安慰剂对照的 Ⅲ 期临床试验。
2. 主要研究终点为研究者评估的无进展生存。

3. 次要研究终点为全体人群和激素受体阴性亚群的总生存、客观缓解率、临床获益率、安全性等。

4. 采用意向性分析。

【试验流程】

试验流程见图 67-1。

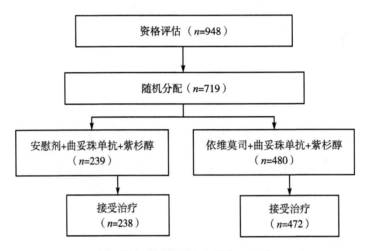

图 67-1　BOLERO-1 试验流程图

【结果】

1. 2009 年 9 月 10 日至 2012 年 12 月 16 日，719 例患者被随机分配接受依维莫司（480 例）或者安慰剂（239 例）治疗。

2. 中位随访 41.3 个月（四分位数间距 *IQR* 35.4~46.6 个月），425 例患者无进展生存，73 例患者继续治疗，依维莫司+曲妥珠单抗+紫杉醇治疗组 46 例，安慰剂+曲妥珠单抗+紫杉醇组 27 例。

3. 依维莫司+曲妥珠单抗+紫杉醇治疗组并未提高患者的无进展生存期，该组患者的中位无进展生存期为 14.95 个月（95%*CI* 14.55~17.91 个月），安慰剂+曲妥珠单抗+紫杉醇组为 14.49 个月（95%*CI* 12.29~17.08 个月），两组风险比（HR）为 0.89（95%*CI* 0.73~1.08），*P* = 0.116 6，未达到研究方案预先设定的显著性阈值（*P* = 0.017 4）。

4. 在激素受体阴性亚群（311 例）中，依维莫司+曲妥珠单抗+紫杉醇治疗组的中位无进展生存期为 20.27 个月（95%*CI* 14.95~24.08 个月），安慰剂+曲妥珠单抗+紫杉醇组为 13.08 个月（95%*CI* 10.05~16.56 个月），风险比（HR）为 0.66（95%*CI* 0.48~0.91），*P* = 0.004 9，未达到研究方案预先设定的显著性阈值（*P* = 0.004 4）。

5. 在激素受体阳性患者中，依维莫司+曲妥珠单抗+紫杉醇治疗组有 173 例无进展生存，安慰剂+曲妥珠单抗+紫杉醇组有 88 例（*HR* 1.06，95%*CI* 0.82~1.37），治疗分组和激素受体状态无交互作用（*P* = 0.020 6）。

6. 在所有患者中，依维莫司+曲妥珠单抗+紫杉醇治疗组的客观缓解率为 67.1%（95%*CI* 62.7%~71.3%），安慰剂+曲妥珠单抗+紫杉醇组为 69.0%（95%*CI* 62.8%~74.8%）；相应的临床获益率为 75.8%（95%*CI* 71.9%~79.6%）和 81.2%（95%*CI* 75.6%~85.9%）。

7. 依维莫司+曲妥珠单抗+紫杉醇治疗组患者最常见的非血液学不良事件是口腔炎（67%与32%比较）、腹泻（57%与47%比较）和脱发（47%与53%比较）。

8. 最常见的 3~4 级不良事件包括中性粒细胞减少（依维莫司+曲妥珠单抗+紫杉醇治疗组为25%，安慰剂+曲妥珠单抗+紫杉醇组为15%）、口腔炎（依维莫司+曲妥珠单抗+紫杉醇治疗组为13%，安慰剂+曲妥珠单抗+紫杉醇组为1%）、贫血（依维莫司+曲妥珠单抗+紫杉醇治疗组为10%，安慰剂+曲妥珠单抗+紫杉醇组为3%）、腹泻（依维莫司+曲妥珠单抗+紫杉醇治疗组为9%，安慰剂+曲妥珠单抗+紫杉醇组为4%）。

9. 依维莫司+曲妥珠单抗+紫杉醇治疗组和安慰剂+曲妥珠单抗+紫杉醇组分别有 77 例（16%）和 10 例（4%）患者发生肺炎，其中大部分为 1~2 级。依维莫司+曲妥珠单抗+紫杉醇治疗组分别有 19 例（4%）和 4 例（<1%）3 级和 4 级肺炎，而安慰剂+曲妥珠单抗+紫杉醇组仅有 1 例（<1%）为 3 级腹泻。

10. 在治疗过程中，依维莫司+曲妥珠单抗+紫杉醇治疗组和安慰剂+曲妥珠单抗+紫杉醇组分别有 22 例（5%）和 2 例（<1%）患者死亡，其中 17 例（4%）因不良事件死亡，均发生在依维莫司+曲妥珠单抗+紫杉醇治疗组。

【结论】

尽管所有患者中依维莫司+曲妥珠单抗+紫杉醇治疗组和安慰剂+曲妥珠单抗+紫杉醇组的无进展生存期没有显著性差异，但在激素受体阴性、HER-2 阳性患者中依维莫司+曲妥珠单抗+紫杉醇治疗组的中位无进展生存期较安慰剂+曲妥珠单抗+紫杉醇组提高了 7.2 个月。虽然这一差异并没有达到预先设定的显著性阈值，但仍值得进一步研究。依维莫司的安全性与 BOLERO-3 研究所报道的一致。在给予依维莫司和化疗的患者中，不良事件的密切监测和早期干预至关重要。

（上海交通大学医学院附属仁济医院　巴雅巴尔　殷　凯　陆劲松）

二、BOLERO-2 研究：依维莫司联合依西美坦治疗激素受体阳性、HER-2 阴性晚期乳腺癌概述

【文献来源】

1. Baselga J, Campone M, Piccart M, et al. Everolimus in postmenopausal hormone-receptor-positive advanced breast cancer. N Engl J Med, 2012, 366 (6)：520-529.

2. Yardley DA, Noguchi S, Pritchard KI, et al. Everolimus plus exemestane in postmenopausal patients with HR (+) breast cancer：BOLERO-2 final progression-free survival analysis. Adv Ther, 2013, 30 (10)：870-884.

3. Piccart M, Hortobagyi GN, Campone M, et al. Everolimus plus exemestane for hormone-receptor-positive, human epidermal growth factor receptor-2-negative advanced breast cancer：overall survival results from BOLERO-2. Ann Oncol, 2014, 25 (12)：2357-2362.

【研究背景】

PI3K/AKT/mTOR 通路在内分泌耐药中扮演着重要角色。BOLERO-2 研究旨在评估依西美坦加用依维莫司治疗激素受体阳性、HER-2 阴性晚期乳腺癌的有效性和安全性。

【入组条件】

1. 激素受体阳性、HER-2 阴性。

2. 无法根治的转移性或局部晚期乳腺癌，并且来曲唑或阿那曲唑治疗失败（在辅助治疗过程中或治疗结束后 12 个月内疾病复发，或在晚期乳腺癌治疗过程中或治疗结束后 1 个月内疾病进展）。

3. 既往可针对晚期乳腺癌使用过其他内分泌治疗药物或 1 个化疗方案。

4. 无脑转移，未接受过依西美坦或 mTOR 抑制剂治疗。

5. 有可测量病灶，或无可测量病灶时存在溶骨性骨转移。

6. 美国东部肿瘤协作组（Eastern Cooperative Oncology Group，ECOG）评分 0~2 分。

【试验设计】

1. 一项国际多中心、随机、双盲、安慰剂对照的Ⅲ期临床试验。

2. 主要研究终点为无进展生存期。

3. 次要研究终点为总生存期、总缓解率、临床获益率、至 ECOG 评分恶化时间、安全性、生活质量等。

【试验流程】

试验流程见图 67-2。

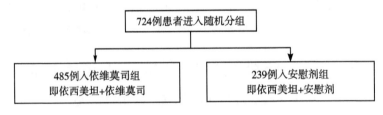

图 67-2　BOLERO-2 试验流程图

【结果】

1. 依维莫司组的中位无进展生存期（7.8 个月）显著长于安慰剂组（3.2 个月）（*HR* 0.45，95%*CI* 0.38~0.54，*P*<0.000 1）。

2. 依维莫司组与安慰剂组的总生存期分别为 31.0 个月（95%*CI* 28.0~34.6 个月）与 26.6 个月（95%*CI* 22.6~33.1 个月），两组无显著性差异（*HR* 0.89，95%*CI* 0.73~1.10，*P*=0.14）。

3. 两组的进展后生存期类似，分别为 20.8 个月（95% *CI* 17.3~23.3 个月）和 19.3 个月（95% *CI* 15.9~23.9 个月）。

4. 依维莫司组和安慰剂组因不良事件中止治疗的比例分别为 29% 和 5%，且依维莫司组较安慰剂组有更多患者出现 3~4 级不良事件（55% 与 29% 比较）和严重不良事件（33% 与 16% 比较）。

5. 依维莫司组和安慰剂组分别有 22 例和 4 例患者在治疗期间死亡，其中依维莫司组的 14 例因疾病进展死亡，8 例因不良事件死亡，安慰剂组中的相应例数是 3 例和 1 例。

6. 最常见的 3~4 级不良反应是口腔炎（依维莫司组 8% 与安慰剂组 1% 比较）、贫血（依维莫司组 6% 与安慰剂组<1% 比较）、呼吸困难（依维莫司组 4% 与安慰剂组 1% 比较）、高血糖（依维莫司组 4% 与安慰剂组<1% 比较）、乏力（依维莫司组 4% 与安慰剂组 1% 比较）和肺炎（依维莫司组 3% 与安慰剂组 0 比较）。

【结论】

依西美坦联合依维莫司较单药依西美坦治疗激素受体阳性、HER-2 阴性晚期乳腺癌可显著延长无进展生存期。

（上海交通大学医学院附属仁济医院　杨　凡　陆劲松）

三、BOLERO-3 研究：依维莫司联合依西美坦治疗曲妥珠单抗耐药的 HER-2 阳性晚期乳腺癌概述

【文献来源】

André F, O'Regan R, Ozguroglu M, et al. Everolimus for women with trastuzumab-resistant, HER2-positive, advanced breast cancer （BOLERO-3）: a randomised, double-blind, placebo-controlled phase 3 trial. Lancet Oncol, 2014, 15 （6）: 580-591.

【研究背景】

HER-2 阳性乳腺癌曲妥珠单抗耐药可能与 PI3K/AKT/mTOR 通路相关。BOLERO-3 研究旨在评估曲妥珠单抗耐药的 HER-2 阳性晚期乳腺癌患者加用依维莫司治疗的有效性和安全性。

【入组条件】

1. ≥18 岁。

2. HER-2 阳性晚期乳腺癌。

3. 接受过含紫杉类药物的化疗。

4. 曲妥珠单抗耐药指曲妥珠单抗辅助治疗过程中或治疗结束后 12 个月内复发，或晚期乳腺癌治疗过程中或治疗结束后 4 周内出现进展。

5. 有组织学或细胞学病理证实的局部复发乳腺癌或有乳腺癌转移的影像学证据。

6. 针对转移性乳腺癌的化疗至多使用过三线方案。

7. 既往未使用过长春花生物碱或 mTOR 抑制剂。

8. 既往可使用过拉帕替尼。

9. 随机前 4 周内左心室射血分数在正常值下限以上，血液及重要脏器功能可耐受化疗。

10. 美国东部肿瘤协作组 （Eastern Cooperative Oncology Group, ECOG） 评分≤2 分。

【试验设计】

1. 一项国际多中心、随机、双盲、安慰剂对照的Ⅲ期临床试验。

2. 主要研究终点为无进展生存期。

3. 次要研究终点为总生存、客观缓解率、临床获益率、至 ECOG 评分恶化时间、生活质量评分随时间变化情况、客观缓解持续时间、安全性，以及依维莫司、长春瑞滨和曲妥珠单抗的药代动力学等。

【试验流程】

试验流程见图 67-3。

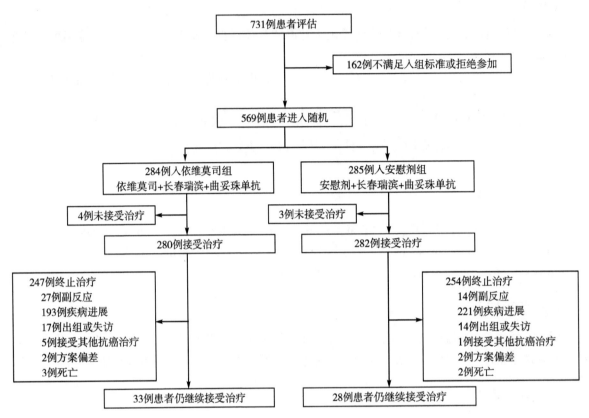

图 67-3 BOLERO-3 试验流程图

【结果】

1. 中位随访时间 20.2 个月后,依维莫司组的中位无进展生存期(7.00 个月,95% *CI* 6.74~8.18 个月)长于安慰剂组(5.78,95% *CI* 5.49~6.90 个月),两组比较差异有统计学意义(*HR* 0.78,95% *CI* 0.65~0.95,*P* = 0.006 7)。

2. 最常见的 3~4 级不良事件为中性粒细胞减少(依维莫司组 73% 与安慰剂组 62% 比较)、白细胞减少(依维莫司组 38% 与安慰剂组 29% 比较)、贫血(依维莫司组 19% 与安慰剂组 6% 比较)、发热性中性粒细胞减少(依维莫司组 16% 与安慰剂组 4% 比较)、口腔炎(依维莫司组 13% 与安慰剂组 1% 比较)、乏力(依维莫司组 12% 与安慰剂组 4% 比较)。

3. 依维莫司组和安慰剂组分别有 117 例(42%)和 55 例(20%)患者发生严重不良事件,两组中均有 2 例发生因不良事件死亡。

【结论】

在接受过紫杉类药物治疗、曲妥珠单抗耐药的 HER-2 阳性晚期乳腺癌患者中,曲妥珠单抗联合长春瑞滨治疗基础上加用依维莫司可显著延长无进展生存期,但需要考虑权衡治疗的临床获益和不良反应。

（上海交通大学医学院附属仁济医院　杨　凡　陆劲松）

四、专 家 解 读

1. mTOR、依维莫司及 BOLERO 研究　mTOR（mammalian target of rapamycin），全称意为哺乳动物雷帕霉素靶点，于 20 世纪 70 年代研究雷帕霉素靶点时偶然发现，并因此得名。mTOR 属于 PI3K 相关激酶家族。胰岛素样生长因子 1 及胰岛素类的生长因子可通过激活 PI3K，顺序激活 AKT、TSC 等关键蛋白，最终激活 mTOR，并通过促进肿瘤所需的蛋白合成及抑制自噬而促进肿瘤生长。临床数据显示 mTOR 在许多恶性肿瘤中高表达，并与预后呈负相关，其中也包括乳腺癌。

依维莫司是雷帕霉素的衍生物，可与胞内亲免蛋白 FKBP12 高效结合，形成依维莫司-FKBP12 复合体，该复合体可抑制 mTOR，进一步抑制细胞增殖。此前，依维莫司在早期乳腺癌治疗中的疗效尚缺乏证据，因而也限制了其在晚期乳腺癌中的应用。故一系列被称之为 BOLERO 的研究因此开展，其含义是"口服依维莫司治疗乳腺癌研究"。现其中的 BOLERO-1、BOLERO-2 及 BOLERO-3 的研究结果已经成文发表（表 67-1）。

表 67-1　BOLERO 系列试验

研究名称	研究阶段	研究人群	试验设计	主要研究终点
BOLERO-1	Ⅲ期	HER-2 阳性晚期一线治疗	紫杉醇+曲妥珠单抗+（依维莫司与安慰剂比较）	PFS
BOLERO-2	Ⅲ期	ER 阳性、HER-2 阴性晚期绝经后非甾体类芳香化酶抑制剂耐药	依西美坦+（依维莫司与安慰剂比较）	PFS
BOLERO-3	Ⅲ期	HER-2 阳性晚期曲妥珠单抗耐药	长春瑞滨+曲妥珠单抗+（依维莫司与安慰剂比较）	PFS
BOLERO-4	Ⅱ期	ER 阳性、HER-2 阴性晚期绝经后一线治疗	来曲唑+（依维莫司与安慰剂比较）	PFS
BOLERO-5	Ⅱ期	ER 阳性、HER-2 阴性晚期绝经后非甾体类芳香化酶抑制剂耐药	依西美坦+依维莫司与依维莫司、卡培他滨比较	PFS
BOLERO-6	Ⅱ期	ER 阳性、HER-2 阴性晚期绝经后一线治疗	依西美坦+依维莫司与依维莫司、卡培他滨比较	PFS

注：ER. 雌激素受体；PFS. 无进展生存期

2. BOLERO-1/3 与抗 HER-2 耐药　20%～25% 的乳腺癌为 HER-2 过表达型，侵袭性较强，预后较差。曲妥珠单抗的出现显著改善了 HER-2 过表达型乳腺癌患者的预后。然而耐药依然不能避免，针对曲妥珠单抗耐药的研究也自然成为研究的热点。2015 年 6 月的美国临床肿瘤学会（American Society of Clinical Oncology，ASCO）会议上，Mothaffar Rimawi 教授总结目前关于 HER-2 耐药的机制包括：通路冗余，不能完全抑制 HER 家族全部；旁路逃逸，即有其他促增殖通路存在；通路激活，包括 PI3K 或其下游通路的异常激活；其他机制。

鉴于研究发现 mTOR 抑制剂可逆转 PTEN 丢失时 PI3K/AKT/mTOR 激活引起的抗 HER-2 治疗耐药，故两个针对 HER-2 阳性晚期乳腺癌的随机、双盲、安慰剂对照的多中心研究 BOLERO-1 及 BOLERO-3 随即展开，用于检验 mTOR 抑制剂依维莫司对抗 HER-2 治疗的增益作用。其中，

BOLERO-1 针对的是晚期一线治疗的双靶点联合阻断治疗，而 BOLERO-3 针对的是曲妥珠单抗治疗耐药的双靶点联合阻断治疗。

BOLERO-1 研究 2：1 入组 719 例患者，中位随访时间 41.3 个月。主要研究终点无进展生存期未见统计学差异：试验组 14.95 个月（95% CI 14.55～17.91 个月）对比安慰剂组 14.49 个月（95% CI 12.29～17.08 个月）（$P=0.116\ 6$）。但在激素受体阴性亚组中，试验组中位无进展生存期 20.27 个月（95% CI 14.95～24.08 个月）较安慰剂组 13.08 个月（95% CI 10.05～16.56 个月）延长了 7.2 个月（$P=0.004\ 4$）。

BOLERO-3 研究 1：1 入组了 569 例患者，中位随访时间 20.2 个月，其主要研究终点也是无进展生存期。结果显示试验组 7.00 个月（95% CI 6.74～8.18 个月）长于安慰剂组 5.78 个月（95% CI 5.49～6.90 个月）（$P=0.006\ 7$）。在亚组分析中，激素受体阴性亚组的获益较阳性亚组更加明显，HR 分别为 0.65 及 0.93，这一结果与 BOLERO-1 的结果吻合，提示联合抑制 mTOR 及 HER-2 治疗的效果可能随激素受体状态不同而存在获益差异。

另外，经二代测序、免疫组织化学及 Sanger 测序获得了上述两个研究中共 549 例样本的分子标志物信息。结果显示在 $PI3KCA$ 突变（HR 0.67，95% CI 0.45～1.00）、PTEN 丢失（HR 0.54，95% CI 0.31～0.96）及 PI3K 通路激活（HR 0.67，95% CI 0.48～0.93）的患者中依维莫司与疾病进展风险降低相关。相反，野生型 $PI3KCA$、正常 PTEN 及正常 PI3K 通路活性的患者并不能从依维莫司治疗中受益。因此，上述结果提示 $PI3KCA$ 突变、PTEN 丢失及 PI3K 通路激活的患者可能更适用依维莫司。

3. BOLERO-2/4 与内分泌治疗　相较 HER-2 过表达型乳腺癌，雌激素受体（estrogen receptor，ER）阳性乳腺癌所占比例更大，而内分泌治疗的耐药机制也同样繁多，其中 PI3K/AKT/mTOR 通路则在其中扮演着重要角色。一项依维莫司的 II 期临床试验亚组分析提示依维莫司联合依西美坦可提高内分泌治疗耐药患者的生存，故随机、双盲、国际多中心 III 期 BOLERO-2 试验因此开始。该研究目的是在非甾体类芳香化酶抑制剂治疗失败、激素受体阳性的绝经后乳腺癌患者中比较依维莫司联合依西美坦与安慰剂联合依西美坦的疗效。主要研究终点为无进展生存期，次要研究终点为总生存期。结果显示依维莫司联合依西美坦并没有延长总生存期，但显著延长了无进展生存期（中位无进展生存期延长 4.6 个月，$P<0.000\ 1$）。根据 BOLERO-2 的成果，美国食品药品管理局已批准依维莫司可在来曲唑或阿那曲唑治疗失败的激素受体阳性、HER-2 阴性患者中使用。

随后的 BOLERO-4 研究是一项开放、单臂、国际多中心 II 期临床研究，结果尚未成文，但已在 2016 年欧洲肿瘤内科学会（European Society for Medical Oncology，ESMO）年会中公布。该研究评价依维莫司联合来曲唑一线治疗激素受体阳性、HER-2 阴性晚期乳腺癌患者的疗效。主要研究终点是依维莫司联合来曲唑治疗的无进展生存期。结果显示在有可评估病灶的患者中，客观缓解率为 42.6%（95% CI 35.7%～49.7%），临床获益率为 74.3%（95% CI 67.7%～80.1%）。中位随访 17.5 个月后，尚未达到中位无进展生存期。该研究结果支持依维莫司联合内分泌治疗可用于激素受体阳性、绝经后女性乳腺癌患者的治疗。另外，该研究还提示无论是否出现非甾体类芳香化酶抑制剂耐药，依维莫司均具有一定疗效。BOLERO-2/4 的结果提示依维莫司在改善内分泌耐药中的价值值得进一步发掘和探讨。

近年来一些研究显示 ER 的变异可能是 ER 阳性乳腺癌内分泌治疗耐药的原因之一。配体结合区的变异可导致即使 ER 在无配体存在时仍然处于激活状态，但目前缺乏临床证据支持。检测 BOLERO-2 研究中 724 例入组患者中 541 例患者的胞外 DNA，21.1% 的患者检测到 $ESR1$ $D538G$ 变异，13.3% 的患者检测到 $Y537S$ 变异，且存在变异的患者总生存期均较差（野生型 32.1 个月，$D538G$ 变异 25.99 个月，$Y537S$ 变异 27.43 个月，双变异 15.15 个月）。这些结果提示 $ESR1$ 变异与预后负相关，但对依维莫司治疗没有显著的指导意义。

4. 依维莫司相关口腔炎　meta 分析显示，使用依维莫司的不良反应主要为 1 级和 2 级，并不需要进一步处理，且依维莫司组的生活质量甚至优于安慰剂组。但口腔炎是依维莫司最常见的不良反应之一，BOLERO-1、BOLERO-2 及 BOLERO-3 研究中的发生率分别为 67%、59% 及 63%，3 级口腔炎的发生率分别为 13%、8% 及 13%。不同于普通意义的口腔黏膜炎，口腔炎专指化疗及放疗引起的口腔非角化黏膜不均质红斑、溃疡病灶，可累及胃肠道，一般在用药 1 个月内即出现，用药 2 个月出现口腔炎的概率高于 60%。密切随访（每 2 周随访 1 次）、积极对症处理（口腔清洁）及剂量调整或许可减少依维莫司相关口腔炎引起的治疗终止，但疗效仍有待相关临床研究的数据支持。

（上海交通大学医学院附属仁济医院　杨　凡　陆劲松）

参考文献

［1］Zarogoulidis P, Lampaki S, Turner JF, et al. mTOR pathway：a current, up-to-date mini-review (Review). Oncol Lett, 2014, 8 (6)：2367-2370.

［2］Meric-Bernstam F, Gonzalez-Angulo AM. Targeting the mTOR signaling network for cancer therapy. J Clin Oncol, 2009, 27 (13)：2278-2287.

［3］Xu K, Liu P, Wei W. mTOR signaling in tumorigenesis. Biochim Biophys Acta, 2014, 1846 (2)：638-654.

［4］Wazir U, Newbold RF, Jiang WG, et al. Prognostic and therapeutic implications of mTORC1 and Rictor expression in human breast cancer. Oncol Rep, 2013, 29 (5)：1969-1974.

［5］Ueng SH, Chen SC, Chang YS, et al. Phosphorylated mTOR expression correlates with poor outcome in early-stage triple negative breast carcinomas. Int J Clin Exp Pathol, 2012, 5 (8)：806-813.

［6］Slamon D, Eiermann W, Robert N, et al. Adjuvant trastuzumab in HER2-positive breast cancer. N Engl J Med, 2011, 365 (14)：1273-1283.

［7］Pohlmann PR, Mayer IA, Mernaugh R. Resistance to trastuzumab in breast cancer. Clin Cancer Res, 2009, 15 (24)：7479-7491.

［8］Lu CH, Wyszomierski SL, Tseng LM, et al. Preclinical testing of clinically applicable strategies for overcoming trastuzumab resistance caused by PTEN deficiency. Clin Cancer Res, 2007, 13 (19)：5883-5888.

［9］Zardavas D, Fumagalli D, Loi S. Phosphatidylinositol 3-kinase/AKT/mammalian target of rapamycin pathway inhibition：a breakthrough in the management of luminal (ER+/HER2-) breast cancers? Curr Opin Oncol, 2012, 24 (6)：623-634.

［10］Gnant M, Greil R, Hubalek M, et al. Everolimus in postmenopausal, hormone receptor-positive advanced breast cancer：summary and results of an austrian expert panel discussion. Breast Care (Basel), 2013, 8 (4)：293-299.

［11］Toy W, Shen Y, Won H, et al. ESR1 ligand-binding domain mutations in hormone-resistant breast cancer. Nat Genet, 2013, 45 (12)：1439-1445.

［12］Robinson DR, Wu YM, Vats P, et al. Activating ESR1 mutations in hormone-resistant metastatic breast cancer. Nat Genet, 2013, 45 (12)：1446-1451.

［13］Jeselsohn R, Yelensky R, Buchwalter G, et al. Emergence of constitutively active estrogen receptor-alpha mutations in pretreated advanced estrogen receptor-positive breast cancer. Clin Cancer Res, 2014, 20 (7)：1757-1767.

［14］Lousberg L, Jerusalem G. Safety, efficacy, and patient acceptability of everolimus in the treatment of breast cancer. Breast Cancer (Auckl), 2016, 10：239-252.

［15］Rugo HS, Seneviratne L, Beck JT, et al. Prevention of everolimus-related stomatitis in women with hormone receptor-positive, HER2-negative metastatic breast cancer using dexamethasone mouthwash (SWISH)：a single-arm, phase 2 trial. Lancet Oncol, 2017, 18 (5)：654-662.

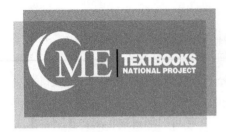

Gepar 系列重要临床试验解读

第 68 章

一、GeparDuo 试验概述

【文献来源】

von Minckwitz G, Raab G, Caputo A, et al. Doxorubicin with cyclophosphamide followed by docetaxel every 21 days compared with doxorubicin and docetaxel every 14 days as preoperative treatment in operable breast cancer: the GEPARDUO study of the German Breast Group. J Clin Oncol, 2005, 23 (12): 2676-2685.

【研究背景】

NSABP B-27 研究提示，术前在多柔比星/环磷酰胺（AC）方案基础上序贯多西他赛治疗（AC→DOC）较 AC 方案显著提高可手术乳腺癌的临床缓解率或病理缓解率。同时，既往 GEPARDO 等研究显示，剂量密集性多柔比星联合多西他赛（ADOC）的新辅助化疗方案具有一定疗效且患者耐受性较好。但 ADOC 方案与 AC→DOC 方案在疗效、毒性和成本效益方面的差异尚无研究。

【入组条件】

1. ≥18 岁，女性。
2. 单侧组织学确诊的可手术的浸润性乳腺癌（$T_{2\sim3}N_{0\sim2}M_0$）。
3. 原发灶需进行二维测量，通过体检、超声、钼靶或 MRI 检查提示原发灶长径至少 2 cm。
4. KPS 评分≥70 分。
5. 预计生存期≥10 年。

【试验设计】

1. 该试验是一个多中心、随机、开放的Ⅲ期临床试验。
2. 主要研究终点是病理完全缓解（pathological complete response，pCR）率，定义为所有切除的乳腺标本和腋窝淋巴结在显微镜下未发现残留肿瘤细胞（浸润性或非浸润性）。
3. 次要研究终点包括乳腺肿瘤临床缓解率（包括体检和最佳影像学检查两种方式）、腋窝淋巴结缓解率、保乳治疗（BCT）和化疗期间毒性。

4. 主要研究终点行非劣效性单侧检验，但第二次中期分析后将 ADOC 的非劣效性检验更改为 AC→DOC 的优效性检验。

【试验流程】

试验流程见图 68-1。

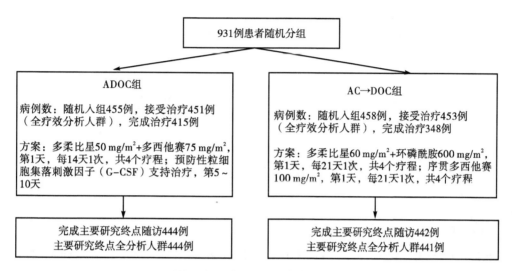

图 68-1　GeparDuo 试验流程图

注：为与 NSABP B-27 试验方案一致，所有患者无论激素受体状态均自新辅助化疗第 1 天起给予他莫昔芬 20 mg/d 治疗直至手术。ER 或 PR 阳性患者术后接受他莫昔芬治疗 5 年，或至疾病复发为止

【结果】

1. 一般情况

（1）随机分组时患者的中位年龄为 51 岁（24~77 岁），57.4% 的患者处于围绝经期或绝经后。

（2）对于最佳影像学检查，764 例（84.5%）的患者采用超声评估，55 例（6.1%）采用乳腺 MRI，85 例（9.4%）采用钼靶检查。

（3）两组基线特征除淋巴结状态和孕激素受体（PR）状态外，均齐同可比。

2. 疗效分析

（1）在全疗效分析人群中，共有 94 例（10.6%）患者达到乳腺及腋窝淋巴结 pCR，AC→DOC 组（63 例，14.3%）的 pCR 率约为 ADOC 组（31 例，7.0%）的 2 倍（$OR=2.22$，90% CI 1.52~3.24，单侧 $P<0.001$）。共有 103 例（11.6%）患者达到乳腺 pCR，AC→DOC 组（70 例，15.9%）的 pCR 率约为 ADOC 组（33 例，7.4%）的 2 倍。另有 44 例（5.0%）患者乳腺组织中仅残留原位癌，其中 ADOC 组和 AC→DOC 组分别为 16 例（3.6%）和 28 例（6.4%）。因此，具有临床意义的乳腺病理缓解率为 16.6%（ADOC 组为 11.0%；AC→DOC 组为 22.3%）。

（2）多因素 logistic 回归分析显示，治疗分组（$OR=2.42$）、肿瘤组织学分级（$OR=3.72$）和激素受体状态（$OR=3.23$）是 pCR 的独立预测因素。

（3）无论采用体检还是最佳影像学检查进行临床疗效评估，AC→DOC 组（85.0% 和 78.6%）的缓解率均优于 ADOC 组（75.2% 和 68.6%；P 均<0.05）。

（4）AC→DOC 组和 ADOC 组初诊时体检发现淋巴结增大的比例分别为 56.0% 和 45.0%，新辅助化疗结束后体检的腋窝淋巴结缓解（NR）率则分别为 87.8% 和 72.3%。而两组在化疗结束后通过超声检查未发现淋巴结增大的比例分别为 80.7% 和 62.5%。

（5）无论患者是否有进一步重建的需求，AC→DOC 组的保乳手术率均高于 ADOC 组（75.1% 和 65.8% 比较，双侧 $P<0.05$）。

3. 安全性分析

（1）最常见（>5%）的 3~4 级血液学毒性为白细胞减少（ADOC 组为 53.7%；AC→DOC 组为 74.2%）和中性粒细胞减少（ADOC 组为 44.7%；AC→DOC 组，66.4%）。

（2）AC→DOC 组和 ADOC 组中发热性中性粒细胞减少的发生率分别为 4.6% 和 3.1%。

【结论】

与 ADOC 方案相比，AC→DOC 新辅助治疗方案能更有效地提高可手术乳腺癌患者的 pCR 率、临床缓解率、NR 率和保乳率。

二、GeparTrio 试验概述

【文献来源】

1. von Minckwitz G, Kümmel S, Vogel P, et al. Intensified neoadjuvant chemotherapy in early-responding breast cancer: phase Ⅲ randomized GeparTrio study. J Natl Cancer Inst, 2008, 100 (8): 552-562.

2. von Minckwitz G, Kümmel S, Vogel P, et al. Neoadjuvant vinorelbine-capecitabine versus docetaxel-doxorubicin-cyclophosphamide in early nonresponsive breast cancer: phase Ⅲ randomized GeparTrio trial. J Natl Cancer Inst, 2008, 100 (8): 542-551.

3. Costa SD, Loibl S, Kaufmann M, et al. Neoadjuvant chemotherapy shows similar response in patients with inflammatory or locally advanced breast cancer when compared with operable breast cancer: a secondary analysis of the GeparTrio trial data. J Clin Oncol, 2010, 28 (1): 83-91.

4. von Minckwitz G, Blohmer JU, Costa SD, et al. Response-guided neoadjuvant chemotherapy for breast cancer. J Clin Oncol, 2013, 31 (29): 3623-3630.

【研究背景】

多项临床试验结果提示新辅助化疗早期即出现病灶缓解的患者 pCR 率较高，且预后较好。但当时尚无大型Ⅲ期临床试验探究如何根据病灶早期缓解情况制定后续的治疗策略。

【入组条件】

1. ≥18 岁，女性。

2. 既往未接受过化疗或放疗，经空芯针穿刺后确诊的单侧或双侧乳腺癌。

3. 至少具有以下 1 个因素：<36 岁，肿块>5 cm，ER 阴性且 PR 阴性，临床提示腋窝淋巴结增大或组织学分级为未分化。

4. 原发灶须采用超声检查进行二维测量，且必须有一维直径至少达到 2 cm。

5. 对于双侧乳腺癌，研究者须在前期选择其中一侧做病灶评估（如较易测量的一侧）。

6. 对于炎性乳腺癌，炎性范围作为测量区域。

7. 对于多灶性或多中心性病变，病灶最大者作为后续评估对象。

8. 累及皮肤和（或）肌肉、炎性乳腺癌（$T_{4a\sim4d}$）、累及锁骨上淋巴结的局部晚期乳腺癌也可入组，但是作为一个独立的分层因素进行随机分组。

9. KPS 评分≥80 分。

10. 预计生存期≥10 年。

11. 左心室射血分数（left ventricular ejection fraction，LVEF）正常。

12. 无远处转移。

【试验设计】

1. 该试验是一个多中心、随机、开放的Ⅲ期临床试验。

2. 对于 2 个疗程 TAC 治疗后病灶缓解的患者，研究的首要目的是比较 6 个疗程 TAC 组和 8 个疗程 TAC 组的 pCR 率。对于 2 个疗程 TAC 治疗后病灶未缓解的患者，研究的首要目的则是比较 TAC 组和 NX 组的临床缓解率。

3. 研究次要目的包括毒性、依从性、保乳率、无病生存期（disease free survival，DFS）、总生存期（overall survival，OS）和采用术前空芯针穿刺预测病灶病理缓解的敏感度及特异性。

4. pCR 定义为乳腺和区域淋巴结均无浸润性癌和原位癌残留。

【试验流程】

试验流程见图 68-2。

【结果】

1. 一般情况

（1）中位随访 62 个月（0~90 个月）后，病灶早期缓解的患者中有 282 例复发和 182 例死亡，而早期未缓解患者中则分别为 129 例和 88 例。

（2）除组织学分级外，常规治疗组和疗效引导治疗组的基线特征均齐同可比。疗效引导治疗组中未分化肿瘤较少。

（3）入组患者中 HER-2 阳性比例为 29.8%，三阴性比例为 22.6%，均高于普通乳腺癌患者，提示入组的患者对新辅助化疗敏感，且需要新辅助化疗。

2. 疗效分析

（1）在病灶早期缓解的患者中，TAC×8 组（23.5%）和 TAC×6 组（21.0%）的 pCR 率无显著差异（$P=0.27$）；两组的保乳率相似，分别为 68.5% 和 67.5%（$P=0.68$）；两组通过 B 超进行评估的病灶缓解率分别为 27.6% 和 22.6%（$P=0.033$）。

（2）在病灶早期未缓解的患者中，TAC×6 组和 TAC-NX 组的 pCR 率分别为 5.3% 和 6.0%；两组保乳率分别为 57.3% 和 59.8%；两组通过 B 超进行评估的病灶缓解率分别为 50.5% 和 51.2%，非劣效性检验提示 TAC-NX 不劣于 TAC×6（$P=0.008$）。

（3）在病灶早期缓解的患者中，TAC×8 组的 DFS 优于 TAC×6 组（HR 0.78，95%CI 0.62~0.97，$P=0.026$）；在病灶早期未缓解的患者中，TAC-NX 组的 DFS 优于 TAC×6 组（HR 0.59，95%CI 0.49~0.82，$P=0.001$）。

（4）单因素和多因素分析均提示，疗效引导治疗组的 DFS 显著优于常规治疗组（$HR=0.71$，95%CI 0.60~0.85，$P=0.000\,3$）。

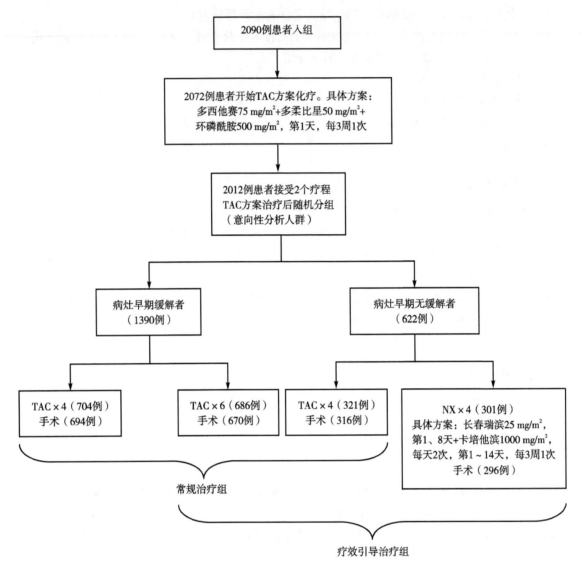

图 68-2　GeparTrio 试验流程图

（5）不同治疗策略对 OS 的影响并不如 DFS 显著。在病灶早期缓解的患者中，TAC×8 组与 TAC×6 组相比对 OS 有改善趋势（*HR* 0.76，95%*CI* 0.57～1.01，*P* = 0.060）；而在病灶早期未缓解的患者中，TAC-NX 组和 TAC×6 组的 OS 无显著差异（*HR* 0.85，95%*CI* 0.57～1.27，*P* = 0.432）。

（6）疗效引导治疗组与常规治疗组之间的 OS 差异具有临界统计学意义（*HR* 0.79，95%*CI* 0.63～0.99，*P* = 0.048）。

（7）亚组分析显示，激素受体阳性或 Luminal 型患者中疗效引导治疗组的 DFS 优于常规治疗组，而激素受体阴性或非 Luminal 型患者中两组的 DFS 无统计学差异。在病灶早期缓解和未缓解亚组中，结果也同样如此。

（8）激素受体阳性患者中，疗效引导治疗组和常规治疗组的 pCR 率无显著差异（*OR* 1.34，*P* = 0.155）；达到 pCR 与未达到 pCR 患者的 DFS 无显著差异（*HR* 1.53，*P* = 0.122），但疗效引导治疗组的 DFS 优于常规治疗组 (*HR* 0.56, *P*<0.001)。

（9）激素受体阴性患者中，疗效引导治疗组和常规治疗组的 pCR 率相当 (*OR*1.17, *P* = 0.330)；达到 pCR 患者的 DFS 显著优于未达到 pCR 的患者 (*HR* 4.89, *P*<0.001)；但疗效引导治疗组和常规治疗组的 DFS 无显著差异 (*HR* 0.94, *P*=0.663)。

（10）若比较激素受体阳性和激素受体阴性患者，pCR (*P*=0.004) 或治疗策略 (*P*=0.008) 对 DFS 的作用不同。换言之，激素受体阳性患者的生存获益取决于疗效引导治疗而非 pCR，但激素受体阴性患者得到生存获益则取决于 pCR 而非疗效引导治疗。若再进一步细分肿瘤表型（即分成 Luminal A、Luminal B-HER-2 阴性、Luminal B-HER-2 阳性、HER-2 阳性-非 Luminal 型、三阴性），结果依然如此。

3. 安全性分析

（1）在病灶早期缓解的患者中，3~4 级白细胞减少和水肿多见于 TAC×8 组；TAC×8 组和 TAC×6 组中因不良反应中止治疗的比例分别是 7.7% 和 2.4% (*P*<0.001)。

（2）在病灶早期未缓解的患者中，血液学毒性、黏膜炎、感染和指甲改变较多见于 TAC×6 组，而手足综合征和感觉神经病变则较多见于 TAC-NX 组。

【结论】

该研究的探索性分析发现疗效引导的新辅助化疗或许可改善患者预后，且在激素受体阳性患者中更为有效。若这一结果得到进一步证实，则疗效引导的治疗策略将具有重要临床意义。

三、GeparQuattro 试验

【文献来源】

1. von Minckwitz G, Rezai M, Loibl S, et al. Capecitabine in addition to anthracycline- and taxane-based neoadjuvant treatment in patients with primary breast cancer: phase Ⅲ GeparQuattro study. J Clin Oncol, 2010, 28 (12): 2015-2023.

2. Untch M, Rezai M, Loibl S, et al. Neoadjuvant treatment with trastuzumab in HER2-positive breast cancer: results from the GeparQuattro study. J Clin Oncol, 2010, 28 (12): 2024-2031.

3. von Minckwitz G, Rezai M, Fasching PA, et al. Survival after adding capecitabine and trastuzumab to neoadjuvant anthracycline-taxane-based chemotherapy for primary breast cancer (GBG 40-GeparQuattro). Ann Oncol, 2014, 25 (1): 81-89.

【研究背景】

目前指南推荐以蒽环和紫杉类药物为基础的新辅助治疗方案，如 TAC 和 AC→T。在现有方案基础上加用新的药物或许能进一步提高新辅助治疗的疗效。卡培他滨在转移性乳腺癌中的疗效已得到确证。因此新辅助治疗中加用卡培他滨的疗效和安全性值得进一步研究。

【入组条件】

1. ≥18 岁，女性。
2. 既往未接受过治疗，经空芯针穿刺后确诊的单侧或双侧乳腺癌。
3. HercepTest 或中心实验室荧光原位杂交 (fluorescence in situ hybridization, FISH) 检测明确

HER-2 状态。

4. 原发灶需体检测量≥2 cm 或超声检查≥1 cm，并需进行二维测量（推荐超声下测量）。

5. 所有需考虑辅助化疗的分期均可入组，如局部晚期 cT_4 或 cT_3、ER 和 PR 阴性等。

6. KPS 评分≥80 分。

7. 预计生存期≥10 年。

8. 心电图或心脏超声检查（LVEF≥55%）明确心功能正常。

9. 无远处转移。

【试验设计】

1. 该试验是一个多中心、随机、开放的Ⅲ期临床试验。

2. 研究的首要目的是比较 EC→T 和 EC→TX 的 pCR 率，并比较 EC→TX 和 EC→T→X 的 pCR 率。

3. 研究次要目的包括保乳率的评估、根据 EC 方案 4 个疗程后的缓解情况分别评估病理缓解率、在分期为 $cT_{4a\sim4d}$ 的患者中评估病理缓解率、化疗前为选择患者行新辅助化疗而进行前哨淋巴结活检（SNB）的比例，以及手术时为避免腋窝淋巴结清扫而进行前哨淋巴结活检的比例、毒性、依从性、DFS 和 OS。

4. 分层因素包括参与试验的中心、EC 方案 4 个疗程后的临床缓解情况、HER-2 状态、ER/PR 状态及疾病分期。

5. 完成 EC 方案 4 个疗程后随机分组的所有患者纳入疗效分析，开始 EC 治疗的所有患者纳入安全性分析。

【试验流程】

试验流程见图 68-3。

【结果】

1. 一般情况

（1）完成 EC 方案 4 个疗程化疗后，分别有 98 例（6.9%）、918 例（64.6%）和 405 例（28.5%）患者疗效评估为完全缓解（complete response，CR）、部分缓解（partial response，PR）和无变化（no change，NC）。

（2）体检测量的中位肿瘤大小为 40 mm（10~120 mm）。

（3）EC→T 组、EC→TX 组和 EC→T→X 组中分别有 78 例（16.6%）、74 例（15.7%）和 76 例（15.9%）患者分期为 $cT_{4a\sim4c}$ 或 cT_{4d}。

（4）共有 445 例 HER-2 阳性患者接受曲妥珠单抗治疗及化疗。

2. 疗效分析

（1）pCR 率：EC→T 组、EC→TX 组和 EC→T→X 组中分别有 105 例（22.3%）、92 例（19.5%）和 107 例（22.3%）患者获得 pCR（乳腺中无浸润性癌和原位癌残留）。EC→T 组和 EC→TX 组的 pCR 率相差 2.8%，EC→TX 组和 EC→T→X 组的 pCR 率相差-2.8%。

（2）在 cT_{4d} 患者中，EC→T 组、EC→TX 组和 EC→T→X 组的 pCR 率分别为 4.4%、19.1%和 34.4%。在 HER-2 阴性患者中，3 组的 pCR 率分别为 17.6%、14.4%和 17.5%；而在 HER-2 阳性患者中则分别为 32.7%、31.3%和 34.6%。

（3）完成化疗后共有 1399 例（98.5%）患者接受手术。EC→T 组、EC→TX 组和 EC→T→X

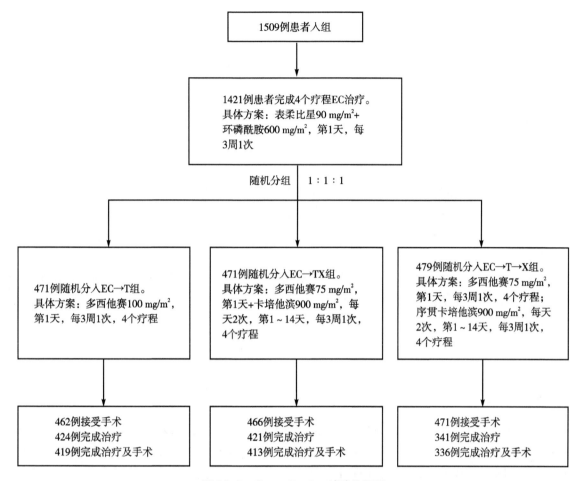

图 68-3　GeparQuattro 试验流程图

注：患者必须在完成化疗后的 21~35 天内手术。对于术前乳房肿瘤 ≤2 cm 且淋巴结阴性的患者可行前哨淋巴结活检。HER-2 阳性患者自 EC 方案第 1 个疗程的第 1 天起联合使用曲妥珠单抗治疗，负荷剂量 8 mg/kg，之后以 6 mg/kg 每 3 周 1 次维持。完成治疗及手术的患者为符合方案（per-protocol，PP）人群

组的保乳率分别为 67.7%、66.9% 和 63.5%［前两组的保乳率相差 -0.8%（95%CI -6.9%~5.2%，$P=0.781$）；后两组的保乳率相差 -3.4%（95%CI -9.5%~2.7%，$P=0.270$）］。

（4）共有 70 例（4.9%）患者在化疗开始前行前哨淋巴结活检，其中 41 例（58.6%）无淋巴结累及。化疗结束后共有 333 例（23.4%）患者行前哨淋巴结活检。147 例（10.3%）患者免于行腋窝淋巴结清扫术。

（5）HER-2 阳性患者的 pCR 率为 31.7%，而 HER-2 阴性患者则为 15.7%。HER-2 阳性和 HER-2 阴性患者乳腺内无浸润性癌残留且无淋巴结转移（ypT$_{0/is}$，ypN$_0$）的比例则分别为 40% 和 17.3%，两组淋巴结缓解的比例分别为 70.3% 和 52.3%。

（6）在 EC 方案化疗 4 个疗程后肿块没有变化的患者中，HER-2 阳性患者的 pCR 率（16.7%）是 HER-2 阴性患者（3.3%）的 5 倍。

（7）HER-2 阳性和 HER-2 阴性患者的保乳手术比例分别为 63.1% 和 64.7%。

（8）在 DFS 和 OS 方面，EC→T→X 组和 EC→TX 组分别与 EC→T 组相比均无显著差异（P 均>0.05）。

（9）与仅接受化疗的 HER-2 阴性患者相比，曲妥珠单抗治疗未能显著改善 HER-2 阳性患者的

DFS（$P>0.05$），但经过多因素校正后 OS 得以显著延长（$P=0.040$）。

3. 安全性分析

（1）最常见的血液学毒性为中性粒细胞减少，3 组的发生率相似（78%～81%）。

（2）EC→TX 组中发热性粒细胞减少的发生率较高，达 10.4%，而其余 2 组则分别为 5.2% 和 5.9%。

（3）EC→TX 组中口腔炎、黏膜炎、腹泻、手足综合征和指甲改变的发生率较高，但较少引起水肿。

（4）EC→T→X 组和 EC→T 组的毒性反应类似。

（5）对于 HER-2 阳性患者，3～4 级发热性粒细胞减少和结膜炎较 HER-2 阴性患者更为多见。

（6）HER-2 阳性和 HER-2 阴性患者的短期心脏毒性相似。

【结论】

EC→TX 和 EC→T→X 新辅助化疗方案并未较 EC→T 显著提高 pCR 率和保乳率，即在 EC→T 基础上加用或序贯卡培他滨未能进一步提高疗效。

四、GeparQuinto 试验

【文献来源】

1. Untch M，Loibl S，Bischoff J，et al. Lapatinib versus trastuzumab in combination with neoadjuvant anthracycline-taxane-based chemotherapy（GeparQuinto，GBG 44）：a randomised phase 3 trial. Lancet Oncol，2012，13（2）：135-144.

2. von Minckwitz G，Loibl S，Untch M，et al. Survival after neoadjuvant chemotherapy with or without bevacizumab or everolimus for HER2-negative primary breast cancer（GBG 44-GeparQuinto）. Ann Oncol，2014，25（12）：2363-2372.

3. von Minckwitz G，Eidtmann H，Loibl S，et al. Integrating bevacizumab, everolimus, and lapatinib into current neoadjuvant chemotherapy regimen for primary breast cancer. Safety results of the GeparQuinto trial. Ann Oncol，2011，22（2）：301-306.

4. von Minckwitz G，Eidtmann H，Rezai M，et al. Neoadjuvant chemotherapy and bevacizumab for HER2-negative breast cancer. N Engl J Med，2012，366（4）：299-309.

【研究背景】

GeparQuattro 和 NOAH 等临床研究显示，在新辅助化疗基础上联合曲妥珠单抗可提高患者的 pCR 率，改善患者生存。同时，GeparTrio 研究提示，若患者无法早期获得肿瘤缓解，则接受常规化疗后的 pCR 率极低。另外，拉帕替尼、贝伐珠单抗和依维莫司的疗效也在转移性乳腺癌中逐渐明朗。因此，该研究旨在新辅助治疗中检验这 3 种药物联合新辅助化疗的疗效及安全性。

【入组条件】

1. ≥18 岁，女性。
2. 既往未接受过治疗，经空芯针穿刺后确诊的单侧或双侧乳腺癌。
3. HercepTest 或地方实验室原位杂交（in situ hybridization，ISH）检测明确 HER-2 状态。

4. 原发灶需体检测量≥2 cm 或超声检查≥1 cm，并需进行二维测量（推荐超声下测量）。

5. cT_4 或 cT_3，激素受体阴性；或激素受体阳性，cT_2cN_+ 或 cT_1pN_{SLN+}。

6. 心功能正常（LVEF≥55%）。

7. 无远处转移。

8. KPS 评分≥80 分。

【试验设计】

1. 该试验是一个多中心、随机、开放的Ⅲ期临床试验。

2. HER-2 阳性患者的主要研究目的是比较曲妥珠单抗或拉帕替尼联合新辅助化疗的 pCR（ypT_0ypN_0）率。HER-2 阴性患者的主要研究目的是比较新辅助化疗基础上加或不加贝伐珠单抗的 pCR 率。

3. 次要研究目的包括毒性、依从性、术前原发灶和腋窝淋巴结缓解率（包括体检和影像学检查两种评估方式，其中影像学检查指超声、钼靶或 MRI）、不同定义（$ypT_0 ypN_{0/+}$，$ypT_{0/is} ypN_0$，$ypT_{0/is} ypN_{0/+}$）下的 pCR 率、保乳率、DFS、OS、根据肿瘤分期和激素受体状态进行的亚组疗效分析、前 4 个疗程结束时通过最佳影像学检查评估的缓解情况、检测并比较化疗前和化疗后空芯针穿刺标本中分子标志物（如 Ki-67、COX-2、磷酸化 mTOR、SOX-10 等）的变化。HER-2 阳性患者中还包括无脑转移生存。

4. 分层因素包括参与试验的中心、激素受体状态（阴性与阳性比较）、疾病范围（$cT_{1\sim3}cN_{0\sim2}$ 与 T_4 或 N_3 比较）。

5. 所有至少接受 1 个疗程 EC 治疗的患者纳入疗效和安全性分析。

【试验流程】

1. HER-2 阳性患者

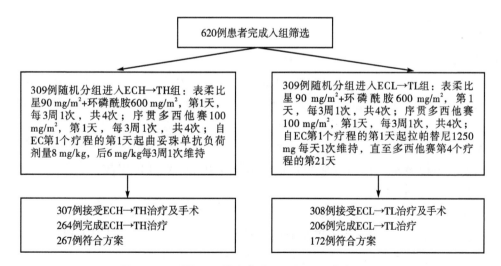

图 68-4　HER-2 阳性患者 GeparQuinto 试验流程图

注：术后两组均继续使用曲妥珠单抗治疗 1 年，该研究方案未提供术后化疗推荐方案；若化疗期间疾病进展，则中止治疗，后续方案由研究者决定，但不推荐抗 HER-2 治疗的交叉换药

2. HER-2 阴性患者

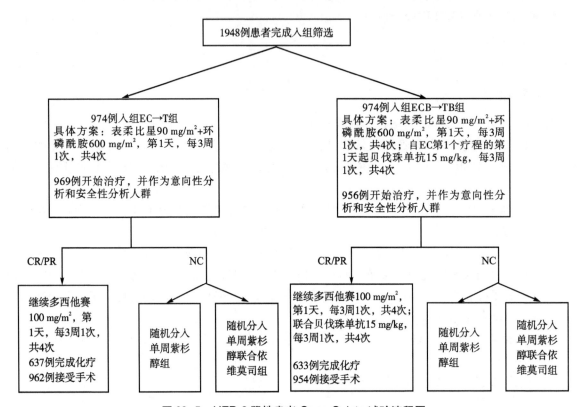

图 68-5 HER-2 阴性患者 GeparQuinto 试验流程图

注：若化疗期间疾病进展，则中止治疗，后续方案由研究者决定

【结果】

1. 疗效分析

（1）ECH→TH 组和 ECL→TL 组的 pCR 率分别为 30.3% 和 22.7%（*OR* 0.68，95% *CI* 0.47~0.97，*P*=0.04）。在其他 pCR 定义下 ECH→TH 组的 pCR 率亦显著优于 ECL→TL 组（*P* 均<0.05）。

（2）ECH→TH 组和 ECL→TL 组的保乳率分别为 63.6% 和 58.6%（*P*=0.27）。

（3）STEPP 分析显示，拉帕替尼每日剂量低于 700 mg 时 pCR 率较低，但当剂量为 700~1250 mg 时 pCR 率则基本恒定。

（4）EC→T 组和 ECB→TB 组的 pCR 率分别为 14.9% 和 18.4%（*OR* 1.29，95% *CI* 1.02~1.65，*P*=0.04）。校正年龄、临床肿瘤和淋巴结分期、激素受体状态、组织学分级和组织学类型后，两组的 pCR 率仍有显著差异（*OR* 1.36，95% *CI* 1.05~1.77，*P*=0.02）。

（5）在 663 例三阴性乳腺癌患者中，EC→T 组和 ECB→TB 组的 pCR 率分别为 27.9% 和 39.3%（*P*=0.003）。在 1262 例激素受体阳性患者中，两组的 pCR 率分别为 7.8% 和 7.7%（*P*=1.00）。

（6）EC→T 组和 ECB→TB 组的保乳率均为 66.6%。

（7）经过 3.8 年中位随访后，EC→T 组与 ECB→TB 组的 DFS 和 OS 均无显著差异，在三阴性乳腺癌患者中同样如此。

（8）对于 EC 化疗后病灶无缓解的患者，加用依维莫司也未能显著改善 DFS 和 OS。

2. 安全性分析

（1）ECL→TL 组中非血液学毒性更为多见，尤其是腹泻（75.0% 与 47.4% 比较，$P<0.0001$）和皮疹（54.9% 与 31.9% 比较，$P<0.0001$）；而 ECH→TH 组则是水肿（39.1% 与 28.7% 比较，$P=0.006$）和呼吸困难（29.6% 与 21.4% 比较，$P=0.02$）更为多见。

（2）ECL→TL 组和 ECH→TH 组中分别有 7 例和 1 例发生充血性心力衰竭（$P=0.07$）。

（3）ECL→TL 组和 ECH→TH 组分别有 87 例和 70 例严重不良事件。

（4）加用贝伐珠单抗后发热性粒细胞减少、3～4 级感染、3～4 级黏膜炎、3～4 级高血压和 3 级手足综合征的发生率较高，但并未显著增加手术并发症的发生率（10.9% 与 14.7% 比较，$P=0.13$）。

【结论】

在新辅助化疗基础上联合拉帕替尼治疗的 pCR 率显著低于新辅助化疗联合曲妥珠单抗，因此在缺乏进一步数据支持的情况下，新辅助化疗若需联合抗 HER-2 治疗，拉帕替尼不能单独联合新辅助化疗。

在 HER-2 阴性患者的新辅助化疗基础上加用贝伐珠单抗可显著提高 pCR 率，且该疗效主要体现在三阴性患者中。但 pCR 的获益并不能转化为生存获益。因此，目前不推荐在新辅助化疗中加用贝伐珠单抗，亦不推荐在化疗早期病灶无缓解的患者中加用依维莫司。

五、GeparSixto 试验

【文献来源】

1. von Minckwitz G, Schneeweiss A, Loibl S, et al. Neoadjuvant carboplatin in patients with triple-negative and HER2-positive early breast cancer（GeparSixto；GBG 66）：a randomised phase 2 trial. Lancet Oncol, 2014, 15（7）：747-756.

2. Denkert C, von Minckwitz G, Brase JC, et al. Tumor-infiltrating lymphocytes and response to neoadjuvant chemotherapy with or without carboplatin in human epidermal growth factor receptor 2-positive and triple-negative primary breast cancers. J Clin Oncol, 2015, 33（9）：983-991.

3. Loibl S, von Minckwitz G, Schneeweiss A, et al. PIK3CA mutations are associated with lower rates of pathologic complete response to anti-human epidermal growth factor receptor 2（her2）therapy in primary HER2-overexpressing breast cancer. J Clin Oncol, 2014, 32（29）：3212-3220.

【研究背景】

新辅助化疗后未达到 pCR 的三阴性或 HER-2 阳性乳腺癌患者的复发风险较高。GeparQuinto 和 CALGB 40603 等研究提示新辅助化疗联合贝伐珠单抗可改善 pCR 率。NeoSphere、NeoALTTO 和 TRYPHANEA 等试验发现抗 HER-2 双靶向治疗可最大程度提高 pCR 率。临床前或临床研究显示卡铂可进一步提高上述治疗的疗效，但在新辅助治疗中尚无随机对照临床试验结果支持。

【入组条件】

1. ≥18 岁，女性。

2. 既往未接受过治疗，经空芯针穿刺确诊的单侧或双侧三阴性或 HER-2 阳性浸润性乳腺癌。

3. 三阴性定义为 ER 和 PR 表达均<1%。HER-2 阴性指 HercepTest（DAKO）结果为 0 或 1+，或 ISH 检测结果为<2.2。

4. 原发灶需体检时测量≥2 cm 或超声检查≥1 cm，并需进行二维测量（推荐超声下测量）。

5. $cT_2 \sim cT_{4a \sim 4d}$，或 cT_{1c} 且临床或病理分期 N_+（即 cN_+ 或 pN_{SLN+}）。

6. 心功能正常（LVEF≥55%）。

7. 无远处转移。

8. KPS 评分≥80 分。

【试验设计】

1. 该试验是一个随机、开放的 II 期临床试验。

2. 主要研究目的是新辅助化疗后的 pCR（ypT_0ypN_0）率。

3. 次要研究目的包括耐受性、治疗依从性、术前采用体检和影像学检查评估的缓解率、新辅助化疗后 $ypT_{0/is}\ ypN_0$、$ypT_{0/is}\ ypN_{0/+}$ 和 ypN_0 病理分期的比例、病灶缓解分级、保乳和保腋窝率、无局部区域浸润性癌复发生存（loco-regional invasive recurrence free survival，LRRFS）、无区域复发生存（regional recurrence free survival，RRFS）、无局部复发生存（local recurrence free survival，LRFS）、无远处转移生存（distant-disease-free survival，DDFS）、无浸润性癌生存（invasive disease-free survival，IDFS）、OS、三阴性和 HER-2 阳性亚组的 pCR 率、pCR 率和 LRFS 与临床完全缓解和术前空芯针穿刺结果阴性的相关性、肿瘤浸润淋巴细胞（tumor-infiltrating lymphocytes，TILs）的评估等。

4. 病理科医师分别评估间质内和肿瘤内 TILs 的比例。主导型淋巴细胞浸润位于间质内。由于肿瘤细胞内 TILs 水平较低且与间质内 TILs 相关，因此该研究仅报道间质内 TILs，并将其作为一个连续变量。基于既往研究结果，该试验采用淋巴细胞主导型乳腺癌（lymphocyte-predominant breast cancer，LPBC）作为预先设定的分类参数。LPBC 定义为肿瘤细胞内或间质内 TILs 比例≥60%。

5. 分层因素包括分子分型（三阴性或 HER-2 阳性/激素受体阴性或 HER-2 阳性/激素受体阳性）、Ki-67 水平（≤20%或>20%）。

6. 主要研究目的的显著性水平设为双侧检验 $\alpha = 0.20$，其余检测均为 $\alpha = 0.05$。

7. 所有至少接受 1 次治疗的患者纳入疗效和安全性分析。

【试验流程】

试验流程见图 68-6。

【结果】

1. 一般情况

（1）除治疗前前哨淋巴结活检外，卡铂组和无卡铂组的基线特征均齐同可比。

（2）三阴性和 HER-2 阳性患者分别有 315 例（无卡铂组 157 例，卡铂组 158 例）和 273 例（无卡铂组 136 例，卡铂组 137 例）。

（3）在 580 例进行 TILs 前瞻性评估的患者中，266 例为 HER-2 阳性患者，314 例为三阴性乳腺癌患者。

（4）在 481 例患者中评估了 mRNA 指标。

（5）580 例患者中有 142 例（24.5%）为 LPBC。266 例 HER-2 阳性患者中有 53 例（19.9%）

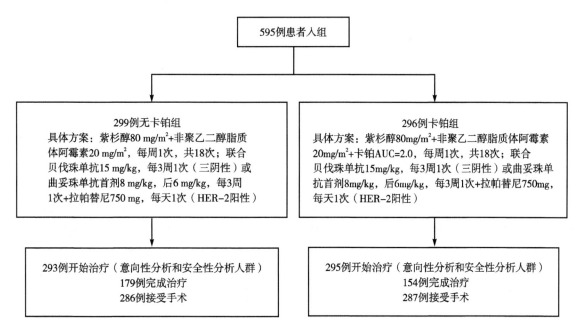

图 68-6　GeparSixto 试验流程图

注：中期安全性分析后卡铂用量降至 AUC＝1.5；若患者出现不可耐受的毒性反应，则可将卡铂用量降至 AUC＝1.1。不允许预防性使用粒细胞集落刺激因子（G-CSF）。若患者疾病进展，中止研究的治疗方案，后续治疗由研究者决定

LPBC，314 例三阴性患者中有 89 例（28.3%）LPBC。

2. 疗效分析

（1）无卡铂组和卡铂组的 pCR 率分别为 36.9% 和 43.7%（*OR*1.33，95%*CI* 0.96～1.85，*P*＝0.107），进行年龄、肿瘤和淋巴结临床分期、超声下肿块大小、组织学分级和分子分型的校正后，*OR* 值为 1.39（95%*CI* 0.98～1.98，*P*＝0.068）。

（2）在 315 例三阴性乳腺癌患者中，无卡铂组和卡铂组的 pCR 率分别为 36.9% 和 53.2%（*P*＝0.005）。在 273 例 HER-2 阳性患者中，两组的 pCR 率分别为 36.8% 和 32.8%（*P*＝0.581）。卡铂的疗效与分子分型存在相互作用（*P*＝0.015）。

（3）LPBC 组和非 LPBC 组的 pCR 率分别为 59.9% 和 33.8%（*P*＜0.001）。多因素分析亦显示 LPBC 是 pCR 的独立预测因子（*P*＜0.001）。

（4）单因素和多因素分析提示，间质内 TILs 比例与 pCR 率密切相关（*P* 均＜0.001）。

（5）无论在三阴性还是 HER-2 阳性乳腺癌患者中，单因素和多因素分析结果均显示，间质内 TILs 和 LPBC 均可预测 pCR。

（6）在接受卡铂治疗的患者中，LPBC 患者的 pCR 率显著高于非 LPBC 患者（*P*＜0.000 5）。

（7）在整体患者（*P*＝0.002）或 HER-2 阳性患者（*P*＝0.006）中，LPBC 与卡铂治疗存在相互作用，但在三阴性患者中未发现这一现象。当间质内 TILs 作为连续变量时，其与卡铂治疗在整体患者（*P*＝0.006）或 HER-2 阳性患者（*P*＝0.007）中存在相互作用，而在三阴性患者中该作用消失。

（8）对 mRNA 表达进行层次聚类分析后发现 3 种免疫亚型 A、B 和 C。这 3 种亚型表达不同的免疫相关基因，且 TILs 比例不同。免疫亚型 A、B 和 C 组的 pCR 率分别为 24%、37.4% 和 56.2%（*P*＜0.001），三组中 LPBC 的比例分别为 1.1%、19.1% 和 50.4%（*P*＜0.001）。

3. 安全性分析

（1）3~4 级中性粒细胞减少、3~4 级贫血、3~4 级血小板减少、3~4 级腹泻、手足综合征、皮疹、指甲变化和肺炎在卡铂组更为多见。

（2）在 588 例开始治疗的患者中，卡铂组和非卡铂组未完成治疗的比例分别为 48% 和 39%（$P=0.031$）。在三阴性患者中，两组的比例分别为 49% 和 36%（$P=0.023$）；而在 HER-2 阳性患者中，两组的比例无显著差异（$P=0.543$）。

（3）当卡铂剂量由 AUC=2.0 降至 AUC=1.5 时，卡铂组 3~4 级血液学毒性的发生率由 82% 降至 70%，3~4 级非血液学毒性的发生率由 78% 降至 59%。

【结论】

在含有蒽环类、紫杉类和靶向药物的新辅助治疗基础上联合卡铂可显著提高患者的 pCR 率。这一现象在三阴性患者中亦得到验证，但在 HER-2 阳性患者中则未得到相似结果。另外，LPBC 等免疫因素可预测新辅助化疗后病灶的缓解情况，尤其是在卡铂治疗的患者中。

六、GeparSepto 试验概述

【文献来源】

1. Untch M, Jackisch C, Schneeweiss A, et al. Nab-paclitaxel versus solvent-based paclitaxel in neoadjuvant chemotherapy for early breast cancer（GeparSepto-GBG 69：a randomised, phase 3 trial. Lancet Oncol, 2016, 17（3）：345-356.

2. Loibl S, Jackisch C, Schneeweiss A, et al. Dual HER2-blockade with pertuzumab and trastuzumab in HER2-positive early breast cancer：a subanalysis of data from the randomized phase Ⅲ GeparSepto trial. Ann Oncol, 2017, 28（3）：497-504.

3. Furlanetto J, Jackisch C, Untch M, et al. Efficacy and safety of nab-paclitaxel 125 mg/m^2 and nab-paclitaxel 150 mg/m^2 compared to paclitaxel in early high-risk breast cancer. Results from the neoadjuvant randomized GeparSepto study（GBG 69）. Breast Cancer Res Treat, 2017, 163（3）：495-506.

【研究背景】

溶剂型紫杉醇（即普通的含聚氧乙烯蓖麻油紫杉醇）在治疗过程中出现的毒性反应不仅由其活性药物引发，也可因其溶剂所致。白蛋白结合型紫杉醇则是将白蛋白与紫杉醇结合，其药物结构中不包含溶剂。因此基于这一特点，白蛋白结合型紫杉醇与溶剂型紫杉醇相比可在较高剂量下使用，注射时间缩短，并可达到较高的药物浓度。

临床试验结果显示，在转移性乳腺癌中，与溶剂型紫杉醇组相比，白蛋白结合型紫杉醇组病灶缓解率较高，至疾病进展时间（time to progression, TTP）较长。但目前尚缺乏这两种药物在新辅助治疗中应用的数据。

【入组条件】

1. ≥18 岁，女性。
2. 既往未接受过治疗，经空芯针穿刺确诊的单侧或双侧浸润性乳腺癌。

3. 中心实验室评估空芯针穿刺标本中激素受体状态、HER-2 状态、Ki-67 和富含半胱氨酸的酸性分泌蛋白（secreted protein acidic and rich in cysteine，SPARC）表达及 TILs，其中 ER/PR 阳性定义为染色细胞>1%，HER-2 阳性定义为 IHC 3+或原位杂交比值>2.0。

4. $cT_2 \sim cT_{4a \sim 4d}$且无其他危险因素；或 cT_{1c}且包含以下 1 种因素：临床或病理分期 N_+（即 cN_+ 或 pN_{SLN+}），或激素受体阴性，或 HER-2 阳性，或 Ki-67>20%。

5. LVEF≥55%，无已知或可疑的心脏疾病。

6. 无远处转移。

7. KPS 评分≥80 分。

【试验设计】

1. 该试验是一个多中心、随机、开放的Ⅲ期临床试验。

2. 主要研究目的是 pCR（ypT_0ypN_0）率。

3. 次要研究目的包括其他 pCR 定义（$ypT_{0/is}ypN_0$、$ypT_{0/is}ypN_{0/+}$ 和 ypN_0）下新辅助化疗后病灶缓解情况、新辅助化疗后临床和影像学评估的病灶缓解情况、接受保乳手术和腋窝手术的患者比例、不同乳腺癌亚型的疗效、不同 Ki-67 表达水平的疗效、不同 SPARC 表达水平的疗效、耐受性、治疗依从性、3~4 级神经病变至 0~1 级神经病变的恢复时间、无局部区域浸润性癌复发生存（LRRFS）、无远处转移生存（DDFS）、无浸润性癌复发生存（IDFS）、OS、在初始腋窝淋巴结阳性但手术时淋巴结阴性仅接受前哨淋巴结活检患者中的无区域复发生存。

4. 分层因素包括乳腺癌亚型（HER-2 阳性/激素受体阴性，HER-2 阳性/激素受体阳性，HER-2 阴性/激素受体阴性，HER-2 阴性/激素受体阳性）、基线 Ki-67 水平（≤20%或>20%）、SPARC 表达（阳性或阴性）。

5. 主要研究目的的显著性水平设为双侧检验 $\alpha=0.05$，并采用优效性检验方法。

6. 当 60 例患者完成紫杉类药物治疗后，该研究会进行一次预先计划的安全性中期分析。该分析显示，两组的用药中止率及感觉神经病变发生率出现失衡，因此独立数据监察委员会建议调整白蛋白结合型紫杉醇剂量。科学委员会将白蛋白结合型紫杉醇剂量由 150 mg/m^2 降至 125 mg/m^2。

【试验流程】

试验流程见图 68-7。

【结果】

1. 一般情况

（1）中位年龄 49 岁。

（2）1206 例患者中，823 例（68%）为激素受体阳性，396 例（33%）为 HER-2 阳性，276 例（23%）为三阴性乳腺癌。

（3）溶剂型紫杉醇组的绝经前患者较多（61%与 55%比较）。

（4）1206 例患者中，1192 例（99%）患者接受手术治疗。

（5）606 例白蛋白紫杉醇组的患者中，150 mg/m^2（np150）和 125 mg/m^2（np125）者分别为 229 例和 377 例。

2. 疗效分析

（1）白蛋白结合型紫杉醇组和溶剂型紫杉醇组的 pCR 率分别为 38.4%和 29.0%（未校正卡方检验 $P=0.00065$；OR 1.53，95%CI 1.20~1.95，$P=0.00054$）。多因素 logistic 回归分析显示白

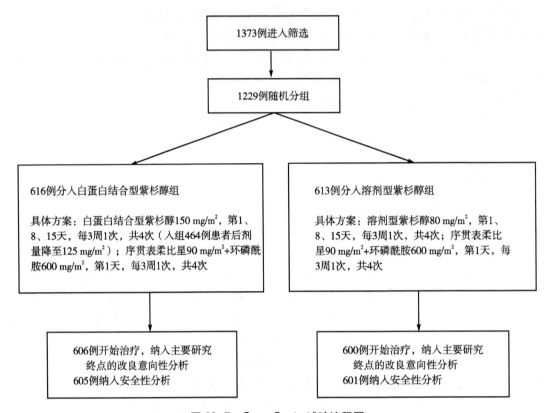

图68-7　GeparSepto 试验流程图

注：HER-2 阳性患者化疗同期联合曲妥珠单抗（负荷剂量 8 mg/kg，后 6 mg/kg，每 3 周 1 次维持）+帕妥珠单抗（首剂
840 mg，后 420 mg，每 3 周 1 次维持），术后继续曲妥珠单抗，每 3 周 1 次维持治疗满一年

蛋白结合型紫杉醇是 pCR 的独立预测因子（*OR* 1.66，95%*CI* 1.25~2.19，*P*=0.000 43）。

（2）在根据分层因素进行的亚组分析中，白蛋白结合型紫杉醇组的 pCR 率均高于溶剂型紫杉醇组，尤其在三阴性、Ki-67>20% 和 SPARC 蛋白阴性的患者中差异具有统计学意义。

（3）两组的保乳率、腋窝手术比例和术前临床缓解率的差异无统计学意义。

（4）HER-2 阳性和 HER-2 阴性患者的 pCR 率分别为 57.8% 和 22.0%（*P*<0.000 1），其中 HER-2 阳性/激素受体阴性患者的 pCR 率最高，达 71%（溶剂型紫杉醇组为 66.7%，白蛋白结合型紫杉醇组为 74.6%）。HER-2 阳性/激素受体阳性患者的 pCR 率为 52.9%（溶剂型紫杉醇组为 49.7%，白蛋白结合型紫杉醇组为 56.4%）。

（5）剂量调整前，np150 和溶剂型紫杉醇组的 pCR 率分别为 33.6% 和 23.5%（*OR*1.65，95%*CI* 1.10~2.50，*P*=0.022）；剂量调整后 np125 和溶剂型紫杉醇组的 pCR 率分别为 41.4% 和 32.4%（*OR* 1.48，95%*CI* 1.10~1.99，*P*=0.013）。

3. 安全性分析

（1）共有 283 例（23%）患者至少出现 1 次严重不良事件，其中白蛋白结合型紫杉醇组 156 例（26%），溶剂型紫杉醇组 127 例（21%，*P*=0.057）。

（2）白蛋白结合型紫杉醇组有 3 例患者死亡，均发生在表柔比星+环磷酰胺治疗过程中（1 例死于败血症，1 例死于腹泻，1 例为意外死亡，与试验无关）；溶剂型紫杉醇组有 1 例死亡，发生在紫杉醇+曲妥珠单抗+帕妥珠单抗治疗过程中，患者死于心力衰竭。

（3）血液学毒性方面，中性粒细胞减少和 3~4 级贫血在白蛋白结合型紫杉醇组更为多见，但两组中发生 3~4 级中性粒细胞减少和发热性中性粒细胞减少的患者比例相近。

（4）非血液学毒性方面，外周感觉神经病变、乏力、腹泻、皮疹、手足综合征和肌痛在白蛋白结合型紫杉醇组中更为多见。

（5）白蛋白结合型紫杉醇组和溶剂型紫杉醇组中紫杉类药物减量的发生率分别为 30% 和 12%（$P<0.000\ 1$），其中两组分别有 6% 和 2% 是由于血液学毒性所致（$P=0.008\ 0$），22% 和 9% 是由于非血液学毒性所致（$P<0.000\ 1$）。

（6）HER-2 阳性患者中 ≥3 级毒性反应更为多见，如 3~4 级腹泻（7.6% 与 0.9% 比较，$P<0.001$）、发热性中性粒细胞减少（6.3% 与 3.3% 比较，$P=0.023$）。

（7）HER-2 阳性患者中 LVEF 下降更为多见（7.6% 与 4.9% 比较），同时 HER-2 阳性和 HER-2 阴性患者中分别有 2.0% 和 0.4% 的患者出现 LVEF 下降至 <50% 且自基线下降 ≥10%。

（8）np150、np125 和溶剂型紫杉醇组中的紫杉类药物的中止率分别为 26.8%、16.6% 和 13.3%，三组的 3~4 级外周感觉神经病变发生率分别为 14.5%、8.1%（$P=0.018$）和 2.7%。

【结论】

白蛋白结合型紫杉醇可较溶剂型紫杉醇显著提高新辅助化疗的 pCR 率，这在 HER-2 阳性患者中尤为显著。与白蛋白结合型紫杉醇 150 mg/m^2 相比，125 mg/m^2 的安全性和依从性更好，且并不影响疗效。

七、专家解读

1. GeparDuo 试验　该研究提示 AC→DOC 方案在疗效上显著优于 ADOC 方案，而且在提高疗效的同时并未显著增加不良反应。虽然 AC→DOC 组中白细胞减少和中性粒细胞减少的患者比例显著高于 ADOC 组，但需注意的是，AC→DOC 组在治疗过程中并未接受预防性 G-CSF 支持治疗，而 ADOC 组则不然。另外，两组发热性粒细胞减少的发生率均小于 5%，且数值相近。但遗憾的是，该研究的生存数据始终未见诸报道，因此 AC→DOC 方案的优效是否可转化为生存获益仍然存疑。

2. GeparTrio 试验　该临床试验是首个研究疗效引导新辅助化疗在早期乳腺癌中应用的 Ⅲ 期试验。该研究首次发现，Luminal 型乳腺癌可从疗效引导的新辅助化疗中取得更大获益，提示在临床实践中需要根据不同分子分型选择不同的新辅助化疗策略。但这一理念仍有待进一步的数据支持。

另一方面，虽然本前瞻性研究样本量较大，且进行两次随机，但仍存在一定的局限性。第一，我们无法知晓在病灶早期缓解和未缓解组中将两种治疗策略互换后的疗效。第二，分别有约 20% 和 50% 的患者 HER-2 和 Ki-67 状态不详，且所有分子指标均未进行中心实验室检测。第三，亚组分析为回顾性研究，因此可能存在偏倚。第四，由于疗效引导治疗疗效主要见于激素受体阳性患者，故 5 年随访可能过短，无法完全体现其对 OS 的作用。第五，由于统计学方面是根据 pCR 的差异而非生存差异计算样本量，因此只能根据治疗策略将不同治疗组进行合并后作进一步的生存探索性分析。第六，若 HER-2 阳性患者接受现今曲妥珠单抗的标准治疗，该研究结果是否会发生变化我们不得而知。

3. GeparQuattro 试验　"less is more" 这一理念在此研究中得以彰显，且在 GeparTrio 和 NSABP B-40 等研究中亦再次验证。有趣的是，最新发表在 *New England Journal of Medicine* 杂志上的 CREATE-X 研究则是在接受新辅助化疗［含蒽环和（或）紫杉类药物］后有浸润性癌残留的

HER-2 阴性患者中将卡培他滨加入辅助化疗中，而患者的 DFS 和 OS 却得以显著延长。因此，在临床实践中化疗的加减法绝不能仅凭医师个人的主观臆测，而应扎实地追随循证的脚步不断摸索。

新辅助化疗的中期疗效评估可预测 pCR 率及预后。有研究显示，若患者化疗中期肿瘤无缓解，其 pCR 率低于 5%，提示其化疗耐药。这类患者约占所有患者的 30%，复发风险较高。虽然在 GeparQuattro 研究中化疗耐药的 HER-2 阳性患者可从曲妥珠单抗治疗中获益，然而仍有约 5% 的患者在治疗过程中出现疾病进展。对于这部分具有高危复发风险的患者，需要进一步探究拉帕替尼和帕妥珠单抗等其他靶向药物的疗效。

GeparQuattro 试验在当时所有评估曲妥珠单抗联合新辅助化疗的前瞻性临床试验中，可谓是入组患者最多的一项试验。然而由于曲妥珠单抗治疗并未随机分组，故只能将接受曲妥珠单抗的 HER-2 阳性患者与未接受曲妥珠单抗的 HER-2 阴性患者进行比较。但无论如何，这项研究仍然为曲妥珠单抗在新辅助治疗中的应用提供了证据。

4. GeparQuinto 试验　作为抗 HER-2 的酪氨酸激酶抑制剂，拉帕替尼的临床试验开展得并不顺利。GeparQuinto 研究并未发现拉帕替尼在新辅助治疗后的 pCR 方面优于曲妥珠单抗。有趣的是，NeoALTTO 和 CHER-LOB 等研究提示，在新辅助化疗基础上联合拉帕替尼+曲妥珠单抗双靶向可较联合任一靶向药物更为显著地提高 pCR 率，但 NSABP B-41 和 CALGB 40601 试验结果则表明 3 组的 pCR 率并无显著性差异。另外，NeoALTTO 试验的生存分析结果显示，虽然达到 pCR 患者的无事件生存期（event free survival，EFS）和 OS 显著优于未达到 pCR 的患者，但拉帕替尼组、曲妥珠单抗组和拉帕替尼+曲妥珠单抗双靶向组之间的 EFS 和 OS 并无显著差异，也就是说 pCR 并未转化成生存获益。因此，就 HER-2 阳性乳腺癌患者的新辅助治疗方案而言，目前仍常规推荐新辅助化疗联合曲妥珠单抗靶向治疗，但若此方案效果不佳，可考虑在其基础上联合拉帕替尼行双靶向治疗。

GeparQuinto 研究中，曲妥珠单抗组无浸润性癌残留且无淋巴结转移的 pCR（$ypT_{0/is}$，ypN_0）率为 44.0%，高于 NeoALTTO 研究中的 27.6%。同时，NeoSphere 研究中多西他赛联合曲妥珠单抗组的 pCR 率为 21.5%，而 NOAH 研究中则为 38.0%。由于不同研究在化疗方案、化疗时长及入组患者例数等方面存在差异，因此多不建议直接比较不同研究的数据。但是，在相同 pCR 定义下的比较仍可提供一些启示。我们可以发现 GeparQuinto 和 NOAH 研究中的新辅助化疗方案均为蒽环类序贯紫杉类药物，而 NeoALTTO 和 NeoSphere 研究则仅包含紫杉类药物，且前两个临床试验的新辅助化疗时间更长。因此建议曲妥珠单抗联合含蒽环类的新辅助化疗方案，且建议延长新辅助化疗时间，如此或许能进一步提高 pCR 率。另外，蒽环类和紫杉类药物在新辅助化疗中的顺序或许也可影响 pCR 率。CHER-LOB 研究中的新辅助化疗方案为紫杉类序贯蒽环类，新辅助化疗时间与 GeparQuinto 和 NOAH 研究相同或相近，但 CHER-LOB 研究中曲妥珠单抗组的 pCR 率仅为 25.0%。由此可见，当新辅助化疗联合曲妥珠单抗治疗时，临床实践中更倾向于采用蒽环类序贯紫杉类的化疗方案。

在许多新辅助临床试验（如 MDACC、GeparQuinto 和 CHER-LOB 等）设计中，蒽环类药物可与曲妥珠单抗联合使用以尽可能增加化疗和靶向治疗的协同作用时间。相关研究的安全性数据显示，在严格遵循心功能入组条件并密切监测心功能的前提下，心脏不良事件的发生率并不高。因此已有国家将曲妥珠单抗联合蒽环类药物列为新辅助治疗的适应证。但在中国的医疗环境下，仍建议安全行医为首要原则，理想和现实需要区别对待。

GeparQuinto 试验显示，新辅助化疗联合贝伐珠单抗可显著提高患者的 pCR 率，这一结果与 NSABP B-40 研究相似。两个试验在亚组分析时存在差异，GeparQuinto 研究中 pCR 的提高主要局限于三阴性患者中，而 NSABP B-40 研究则主要局限于激素受体阳性/HER-2 阴性患者，在三阴性患者中虽然数值上有提高，但差异并无统计学意义。造成这种差异的原因可能有如下几点。

（1）入组患者不同：GeparQuinto 研究入组了约 12%的 $T_{4a\sim4d}$ 的患者，而 NSABP B-40 并不入组这类患者。另外，NSABP B-40 入组了激素受体阳性、HER-2 阴性且淋巴结阴性的患者，但 GeparQuinto 则将这类患者排除。

（2）化疗方案不同：GeparQuinto 试验的新辅助化疗方案为蒽环类序贯紫杉类，而 NSABP B-40 研究则恰恰相反。

（3）研究设计不同：NSABP B-40 研究的目的中还包括检测卡培他滨或吉西他滨这两种抗代谢药物的疗效，同时由于引入这两个药物，方案中多西他赛亦减量至 75 mg/m^2，因此这些因素可能与不同激素受体亚组中贝伐珠单抗的疗效存在相互作用。另外，NSABP B-40 研究中贝伐珠单抗仅在新辅助化疗前 6 个疗程中应用，与 GeparQuinto 试验中用满 8 个疗程有所不同。

另一方面，NSABP B-40 研究的后续生存分析结果提示，新辅助化疗中加用贝伐珠单抗虽未延长 DFS，但可显著改善 OS。然而 ARTemis 和 GeparQuinto 等研究却未发现类似结果。同时，ARTemis、S0800 及 CALGB 40603 试验也与 GeparQuinto 研究的亚组分析结果一致，即 pCR 的获益主要见于三阴性乳腺癌。因此，对于是否需在新辅助化疗基础上联合贝伐珠单抗及在何类人群中治疗更为有效等问题仍需进一步研究证实。

5. GeparSixto 试验　虽然该试验结果令人欣喜，但这一研究仍存在不足，因此需慎重解读该研究结果。首先，这一Ⅱ期试验的显著性水平设为 0.2，因此该研究结果无法提供卡铂疗效的确凿证据。第二，虽然试验中所用化疗方案是基于作者既往新辅助研究结果制定的，但此方案并非标准治疗方案，因此在外推到临床实际应用中时会存在一定阻力。第三，治疗的较高中止率不容忽视，卡铂的最佳剂量和方案仍有待 GeparOcto 等研究进一步探索。

该研究首次发现卡铂等化疗药物或许与免疫系统密切相关。LPBC 等免疫指标可预测卡铂疗效，但这一结果是以紫杉醇联合非聚乙二醇脂质体阿霉素这一非标准方案作为比较基准而得出的，因此仍有待其他卡铂相关临床试验结果证实。另外，在 HER-2 阳性患者中，非 LPBC 即 TILs 比例较低的患者加用卡铂后 pCR 率降低，这与三阴性患者及整体患者的趋势恰好相反，因此亦须进一步确认。同时，由于三阴性和 HER-2 阳性亚组的样本量并不均衡，且事件发生概率略有差异，从而可能会导致两个亚组的检验效能存在偏差。

6. GeparSepto 试验　GeparSepto 试验是首次在乳腺癌患者中直接比较两种紫杉类药物周疗方案的研究。虽然白蛋白结合型紫杉醇较溶剂型紫杉醇可显著提高患者的 pCR 率，但前者不良反应发生率较高仍应予以重视。即便通过降低白蛋白结合型紫杉醇剂量后，不良反应发生率下降，却仍高于溶剂型紫杉醇。外周神经病变等不良反应可长期存在，且影响患者的生活质量。目前尚缺乏白蛋白结合型紫杉醇的长期安全性数据，需进一步随访明确。另外，该研究还首次提示 np125 与 np150 相比安全性更好，且疗效相当。然而，由于 np150 和 np125 并非随机分组，故而相关数据仅能作为描述性结果。白蛋白结合型紫杉醇的最佳剂量和最佳方案仍有待进一步探索。

（上海交通大学医学院附属仁济医院　殷文瑾　陆劲松）

乳腺癌临床与转化性研究进展 2017

一、单选题（以下每一题都有 5 个备选答案，请从中选择 1 个最佳答案，并在答题卡上将相应字母所属的圆圈涂黑）（共 50 分）

1. 关于 CREATE X/JBCRG-04 临床试验，以下说法正确的是（　　）
   A. 这是一个研究新辅助化疗中卡培他滨疗效的临床试验
   B. 入组患者必须为新辅助化疗后非 pCR 和（或）淋巴结阳性患者
   C. 卡培他滨组的 5 年总生存率不劣于对照组
   D. 卡培他滨组的 5 年无病生存率与对照组对比无显著性差异
   E. 首要研究终点为总生存率

2. 关于 TURANDOT 临床试验，以下说法正确的是（　　）
   A. 这是一个研究辅助化疗中对比卡培他滨和紫杉醇疗效的临床试验
   B. 首要研究终点为无进展生存期
   C. 贝伐珠单抗联合卡培他滨方案的总生存非劣效于贝伐珠单抗联合紫杉醇方案的总生存
   D. 贝伐珠单抗联合紫杉醇组的无进展生存非劣效于贝伐珠单抗联合卡培他滨组
   E. 两组中 3 级或更严重的中性粒细胞减少发生率相似

3. 以下关于 NeoSphere 研究的说法，错误的是（　　）
   A. 主要研究终点为病理完全缓解率
   B. 生存分析显示，HER-2 阳性患者无法从帕妥珠单抗+曲妥珠单抗+多西他赛的新辅助化疗中获益
   C. 在早期 HER-2 阳性乳腺癌患者中，病理完全缓解可以作为远期预后的预测指标
   D. 该研究将患者分成 4 组
   E. 该研究为一项随机、多中心的临床试验

4. 以下关于 DBCG-IMN 研究的说法，错误的是

（　　）
   A. 入组的均为淋巴结有转移的患者
   B. 两组中死于缺血性心脏病的患者数量相同
   C. 接受内乳淋巴结放疗患者的生存获益优于未接受内乳淋巴结放疗患者
   D. 内乳淋巴结放疗可以提高淋巴结阳性的早期乳腺癌患者的总生存率
   E. 该研究为回顾性研究

5. 关于 FALCON 试验，以下说法正确的是（　　）
   A. 该研究是一项回顾性研究
   B. 入组患者为激素受体阴性的患者
   C. 入组的患者为局部晚期或者转移性乳腺癌，之前未接受过其他激素治疗
   D. 比较的是一线应用氟维司群和来曲唑的疗效差异
   E. 主要研究目的是无病生存期

6. 证实 abemaciclib 联合氟维司群对比氟维司群能显著提高激素受体阳性、HER-2 阴性晚期乳腺癌的无进展生存期的临床试验是（　　）
   A. PALOMA 1 试验
   B. PALOMA 2 试验
   C. PALOMA 3 试验
   D. MONARCH 2 试验
   E. MONALEESA-2 试验

7. 在 ExteNET 研究中，HER-2 阳性乳腺癌患者辅助化疗和曲妥珠单抗治疗后再给予 12 个月的何种药物治疗可以显著提高患者 2 年无浸润性疾病生存期（　　）
   A. 拉帕替尼
   B. 阿帕替尼
   C. 来那替尼
   D. 吉非替尼
   E. 厄洛替尼

8. FACE 研究中，入组的患者有（　　）
   A. 绝经后激素受体阳性、淋巴结阳性的早期乳腺癌

B. 绝经前激素受体阳性、淋巴结阳性的早期乳腺癌

C. 激素受体阳性、淋巴结阳性的早期乳腺癌

D. 绝经后激素受体阳性、淋巴结阴性的早期乳腺癌

E. 绝经前激素受体阳性、淋巴结阴性的早期乳腺癌

9. 以下关于 APHINITY 试验描述错误的是（　　）

A. 试验研究对于 HER-2 阳性早期乳腺癌，在常规辅助化疗和曲妥珠单抗的治疗基础上，加用帕妥珠单抗的疗效

B. 该试验的试验组在常规曲妥珠单抗基础上加用 1 年帕妥珠单抗治疗

C. 该试验结果显示加用帕妥珠单抗可提高 HER-2 阳性早期乳腺癌患者的无浸润性癌生存期

D. 该试验结果显示加用帕妥珠单抗可提高 HER-2 阳性早期乳腺癌患者的总生存期

E. 该试验亚组分析结果显示对于淋巴结阴性患者，加用帕妥珠单抗不提高 HER-2 阳性早期乳腺癌患者的无浸润性癌生存期

10. 以下关于 BEVERLY-1 试验描述错误的是（　　）

A. 该试验研究对于 HER-2 阴性炎性乳腺癌，评估在新辅助化疗的基础上联合贝伐珠单抗的疗效

B. 该试验是一项多中心的、单臂、Ⅱ期临床试验

C. 该试验假设 15% 以下的病理完全缓解率不足以开展后续试验，而 30% 以上的病理完全缓解率则表明有效

D. 对 ITT 人群进行上级医院病理评估后，病理完全缓解率为 19%（$P = 0.16$），统计学认为病理完全缓解率未能超过 15%

E. 该试验结果显示对于 HER-2 阴性非转移性炎性乳腺癌患者，在新辅助化疗的基础上联合贝伐珠单抗可以提供有效的临床获益

二、多选题（以下每题有 5 个备选答案，请从中选择所有的正确答案，并在答题卡上将相应字母所属的圆圈涂黑）（共 50 分）

1. 关于 utidelone，以下说法正确的是（　　）

A. utidelone 是一种基因工程设计合成的微管稳定抗癌药物

B. 目前已进行Ⅲ期临床试验

C. utidelone 联合卡培他滨多线治疗的中位无进展生存期显著优于卡培他滨单药

D. utidelone 联合卡培他滨组最多见 3 级周围神经病变的发生率，和卡培他滨单药比较，无显著性差异

E. utidelone 联合卡培他滨多线治疗的总生存期显著优于卡培他滨单药

2. 以下临床试验中，研究乳腺癌解救治疗的有（　　）

A. TURANDOT 临床试验

B. LUX-Breast 1 临床试验

C. SELECT BC 临床试验

D. OPTIMIZE-2 临床试验

E. NEfERT-T 临床试验

3. 关于 MARIANNE 试验，以下说法正确的是（　　）

A. MARIANNE 试验是一项随机、双盲、多中心Ⅲ期临床试验

B. 入组的为 HER-2 阳性进展期乳腺癌

C. 随机分为 3 组：曲妥珠单抗+紫杉类、T-DM1、T-DM2+帕妥珠单抗

D. 主要研究结果 PFS 上，T-DM1 联合帕妥珠单抗优于曲妥珠单抗联合紫杉类

E. 主要研究结果 PFS 上，T-DM1 并不劣于曲妥珠单抗联合紫杉类

4. 以下临床试验试验组均含有一种 CDK4/6 抑制剂的是（　　）

A. PALOMA-2 试验

B. MONARCH-2 试验

C. MONALEESA-2 试验

D. MARIANNE 试验

E. BOLERO-2 试验

5. 关于 HERA 研究，正确的是（　　）

A. 1 年的曲妥珠单抗治疗组较观察组显著降低了无病生存的事件数

B. 2 年的曲妥珠单抗辅助治疗较 1 年的治疗可改善无病生存期

C. 1 年的曲妥珠单抗治疗组较观察组显著降低了死亡数

D. 与观察组相比，HER-2 阳性早期乳腺癌患者化疗后接受 1 年曲妥珠单抗辅助治疗可以显著提高长期的无病生存率

E. 3 组患者心脏毒性的发生率都很低，主要发生在治疗阶段

6. TEXT 和 SOFT 研究，以下错误的是（ ）

A. SOFT 研究是在绝经前且辅助治疗开始就使用卵巢功能抑制的患者中评估依西美坦和他莫昔芬在辅助治疗中的作用

B. TEXT 研究是在绝经前的 2 个队列中评估他莫昔芬+卵巢功能抑制和依西美坦+卵巢功能抑制的疗效

C. 研究终点是无病生存期

D. SOFT 研究中未化疗的患者，进行内分泌治疗的效果不佳

E. 在 SOFT 研究中，化疗后仍处于绝经前状态的患者，他莫昔芬+卵巢功能抑制组对比他莫昔芬单药组的获益在于具有中危复发风险的患者

7. 以下关于 STORM-2 试验描述正确的是（ ）

A. 该试验研究 3D 钼靶重建的 2D 钼靶与传统 2D 钼靶比较是否可以增加乳腺癌检出率

B. 入组患者为 49 岁及以上的无症状女性

C. 入组患者同时接受 2D 及 3D 钼靶检查，并生成 3D 合成 2D 钼靶片

D. 每例患者的钼靶片分别由两个独立的阅片人阅读

E. 试验结果显示，在 2D 钼靶的基础上增加 3D 钼靶检查，可以提高乳腺癌检出率，但是也增加了筛查的假阳性率

8. 以下关于 Z0011 临床试验描述正确的是（ ）

A. 该试验研究，对于临床早期乳腺癌，在前哨淋巴结活检阳性后随机进行或不进行腋窝淋巴结清扫，对患者局部复发率、无病生存期有无影响

B. 该试验是一项多中心的 Ⅲ 期前瞻性随机临床对照试验

C. 该试验入组前哨淋巴结 HE 染色确诊 2～3 枚淋巴结阳性的患者

D. 早期研究结果显示两组局部复发率、无病生存期无差异

E. 10 年随访数据提示，两组患者在 10 年局部复发率上无显著差异

9. 以下关于 DBCG-IMN 研究的说法，正确的是（ ）

A. 入组的均为淋巴结有转移的患者

B. 两组中死于缺血性心脏病的患者数量相同

C. 接受内乳淋巴结放疗患者的生存获益优于未接受内乳淋巴结放疗组

D. 内乳淋巴结放疗可以提高淋巴结阳性的早期乳腺癌患者的总生存率

E. 该研究为回顾性研究

10. 以下各研究中，主要关注乳腺癌术后辅助内分泌治疗的研究有（ ）

A. BIG 1-98 研究

B. NeoSphere 研究

C. DBCG-IMN 研究

D. NCICCTGMA17 研究

E. ALTTO 研究

学员注册登记表

姓　名		年　龄		性　别	
科　别		学　历		职　称	
工作单位				电话（办）	
通讯地址					
邮政编码		传　真		电话（宅）	
手　机		电子邮箱			

编　号		成　绩		阅卷人	

答 题 卡 （乳腺癌临床与转化性研究进展 2017）

注：请将每一题所选项后的圆圈完全涂黑，例"●"。

一、单选题

1. A ○　B ○　C ○　D ○　E ○
2. A ○　B ○　C ○　D ○　E ○
3. A ○　B ○　C ○　D ○　E ○
4. A ○　B ○　C ○　D ○　E ○
5. A ○　B ○　C ○　D ○　E ○
6. A ○　B ○　C ○　D ○　E ○
7. A ○　B ○　C ○　D ○　E ○
8. A ○　B ○　C ○　D ○　E ○
9. A ○　B ○　C ○　D ○　E ○
10. A ○　B ○　C ○　D ○　E ○

二、多选题

1. A ○　B ○　C ○　D ○　E ○
2. A ○　B ○　C ○　D ○　E ○
3. A ○　B ○　C ○　D ○　E ○
4. A ○　B ○　C ○　D ○　E ○
5. A ○　B ○　C ○　D ○　E ○
6. A ○　B ○　C ○　D ○　E ○
7. A ○　B ○　C ○　D ○　E ○
8. A ○　B ○　C ○　D ○　E ○
9. A ○　B ○　C ○　D ○　E ○
10. A ○　B ○　C ○　D ○　E ○

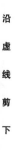

请沿虚线剪下

联系方式：北京市东四西大街 42 号中华医学会 121 室《国家级继续医学教育项目教材》编辑部收（邮编：100710）

电　话：010-8515 8455　8515 8590　8515 8538

学习培训及学分申请办法

一、《国家级继续医学教育项目教材》系国家卫生和计划生育委员会科教司、全国继续医学教育委员会批准，由全国继续医学教育委员会、中华医学会联合主办，中华医学电子音像出版社编辑出版，该教材面向全国医学领域不同学科、不同专业的临床医生，专门用于继续医学教育培训。

二、学员学习教材后在规定时间内（以出版日期为起点，期限 1~2 年）可向本教材编委会申请继续医学教育 Ⅱ 类学分证书，具体办法如下：

1. 学习者将"学员注册登记表""答题卡"一并寄回，编委会可授予 Ⅱ 类学分证书。

2. "学员注册登记表""答题卡"及学分申请费用请寄至：100710 北京市东四西大街42 号中华医学会 121 室《国家级继续医学教育项目教材》编委会康彤威收，电话：010-8515 8455/8515 8590/8515 8538。

3. 编委会收到"学员注册登记表""答题卡"后，将按规定申领继续医学教育 Ⅱ 类学分证书并统一邮寄给学员。

三、学员在解答试题过程中，必须注意和遵守以下规定：

1. 答题卡用黑色或蓝色的钢笔、圆珠笔填写，正楷字体书写，字迹务必清晰。如果字体、字迹模糊不清，将影响阅卷成绩。

2. 学员必须在规定的时间（以出版日期为起点，期限 1~2 年）完成试题，并把试题寄回编委会。

3. 解答试题，如果版面不够使用，可以另附 A4 规格的纸张补充，并与答题卡一并寄回。

《国家级继续医学教育项目教材》编委会